中国居民膳食指南大全

蔡向红　编著

天津出版传媒集团

天津科学技术出版社

图书在版编目（CIP）数据

中国居民膳食指南大全 / 蔡向红编著 . -- 天津：
天津科学技术出版社，2019.3（2024.1 重印）

ISBN 978-7-5576-6022-2

Ⅰ . ①中… Ⅱ . ①蔡… Ⅲ . ①居民—膳食营养—中国
—指南 Ⅳ . ① R151.4-62

中国版本图书馆 CIP 数据核字（2019）第 030103 号

中国居民膳食指南大全

ZHONGGUO JUMIN SHANSHI ZHINAN DAQUAN

策划编辑：杨　譞

责任编辑：孟祥刚

责任印制：兰　毅

出　　版：天津出版传媒集团
　　　　　天津科学技术出版社

地　　址：天津市西康路 35 号

邮　　编：300051

电　　话：（022）23332490

网　　址：www.tjkjcbs.com.cn

发　　行：新华书店经销

印　　刷：德富泰（唐山）印务有限公司

开本 889×1194　1/32　印张 22　字数 550 000

2024 年 1 月第 1 版第 2 次印刷

定价：39.80 元

前言

现代社会，中国人的膳食结构发生了很大的变化，随着人类社会文明的进步和生活水平的提高，人们对于同自身进化和健康息息相关的饮食与健康问题越来越关注。人们的饮食观已由"温饱型"转向"健康养生型"，人们的膳食状况明显改善，儿童、青少年平均身高、体重增加，营养不良患病率下降；另一方面，部分人群膳食结构不合理及身体活动减少，引起某些慢性疾病，如肥胖、高血压、糖尿病、高血脂等生活方式病，这些疾病的患病率不断增加，已成为威胁人们健康的突出问题。

本书是以权威数据和相关研究成果为依据，结合《中国居民膳食指南》和《平衡膳食宝塔》，根据中国人的体质、饮食习惯、地域差异，结合现代营养学，对中国居民膳食进行了更深入更细化的阐述，分为营养膳食总则、不同人群营养膳食指南、疾病患者膳食指南三部分，分别介绍了各类食物的营养功能和正确饮食方法，针对不同的人群分别告诉人们正确的饮食方式，使广大读者能够通过本书了解各类食物的营养，选择适合自己的膳食。不同人群膳食指南是根据各人群的生理特点及其对膳食营养需要而制订的，目标人群包括孕妇、乳母、婴幼儿、儿童、青少年、老年人群及患病人群，避免因不合理膳食带来的各种疾病。同时，本书还借鉴应用传统医学理论和顺应国际健康趋势，将适量运动健身、节制油盐摄入、四季养生宜忌等内容引入了本书，使本书成为百姓生活中的健康宝典和必备之书，为中国人提供科学、完善的饮食方案。

　　本书作为家庭膳食营养必备书，不仅可以让人们系统了解营养膳食知识，更可以随查随用，方便快捷。无论是关注家人健康的家庭妇女，还是处于亚健康边缘的职场人士，或者是爱美的减肥群体，抑或是身患疾病的人群，都可以通过本书了解到实用有效的膳食营养知识，让你一书在手，健康无忧。

目录

第三编

疾病患者营养膳食指南

第十九章 高血压病 /402

第二十章 冠心病 /419

第二十一章 贫血 /446

第三十二章 便秘 /668

中国居民膳食指南大全

第一编

营养膳食总则

第一章
膳食营养与人体健康

健康从饮食开始

　　饮食是维持人体生命的物质基础，合理营养是健康之本。随着人类社会文明的进步和生活水平的提高，人们对于同自身进化和健康息息相关的饮食与健康问题越来越关注。我国人民也由过去的只求温饱，继而发展为讲究营养、注重保健。饮食对于人体的健康影响是巨大的。它不仅能影响整个人体系统和各个器官的功能状态，而且还可影响整个人体的结构。我们既能因食得益，因食祛病，因食延年，也会因食伤身。因此，在我们日常生活中应注意饮食的科学性，一定要养成合理的饮食习惯，才能达到营养均衡、保持健康的目的。

　　科学膳食首先要保证饮食有节，寒温适度。饮食有节包括定时、定量两个方面。关于饮食的定时问题，早在《尚书》中就有记载。其云："食哉惟时。"按照固定的时间，有规律地进食，可以保证消化、吸收功能有节奏地进行。我国传统饮食定时，指每日早、中、晚三餐，间隔时间为 4 ~ 6 小时，这与食物在胃肠中停留和传递的时间长短有关。现代生理学证实，在早、午、晚三个时间点，人体内食物中枢兴奋、肠胃蠕动增加、消化酶（唾液、胃液、肠液、胆汁及胰岛素等）大量分泌，胃肠的消化功能最强，对食物的消化也最为完全。不定时进餐，则无疑会干扰体内已形成的生物钟，使肠胃蠕动不规律或减弱，消化液分泌减少甚至紊乱，长期如此，则食欲减退，必然会损害健康。

　　除了定时进食，还要定量进食。进食定量，饥饱适中，恰到好处，则脾胃足以承受，消化、吸收功能正常，人便可及时得到营养供应。过分饥饿，则机体营养来源不足，无以保证营养供给。消耗大于补充，便会使机体逐渐衰弱，影响健康。饮食过量，在短时间内突然进食大量食物，势必加重胃肠负担，食物停滞于肠胃，不能及时消化，严重的可能会损伤脾胃。肠胃功能受损，定然会影响营养的吸收与输送，不能给机体提供所需要的足够能量。

　　一日三餐还需遵循"早饭宜好，午饭宜饱，晚饭宜少"的原则。科学研究认为：早餐是一天中最重要的一顿饭，并认为坚持吃早餐是延年益寿的重要一环。早餐所摄入的营养量应该达到一天所需营养量的 1/3 以上。在食用米、面一类碳水化合物的同时，应再适当吃些高蛋白的食物，如鸡蛋、瘦肉和新鲜蔬菜。同时还要多吃含水分多的食品以补充夜间人体消耗的水分。但是，在现实生活中，大多数家庭往往比较注意中、晚餐，而早餐通常比较简单，油条加豆浆，或者是泡饭、米粥加萝卜干、咸菜，这些食物蛋白质含量低，更谈不上营养丰富。有些年轻人因为上班，往往来不及弄早餐；有些则是基于爱美怕胖，干脆不吃早餐。这样做实际上不仅会营养不良，也容易损伤肠胃。不吃早餐，会使皮肤变得干燥、易皱，提早老化，让人显老。早餐与前一天晚餐时间相距太长，不吃早餐的话，胃壁很容易受腐蚀而造成溃疡。所以想减肥宁可晚饭少吃，早餐绝对省不得。

　　一位医学教授说："什么时候吃比吃什么更重要！"实践证明：每天早上一次摄入 2000 千卡热量的食物，对体重影响不大；而晚上摄入同量的食物，体重就会明显增加。现代家庭，晚餐往往比较丰盛，尽情吃喝，体内摄入大量营养物质。但晚上一般活动少，蛋白质不能全部消化，产生胺、酚等毒性产物，增加了肝、肾等解毒器官的负担。因此，应改变这种饮食习惯，晚餐宜吃一些清淡食物，并控制食量，既可防胖，又可防病。

寒温适度系指饮食的冷热要适合人体的温度。唐代孙思邈对此做过很好说明："热无灼唇，冷无冰齿。"之所以要强调寒温适度，是因为食物寒温不当，除损伤胃的阴阳外，还会伤及其他脏器。尤其要注意大渴切忌冷饮，且一次不能喝得太多（暴饮），而过食热食则是食道癌的诱因之一。

五味调和，荤素结合也是膳食营养的基本原则。五味即辛、甘、苦、酸、咸。五味对人体的五脏有特定的亲和性，辛入肺、甘入脾、苦入心、酸入肝、咸入肾。五味调和，才能对五脏起补益作用，使五脏之间的功能始终保持相对的平衡协调，这是中医营养学一大特色。在这一点上，国外正向我们学习。若不知五味调和，就可能会偏食，久之则导致五脏功能失调，打破五脏平衡，诱发疾病。荤素结合指菜肴而言，荤主要指肉类，素主要指蔬果。现代营养学也认为中国人的饮食应该荤素结合，以素为主。素食不但有补益功能，且有疏通肠胃的作用。一天中的营养素荤之比至少为2：1。有些人一天吃荤，一天吃素，现已有不少人仿效。其实，此类人吃荤的一天是以荤多素少，而不是不吃素。

万物皆备于人类，可食之物成千上万，每个人的食谱都应扩大，我们不可能在吃每种食物前都查知其营养素种类及含量，但可"多吃几种"以求得营养互补。养生学家指出：喜欢吃的少吃些，不爱吃的也要吃些。日本人提出，每天吃30种以上的食物可益寿延年，不无道理，值得参考。

中国居民主要的食物

在自然界，可供人类食用的食物有数百种，但没有一种食物含有人体所需要的全部营养素。为了满足机体的需要，人们总是将多种食物混合食用，这样只要食物搭配得合理，就能使膳食中所含的营养素种类齐全，数量充足，从而保证人体正常的发育与健康。反之就可能造成某些营养素的不足或缺乏，引起营养素缺乏的各种疾病。当然，要想更科学、更合理地利用各类食物的营养价值，我们首先必须了解各种食物的营养素含量以及食用特点等。

一、粮谷、薯类

我国居民最常食用的粮谷为稻类及小麦，次为玉米、小米、高粱、大麦、燕麦等。这些食物不仅是人体热能的主要来源（占全天总热能的 60% ～ 80%），还可向人体提供膳食中约 50% 的蛋白质，故在膳食中举足轻重，称为"主食"。现代营养学研究表明，中国人以肉类代替粮谷是错误的，应该"以素为主""基本吃素"。这里的"素"指的主要是粮谷。以稻麦为主食目前的问题是，粮谷的加工使主要存在于稻麦外表皮和胚芽中的蛋白质、维生素和无机盐大量丢失。例如，每克糙米含 B 族维生素 14 微克，碾一次只剩下 1.8 微克，再碾一次便只剩 1 微克，碾五次只剩 0.7 微克了。小麦加工的后果也大抵如此。因此，"饮食回归自然"，"吃粗吃糙"逐渐成为人们的共识。薯类如红薯、马铃薯、山药、芋头等根茎类，营养价值很高，既可当主食，又可当副食。薯类多富含钾盐、维生素 C、胡萝卜素等，为粮食类所不及。

二、豆类

豆类食品价格低廉，而营养价值很高，其富含的赖氨酸可弥补粮谷类蛋白质的不足，还可增加膳食中的无机盐和 B 族维生素。因此，我们提倡粮豆混食。豆类食品虽已在我国居民膳食中占重要地位，但其作用仍需进一步发挥。大豆类含必需氨基酸，与动物性蛋白质相似且含量高，富含必需脂肪酸、维生素 E、维生素 B_1、烟酸以及无机盐；杂豆类（赤豆、绿豆、豇豆、豌豆、蚕豆、芸豆等）营养也非常丰富，具有很大的开发价值。近年提倡的"吃杂"，主要就是指多摄入杂豆类食品。

三、坚果类

坚果大多营养丰富，吃起来香酥可口，因而受到广泛喜爱。其中花生、核桃、杏仁、松子、瓜子、榛子、葵花子等含脂肪及蛋白质都较为丰富；栗子、莲子、菱角除碳水化合物丰富外，也含一些特有的无机盐、维生素等。

四、果蔬

蔬菜可分为叶菜类（大白菜、小白菜、油菜、菠菜等绿叶蔬菜）、根茎类（马铃薯、芋头、胡萝卜、萝卜、苤蓝、葱头、蒜等）、鲜豆类（豇豆、扁豆、蚕豆等）、瓜茄类（冬瓜、黄瓜、苦瓜、南瓜、丝瓜、西葫芦、茄子、柿子椒、番茄等）、花菜类（菜花、黄花菜、各种豆芽等）。新鲜蔬菜含大量水分，碳水化合物、蛋白质、脂肪含量均少，但为人体无机盐以及膳食纤维的重要来源。近年来，在"饮食回归自然"的思潮下，除吃杂吃粗外，还吃"野"，各种野菜走俏，例如荠菜、马兰头、芦蒿、马齿苋等野菜，不仅为家常享用，还被引入正席。

新鲜水果含大量水分，蛋白质、脂肪含量很低，碳水化合物主要为果糖、葡萄糖、蔗糖，所含无机盐和维生素一般不及新鲜蔬菜多，故水果不能代替蔬菜。新鲜水果均富含维生素 C，以柑橘类、猕猴桃、酸枣、草莓等含量最多。水果多生食，所以维生素 C 损失较少。水果含有较多的钠、钾、镁等碱性元素，有利于维持体液的酸碱平衡，可中和动物脂肪等酸性食物。另外，其所含膳食纤维和果胶类物质有促进肠道蠕动和通便的作用。水果独具的芳香和鲜艳的色彩可增进食欲，稳定情绪；所含的柠檬酸、酒石酸、苹果酸等有机酸，则可促进人体的消化和吸收。

五、肉类

肉类包括家禽肉、牛羊肉、动物内脏等，含优质蛋白质及脂肪。我们虽然主张"以素食为主"，但"荤"也不可忽视。煮熟的肉散发出诱人的香味，是因为肉中有可溶于水的含氮浸出物（主要包括核苷酸、嘌呤碱、肌酸、肌酐、氨基酸、肽类等），这些物质可刺激胃酸分泌。日常烧汤时，含氮浸出物溶于汤中，浸出物越多，汤味越浓厚鲜美。但肉类煮熟后蛋白质凝固，仅很少蛋白质水解为氨基酸而溶于汤中，大部分蛋白质仍在肉中。因此，不能"只喝汤不吃肉"，应汤肉兼食。动物内脏（各种动物的肝、肾、心、肚、舌等）富含优质蛋白质，并且较一般肉类无机盐、维生素含量多，而脂肪含量较低，因此营养价值高于肉类。此外，内脏所含丰富的维生素 A、维生素 B_1、维生素 B_2、烟酸、维生素 B_{12}、叶酸等和无机盐则为肉类所不及。

六、鱼类

其氨基酸组成与肉类相似，也是优质蛋白质食物。其肌肉纤维细短，肉质细嫩柔软，较肉类易消化、吸收。鱼油富含维生素 A、维生素 D、不饱和脂肪酸，所含无机盐以磷、钾较多，并含有铜。

七、蛋类

禽蛋营养成分大致相同，富含天然食物中最优质的蛋白质。蛋类含钙量不及乳类，但含铁量远较乳类多。蛋黄中富含脂肪，呈乳融状，很易消化吸收；含有大量磷脂、胆固醇以及无机盐，还含有维生素 A、维生素 D、维生素 B_1 和维生素 B_2。

八、乳类

所含营养素较为完全，且易消化吸收，最常食用者为牛奶。牛奶的蛋白质中含有人体必需氨基酸、必需脂肪酸、卵磷脂、维生素 A、维生素 D、维生素 B_2、无机盐（钙、磷、钾）和微量元素（锌、碘、硅）等。其中钙不仅含量多，且易吸收，是儿童和老年人的首选营养食物。

九、烹调油类

可分为动物脂肪（猪油、牛油、黄油等）和植物脂肪（豆油、花生油、菜油、茶油、棉籽油、芝麻香油等）两类，为纯脂肪。食用油可供给人体丰富的热能，延长食物在胃中停留的时间，从而产生饱腹感。同时，它还可以增加食物的色、香、味，有助于食物的保温，是烹调食物的重要原料。食用油虽好，但不宜多用。目前提倡的"无油菜"不是不用油，而是少用油，且油温不宜高。这样既可减少厨房污染，又利于减少心脑血管病和防止肥胖，为饮食养生新潮流。

十、饮料、调味品

饮料包括水饮类、乳类、茶、酒以及各种清凉饮料。饮料中所合营养成分和各自含量的多少均有差别，须根据身体情况选择饮用，以达到营养强身的目的。

调味类，又称调料。调味品在饮食营养中的作用有二：一是调味品自身的性味功能可以纠正食物的性味之偏，并防止可能产生的毒性；二是祛除某些食品的腥、膻、臊、臭味，增添良好的色、香、味，也就是俗话所说的"佳肴增香，作料显贵"。

营养过剩与营养不良并存

营养是维持生命和健康的物质基础。营养过剩与缺乏均对人体健康产生不良影响，导致体质下降，甚至危及生命。20 世纪 50 年代，由于经济发展缓慢，社会物质匮乏，营养不良性疾病如贫血、结核、肝炎等发病率很高。近年来，随着我国经济的高速发展，城乡居民的膳食、营养状况有了明显改善，营养不良和营养缺乏的患病越来越少。但是，由于不能科学地调理饮食，即便是经济发达地区的人们，也不同程度地存在营养不良，特别是某些营养素缺乏的现象。当前，随着人们生活水平不断提高，营养过剩的疾病大面积发生，并且快速发展，与营养过剩相关的高血压、冠心病、脂肪肝、糖尿病、痛风、肥胖、高脂血症等生活方式病成为当今最为常见的疾病。因此，我国居民正面临着营养缺乏与营养过剩的双重挑战。

中华民族几千年以来都是以植物性食物为主：粮食为主食，蔬菜也吃得多，而鸡、鸭、鱼、肉、蛋、奶却吃得较少，只作为副食。正因为如此，我国居民的基因特性比较适应低能量结构的膳食，适应以植物性食物为主的膳食结构。这就是科学家们讲的"节约型基因"。西方国家居民则不同，他们历来以肉食为主，因此他们的基因类型为"调节型基因"。因为基因类型的差别，吃同样的以动物性食品为主的高能量膳食，中国居民表现出来的问题就更大。例如，同样的能量供给与消耗，中国居民比西方国家居民更易发生肥胖；同样的肥胖程度，西方国家居民表现为全身性肥胖，中国居民则表现以腹部为主的"大腹便便"型肥胖。而肥胖的中国人比西方人更易罹患高血压、冠心病、糖尿病和肿瘤等疾病。

其实，这些疾病的危害不仅在于发病率高，更在于它的高速增长。为什么会如此？其根本原因在于膳食不平衡，营养不科学，要害是动物性食物、脂肪摄入过多，能量过剩，以及膳食纤维素的缺乏。此外，缺乏运动以及心理不平衡也是原因之一。

我国居民营养问题不仅表现在营养过剩方面，同样是吃饱、吃好的人，由于膳食不平衡，营养不科学，引发营养过剩与营养缺乏并存，即使是吃饱了的人，照样会发生营养不良。据我国历次营养调查结果，我国居民膳食部分营养素供给严重不足：90%的人严重缺钙；膳食铁供给普遍不足，缺铁性贫血发病率较高；维生素 A 缺乏明显，主要反映在人体免疫功能不良；另外，还有 B 族维生素的普遍缺乏。

营养素摄入不足是造成营养缺乏症的最主要原因之一，导致营养素摄入不足的原因很多，其主要原因如下。

食物中营养素缺乏

随着地球演变和环境的变迁，我国某些地区土壤和水中由于严重缺乏某些矿物质而导致该地区食物中相应矿物质缺乏，如在我国东北三省、陕西、四川等地一度流行的克山病，被认为与当地土壤、水和食物中微量元素硒含量极低有关；在内蒙古、吉林，河北、云南、甘肃等远离海洋的内陆和偏远山区，因土壤和食物中严重缺碘，曾导致甲状腺肿流行。

此外，不科学的烹调和储存方法，也会导致食物中营养素的破坏和损失。如烹调温度过高、加热的时间过长、加碱、油炸等，容易造成食物中 B 族维生素、维生素 C 的破坏；油脂储存不当，被氧化后，其所含的脂溶性维生素 A、维生素 E 也都被破坏等。

不良饮食习惯

偏食、挑食、厌食、忌食、暴饮暴食、不吃早餐等不良饮食习惯，是导致营养素摄入不足的主要原因。例如：有些人不喜欢吃蔬菜，酷爱吃肉类等动物性食物，长此以往易患维生素 C 缺乏症；拒绝吃动物血和肝脏的育龄期女性，特别是青年女性，容易患缺铁性贫血；一些家庭经济条件较好的孩子，由于从小养成偏食的不良饮食习惯，禁食和忌食某些食物，如不吃鸡蛋、海产品、肉类、胡萝卜等，均可导致蛋白质、微量元素等营养素的缺乏，影响生长发育；还有些孩子经常喜吃洋快餐等高热能食物，以碳酸饮料代替白开水，容易导致钙、铁、锌和水溶性维生素的缺乏。

由此可见，随着人们生活水平的提高，营养缺乏病的发生原因不再局限于食物的贫乏，而更多地表现为营养知识缺乏导致的营养不均衡。

营养素需要量增加

在特殊生理条件下，如处于生长发育旺盛期的婴幼儿、儿童、青少年和妊娠期妇女、哺乳期妇女等对营养素需要量明显增加，这一时期如果营养素摄入不足，容易出现营养缺乏，对相关人群的生长发育、身体健康产生不良影响。另外，在疾病恢复期和手术后，机体对营养素需求量也明显增加，所以应根据不同疾病情况，及时补充营养素，以提高机体免疫力，促进康复。

营养素消耗量增加

在许多病理情况下，如甲状腺功能亢进、长期发烧、糖尿病和结核病等慢性消耗性疾病，各种癌症的放疗、化疗、手术、创伤、烧伤、血吸虫病、钩虫病等均可导致蛋白质、热能、铁、钙、锌、维生素等营养素的消耗和丢失。如不及时补充，不仅容易出现营养缺乏，而且还会加重病情，诱发并发症，甚至造成死亡。因此，一切引起代谢加速和营养素丢失的疾病都应密切注意，及早治疗和补充各种营养素。

健康饮食与养生

食物养生法是结合人体脏腑盛衰及阴阳偏颇，通过膳食的合理调配，使人体的营养得以平衡，从而达到强身健体、防老抗衰目的的养生方法。

食物养生源远流长，在上古时代与医药同时萌芽和发生，至商周时代渐渐形成雏形。以后经周、秦、汉、晋逐渐充实，至唐代更加繁盛，宋、金、元、明、清都有新的发展，且日臻完善，遂形成了较为完整的食疗、食养理论，从而为后世的饮食保健提供了丰富的理论和经验，同时也成为中医养生学的重要组成部分。

在运用食物养生时，应当把握以下原则：

食养应先调和脾胃

脾胃为后天之本，为气血生化之源，食物养生能否得以实施，实施后能否达到预期效果，首先取决于脾胃的功能状态。如果脾胃功能旺盛，则可据养生者的实际需求调配膳食，通过脾胃的受纳吸收而发挥其协调脏腑功能的作用。譬如体弱血虚则可适当加强血肉之品的补养，酌选高蛋白食物及动物内脏等进行养血。然而，如果脾胃功能较弱，运化能力较差，就难以承担消化食物的任务，若一味进"补"，特别是膏粱厚味，就会加重脾胃负担，不仅不能发挥食养的作用，反而会损伤脾胃。可见，食物养生方法的选择，必须以脾胃的功能正常为前提，只有脾胃功能正常，才能采用正常食物养生。因此，对于脾胃功能状态不佳，"虚不受补"者，当以调理脾胃为首务，先用清淡易消化的饮食并配伍理脾健胃的药物，使脾胃之功能尽快恢复正常。脾胃恢复健康后，再行食物养生。

食物养生要因人而异

人有男女老幼之别，体质有虚实寒热之辨，食物养生也必须因人而异。一般来说，根据人的生长发育过程，要少年重养，壮年重调，老年重保，耄耋重延。少年正值生长发育，首当注意培养良好的饮食习惯，不偏食，食饮有节，切忌强力进补。青壮年时期，机体逐渐成熟，应注意不要盲目进补，应运用食物之偏性去调整人体阴阳之偏颇。老年时期，形气始衰，可适当进补，合理搭配。耄耋时期，脏腑衰败，尤以脾肾为甚，故当调补脾肾，但应适当减轻脾胃负担。因此，应酌选清淡、熟软、精细、富含营养，易于消化之食品，如古代养生家所推崇的多种粥食，如山药粥、枸杞粥、莲子粥等皆为益寿佳品。且应注意少食多餐。

食物养生还当结合体质的阴阳偏颇。如体属虚寒者，宜食热性食物；阳热体质者，则忌食辛热食物。如葱、韭、蒜、辣椒等皆属辛辣温热食物，脾胃虚寒者，适当食用，具有通阳健胃之作用，而体属阴虚阳亢者，则不宜多食，多食助火生痰。肥胖痰湿体质，应禁食过于甘肥厚腻之味，并应适当节制饮食。另外，对于某些食物有过敏反应，及患病过程中的食物宜忌，亦是食物养生中应当注意的。

食饮有节，补勿过偏

食饮有节是指饮食要有一定的节律。其中包括适宜的食物、量的适度、冷热适中、五味调和、按时卫生等。一般来讲，应据食物养生者的具体情况选择食物，以满足人体对营养物质的需求。切忌暴饮暴食，"饮食自倍，肠胃乃伤"。黏硬难以消化及荤腥油腻厚味少食，酒宜少饮。茶能消食降脂，羸弱消瘦之人少品。进食过程中还应当注意食宜熟软，冷热适宜。这一点对中老年人，尤为重要。人到中年，脏气已衰，稍有不慎，必伤脾胃。因此，进食应热无灼灼，寒无沧沧，冷热相激，易患牙病。即使是夏令时节，也应该进暖食，切勿过食冰瓜之类，以免损伤脾胃。

食物养生的重要方法之一在于食补。食补的目的则在保持机体的阴阳平衡，因此，食补切勿过偏。如补之太过，往往又导致新的阴阳气血的失衡。所以，在运用食物养生的过程中，应根据人体阴阳气血的实际状况，在注重某一方面外，另一方面亦当顾及，即所谓"阴阳并调""气血并治"，益气不忘补血，补血勿忘益气，温阳须伴护阴，养阴须佐温阳等，通过食物养生达到机体的新的阴阳气血平衡。补勿过偏的另一层意思还包括避免偏嗜。饮食的偏嗜会引起机体阴阳的偏盛偏衰，进而引发疾病。

把握食养宜忌

食养宜忌对于饮食养生的效果，具有十分重要的意义。食养所宜包括谨和五味、食宜清淡、养助齐备、食养所忌等。

谨和五味系《内经》首先提出。谨和五味包括两层含义，一层为各类食物的合理搭配，即《素问·藏气法时论》所谓"五谷为养，五果为助，五畜为益，五菜为充"。另一层意思则为具体食味，如辛、甘、苦、酸、咸的调和，五味各有所归及其阴阳的偏性，五味俱全，方使气血充盈，腠理固密，身体健康。谨和五味可以调整阴阳的偏颇、脏腑功能的失调，防止太过与不及，并能促进食欲，满足机体对多种营养成分的需求。

食宜清淡重在提倡素食，避免过于甘肥厚腻，同时又要防止五味太过。而食宜清淡，对老年人尤其重要。实践证明，饮食清淡对于促进人体健康大有裨益。应当注意的是，提倡清淡，以素食为主也要有一定的度，以素为主，荤素搭配是可取的。总之，食宜清淡，适当素食，以素为主，荤素搭配是合理的。

养助齐备主要是指主副食的合理搭配，以发挥食物的整体效益。

食养所忌主要从两个方面考虑，一方面根据体质确定饮食禁忌，如阳热之体忌食辛辣、助阳之食物；肥胖痰湿之质，少食阴柔厚腻之品。患病者，据病情另当别论。另一方面是根据食物之特性而确定的食物间搭配禁忌。如服苍耳忌食猪肉；洋姜不可与鸡蛋同炒；羊肝不得与猪肉同食等。

食物是最好的药

食物是指各种可供人们食用的物质。食物不仅含有维持人体生命活动、增强人体抗病能力的各种营养物质，同时还含有许多具有治疗作用的化学成分，这些组成成分的多样性和复杂性就构成了食物养生和食物治病的物质基础。每人每天都要吃食物，因此食物与人们的关系比药物更为密切，所以历代医家主张"药疗"不如"食疗"。古代医家这样想，也是这样做的，在治疗过程中，总是先食疗，后药疗，只有食疗不能收到应有的效果时，才采用药疗方式。古时人们称能用食物治疗疾病的医生为"上工"。

各种食物由于所含的成分及其含量多少的不同，因此对人体的保健作用也就不同。在中药学中，由于药物理论是建立在食疗基础之上，因此，食物性能理论在许多方面又与药物性能的理论是一致的。

食物的四气、五味

食物与药物一样，具有四气、五味，通常简称为气味或性味。四气又称四性，是指食物所具有的寒、热、温、凉四种不同的性质。其中寒和凉为同一性质，只是程度上的不同，即凉次于寒；温和热为同一性质，也只程度上的不同，即温次于热。因此，食物的四气实质上是说明食物寒凉和温热两种对立的性质。此外，对于某些食物，有的还标以微寒、微热等，则进一步区别寒和热的程度。凡属于寒凉性食物，多具滋阴、清热、泻火、凉血、解毒等作用，主要用于热性体质和热性病症；凡属温热性的食物，多具有温经、助阳、活血、通络、散寒等作用，主要用于寒性体质和寒性病症。

在中国传统的医学中，一向讲究饮食中寒、热、温、凉的平衡。中医学认为，"热者寒之，寒者热之"。用温性的食物治疗阴证和寒证，而用寒性的食物来治疗阳证和热证。这样能达到阴阳平衡，促进身体康复。如高热汗出，伤津耗液，宜选清凉、有滋润作用的瓜果饮料或食品。西瓜、蔗汁、梨汁、藕汁、荸荠汁或其他果汁，以及酸梅汤、冰牛奶等，既可清热，又可养液。冬天怕冷，四肢不温的人则可吃羊肉、牛肉、狗肉、鸡肉等偏温热性的食物。身体虚弱,易感风寒的人,宜常用生姜、大枣、红糖煎服,以益气温中,散寒健脾。

五味,是指食物所具有的酸、苦、甘、辛、咸五种不同的味。食物的五味与药物的五味相一致。食物的味最早是以口感味觉确定的。随着对食物认识的不断深入,已由最初的口感发展成抽象的概念,即以食物的性质和作用来确定食物性能理论上的味。不同味的食物具有不同的作用,味相同的食物其作用相近似或有共同之处。它和四气一样,同样是食物作用于人体所发生的作用并经过反复验证后归纳所得。具体说来,味酸味食物具有收敛、固涩的作用,多用于虚汗、久泻、遗精等病症,如乌梅收敛固涩以涩肠止泻。苦味食物具有清热、泄降、燥湿等作用,多用于热性体质或热性病症,如苦瓜苦寒可治痈肿丹毒。甘味食物具有滋补、缓急、润燥等作用,多用于机体虚弱或虚证,如大枣用于脾胃虚弱、食少便溏、体倦乏力。辛味食物具有发散、行气等作用,如生姜、薄荷用于发散外邪。咸味食物具有软坚、润下、养血等作用,多用于瘰疬、痞块等病症,如海蜇头用于痞积胀满、大便秘结。

食物的升降浮沉

· 食物的升、降、浮、沉是指食物的四种作用趋向。在正常情况下,人体的功能活动有升有降,有浮有沉。升与降、浮与沉的相互协调平衡就构成了机体的生理过程。反之,升与降、浮与沉的失调和不平衡就会导致机体的病理变化。如当升不升,则表现为子宫下垂、久泻脱肛、胃下垂等下陷的病症;当降不降,则可表现为呕吐、喘咳等气逆的病症;当沉不沉,则可表现为在下、在里的病症;当浮不浮,则可表现为肌闭无汗等在表的病症。而能够协调机体升降浮沉的生理活动,或具有改善、消除升降浮沉失调病症的食物,就相对地分别具有升、降、浮、沉的作用。不仅如此,利用食物升降浮沉的作用,还可以因势利导除病祛邪。

食物的归经

食物对人体脏腑经络的作用具有一定范围或选择性。例如同属于寒性食物虽然都具有清热的作用，但其作用范围不同，有的偏于清肺热，有的偏于清肝热，有的偏于清心火等，各不相同。因此，把各种食物对机体作用的范围或者选择性做进一步的归纳和概括，使之系统化，是十分必要的。归经就是把食物的作用范围或选择性与人体脏腑经络联系起来，以明确指出食物对于机体某些脏腑经络所起的主要作用或特殊作用。

食物归经理论是前人在长期的医疗保健实践中，根据食物作用于机体脏腑经络的反应而总结出来的。如梨能止咳，故归肺经；核桃仁、芝麻有健腰作用，故归肾经；酸枣仁有安神作用，故归心经；芹菜、莴苣有降血压、平肝阳作用，故归肝经；山药能止泻，故归脾经。由此可见，食物归经理论是具体指出食物对人体的医疗效用所在，是人们对食物选择性作用的认识。

以脏补脏

据分析，禽、畜、兽，特别是哺乳动物的各个脏器组织，不但其外部形状、解剖位置与人体的脏器组织"形似"，而且其细胞结构、生化特性和生理功能也与人体相应脏器组织"质近"。即是说，人与动物的脏器有许多共性，有特殊的亲和力，可产生"同气相求"的感应效果。现已发现，动物脏器与人体相应脏器之间的微量元素从含量到比例均极相似，20世纪发明的脏器移植术的成功，也足以证明。就营养价值而言，动物的心、肺、脑、胃、肠、肝、胆、脾、胰、肾、膀胱、卵、胎盘、阴茎、睾丸等脏器组织，与该动物的肌肉、躯壳、骨骼、鳞爪等可食部位相比，更滋补健身。其中，除脂肪含量少于肥肉外，其他如蛋白质、铁、卵磷脂、酶类、激素、维生素 A、维生素 E、维生素 B_2、锌、凝血质等物质，都高出一倍、数倍或数十倍之多。

由于动物脏器烹食味美，取材方便，药用无副作用，自古以来就深受人们的喜欢，民间常"以脑补脑""以胃补胃""以肺补肺""以肾补肾"，进行食疗补身。如用猪肝、羊肝来补肝明目；用猪肾来补肾益肾；用胎盘治疗贫血体弱；用猪蹄筋骨及蹄爪治疗手足无力、颤抖之症等。

食物的补泻

食物性能的"补"与"泻"概念，一般泛指食物的补虚与泻实两方面作用，这也是食物的两大特性。补性食物一般具有补气、助阳、滋阴、养血、生津、生精等功效；泻性食物一般具有解表、开窍、辟秽、清热、泻火、燥湿、利尿、行气、活血化瘀、凉血等功效。在日常生活中，补性食物多于泻性食物。

养成良好的饮食习惯

饮食是人赖以生存的必要条件。明代大医药学家李时珍曾说过："饮食者，人之命脉也。"强调了饮食在人体生命活动中的重要性。但是，饮食又是一门学问，合理的饮食能使人体健康，反之则会对人体造成损害。研究表明，许多疾病都与饮食因素密切相关。所以，要想维持身体健康，必须科学膳食，养成良好的饮食习惯。

控制饮食不节

饮食不节主要是指饮食没有节制，暴饮暴食。良好的饮食习惯，应以适量定时为度。过饥过饱、饥饱无常，都可影响身体健康，导致疾病的发生。过饥则饮食摄入量不足，气血化源匮乏，久之则精气虚少为病。而过饱或暴饮暴食，超过了人体脾胃的受纳运化能力，可以导致饮食阻滞，脾胃损伤，出现脘腹胀闷等症；食积日久，可郁而化热，亦可聚湿生痰，长期如此就会酿成疳积之症。其次经常饮食过量，不仅可导致消化不良，而且还影响气血流通，致使营养失调，导致各种病症的发生。中医学历来主张饥饱适中，反对过饥过饱与暴饮暴食。饥饱适中，既保证了机体所需水谷精气的供应，又能够和胃安脾，调理气机，从而有益于健康。所以，饮食要有节制，不能随心所欲，要讲究科学的吃法。具体地说，是要注意饮食的量和进食时间，提倡少吃多餐。

纠正饮食偏嗜

饮食偏嗜是指饮食结构不合理而造成的人体功能障碍。要知道，没有任何一种天然食品能包含人体所需的各种营养素，即使牛奶、鸡蛋这些公认的营养佳品，也难免美中不足。牛奶含铁很低，鸡蛋缺少人体所必需的维生素 C，而蔬菜虽含有丰富的维生素和无机盐，但脂肪和蛋白质很少。所以单靠一种食物，不管营养怎样丰富，也不管吃的数量多大，都不可能维持人体的健康。如果长期偏食、挑食，就会使身体缺乏某些营养物质，影响健康，甚至引起营养缺乏病。

饮食是否科学的一个重要指标是看饮食结构是否合理。虽然饮食结构是相对而言的，需要根据每个人的机体状况而论，但总体而言，首先应避免偏嗜。营养不足固然可导致正气不足，但营养过剩又会导致代谢产物堆积腐蚀机体。中医认为，味太过酸肝气津液过旺，脾气就会乏绝；味太过咸，大骨之气疲劳，肌肤收缩，心气受到抑制；甘味过重，心气喘满，肤色变黑，肾气损伤失去平衡；苦味过重，脾气活动障碍，胃气厚积不化；辛味过重，筋脉活动弛缓，精神就会损害。所以要做到五味调和，才会骨骼端正，经脉柔和，气血流畅，腠理致密，骨骼得以很好的濡养，按照这样的法则去调养，就能享尽天赋的寿命。因此，饮食有道，贵在合理。针对目前社会经济发展水平和人们生活水平的提高而言，引起重视的主要是荤素搭配、酸碱平衡，保证必需的动物蛋白质和控制食盐摄入量。

注意饮食宜忌

饮食禁忌，俗称"忌口"。一般而言，在服药期间，凡生冷、黏腻、腥膻等不宜消化的食物宜避免。阳虚气血不足者宜温养，忌生冷寒凉食物；阴虚热盛者宜清养清泻，忌辛燥动火之品；水肿者宜渗利，忌咸食；消渴（糖尿病）者宜淡渗养阴，忌糖；阳证疮疡、风疹、疥癣，宜清透，忌辛辣香燥等；疾病初愈"胃气未复"，宜粥食调养，不宜食油腻厚味食品；妊娠初期，尤其是有妊娠恶阻者，不宜进食油腻、腥臭不易消化的食物；妊娠中期，应避免酒、干姜、桂皮、胡椒、辣椒、狗肉等辛温燥火之品；妊娠后期，应少食胀气及收涩之品，如芋、番薯、石榴等；产后及哺乳期，宜进食营养丰富、易于消化食物，慎食辛燥伤阴寒凉酸收的食物。正如《金匮要略》指出："所食之味，有与病相宜，有与身为害，若得宜则宜体、害则成疾以此致危"，便是此理。

防止饮食不洁

饮食不洁是指食用不清洁、有毒或不符合卫生标准、陈腐变质的食物。我国人民历来有注意饮食卫生的习惯，饮食必须按四时变化加以安排，要做到饮食定时、定量、清洁。

食品应保证新鲜，不宜吃生冷食物，饭菜要烧熟煮透，隔夜饭菜要重新回锅烧煮，馊败的食物不能吃。饮食不洁可引起多种胃肠道疾病，出现腹痛、吐泻、痢疾等；或引起某些传染病，如黄疸等。若进食腐败变质或有毒食物，可致食物中毒，轻者腹痛吐泻，重者可出现昏迷甚至死亡。此外，饮食不洁也是肠道寄生虫，如蛔虫、蛲虫等滋生的必要条件。俗话说，"病从口入"，但一些人却不以为然，认为"不干不净，吃了没病"。殊不知，疾病就是在不经意间慢慢侵入，影响健康。有些青少年认为自己的体质好，往往不注意食品卫生，结果引起食物中毒或急性肠胃炎等严重后果，影响身体健康，得不偿失。

吃饭要细嚼慢咽

细嚼慢咽有利于消化，因为人的口腔周围有腮腺、颌下腺及舌下腺，每天约产生 1500 毫升唾液，其中含有淀粉酶，能将食物中的淀粉分解成麦芽糖，以利于胃肠的消化吸收。在咀嚼的同时，唾液就会分泌得多一些，同时因反射作用而引起胃肠中胃液和胰液的分泌，为进一步消化及吸收做好准备。如果吃饭时狼吞虎咽，食物得不到牙齿的细细咀嚼，不能充分地和唾液混合进行初步消化，就会加重胃肠的负担，引起消化不良。有些人喜欢用开水泡饭，这样也不能细嚼慢咽，不但影响唾液的分泌，而且会冲淡消化液，这也将引起消化功能的减退和胃肠道疾病。

为什么要注意膳食搭配

饮食营养中，对合理搭配是非常讲究的，这一点，古今中外养生家看法是一致的。膳食搭配是指每天摄入的膳食不但要有足够的热能和各种营养素，以满足正常的生理需要，而且还要保持各种营养素之间的比例关系，达到数量上的平衡，以利于吸收利用。

由于各种食物中所含的营养素不同，只有进行合理的调配，人体才能得到各种不同的营养素，满足各种生理功能的基本要求。人体需要的营养有糖、脂肪、蛋白质、维生素、无机盐和水等，其中糖、脂肪、蛋白质是人体热能的三大来源，维生素是维持人体生命的不可缺少的一类有机化合物，矿物质是构成体质和调节生理功能的重要物质，水则是机体不可缺少的重要营养素。这些营养都来自我们日常所吃的食物，只有不偏食才能从多种食物中摄取各种营养素，满足人体对营养物质要求。

另外，古人讲到，五谷当用作营养，五果当作为辅助，五畜之肉当用以补益，五菜当用以充养，气味和合而服食，可以补益精气。人们可以根据自己身体的需要，兼而取之，只有主食与副食科学搭配，才能称为合理的营养，从而有益于健康。

前面说过，人体对营养素的需求是多方面的，单一食品无法满足，偏食会导致人的阴阳气血失去平衡。例如科学家曾注意到，蔬菜能促进人体对动物蛋白的吸收。如果单吃肉类，在肠内蛋白质只能吸收 70%，而加吃蔬菜则可使吸收率提高到 80% 以上。同时，蔬菜还能帮助吸收糖类和脂肪。

所以，许多国家都制定了各种年龄每日膳食的供给量标准，这个标准是以人体不同年龄的生理需要量为基础，考虑到劳动强度、营养素在加工烹调中的损失、食物的供给情况、人民生活水平等方面因素而制定的。

对于我国居民来讲，怎样才能做到膳食搭配合理呢？

我们日常膳食中的主要食物，大致可分为：粮谷类、蔬菜瓜果类、薯类、动物性食品类、豆类、油脂类和调味品等。各类食品中所含的营养素种类、数量及质量有很大差别，在膳食搭配时，必须掌握各类食物的营养特点，调整它们在膳食中的地位和比例。其主要原则是：

（1）主食要注意多种品种搭配。作为主食的米、面粉、薯类及杂粮，主要供给人体碳水化合物。依照我国居民的膳食习惯，50% 的蛋白质来源于米、面粉或杂粮，一部分维生素也来自于各种主食。因此，为达到蛋白质之间的互补作用，提高蛋白质的利用率，应做到主食食品多品种搭配进食，如米饭与馒头，粗杂粮（玉米、高粱、小米、大豆、赤豆等）与细粮（米、面粉），主食品（米饭、馒头）与副食品（荤素菜）搭配。

（2）副食品也要多品种搭配。副食品主要指动物性食品（肉、鱼、蛋、禽、奶）、蔬菜、豆制品、油脂和调味品等，它们主要供给人体蛋白质、脂肪、维生素及无机盐类。为充分合理地利用食物中的这些营养素，要注意荤素等食品之间的合理搭配，并特别要注意充分利用豆类蛋白质，它也可起到蛋白质之间的互补作用，并有利于组合人体的蛋白质，还能获得丰富的维生素和无机盐。

人体最需要的营养素

人体所需要的营养素有六大类——蛋白质、脂肪、碳水化合物（糖类）、无机盐（矿物质）、维生素、水。目前发现核酸类也非常重要，故为七大类。

蛋白质

蛋白质是人体表现各种生命活动所必需的物质，故蛋白质是生命的基础。组成蛋白质的基本单位是存在于自然界的20种氨基酸。食物中蛋白质营养价值的高低取决于其所含人体必需氨基酸的种类、含量及其相互间的比例是否与人体组织蛋白质相近似，越相近似的营养价值就越高（鸡蛋蛋白质和人体蛋白质最相似）。蛋白质的作用有三：一是构成及修补人体细胞及组织器官（肌肉、血液、皮肤、毛发等）的主要原料；二是体液的主要成分，具有重要的调节生理的功能；三是人体热能来源之一。蛋白质的主要食物来源为瘦肉和内脏类、鱼虾类、禽蛋类、乳类及大豆、豆制品类。谷物类食物蛋白质含量大多不超过10%，但因每天进食量多，也是人体蛋白质的一个主要来源。

脂类

脂类包括脂肪及类脂两大类，也是人体营养的重要组成成分。构成脂肪的基本单位是脂肪酸（分饱和脂肪酸和不饱和脂肪酸两种）。不饱和脂肪酸人体不能合成，必须通过食物摄入，故称"必需脂肪酸"，如亚油酸、亚麻酸、花生四烯酸等。其作用除改善食物的色、香、味以增进食欲，延长食物在胃里的时间，增加饱足感外，最重要的功能是提供热能（所含热量比蛋白质和糖类高一倍）。脂肪主要的食物来源为各种动物油、植物油，肥肉、蛋黄酱及各种坚果。

碳水化合物

碳水化合物又称糖类，是膳食中最主要的热量来源，分为单糖（如葡萄糖、果糖、半乳糖等）、双糖（如蔗糖、麦芽糖、乳糖等）和多糖（如淀粉、糖原、膳食纤维等）三大类。除膳食纤维外，各种糖类经摄入、消化、吸收后，最终都变成葡萄糖在体内氧化产生热能，供全身组织器官利用。人体没有消化、分解膳食纤维的酶，因此膳食纤维摄入后不能被人体吸收。但是，膳食纤维的作用不可忽视，它可促进肠道蠕动，加快粪便形成与排出，减少有害物质与肠道黏膜接触的时间，可预防便秘、痔疮、阑尾炎、结肠憩室、结肠癌等；可以降低体内胆固醇，预防动脉硬化；还能改变糖代谢，有助于防治糖尿病。碳水化合物主要的食物来源为粮食类、根茎类、豆类、水果及各种糖、蜂蜜等，蔬菜、水果则是膳食纤维主要的食物来源。

无机盐

无机盐（矿物质）仅占人体体重的 4%，但功能很多。现知有 20 多种元素是人体所必需的，其中最主要的有钙、磷、铁、钠、钾、碘、氟、锌等。由于世界各地土壤条件不均匀，所产各种食物矿物质含量丰歉不等。一般而言，我国居民膳食中，磷、硫等不易缺乏，较易缺乏的是钙、铁、锌、碘、氟等。因此，要在饮食中给予特别补充。

维生素

维生素是人体生长、代谢所必需的一类低分子有机化合物，需要量很少（以毫克或微克计），但不可缺少。它既不是构成细胞、组织的原料，也不是热能物质，但作用巨大。由于很多的维生素人体不能合成，所以必须由摄食来供给。人体若缺乏某种维生素，新陈代谢的某些环节便会出现障碍，从而影响正常的生理功能，甚至出现特殊的"维生素缺乏症"。维生素缺乏的原因大多是由于食物中摄入量不足（食物中含量不足或食物的储存、烹调不当，使维生素被破坏或损失）。维生素可分为脂溶、水溶两大类：维生素 A、维生素 D、维生素 E、维生素 K 等脂溶性维生素只溶于脂肪而不溶于水，吸收后可在体内储存；维生素 B_1、维生素 B_2、烟酸、维生素 C、维生素 B_{12} 等水溶性维生素则相反，溶于水而不溶于脂肪，吸收后在人体内储存很少，摄入过量则会从尿中排出。

水

水同样是人体必需的一种营养素，也是人体的最重要组成成分。人体体重的 65% 是水，血液中含水量更是高达 80%。各种生理活动，如各种化学反应和新陈代谢都需要在水的环境中进行。

如果损失 20% 的水，人体便无法维持生命。故而，喝足水，主动饮水为养生、抗衰、驻颜的重要手段。

核酸

人体发现核酸对健康、抗衰的作用较晚，但近年对它的认识越来越深刻了。如果说蛋白质是生命活动的基础，那么核酸便是生命的本质和载体。生命的繁衍以核酸的合成、复制为前提，生命的遗传信息——基因，就存在于核酸的结构中，核酸决定了蛋白质的合成和结构。年轻时，人体可自我合成足够的核酸，但 25 岁后自体合成核酸的能力逐渐减弱，于是细胞分裂、蛋白质合成便减弱，甚至停止，生命也随之衰亡。如在此之前及时从食物中摄取足够的外源核酸，便可增进健康，延缓衰老，故现在也把核酸作为人体的一种必需营养素。在自然饮食中，以鱼、虾、贝类等水产品含核酸最多，动物肝脏、豆制品、洋葱、蘑菇等食品也富含核酸。据研究，一般人每天需要 1 克核酸。

蛋白质的生理功能

蛋白质在古拉丁语的原意是"首要"的意思，它虽是各类物质的一分子，但却是处于各种营养物质中的中心地位。现代科学证明，生命的产生与存在，都与蛋白质密切相关。蛋白质是生命的基础，没有蛋白质就没有生命。蛋白质是构成人体的主要物质，是生物体存在的主要形式。同时，人类体内的各种重要生命活性物质、酶类、各种激素、免疫物质等，也主要由蛋白质构成的。另外，蛋白质还是人体的神经传递介质重要组成成分，且能调节人体正常的渗透压，参与多种体液的组成等。具体而言，蛋白质的生理功能主要表现如下：

构成人体组织的重要成分

人体的一切组织细胞都是由蛋白质组成的，蛋白质占成人体重的 16% ~ 19%，其含量仅次于水。体内的这些蛋白质处于不断分解、重建及修复的动态平衡中。每天约有 3% 的蛋白质参与更新，即使机体完全不摄入蛋白质，体内仍然进行着蛋白质的分解和合成。

构成体内许多重要生理作用的物质

如调节各种代谢过程的激素，在新陈代谢过程中起催化作用的酶，均是由蛋白质作为主要原料构成的。根据功能特点的不同，蛋白质还分为输送各种小分子、离子、电子的运输蛋白；肌肉收缩的肌动蛋白；具有免疫作用的免疫球蛋白；构成机体支架的胶原蛋白等。

维持体液及酸碱平衡

正常人血浆和组织液之间的水不停地进行交换，借此保持体液的平衡，在这个活动中，人体血浆中蛋白质起着重要作用，当血浆蛋白浓度降低，血浆渗透压也下降，血浆中的水分就进入组织；反之，组织中的水就会进入血液。血红蛋白和血浆蛋白是血液中缓冲系统的重要组成成分，能够调节机体的酸碱平衡。血浆中的"蛋白质钠盐／蛋白质"为一缓冲对，维持血液 pH 值恒定在弱碱性（pH=7.35 ～ 7.45）。

供给能量

在一般情况下供给能量不是蛋白质的主要功用。但是在组织细胞不断更新过程中，蛋白质分解成氨基酸后，有一小部分不再被利用而分解产热；由于摄食过多或不符合体蛋白合成的需要，也有一部分氨基酸氧化，用来产热。人体每天所需能量有 10% ～ 15% 来自蛋白质。在特殊情况下，当碳水化合物和脂肪摄入不足时，蛋白质用于产生能量。

机体储存蛋白质的量很少，在营养充足时，也不过只有体蛋白总量的 1% 左右。这种蛋白质称为易动蛋白，主要储于肝脏、肠黏膜和胰腺，丢失后对器官功能没有影响。

综上所述，人体必须经常补充足够的蛋白质才能维持正常生理活动。但是，患有肝肾疾病者，过多食入蛋白质反而不利，因为肝脏是蛋白质代谢的重要器官，蛋白质分解生成的废物主要由肾排出体外，过多摄入蛋白质会加重肝肾的负担。

保证蛋白质的摄入

近年来人们总是把注意力集中在糖类、脂肪以及胆固醇对人体的健康产生的影响上，却忽视了蛋白质对人体健康的影响。科学研究证明，蛋白质缺乏会对健康造成不良影响。

蛋白质摄入太少会怎样

蛋白质缺乏总是同时伴随能量缺乏，就像一对孪生兄弟，医学上把这种并发症叫作蛋白质—能量营养不良症。目前，我国只有经济特别不发达的地区的居民才会有这种症状。

蛋白质—能量营养不良症多发于儿童，但对成年人也会造成威胁。食物不足是导致蛋白质—能量营养不良症的首要原因，其典型症状是儿童生长发育不良和成年人身体消瘦，体重下降。由于孩子身材小，瘦弱一点儿一般也不会被认为有什么疾病，因此，儿童蛋白质—能量营养不良症导致的生长障碍很容易被忽视。

蛋白质—能量营养不良症有两种不同的而又非常典型的形式，但有时两种形式可以在同一患者身上并存。一种形式的症状是患者全身骨瘦如柴，另一种是腹部肿胀和出现皮疹，第二种疾病叫作夸西奥克病。两种形式并存时，患者的症状也是两种形式兼而有之。第一种形式的消瘦是由于长期缺乏食物，致使所有必需营养素均不足造成的。第二种形式的病因是由于严重的急性营养不良造成蛋白质过少，使身体的正常功能无法维持的一种反应。

长期节食减肥不当的人同样会患蛋白质—能量营养不良症。蛋白质缺乏或能量缺乏时都会产生蛋白质缺乏症状。严重的蛋白质缺乏症当属夸西奥克病，由于缺乏食物而导致的能量缺乏症则是消瘦。

什么样的蛋白质的营养价值高

食物中的蛋白质营养高低，取决于三个因素。第一，食物中蛋白质的含量，含量越高，营养价值越高。这一点很好理解。第二，这种食物所含蛋白质的消化率，消化率越高，该食物的营养价值越高，比如，肉蛋类食物蛋白质的消化率为97%，而人体对水果类蛋白质消化率为85%，对谷物类蛋白质的消化率为80%，对干果类蛋白质所以，肉蛋类蛋白质的价值高于谷物类蛋白质。第三，人体消化某种食物后，所吸收、贮存和利用的氨基酸越多，其营养价值越高。食物中的蛋白质必须经过肠胃道消化，分解成氨基酸才能被人体吸收利用，只有那些能为人体利用的氨基酸，才是对人体最有价值的。人体需要的氨基酸很多，有的可以自体合成，营养学上称之为非必需氨基酸，这类氨基酸包括谷氨酸、丙氨酸、甘氨酸、天门冬氨酸、胱氨酸、脯氨酸、丝氨酸、酪氨酸等。另外，还有一些人体必需，而自身又无法合成的，营养学上称之为必需氨基酸，这类氨基酸必须从食物中摄取。必需氨基酸共有8种，分别是赖氨酸、蛋氨酸、亮氨酸、异亮氨酸、苏氨酸、缬氨酸、色氨酸、苯丙氨酸。但是，对儿童来说，组氨酸和精氨酸也是必需氨基酸。食物经人体消化后，被吸收利用的必需氨基酸越多，其营养价值越高。

蛋白质的膳食来源

我国营养学会推荐蛋白质营养素摄入量为：婴儿每天 1.5 ～ 3 克 / 千克，儿童每天 35 ～ 75 克，青少年每天 80 ～ 85 克，成年男女按不同体力活动强度，分别为每天 75 ～ 90 克和每天 65 ～ 80 克，孕妇和乳母另增每天 5 ～ 20 克，老年期男女分别为每天 75 克和每天 65 克。

蛋白质广泛存在于动植物食物中。动物性食物,如肉、鱼、蛋、奶,蛋白质含量在 10% ~ 20%,均属于优质蛋白质。植物性蛋白质,如谷类、薯类、豆类等,其中豆类的蛋白质含量较高,干豆类为 20% ~ 40%,且含有各种必需氨基酸,是唯一能代替动物性蛋白质的植物蛋白,也属于优质蛋白质,但蛋氨酸含量略低。谷类蛋白质为 6% ~ 10%,赖氨酸和色氨酸含量低,而蛋氨酸含量较高,可与豆类互补。薯类蛋白质含量为 2% ~ 3%。蔬菜水果类蛋白质含量极低。坚果类,如花生、核桃、葵花子等含蛋白质 15% ~ 25%,可作为蛋白质来源的一个很好补充。我国的膳食以谷类为主食,植物性蛋白质是人们膳食蛋白质的主要来源。但从上文可知,这种膳食结构,所摄入蛋白质显然不能满足人体需要。因此,以大米或面食为主食,必须增加肉蛋奶,以满足人体对蛋白质的合理需要。

脂肪在人体内的作用

脂类包括脂肪和类脂。脂肪是脂肪酸和甘油的化合物,常温下固态的叫脂,液态的叫油。类脂包括磷脂、糖脂、胆固醇、脂蛋白等。食物和人体中的脂类 95% 以上是甘油三酯,其他两类是磷脂(其中包括卵磷脂)与固醇(我们最熟悉的是胆固醇)。脂类是人体不可或缺的营养素,这不仅是因为天然食物中的脂肪具有高能值,而且它还能提供必需脂肪酸和脂溶性维生素。脂肪是人体组织的重要组成成分,正常人按体重计算含脂肪 10% ~ 20%,肥胖者可达 30% 以上。脂肪大部分储存于脂肪组织中,受营养状况和机体活动影响而变化较大,故称为动脂。而磷脂、糖脂和固醇类等约占总脂量的 5%,是细胞的基本成分,在体内相当稳定,不容易受营养状况和机体活动的影响,故又称为定脂。脂肪对维持细胞结构和功能具有重要作用,为维持机体健康所必需。

作为重要营养素,脂肪的作用主要有以下几点:

供给和储存能量

脂肪产生的能量远高于蛋白质和碳水化合物，在机体内每克脂肪可产生能量 37.6 千焦以供利用，是能量密度最大的营养素。当机体摄入过多的能量物质时，不论来自哪种产能营养素，都可以脂肪的形式储存。体内脂肪细胞储存和供给能量有两个特点：① 脂肪细胞可以不断地储存脂肪，至今未发现其有吸收脂肪的上限，所以摄入过多能量物质是形成肥胖症的基本原因；② 机体不能利用脂肪酸分解产生的乙酰辅酶 A 来合成葡萄糖，所以脂肪不能直接给脑、神经细胞以及成熟红细胞提供能量。当能量物质供给不足时必须消耗自身的糖原和蛋白质来满足这些细胞的能量需要。

机体重要的构成成分

脂肪是构成脑组织、脑神经的重要成分。还是细胞各种膜结构的基本原料，如细胞膜、内网膜、线粒体膜、核膜等，是维持细胞正常结构和功能不可缺少的重要成分。磷脂中的不饱和脂肪酸有利于膜的流动性，而饱和脂肪酸和胆固醇则有利于膜的坚韧性。磷脂可以帮助脂类或脂溶性物质如脂肪族激素、脂溶性维生素等顺利通过细胞膜，促进细胞内外的物质和信息交流。

供给必需脂肪酸

人体不可缺少而自身又不能合成，必须通过食物摄取的脂肪酸称为必需脂肪酸。目前认为，n-3 系列中的 α－亚麻酸和 n-6 系列中的亚油酸是必需脂肪酸。n-3 和 n-6 系列中的许多脂肪酸，如二十碳五烯酸、二十二碳六烯酸等，都是人体不可缺少的脂肪酸，但可以由亚油酸和 α－亚麻酸合成。必需脂肪酸有多种生理功能，如：促进发育；维持皮肤和毛细血管的健康；与精子形成、前列腺素合成关系密切；可减轻放射线造成的损伤；还有促进胆固醇代谢、防治冠心病的作用。

供给和促进脂溶性维生素的吸收

脂溶性维生素不溶于水而溶于脂溶性溶剂或脂肪中。如果饮食中缺乏脂肪，脂溶性维生素如维生素 A、维生素 D、维生素 E、维生素 K 的吸收量就会减少。

维持体温、保护脏器

脂肪是热的不良导体，可阻止身体表面散热，并能防止人体由于环境温度突然变化而受到损害。脂肪还可作为填充衬垫，可保护和固定内脏器官免受外力损害。

改善食物的感官性状

脂肪作为食物烹调的重要原料，可以改善食物的色、香、味、形。许多天然食物的色素、香味物质都能溶于脂肪。另外，食物脂肪还能刺激消化液的分泌，从而促进食欲。

摄取健康脂肪

脂类是人体重要的营养素，是生命活动不可或缺的物质。但是，脂肪摄取过多，会在体内积累，使体重增加，引起肥胖。肥胖者易患动脉硬化、高血压、糖尿病以及胆石症，甚至形成脂肪肝。多不饱和脂肪酸会破坏生物膜的结构，影响细胞功能，促使机体衰老。流行病学调查资料证实，高脂肪膳食与肠癌、肝癌、子宫癌、乳腺癌发病有一定关系。因此，重视合理的脂类营养，对于防止疾病和衰老都有重要意义。

脂肪酸的分类

脂肪的分子是由一个甘油分子和一个、两个或三个脂肪酸分子组成的甘油一酯、甘油二酯或甘油三酯构成的。各种脂肪的分子中所含的甘油部分都一样，而其所含的脂肪酸部分却各不相同。由于其所含的脂肪酸的不同，才造成脂肪种类多样、性质多变的特性。

常见的食用脂肪中所含的脂肪酸有二十余种，可分两类。一类是饱和脂肪酸，一类是不饱和脂肪酸。由饱和脂肪酸所组成的脂肪，其溶点较高，多数在常温下呈固态，一般称这类脂肪为"脂"，如猪大油应该称"猪脂"，羊的脂肪就应称"羊脂"。而由不饱和脂肪酸所组成的脂肪在常温下多呈液态，习惯称之为"油"，如豆油、芝香油、花生油等。

从营养的角度上又可把脂肪酸分成"必需脂肪酸"和"非必需脂肪酸"两种。在食物所含的二十余种脂肪酸中，大多数脂肪酸在人体内可自行合成，不一定非得从食物中摄取，而有三种脂肪酸人体内不能自行合成，必须从食物中摄取才能满足人的生长需要，称这三种脂肪酸为"必需脂肪酸"。它们是：亚油酸、α-亚麻酸、花生四烯酸。必需脂肪酸都是不饱和脂肪酸，所以含有较多必需脂肪酸的脂肪其溶点都比较低。换句话说，必需脂肪酸多含在常温下为液态的脂肪中。必需脂肪酸的营养价值非常高，应该合理摄取。

脂肪的食物来源

脂肪的摄入量用占膳食总能量比例计算，中国营养学会推荐摄入量中，成年人脂肪的摄入量占总能量比为 20% ~ 30%。其中饱和脂肪酸、单不饱和脂肪酸、多不饱和脂肪酸之比以 1：1：1 为宜。胆固醇的摄入量不超过 300 毫克。

无论是动物性或是植物性食物，都含有脂肪，但含量多少不尽相同。谷类食物脂肪含量比较少，为 0.3% ~ 3.2%。但玉米和小米可达 4%，而且大部分的脂肪集中在谷胚中。例如，小麦粒的脂肪含量约为 1.5%，而小麦的谷胚中则为 14%。一些油料植物种子、坚果及黄豆中的脂肪含量很丰富。通常所用的食用植物油有豆油、花生油、菜籽油、芝麻香油、棉籽油、茶籽油、葵花子油、米糠油及玉米油等。除椰子油外，其他植物油中饱和脂肪酸含量少，多不饱和脂肪酸含量高。

动物性食物中含脂肪最多的是肥肉和骨髓，高达90%，其次是肾脏和心脏周围的脂肪组织、肠系膜等。这些动物性脂肪，如猪油、牛油、羊油、禽油等亦常被用来烹调或食用。

食物脂肪的营养价值

食物脂肪的营养价值主要从三方面进行评价：①脂肪的含量及饱和脂肪酸、单不饱和脂肪酸与多不饱和脂肪酸之间的比例；②脂溶性维生素的含量；③脂肪的稳定性及消化率等。一般来说，植物油含有较多的不饱和脂肪酸，而动物油含有较多的饱和脂肪酸。但也有例外，如椰子油中的饱和脂肪酸含量要高于猪油，并且容易导致心血管系统疾病；棕榈油也含有较高的饱和脂肪酸，是升高血液胆固醇水平的脂肪之一。就目前的认识，食物中适当减少饱和脂肪酸的含量（占总能量10%以下），增加不饱和脂肪酸的比例（占总能量20%左右），协调 Ω–6 系和 Ω–3 系不饱和脂肪酸的比例（多数学者认为以 4 ：1 为宜），对健康是有益的。尤其值得重视的是，Ω–3 系不饱和脂肪酸，它们在大多数植物油中含量较少，而在海鱼中含量较高。Ω–3 系不饱和脂肪酸主要的生理功能有：①是大部分大脑皮层的结构成分，为大脑皮层发育所必需。②帮助形成视网膜，为正常视觉发育所必需。③转变成影响心脏与免疫系统的类激素物质。

另一个应值得重视的问题是，加工对不饱和脂肪酸产生的影响。一种常用方法是通过氢化来改变不饱和脂肪酸的化学性质，使之饱和度增加。被氢化过的脂肪酸保鲜时间更长，也更容易涂抹，如用玉米油氧化来制造人造奶油，但是有一些不饱和脂肪酸在氢化后并没有成为饱和脂肪酸而成了反式脂肪酸。在一定程度上，反式脂肪酸的作用与饱和脂肪酸相似，可能会对身体健康造成影响。它可增高人体血液中 LDL、甘油三酯的水平，降低 HDL 的含量。有研究表明，食用人造奶油与心血管疾病的增加有关。

油炸食品和烘烤食品也含有较多的反式脂肪酸。

食物中的磷脂有助于机体内其他脂类的代谢。磷脂作为乳化剂，可以使体液中的脂类乳化分散而悬浮，有利于其消化吸收、转运和代谢。磷脂有抑制甘油三酯合成和抑制肝细胞脂肪浸润的功能，因而能防止脂肪肝的形成。磷脂还有利于胆固醇的溶解和排泄，有降低血脂、防止动脉粥样硬化的作用。此外，磷脂也是机体不饱和脂肪酸的来源。

胆固醇有重要的生理作用，它可以由人体合成，因此它不是人体必需营养素。膳食中摄入过多的胆固醇和饱和脂肪酸，会使机体血浆胆固醇升高，增加冠心病的罹患危险。但也有人认为，食物中的饱和脂肪酸比胆固醇对血液胆固醇的升高影响更大。

中国人最容易缺少的矿物质

构成人体的各种元素中，除以有机化合物出现的碳、氢、氧、氮之外，其余的统称为矿物质或无机盐。在人体内部，钙、镁、钾、钠、磷、硫含量较多，称为常量元素，而且，人体对这些元素的需求量也都大于100毫克。其他如铁、铜、碘、锌、锰、钴等，人体内含量极少，称为微量元素或恒量元素。人体对这些矿物质的需求量通常都小于100毫克。另外有些矿物质如：锡、镍、硅等，也可能为人体所需，但尚未证实。还有一些矿物质，如汞、银、砷、铅、镉等，一旦进入人体，就会使人中毒，应避免摄入或过度接触。

矿物质与维生素一样，身体无法合成，必须由食物来提供。矿物质在人体中含量非常少，但是其在维系健康与活力方面确是举足轻重的。不少矿物质为酶的必需成分，并能参与调节多种生理功能（如维持渗透压、氧转运、肌肉收缩、神经系统完整性），同时也是组织和骨骼的生长及维持所必需的。缺乏矿物质会使很多的酶失去或减弱作用，引起蛋白质、激素、维生素的合成和代谢障碍，对人体的生长发育、新陈代谢、组织呼吸、氧化还原过程、造血、成骨、精神及神经功能、智力发育等一系列重要的生命现象，都会发生严重影响。

从实用营养学的观点出发，中国人比较容易缺乏的元素是钙和铁，在特殊地理环境或其他特殊条件下也可能造成镁、钠、钾、锌的缺乏。

钙

钙是个很重要的矿物质，它不只跟我们的骨骼有关，还跟我们心脏、肌肉、神经系统的正常运作大有关系。人体内的钙在骨骼中扮演了一个重要角色，当我们摄食足够的钙时，钙会平衡储存于血和骨骼中。但是，当钙的摄入不足，或被心脏或其他器官消耗时，我们的身体会从骨骼中索取所需的钙。这样一来，人体骨骼就会变得脆弱，时间一长，就会导致骨质疏松。缺钙时，牙齿容易被蛀坏，骨骼也不够坚韧。遇到这种情况，必须补钙，并且钙与维生素 D 要同时补充。

钙进入人体后，需要与磷酸结合，始可被储藏起来。如果人体缺少磷酸，人就无法将钙善加利用。不过，若磷酸的量过多，骨骼中的钙就会被其夺走，并一起损失掉。研究表明，理想的健康状态为体内钙磷比为（1：2），血中钙磷比为（1：1）。

钙为维持人体神经、肌肉、骨骼系统、细胞膜和毛细血管通透性等正常功能所必需。钙离子是许多酶促反应的重要激活剂，在许多生理过程中是必需的，如平滑肌和骨骼肌的收缩、肾功能、呼吸和血液凝固等。缺乏钙还会造成肌肉紧张，常发生抽筋或痉挛。如果血液中钙的含量降得很低，肌肉会有猛烈抽搐，或造成痉挛性的结肠炎。

钙对神经的传导有帮助作用，对人体有安慰和镇定作用。轻微缺钙时是不易觉察的，但当它真正缺乏时，会使我们的神经紧张，身体疲劳，脾气急躁，工作无效率。缺钙时常会得一种难以松弛的失眠症。牛奶中含有丰富的钙，喝杯热牛奶对安眠有益处。

一个人因极度缺钙而造成的失眠，喝杯热牛奶是不够的，如果再附加两三片钙制剂，可能效果会更好些。

女性血液中的钙和卵巢活动有密切关系。在月经来前一周，血液中的钙含量会降得很低，这时候，女性往往会出现神经紧张、易怒、心神不安等情况。未婚少女还常会出现子宫肌肉痉挛，感到疼痛不适，如果来潮一周前开始补充钙，这种状况会改善许多。在女性停经期，因卵巢荷尔蒙缺乏，常发生严重的缺钙情形。在这个时期需要补充大量的钙，并且还要特别注意所补之钙是否能完全被血液吸收，并且要防止钙由肾脏中流失。

钙缺乏常常是由于维生素 D 缺乏所引起，由于维生素 D 是有效吸收钙所必需的，因此，补钙时应同时补充维生素 D。成长中的儿童、妊娠和哺乳期以及绝经后的妇女，对钙的需要量增多，因此需要多加摄取。人工喂养的婴儿，在食用高蛋白和高磷膳食时，需要增加钙的补充。当前，最常用的补钙剂有葡萄糖酸钙、乳酸钙和枸橼酸钙。

奶和奶制品是食物中钙的最好来源，不但含量丰富，而且吸收率高，是婴幼儿最佳钙源。蔬菜、豆类和油料种子中也含有较多的钙。小虾米皮、海带和发菜含钙特别丰富。在儿童与青少年膳食中加入骨粉、蛋壳粉也是补充膳食钙的有效措施。亚洲人缺钙的比例高达 80% ~ 90%，因此我们必须注意钙的补给。相关医学研究表明，我国居民每天对钙的需求很大，成年男女为 600 毫克，孕妇 1500 毫克，乳母 2000 毫克，10 岁以下的儿童为 600 毫克，10 ~ 13 岁的青少年为 800 毫克，老年人为 1000 ~ 1200 毫克，生长发育期儿童，每千克体重的需钙量是成人的 2 倍以上。

铁

铁是人体红细胞的重要组成部分，缺铁性贫血是最常见的血液病。贫血症的定义是指身体不能产生足量的红细胞和血红素。如果只是因缺铁而引起的贫血，红细胞的数目往往是正常的，但是红细胞缺乏血红素。因此，这类贫血患者就不能得到充足的氧气供应，精力也就随之降低了。缺铁性贫血会影响小儿智力发育、免疫功能、消化吸收功能和肌肉运动功能，使小儿体格发育出现障碍。它还会引起口角炎，口腔黏膜溃烂、舌炎和指、趾甲改变等。

缺铁贫血症常出现在妇女、小孩、青年人身上，成年的男性较少发生。其原因是小孩和青年在发育期，需要大量的铁；妇女月经则会损失铁，而成年男性则无上述情况，因而缺铁的可能性就少了。当然，成年男性如果患有出血症或营养不良也会贫血。凡是月经量过多和食物欠缺营养的女性，常会患贫血症，且有思维不清、萎靡不振、容易健忘等症状。

近来研究表明，缺铁还可导致耳蜗血管萎缩和螺旋神经节退化，损伤听细胞，从而引起耳聋。

铁在体内可被反复利用，排出量很少。成年男性每日损失铁约1毫克，女性特殊情况下为2毫克。考虑到食物中铁的吸收率较低，常以吸收率10%做估计值，则每日合理摄入量10毫克。铁摄入量过多会增加细菌感染的机会，并抑制肠内其他微量元素，如锌、镁的吸收，锌镁的缺乏和婴儿猝死综合征有关。

含铁量高的食物有肝脏、鸡蛋、豆类、绿叶蔬菜、小麦面包等。

镁

镁是骨骼的重要成分之一，并参与体内能量的转移。与钙一样，镁也能保护人的神经系统。人脑或神经、肌肉的活动都需要镁的参与。当镁稍有缺乏时，人就会变得烦躁、紧张、敏感、激动、冲动等，继续缺乏或延续时间过长，会造成抽筋、颤抖、脉搏异常、失眠、肌肉衰弱、腿抽筋等更严重的现象。严重缺镁时，人脑也会受影响，思路不清、定向能力发生障碍等。有些人还会精神抑郁，发生幻觉。如果服用适量的镁后，这些现象自然会消失。镁有矫正肌肉衰弱的作用，可使膀胱的括约肌增强，控制尿的排泄，所以，可想而知，缺乏镁还会造成怎样的难堪。此外，镁还可以缓解人体的神经紧张，使皮肤变得更加美丽。

镁对人类有益的另一项功能是它有助于降低胆固醇，现已证明，缺乏镁的人易患心脏病。婴儿如果缺少量的镁时，会使小儿肠绞痛，只要每天在牛奶内加 1/4 小匙的硫酸镁，问题就能解决了。因缺镁致使钙随尿大量排出，这时很容易患肾结石。凡是食物中缺镁或缺 B 族维生素就会引起肾结石。单独缺镁时，结石的成分是钙和磷的混合物；如缺乏 B 族维生素时，结石是钙与草酸混合成的。

缺乏镁并不容易被诊断出来，大部分镁存于细胞内，在血液中很难被查出来。经调查，凡吃利尿剂、抗生素类药物，或是患肌肉衰弱、癫痫、腹泻、糖尿病、脱屑性肾炎的人，细胞内含镁量都很少。镁的食物来源有发菜、红豆、空心菜、圆白菜、豌豆、芥蓝、菠菜、鲤鱼、石斑鱼、咖啡、绿豆、脱脂奶粉等。成人每日应摄入 350 毫克的镁。

锌

锌在人体中的作用是：促进生长、促进性器官的发育和伤口愈合，参与皮肤、毛发、指甲以及口腔黏膜等多处位置的修补。锌也是身体组织及体液的必需元素，参与 DNA、RNA、组织蛋白的合成与修补。

缺锌时会影响人体细胞内核糖核酸和去氧核糖核酸的形成。锌在人体组织内普遍存在，特别是眼睛和精液中的含量最多。无论是人或动物缺锌时，都会造成不能生育，抗传染病能力减弱，疾病恢复慢，皮肤生癣等。据报道，有一种肠原性肢体皮炎和流行于中东各国的所谓"伊朗乡村病"，就是缺锌引起的。另外还发现，血吸虫、钩虫、疟疾引起的侏儒症，妊娠中毒症，男性先天性不育，创伤及手术刀口愈合延缓、间歇性跛行等，都与缺锌有关。

动物食品锌含量高，海产品是锌的良好来源；奶和蛋次之，蔬菜、水果含锌量少。具体而言，牡蛎、谷类、种子类含锌量颇丰。另外，动物肝脏、牛肉、蟹、乳制品、核果类、豆类亦是锌的不错来源。

电解质——钠、钾

为何称其为电解质呢？是因为这些离子可以在水中导电，钠、钾的功能包括：维持体内血液、体液之酸碱平衡；维持体内水分平衡及渗透压的稳定；维持正常生长。

假如食物中钠不足，肾上腺荷尔蒙就会产生不足，身体组织中的钠也就储存不够，血压就会降低，营养不能迅速有效地被组织吸收，因此会产生倦怠、眩晕、恶心、食欲不振、心率加速、脉搏细弱、血压下降、肌肉痉挛，严重缺乏时可发生虚脱、昏迷。

钾缺乏时人会感觉倦怠、嗜睡、肌肉无力；严重缺乏时发生麻痹、心律失常和代谢性碱中毒。细胞内钾的含量低时，血糖会降低，这时人就会感到疲倦、急躁、思维混乱。凡是血糖低的人，都应该吃含钾高的食物。缺钾的时候，钠和水分会进入细胞中引起水肿，如果能适当补钾，就可防止水肿发生。对于自己体重很敏感的女性，为了减肥常要求医生开所谓无害的利尿剂，以排出体内的水分使身段苗条。这样一来，减肥的效果虽已达到，但是体内的钾也随尿液流失。缺钾又会使细胞积水，于是身体不久会患水肿，甚至比先前还要胖。

钠、钾食物来源有调味料、酱油、沙拉酱、食盐、水果、果汁、腌渍食品、豆类、蔬菜等。成人每日合理摄入量（钠）2200毫克。血液中钾浓度低于3mmol/l 时，出现四肢肌肉无力的症状，低于2.5mmol/l 就会瘫痪。成人每日合理摄入量（钾）2000毫克。

人体必需的其他矿物质

人体需要的矿物质很多，除了上面介绍的中国人容易缺乏的钙、铁、镁、锌、钠、钾等元素外，还有许多元素，都在人的生理活动中发挥着重要作用，现分述如下：

磷

磷占成人体重的 1%，常与钙结成"搭档"，成为骨骼和牙齿的重要材料。磷又是细胞的组成成分，参与细胞的各项功能活动。

磷是人体内重要贮能器、供应站。蛋白质、脂肪和糖类在体内代谢过程中释放出来的能量，除了供人体使用外，大部分存在于细胞的有机磷化合物中。当人体需要时，它会逐步释放出生命活动所需的能量。磷的另一功能是帮助营养吸收和转运，比如脂肪不溶于水，与磷酸结合成磷脂后就可溶于水。人体可利用的糖，也是以磷酸葡萄糖形式出现的。B 族维生素只有经过"磷酸化"才能发挥作用。酶的本质是蛋白质，许多蛋白质都需要磷。

我们应该摄入适量的磷，这不仅是为了满足人体对磷的需要，而且对维持合理的钙磷比至关重要。研究表明，中国人只需保持多样化的膳食，一般人就不会缺磷。但是，那些长期饮酒过多或服用不吸收性制酸药的人，还有长期呕吐，以及患有肝病及有甲状旁腺功能亢进的患者，可能会缺磷。

碘

碘是人体必需的元素，主要参与甲状腺素的形成。缺碘会引起甲状腺肿大。在妇女怀孕早期（2～4 个月），机体新陈代谢旺盛，胎儿也在不断地吸收碘，因而容易导致缺碘。这个时期缺碘会造成婴儿大脑皮质中主管语言，听觉的智力部分分化发育不完全，还会影响胎儿的神经系统发育，因此，胎儿分娩以后，就可能表现出不同程度的聋哑、痴呆、矮小、小头、耳朵低位、智力低下等先天性畸形症状。近来，美国的研究表明，碘缺乏会增高乳腺癌发病率和死亡率。碘在海产品如海带中含量最丰富，另外绿叶蔬菜、肉类、蛋类、乳类、五谷类、添加碘的食盐中也有一些含量。

硒

硒是维持人体正常生理功能的必需微量元素，可促进生长发育，增强性能力；具有抗癌的功效；可预防心肌梗死、高血压；消除已经形成的过氧化物；保护细胞膜，防止被氧化破坏；解除体内重金属的毒性作用。硒和金属有很强的亲和力，是一种天然的对抗重金属的解毒剂。

据中国营养学会推荐，中国居民每日每人对硒的需求量为：未满周岁的婴儿为15微克，1～3岁儿童为20微克，4～6岁儿童为40微克，7岁以上均为50微克。瘦肉、动物内脏（肝、肾）、柿子、蒜、海产品、葱等含硒量较多，是硒的良好来源。而粮谷类中随该地区土壤含硒量而异。

锰

锰的生理功能有很多，主要包括以下几方面：为许多酶素的组成成分，故参与一些代谢反应的进行；促进胰岛素的作用；维系骨骼及结缔组织的发育；促进中枢神经的正常运作。

成人每日摄入量为3.5毫克。绿色蔬菜、种子类、全谷类、豆类、酵母、菠萝、茶叶等都是锰的很好来源。

氟

我们都知道在牙膏中常常会添加少量的氟，来防止龋齿。氟的主要作用是促进牙齿、骨骼的强健。一般食物中含氟量较少，正常情况下，从饮水中摄入一定量的氟即可满足人体的需要。我国规定，饮水氟化物含量不得超过1mg/L，适宜含量为0.5～1.0mg/L。氟的食物来源有茶叶、杏仁、蜂蜜、麦芽、饮用水等。

中国居民中，成人每日对磷的需求量为700毫克。在食物中，内脏类、蛋类、家禽类、鱼类、瘦肉类、全谷类、豆类、牛乳制品、棉花籽、葵花子、可可粉和面粉等，都含有较为丰富的磷。

氯

氯的功能包括以下几个方面：维持体内的酸碱平衡；协助肝脏功能，助其扫除体内的废物；促进蛋白质、维生素 B_{12} 及铁的吸收；与胃内形成盐酸有关，协助血液将二氧化碳转运到肺；助消化；保持身体的柔软性。

膳食氯几乎完全来自氯化钠，以及加工食品酱油、盐渍、腌制或烟熏食品等。我国目前尚缺乏氯的需要量的研究资料，结合钠的需要量，成年人适宜摄入量为每天 3400 毫克。

铜

铜在人体内含量微乎其微，估计只有 80 微克（约为铁的 1/40）。含量不多，功能却比铁复杂得多。铜具有氧化与还原的功能，其化合物储存在肝脏，会参与体内的代谢反应。在血液输送时，铜会在体内形成一复合物蓝色胞质素，而这个物质是血液中的抗氧化物质。铜主要分布在人眼组织中，虹膜、睫状体中最多，晶状体、角膜、房水中其次。铜是组成人体的多种金属酶的成分，象血浆铜蓝蛋白、细胞色素 C 氧化酶等。血浆铜蓝蛋白是一种多功能氧化酶，如含量不足，会导致色素合成障碍，造成原发性眼视网膜色素变化。此外，铜代谢障碍还会影响眼肌和晶状体等组织，造成眼疾病发生，甚至引起失眠。美国营养学家认为，缺铜可引起冠心病。铜在豆类、硬壳果类、肉类、海产品中含量较高。

钴

钴是人体必需的微量元素。钴的主要功能是作为维生素 B_{12} 的一个必需组成部分。维生素 B_{12} 是形成人体红细胞必不可少的物质。人体缺钴时，肠道细菌无法合成维生素 B_{12}，导致贫血，表现为头昏，食欲不振、皮肤苍白、口和咽部炎症及骨髓退行性病变。钴还有去脂和防止脂肪在肝中堆积，以及扩张血管、降低血压的作用。钴还是人体酶的组成成分，能促进多种营养素的合成。成人每日应摄入 0.1 微克左右的钴，婴儿 0.3 微克。钴摄入过多，会产生红细胞过多症，并影响红细胞的正常生长，从而引起肺部病变和胃肠受损。动物的肝、肾、脑和肉类含钴量较高；牡蛎、发酵食品也含有一定量的钴。

铬

铬广泛存在于人体组织中。铬能活化某些酶，并能抑制脂肪和胆固醇合成，影响脂类和糖类代谢。铬可维持正常葡萄糖代谢，它本身是降糖剂，能增强胰岛素的作用，降低血糖，改善糖耐量。

铬的每天摄入量达到 50～100 微克，即可满足正常生理需要。铬的食物来源有粗粮、肉类、酵母、啤酒、干酪、黑胡椒、可可粉等。食品加工越精，其中铬的含量越少，精制白糖、精制面粉几乎不含铬。

钼

钼也是人体必需的微量元素之一，它在人体内的含量不足 9 毫克，但有非常重要的生理功能。钼在体内分布以肝中含量最高，肾其次。钼能通过尿类、毛发排出。钼的日适宜摄入量为 120～240 微克，其摄入不足会发生克山病，摄入过多的话则会造成动脉粥样硬化。钼和肿瘤的发病有关，缺钼地区的人群中食管癌发病率较高。抽样调查显示，肝癌发病率高的地方，人的尿、血、头发和肝组织中钼含量不足。钼摄入量不足，往往造成儿童龋齿发生率上升。钼在豆类、奶类、海产品、水果、肉类中含量较高。

矿物质既然如此重要，为了避免不足，最好还是从合理的饮食来获取。为了全面补充矿物质，我们提倡混合食，反对"偏食"。混合食营养全面，可取长补短。例如牛奶是锌的良好来源，但几乎无铁、铜、碘；而果干（如杏干、葡萄干）是铜和铁的良好来源；动物性食物和海产品中铁、锌、碘、铬等微量元素的含量丰富；而锰则必须从植物性食物中得到补充。此外，混合食还能大大提高微量元素的吸收率，如单独进食大米铁吸收率仅 1%，如与肉、肝、绿色叶菜混食，则吸收率可提高到 10% 以上；单独进食蛋类铁吸收率也较低，如同时进食绿色叶菜、橘汁等，铁的吸收率也会大大提高。

不要依靠精制食品，例如红糖被精制成白糖，就失去了的 80% 锰和极大部分的锌；精制细盐中的碘和氟含量仅为粗盐中的 1/130 和 1/200。

要戒除嗜酒及吃零食的习惯。嗜酒可能使吸收和代谢不良造成微量元素的缺乏。而糖果、糕点等零食打乱了胃肠消化的规律，使三顿正餐饮食减少，许多微量元素也无法补充。

注意补充维生素

维生素是人体所必需的物质。人体对维生素的需求量虽然不大，但是却又离不开它。维生素的生理功能十分重要，它参与人体许多重要的生化过程，如能量、蛋白质以及碳水化合物的转化等。长期缺乏任何一种维生素，都会危及健康甚至生命。有研究表明，维生素的缺乏可导致佝偻病、坏血病或者是其他更严重的疾病。因此，补充维生素是很有必要的，平时多吃富含维生素的食物就是一个很好的办法。

人体每天都需要一定量的维生素，而人体本身又不能自行合成维生素，因此只能从食物中摄取。也有一些人喜欢服用维生素补充剂来补充，其实完全没有必要。因为只要饮食均衡，我们身体所需的维生素就可以得到满足。生产维生素的厂家总是试图误导我们，让我们觉得只有吃高于标准数倍的维生素，才能更有利于健康。其实，这种说法是没有科学依据的，人体对每种维生素都有一个最大的耐受值，如果超过了这个数值，就会起到反作用。所以，我们千万不要认为，维生素摄入越多，对身体就越好。只要我们保证均衡的饮食，摄入足量维生素，就可以满足身体需要，保证身体健康。

维生素有很多种，其中人体所必需的就有 13 种，包括维生素 A、维生素 B_1、维生素 B_2、维生素 B_6、维生素 B_{12}、维生素 C、维生素 D、维生素 E、烟酸以及叶酸等。有研究表明，人体在缺乏必需的维生素的时候就会出现诸多不适，甚至导致疾病。

知名癌症专家布鲁斯·艾姆斯博士说："缺乏以下任何一种维生素——叶酸、维生素 B_6、维生素 B_{12}、维生素 C、维生素 E，都会对 DNA 及染色体造成损害。这种伤害相当于辐射线或致癌化学物质造成的伤害。饮食中缺乏蔬菜和水果的人，罹患癌症的概率比营养充足的人高一倍，原因就在于摄取的维生素不足。"

维生素 A

维生素 A 又称为视黄醇，具有维持上皮组织健康和视觉正常的功能，还可以促进生长、发育和繁殖。缺乏维生素 A 会使人出现皮肤干燥、脱屑、粗糙等现象，还可使呼吸道上皮发生角化，造成气管、支气管感染。最明显的特征就是导致眼睛干涩，甚至出现夜盲的现象。另外，缺乏维生素 A 还可影响儿童的生长发育，并可使生殖功能减退。学龄前的儿童比较容易缺乏 A。

维生素 B_1

维生素 B_1 又称为硫胺素，具有增进食欲、维持神经的正常活动等功能。长期缺乏维生素 B_1 会导致脚气病，脚气病又分为干性、湿性和婴儿型三种。干性脚气病常表现为食欲不振、烦躁、全身无力、肌肉酸痛等症状；湿性脚气病常表现为浮肿、心悸、气短等症状；婴儿型脚气病比较危险，常表现为食欲不佳、呕吐、呼吸急促、心率过快等症状，严重者甚至可能突然死亡。

注：长期以精米为主食的人比较容易缺乏维生素 B_1；婴儿型脚气病则多见于 2 ~ 5 个月的婴儿。

维生素 B₂

维生素 B_2 又称为核黄素，是人体内某些氧化还原酶类辅基的重要组成成分，可参与氧化过程中氢的传递作用，与热能代谢直接相关。维生素 B_2 可以提高机体对蛋白质的利用率，促进生长发育。另外，还可以强化肝脏功能，调节肾上腺素的分泌，有保护皮肤毛囊黏膜和皮脂腺的功能。缺乏维生素 B_2 可导致多种外部器官炎症，如口角炎、舌炎、唇炎、眼炎、阴囊炎、脂溢性皮炎等。

注：我国居民缺乏维生素 B_2 的现象比较普遍，据两次营养调查显示，居民平均摄入量只有人体需求标准量的一半。

维生素 B₆

维生素 B_6 有三种形式，吡多醇、吡多醛、吡多胺，有抑制呕吐、促进发育等功能。此外，维生素 B_6 还可以参与氨基酸代谢和脂肪代谢，并可将色氨酸转化为烟酸。缺乏维生素 B_6 可引起呕吐、抽筋等症状。

注：单独缺乏维生素 B_6 的情况是比较少见的，但是在高温和电离子辐射环境下作业或是在用异烟肼治疗结核时，很容易出现维生素 B_6 的缺乏，因此要注意补充。

维生素 B₁₂

维生素 B_{12} 又称为钴胺酸，是唯一含金属的维生素，可以促进红细胞的发育、成熟，是人体造血不可缺少的物质。另外，维生素 B_{12} 还可参与胆碱的合成，有助于从肝脏移走脂肪，因此具有防治脂肪肝的功效。当人体缺乏维生素 B_{12} 时，可造成巨幼红细胞贫血，增加心血管疾病的危险性，并可造成神经系统损害。

注：老年人、胃切除以及萎缩性胃炎等病症患者比较容易缺乏维生素 B_{12}。

维生素 C

维生素 C 又称为抗坏血酸，可参与氧化还原作用，保护维生素 A、维生素 E 以及人体所必需的脂肪酸不受氧化，清除自由基和某些化学物质对机体的毒害，促进铁的吸收和利用。此外，维生素 C 还有利于胶原蛋白的合成，能降低血浆的胆固醇水平，增强机体的免疫力，预防心、脑血管硬化以及癌症。缺乏维生素 C 可引起牙龈出血、牙齿松动、易骨折等症状，严重者还可出现坏血症、贫血、大出血等病症，甚至有猝死的危险。

维生素 D

维生素 D 又称为钙化醇，可调节体内的钙、磷代谢，促进骨骼钙化和牙齿健全，维持血液中柠檬酸盐的正常水平，并可防止氨基酸由肾脏损失。缺乏维生素 D 会导致钙、磷代谢紊乱，使骨骼钙化受到影响，造成小儿佝偻病或者成人骨软化病。

注：三岁以下的小儿以及孕妇、乳母或老年人比较容易缺乏维生素 D。

维生素 E

维生素 E 又称为生育酚，具有抗氧化的作用，可以延缓衰老、提高免疫力、改善冠状动脉循环，有预防肿瘤的功效，并可辅助治疗心脏病、血管硬化以及肝炎等病症。此外，维生素 E 还有助于维持正常的生殖功能，可辅助治疗不育、习惯性流产、早产等病症。缺乏维生素 E 会导致神经系统功能低下，如果新生的婴儿缺乏维生素 E，还可造成溶血性贫血。由于维生素 E 分布广泛，且在体内储存方便，所以很少有人缺少维生素 E。

烟酸

烟酸，也称作维生素 B_3 或尼克酸，在生物的氧化过程中，起到传递氢原子的作用。人体要利用碳水化合物、脂肪和蛋白质来产生能量，就一定要借助烟酸。缺乏烟酸，会导致体重下降、食欲不振、记忆力减退等，继而人体会出现皮炎、消化能力减弱、食欲丧失、精神错乱、神志不清等症状。

注：长期以玉米或高粱为主食的人比较容易缺乏烟酸。

叶酸

叶酸即是维生素 M，是合成蛋白质和核酸的必需因子，可促进红细胞成熟，是细胞生长繁殖所必需的维生素。缺乏叶酸可造成巨幼红细胞性贫血，还会引起动脉硬化、结肠癌及乳腺癌等疾病。

注：一般情况下，成人缺乏叶酸的情况比较少见，但是孕妇则可能出现叶酸缺乏症。如果怀孕早期缺乏叶酸，很容易引起新生儿畸形。

名称	每日所需量	食物来源	备注
维生素 A	成人每天需要80微克左右。	动物肝脏、蛋黄等。另外，胡萝卜素在进入人体后可转变为维生素 A，所以摄取富含胡萝卜素的植物性食物也是一个很好的选择，如胡萝卜、油菜、番茄等。	如果每天的摄取量超过3毫克，就有患上骨质疏松的危险。
维生素 B_1	成人每天的摄入量在2毫克左右。	谷类的胚芽和表皮含有丰富的维生素 B_1，豆类、干果和硬壳果类、动物内脏、瘦肉、蛋类等食物中维生素 B_1 的含量都很高。此外，有的绿叶蔬菜中也含有丰富的维生素 B_1，如芹菜叶、莴笋叶等。	如果是高度脑力劳动、高温、缺氧作业者，或者是运动员，尤其是耐力项目的运动员，应适当地加量补充。

名称	每日所需量	食物来源	备注
维生素B$_2$	成人每天的摄入量在2～4毫克之间。	动物内脏、鳝鱼、蛋、奶等。蘑菇、豆类以及绿叶蔬菜中也含有丰富的维生素B$_2$，但是在谷类、一般的蔬菜和水果中则含量较少。	
维生素B$_6$	成人每天需要1.5～2毫克的维生素B$_6$。	鸡肉和鱼肉等白色肉类中维生素B$_6$的含量最高，其次是动物肝脏、豆类和蛋黄等，然后是水果和蔬菜。此外，体内的肠道细菌也可以自行合成一部分，因此很少有人缺乏维生素B$_6$。	如果日服100毫克，就会对大脑和神经造成损害，过量摄入还会导致神经病，甚至使皮肤失去知觉。
维生素B$_{12}$	每天1～3微克。	动物内脏、奶、肉、蛋、海鱼、虾等，肠道细菌也可以合成一部分。	正常人一般不会缺少维生素B$_{12}$。
维生素C	成人每天需要50～100毫克。	新鲜的蔬菜和水果中都含有大量的维生素C，如青菜、韭菜、菜花、苦瓜、草莓、猕猴桃、鲜荔枝等。通常的豆类中并不含有维生素C，但是当豆类发芽长成豆芽菜的时候，就可以产生维生素C。如果放置过久或者是烹制过火，就会使维生素C遭到破坏。	如果每日的摄取量过多，也会导致腹泻、肾结石等病症。
维生素D	成人每天5微克左右，儿童、老年人、孕妇则需要10微克。	主要存在于动物肝脏、鱼肝油、奶、蛋等食物中，晒干后的青菜中也含有丰富的维生素D。此外，日光浴是获得维生素的最好办法。	如果维生素D摄入过多，也会引起中毒，出现恶心、头痛、呕吐、腹泻等不适。

名称	每日所需量	食物来源	备注
维生素E	成人每天对维生素E的需求量为10毫克左右，儿童为3~8毫克，孕妇、乳母及老年人为12毫克。	主要存在于植物油中，大豆、肉、奶、绿色植物中也含有丰富的维生素E。	在饮酒或服用阿司匹林等情况下，要适量增加。如果摄取的维生素E过多，也会出现恶心、肌肉萎缩、头痛等症状，摄入过量还可能导致高血压。
烟酸	成人每天需要12~21毫克。	动物内脏、蔬菜、谷类食物中都含有丰富的烟酸，但其利用因加工的影响也要受到一定的限制。	在缺氧的条件下，需求量会有所增加。
叶酸	成人的需求量为每天400微克左右。	富含于蔬菜的绿叶中，此外，在动物肝脏中也含有大量的叶酸。	

从饮食中获取维生素

由于维生素大部分都无法在体内自行合成，即使合成也不能满足人体的需要，所以我们必须从食物中摄取维生素。维生素广泛地分布在各种食物中，我们可以根据自身的情况适量摄取。

第二章

平衡膳食是养生之道

什么是膳食平衡

　　所谓的膳食平衡，就是指膳食中所含的营养素必须做到种类齐全，数量充足，比例适当，既不过多又不缺少，要达到平衡，满足身体生理需要，保证机体充满生机，确保健康，这就是膳食平衡。平衡膳食是一个综合的概念，也就是说，平衡膳食包括了全面合理营养和卫生安全的理念。它要求膳食能够全面满足人体营养需要的膳食（包括适宜的人体热能需要和各种营养素的需要），还要避免因膳食构成的营养素比例不当，甚至某种营养素缺乏或过剩所引起的营养失调。平衡膳食供给的营养素与身体所需的营养保持平衡，能对促进身体健康发挥最好的作用。可以说平衡膳食是达到合理营养的物质基础，而合理营养是平衡膳食的目的。

　　人体需要的营养素主要是蛋白质、糖类、脂肪、无机盐、维生素和水。蛋白质是其中的主要成分，是生命的基础，它由二十几种氨基酸组成。脂肪由碳、氢、氧等元素组成，包括中性脂肪和类脂质的一些有机化合物。糖主要以淀粉形式供给机体，进入人体后以糖原形式暂时储存于肝脏和肌肉中，成为能量储备。维生素，顾名思义就是维持生命的要素，它对机体的新陈代谢、生长发育有极重要的作用。它虽然在食品中含量甚微，一旦缺乏就会形成各种各样疾病。无机盐也是构成人体组织的重要材料，是细胞内的重要成分。水是人体构造材料，是溶剂、关节肌肉润滑剂和温度调节剂。人体对营养的需求是有一定标准的，并非越多越好。如蛋白质和脂肪不能像糖类那样可以大量贮存，也不能由其他营养素直接转变而来，只能每天消耗多少，补充多少，过多或过少都会对健康造成影响。营养摄入不足固然对身体不利，但摄入过多也同样有害。目前，许多营养学专家都认为，营养过剩是造成许多疾病如糖尿病、肝硬化、心脏病、动脉硬化等病的主要病因。可见饮食科学主要是要有合理的饮食结构。从饮食结构而言，西方人的饮食结构极需改变，因为蛋白质和脂肪量过剩。而以日本、中国为代表的饮食结构则比较科学合理，在原先以素食为主的基础上，增加适量动物食品，又保留一定数量的素食品，接近金字塔式的膳食结构。

平衡饮食中营养物质的供给要求做到以下几点：

（1）饮食中要保证人体所需三大营养素供应的比例维持在一个合理的范围之内。目前认为将每日饮食中糖类食物维持在占总能量的 60% ~ 70%，蛋白质占 10% ~ 15%，脂肪占 20% ~ 25%的比例对机体的健康比较有利。

（2）糖类食物应以谷物食物为主，食糖和含糖量较高的食品应加以控制。

（3）蛋白质食物中应保证进食蛋白质中 1/3 以上为优质蛋白质，其中必需氨基酸的供应量应占氨基酸供给总量的 20% ~ 30%。

（4）脂肪类食物应以植物油脂为主，脂肪中饱和脂肪酸、不饱和脂肪酸和多不饱和脂肪酸的比例维持在 1 ： 1 ： 1 的范围较好。

（5）食物中应保证维生素和钙、磷的摄入量，并相对维持在合理的范围内。

（6）食物的供给应保持均衡、不间断的原则。按照我国人民生活习惯，将每日所需能量以一日三餐的方法供给比较合适。三餐中能量分配以早餐占全天总能量的 25% ~ 30%；中餐占全天总能量的 40%；晚餐占全天总能量的 30% ~ 35% 比较恰当。

膳食平衡的基本内容

良好的饮食习惯及合理的营养可以预防许多因偏食而引起的疾病。临床上因缺乏某种元素或维生素而引起的疾病并非罕见，相反，因某种营养素过剩而致机体病理性改变也很常见。因此，按照膳食平衡的原则，从食物中摄取各种营养素和人体活动需要的热量非常重要，以此可达到营养平衡的需求，预防疾病的发生，保证身体健康，以求延年益寿。

面对各种各样的食品，怎样吃才能全面地、合理地利用不同种类蛋白质、维生素及无机盐，这就需要调配平衡膳食。具体地讲，平衡膳食是指同时在五个方面使膳食营养供给与机体生理需要之间建立起平衡关系，即：各种食物的搭配平衡、能量营养素构成平衡、各种营养素摄入量之间的平衡、微量元素和矿物质平衡，只有这样才有利于营养素的吸收和利用。

各种食物的搭配平衡

人体需要的营养素都靠食物供给，而任何一种天然食物也不能包括所有的营养素。所以合理的营养要求首先是食物要多样化。必须合理地搭配各种食物才能提高其营养价值。例如我国北方居民常吃的"杂合面"。由于合理搭配，它们的蛋白质价值因此而得到了提高。单独食用大豆、玉米、小米的营养价值分别为 64、60、57，但混合食用后，营养价值提高到 73。有些人认为粗粮营养差，不好吃，不易消化，不愿意食用。其实不然，有些粗粮的蛋白质营养价值比细粮高。如面粉营养价值为 52，小米为 57，玉米为 60。但应该注意，各种主食要同时吃，不能早上吃豆饼，午饭吃玉米糕，晚上喝小米粥，这样并不能发挥蛋白质的互补作用，因为人体所需要的氨基酸只有同时到达身体组织才能构成组织蛋白质。再如，"杂合面"与副食中的肉类、鱼类等动物性食品搭配，更有利于提高蛋白质的营养价值，再与蔬菜搭配又使我们得到丰富的维生素和无机盐。如此看来，只有做到各种食物的合理搭配，才能合理互补，充分利用食物价值，使人体获得全面的营养。

能量营养素构成平衡

各种营养素在体内代谢过程中，在一定范围内，可以相互转变，彼此间既有促进作用，又相互制约。平衡饮食的关键所在，就是要保证这些营养素之间的平衡。蛋白质、脂肪、碳水化合物在饮食中含量最大，代谢过程中相互关系最密切，故称为能量营养素。其中最为突出的是表现在碳水化合物和脂类对蛋白质的节约作用上。饮食中如有充足的脂肪和碳水化合物，就可以减少蛋白质作为热能来源而分解，从而有助于蛋白质在体内利用、潴留。若蛋白质供给量不足，单纯提高碳水化合物和脂肪的供给量，也不能使蛋白质充分发挥作用。一般碳水化合物、脂肪、蛋白质三大营养素的供给比例，以碳水化合物占 60% ~ 70%，脂肪占 20% ~ 30%，蛋白质占 10% ~ 15% 较为理想。

当蛋白质、脂肪、碳水化合物这三种物质摄入量适当时，各自的特殊作用方可发挥并互相起到促进和保护作用，这种情况称之为能量营养素构成平衡，反之，将会对机体产生不利影响。比如，蛋白质摄入过多会增加肾脏负担；脂肪过多，会增加高血压、冠心病的发病率。再如，儿童蛋白质摄入量不足时，会身材矮小，智力低下，而且蛋白质营养不良的后果还会延续几代，特别是男性比女性更容易患智力障碍。女性前代蛋白质营养不良，这一代增加营养之后，下一代就可获得改善，从数代蛋白质营养不良所引起的智力降低中恢复过来，而男性却需要经过三代才能恢复。这三大营养素之中的任何一种，既不能过多也不能缺乏。

各种营养素摄入量间的平衡

人体对营养素的需要量是维持身体、大脑正常生理功能所必需的最低基本数量。另外，食物在消化过程中还有一定的浪费，如不能被人体完全吸收。比如人从食物中摄取的蛋白质就不可能全部构成身体组织。所以，在对营养素的摄入上，应该考虑到这一点。事实上，我国营养学会公布的成人每日营养供应标准，已经加入这种考量，按照相关标准去吃，就能达到营养平衡。

在这三大营养素中正常成人每日需供给混合食物蛋白质 70 ~ 100 克，碳水化合物为 500 克，脂质约需 60 克。人体每天对维生素的需要量是很少的，如成人每天需要维生素 A2200 国际单位或胡萝卜素 4 毫克，维生素 D300 ~ 400 国际单位，维生素 B_1 和维生素 B_2 各 1.2 毫克，烟酸 13 毫克，维生素 C70 ~ 75 毫克。维生素 E、维生素 K、维生素 H、叶酸和泛酸需要量很少，一般饮食就能满足人体需要。人体对无机盐和微量元素的需求量：钙 1000 ~ 600 毫克、镁 350 毫克、锌 15 毫克、铁为 15 毫克、铜 2.5 毫克，碘每日只需 150 微克。

每天的各种食物基本确定后，计算出全部食物所供给的各种营养素，再与营养素供给标准量相比较，保持在标准供给量上下误差不超过 10% 的范围，这种相互间的比例，即可称为营养素间的基本平衡。

微量元素和维生素的平衡

在饮食中要注意微量元素和维生素摄入的平衡。维生素过少会影响正常的生理功能，过多会导致中毒。同时微量元素的摄入也不能忽视，例如缺锰会影响生育，使生长缓慢、运动能力下降、骨质疏松。如摄入磷过多会降低锰的吸收，故磷与锰的比例应当平衡。含磷丰富的食品有牛奶、蛋、肉类，含锰丰富的食物有小麦胚芽、坚果、麦麸、绿茶等。

因此，要做好平衡膳食，除了注意多种饮食合理搭配，广博摄取，选材多样，不偏食不厌食以外，还要根据每个人的身体状况，进行不同的合理搭配。

怎样才能维持膳食平衡

营养与健康有着密切的关系，合理的营养是人体健康的物质基础，更是长寿的基本保证。随着社会的发展、科技的进步，人们对营养的要求也越来越高。因此，深入研究食物营养成分、合理的膳食、改善营养状况、满足人体营养的需要成为每个人都热切关注的问题。如何食之好、食之精、食之科学、食之健康，如何掌握好营养平衡，更是营养与健康问题的核心内容，也是应该进一步深入研究探讨的要点。实践证明，中国居民要想吃得合理，维持膳食平衡，必须做到以下几点。

食物多样，谷类为主

食物所含的营养成分不尽相同。平衡膳食必须由多种食物组成，才能满足人体各种营养需要。多种食物包括五大类：①谷类及薯类。谷类包括米、面、杂粮；薯类包括马铃薯、甘薯、木薯等。主要提供碳水化合物、蛋白质、膳食纤维及B族维生素。②动物性食物。包括肉、禽、鱼、奶、蛋等，主要提供蛋白质、脂肪、矿物质、维生素A和B族维生素。③豆类及其制品。包括大豆及其他干豆类，主要提供蛋白质、脂肪、膳食纤维、矿物质和B族维生素。④蔬菜水果类。包括鲜豆、根茎、叶菜、茄果等，主要提供膳食纤维、矿物质、维生素C和胡萝卜素。⑤纯热能食物。包括动植物油、淀粉、食用糖和酒类，主要提供能量。植物油还可提供维生素E和必需脂肪酸。

除母乳外，任何一种天然食物都不能提供人体所需的全部营养素。平衡膳食必须由多种食物组成，才能满足人体各种营养需要。在各类食物中，谷类是中国人传统的主食。一些发达国家由于动物性食物在居民的整个膳食结构中占的比例很大，摄入的能量与脂肪过高，加上舒适的工作与生活环境，体力消耗很少，在能量上入大于出，从而导致体重过分增加甚至肥胖。所以，我们在生活逐渐好转的今天更需保持以谷类为主的良好膳食传统。此外，还要注意粗细粮搭配，常吃一些粗、杂粮以及薯类。薯类含有丰富的淀粉、膳食纤维以及多种维生素和矿物质。

多吃蔬菜与水果

由于蔬菜与水果含有大量的水分以及丰富的维生素、矿物质和膳食纤维，多吃新鲜蔬菜与水果对保持正常的身体功能，增加身体的抗病能力以及预防某些癌症都起着十分重要的作用。水果、蔬菜还在保持心血管健康、增强抗病能力、减少儿童发生眼干燥症的危险及预防某些癌症等方面，起十分重要的作用。

在日常饮食中，在尽可能多地摄取蔬菜和水果的同时，最好根据自己的体质特点和不同品种蔬菜水果所含的营养成分，区别对待，合理进食。比如，红、黄、绿等深色蔬菜中维生素含量超过浅色蔬菜和一般水果，是胡萝卜素、维生素 B_2、维生素 C 和叶酸、矿物质、膳食纤维和天然抗氧化物的主要或重要来源。尽可能多吃菠菜、小白菜、油麦菜等绿叶蔬菜，红辣椒、胡萝卜、番茄等红色蔬菜，以及土豆、南瓜、红薯等黄色蔬菜。

经常吃适量动物性食物，少吃肥肉和荤油

动物性食物富含优质蛋白质、脂溶性维生素与矿物质。动物性蛋白质的赖氨酸含量较高，可以弥补植物蛋白质中赖氨酸的不足，是人体蛋白质最重要的来源。进食肉类不足，很难满足人体对蛋白质的需要。所以，我们的餐桌上，每天应该有适量的肉食。另外，肉类中的铁易于被人体吸收利用。动物肝脏含维生素 A 极为丰富，还富含维生素 B_{12}、叶酸等。但有些脏器如脑、肾等所含胆固醇相当高，对预防心血管疾病不利。因此，每个人应该根据自身情况，在进食时加以注意。

鸡、鱼、兔、牛肉等动物性食物含蛋白质较高，脂肪较低，

产生的能量远低于猪肉，提倡吃这些食物，适当减少猪肉的消费。鱼类特别是海鱼中所含的不饱和脂肪酸十分丰富，有降低血脂和防止血栓形成的作用。

肥肉和荤油为高能量和高脂肪食物，含有高脂肪与高胆固醇，摄入过多会引起肥胖甚至慢性病，应当少吃。食用油应尽量选用不含胆固醇的植物油。

特别注意多补钙

钙是人体不可缺少的矿物质。人每日钙摄入量应在 800 毫克以上，而我国实际人均日摄入量仅为 400 毫克，大多数人的一生是在缺钙的状态下度过，很容易导致骨质疏松、冠心病、高血压等疾病。少年儿童与老年人要补钙，中、青年人也要补钙。研究发现，如果在中青年时期不补钙，到了老年再来补钙将事倍功半，效果不佳。

缺钙就要补钙，药补不如食补。要补钙首先从饮食方面着手。奶制品是至今为止已知的含钙最丰富的食品。每 100 克牛奶中钙含量为 120 毫克。同量的羊奶中钙含量可高达 140 毫克。每 100 克全脂奶粉中钙含量为 979 毫克，脱脂奶粉中竟高达 1300 毫克。

其他含钙的食物，还有虾、蟹、鱼肉、海带、紫菜、芝麻酱、西瓜子、南瓜子、豆制品等。在蔬菜中，深色蔬菜一般都含有丰富的钙质。只有菠菜除外，因为菠菜所含的草酸将钙凝固，使进入体内的钙较少。

吃清淡少盐的膳食，尽量不饮酒

吃清淡膳食有利于健康，即不要太油腻，不要太咸，不要过多的动物性食物和油炸、烟熏食物。动物性食物与油炸食物含油脂很高，食盐中的钠含量很高，它们的过多摄入都不利健康，所以油腻的或太咸的食物应避免。钠的摄入量越高，高血压发病率越高，所以不宜摄入过多。世界卫生组织建议每人每日食盐量不超过 6 克为宜。钠的来源除食盐外还包括酱油、咸菜、味精等高钠食品及含钠的加工食品等。

酒中含能量高，不含其他营养素。过量饮酒时酒精对人体会产生有害的作用，严重的会引起酒精中毒。要知道，酒中的酒精会对人们食道和胃肠道黏膜所产生强烈刺激性，不仅容易引起胃溃疡，而且容易发生食道癌、肠癌和肝癌；研究表明，酒精会影响人体正常的脂肪代谢，导致脂肪肝，不加控制就会发展为肝硬化乃至肝癌。过量饮酒还会增加中风的危险，酗酒者中风的危险系数是正常人的好多倍，他们的寿命和工作年数较平常人大大缩短。受孕前父母饮酒，可能造成所育子女智力低下，发育不良。因此，成年人应尽量少饮酒，青少年不能饮酒。

几条重要的平衡膳食方式

随着社会的发展，人类物质生活水平的不断提高，今天，吃饭已经不仅是人类生存的需要，而且更是一种生活的乐趣和美的享受。但是，吃的学问，并非仅限于烹调，在现代社会里，饮食结构的科学合理，仍是吃的学问中重要的内容。

每天一瓶奶

奶类营养丰富，容易消化吸收，是一种营养价值很高的食品，是老、幼、病、弱者的营养滋补品，特别是对儿童的生长发育具有重要意义。中国居民膳食中普遍缺钙，奶类应是首选补钙食物，很难用其他类食物代替。牛奶是一种乳胶体，含有丰富的蛋白质、脂类、矿物质和维生素。奶中含有蛋白质 3.5%（酪蛋白、乳蛋白、乳球蛋白），其中酪蛋白为 3%，蛋白质消化率 92%。奶中脂肪含量为 2.5% ~ 7%，脂肪颗粒极少，绝大部分直径为 2 ~ 5 微米，消化率高，其中含有定量的亚油酸、α - 亚麻油酸以及花生四烯酸，并含有卵磷脂。奶中乳糖含量为 4.8% ~ 6.8%，是儿童生长发育的必需物质，而且还可以促进乳酸杆菌生长繁殖。奶中含有大量钙、磷、钾，含铁较少，维生素含量较丰富，为核黄素 A、核黄素 D，烟酸含量较少。牛奶具有补益五脏、生津止渴的功效。经常饮用可使皮肤细嫩、毛发乌黑发亮。这是因为牛奶中含有丰富的维生素 A，能防止皮肤干燥和老化，使皮肤、毛发具有光泽。所含的维生素 B$_1$ 可以增进食欲，帮助消化，润泽皮肤，防止皮肤老化；维生素 B$_2$ 可促进皮肤的新陈代谢，保护皮肤和黏膜的完整。牛奶虽然营养丰富，但也不是喝的越多越好。营养学家指出，每天正常的饮奶量以 200 ~ 400 毫升为宜，应不超过 500 毫升。

每天一只蛋

鸡蛋营养丰富，100 克鸡蛋中含有 14.8 克蛋白质，11.6 克脂肪；还含有较多的钙、磷、铁、维生素等物质。婴幼儿如能经常吃些鸡蛋，对其身体发育、智力发展都是十分有益的。鸡蛋脂肪中，含有丰富的卵磷脂、甘油三酯、胆固醇和蛋黄素。卵磷脂被人体消化之后，可释放出胆碱：胆碱进入血液，很快就会到达大脑，含胆碱食物对增进人的记忆大有裨益。鸡蛋又分蛋白和蛋黄两部分，蛋白含有丰富的蛋白质，是较好的营养食品；而蛋黄也是很好的补品。据分析，30 克蛋白约含有蛋白质 5 克、钙 9 毫克、铁 0.1 毫克，没有脂肪；而 30 克蛋黄约含有蛋白质 7 克、脂肪 15 克、钙 67 毫克、磷 266 毫克、铁 3.5 毫克。可见，蛋黄的营养价值更高，是很好的滋补佳品。另外，蛋黄还含蛋黄素等脑细胞所必需的营养成分，能给大脑带来活力；蛋黄中还含有丰富的铁质，易被人体消化吸收。鸡蛋营养价值很高，经常食用对身体是有益处的，但必须合理，多吃不仅造成浪费而且还会增加肝肾负担。

每周餐桌上至少有一顿海鱼

海鱼指的是生活在海里的鱼，如带鱼、黄鱼等。海鱼不仅味美可口，而且营养丰富。海鱼头、眼球周围含有大量的能使血管、皮肤变柔软的多糖体。鱼皮比鱼肉含有更多的维生素 A、维生素 B_2，黑色的皮维生素 B_2 更丰富。鱼鳍可制鱼鳍酒。内脏最富含维生素与矿物质，尤其皮下脂肪中，更含有非常有益于健康的 EPA 脂肪。鱼骨富含钙质等矿物质。骨中含有很多胶合组织、胶原蛋白，都是很重要的营养物质。软骨、筋、皮含有可抑制软骨素的成分。黑肉部分不但含有蛋白质，还含有不少于内脏的维生素，是鱼肉中营养价值极高的部分。普通肉含有最优质的蛋白质。不同种类的鱼，常含有不同的营养素，因此，要常吃不同种类的鱼，以便保持良好的营养平衡。

吃饭七分饱

顿顿饱食会短寿，并非危言耸听。据世界各地长寿者的经验证实：饮食只吃七分饱，即使山珍海味也不多食。因为吃得过饱，必然要增加消化液的分泌，经常这样，胃肠得不到适当的休息，消化功能会逐渐下降，机体不能得到合理的营养，降低了防病能力。另外，顿顿饱食，全身的血液过多地集中在胃肠从事消化工作，而使心脏、大脑等重要脏器相对缺血，减低了这些器官的工作效率和防病能力，很容易诱发冠心病、胆石症、糖尿病等，从而缩短人的寿命。

经常饱食，尤其是晚餐吃得过饱，及平时喜爱吃过甜、过咸、过腻食品的人，因摄入的总热量远远超过机体的需要，致使体内脂肪过剩、血脂增高，引起"纤维芽细胞因子"明显增加，促使动脉粥样硬化发生；又由于顿顿饱食，大脑供血不足，供给大脑的氧和营养物质减少，使人记忆力下降，思维迟钝，注意力不集中，出现大脑早衰而表现智力迟钝，故有"贪食伤智"之说，而且易致老年时发展为痴呆症。

我国古代养生家早已提出"饭吃七分饱，延年又防老"之说，现在看来也是有着比较充分的科学道理。诚然，每餐只吃七分饱，也要按各人具体情况和承受的劳动强度来决定。

多吃清淡蔬菜

在日常生活中，我们都有这样的体会：如果一连几天不吃蔬菜的话，就会感觉到不舒服，甚至会出现一些病症。这是因为蔬菜在保证人体健康方面，起着重要的作用。蔬菜在这方面的作用大致有：①提供人体所需的一些维生素和矿物质。如维生素 C、维生素 B_2、胡萝卜素、铁、钙等。②维持体内正常的酸碱平衡。正常人的体液是接近中性而略偏碱性的。食物中粮食、豆类、鱼、肉等属于酸性食物，而属于碱性食物的蔬菜、水果等，可以补偿酸性食物对体液造成的不良影响，保证细胞正常生理功能的实施。③蔬菜中的粗纤维，不仅能促进肠蠕动，加快体内废物的排出，还可以减少肠道对胆固醇的吸收，所以在预防便秘、肠癌和动脉粥样硬化方面有特殊功效。④蔬菜中还有一些能促进消化的酶类，可以减轻消化道的负担，比如萝卜含有的淀粉酶。⑤有些蔬菜还具有特殊的生理作用，比如苦瓜可以降低血糖，洋葱能降低血液中胆固醇的浓度等，这些，对于维持机体健康，预防疾病的发生，都是极其有利的。所以，为了你的健康，请多吃新鲜蔬菜。

控制高糖、高脂饮食

糖是生命活动的必需物质，不但参与基本生命过程，而且在一切疾病的发生发展过程中起到特异性的识别和介导作用。可是，摄入过多，长期高糖饮食是导致肥胖病的一个重要原因。糖的过多摄入，会刺激胰岛β细胞分泌大量胰岛素，进而发展发生抗胰岛素作用，特别是中老年人，高糖饮食容易诱发糖尿病。另外，高糖饮食，如果又碰上维生素 B_1 不足，就会影响乳酸、丙酮酸等疲劳物质的排泄，使人发生脾气暴躁、情绪不稳定，出现恼怒、激动、多动、好哭等反常现象。为了你的健康，要控制高糖饮食。

动物脂肪、饱和脂肪酸吃多了不好，大家早已形成共识不必细说。可是烹调用油，片面认为是不饱和脂肪酸，对人体不仅无害，反而有益。更为诱人的是不管你是什么菜，只要油锅里一煎、一炸，口感就会大大提高，在这种情况下，现代人烧菜用油像用水，提起油壶直接往锅里倒，根本不计量。可是，烹调用植物油也是脂肪，1 克脂肪就要提供 37.7 千焦热量，油吃得太多了，用不了，就以脂肪的形式堆积在人体内，直接导致肥胖。所以，要大声疾呼，油不能不吃，但万万不可吃得太多，烧菜烹调用油适量就好。

菌菇类食品要纳入膳食结构

目前，世界上已发现的菌菇类食品约 600 种，我国约有 360 种。现代科学研究发现，菌菇类食品具有较高的营养价值和保健功能。菌菇类食品的营养价值表现在：菌菇类食品干品一般含蛋白质 20% ~ 40%，接近肉、蛋类食品；鲜品含蛋白质 3% ~ 5%，比一般蔬菜、水果中蛋白质含量高 3 ~ 10 倍，食用菌蛋白质中富含 8 种必需氨基酸。含碳水化合物较少，一般只有 3.8%，因此是低热能食物，多食不会发胖和诱发心血管疾病。菌菇类食品中还有大量的维生素，每 100 克鲜草菇中维生素含量高达 207 毫克，比西红柿中高 20 倍；香菇中维生素 D 含量也较高。菌菇类食品还是高膳食纤维食物，其所含的膳食纤维高于粗麦面包中的含量。菌菇类食品的保健功效主要有防癌抗癌、降低胆固醇、抗病解毒。因此，菌菇类食品有很高的食用价值。

增加豆与豆制品摄入量

豆类食物包括豆类原料及豆类制品两大类。豆类原料包括大豆、豌豆、绿豆、豇豆、小豆及芸豆。其中大豆又可分黄豆、黑豆及青豆等品种。豆类制品包括以豆类原料生产的制成品。一般豆类蛋白质含量在 20% ~ 50%，其中大豆中含量很高。豆类蛋白质中必需氨基酸较齐全，是完全蛋白质。特别是赖氨酸的含量较高，对赖氨酸含量较少的粮谷类蛋白质能起到互补作用，从而提高粮谷食品的营养价值。我国历史悠久的杂合面在营养上的优点就在于此。大豆中含脂肪 20% 左右，约 80% 为不饱和脂肪酸，其中又以亚麻酸含量最丰富。此外，还含有磷脂，约 1.6%。大豆经曲霉发酵而制成豆酱、豆豉、豆腐乳等，不仅可提高大豆营养素成分的利用率，还可使维生素 B_1、维生素 B_2、烟酸的含量增加。豆类发酵食品是我国人民的一大发明。豆类除大豆以外，还有赤豆、豇豆、豌豆、蚕豆等，除均含一定量的蛋白质、脂肪外，各有特点。豌豆中维生素 B_1 丰富，蚕豆中维生素 B_2 丰富，赤豆、豇豆中烟酸丰富，而绿豆中含有一定量胡萝卜素。因此，其营养特点各有千秋。

中国居民平衡膳食宝塔

食物是人类生存、健康和发展的物质基础。人们生活劳动所需的能量和 40 多种必需的营养素均需从食物中获得。除母乳外，没有一种食物能提供人体需要的全部营养素，不同的食物所含营养素往往又有很大差异，因而每天膳食中应包括多种多样的食物，各类食物的摄入量要有一个合适的比例，才能满足身体对各种营养素的需要。食物量过多或过少，或是各类食物间的比例不恰当，就可能造成能量和营养素摄入不合理，影响体质和健康。

鉴于此，中国营养学会于 2007 年公布了《中国居民膳食指南》。指南共有八条：①食物多样、谷类为主。②多吃蔬菜、水果和薯类。③每天吃奶类、豆类或其制品。④经常吃适量鱼、禽、蛋、瘦肉，少吃肥肉和荤油。⑤食量与体力活动要平衡，保持适宜体重。⑥吃清淡少盐的膳食。⑦如饮酒应限量。⑧吃清洁卫生、不变质的食物。这八条膳食原则是根据科学研究的成果，针对我国居民营养需要和膳食中存在的主要缺陷而定的。为了将其贯彻到我们日常生活中去，中国营养学会根据"中国居民膳食指南"并结合中国居民膳食结构特点，设计了"中国居民平衡膳食宝塔"。

中国居民膳食营养宝塔

"中国居民平衡膳食宝塔"显示了我们每天应吃的 5 个种类主要食物的重量及所占比重。谷类食物位居塔的底层，是能量的主要来源。宝塔建议的摄入范围较宽，每人每天应吃 300 ～ 500 克。谷类食物的重量是指加工粮的生重，如大米、面粉的重量，米饭和面包等应折合成大米或面粉重量计算。蔬菜和水果居第二层，是矿物质、维生素和膳食纤维的重要来源，每天分别吃 400 ～ 500 克和 100 ～ 200 克。蔬菜和水果丰富的膳食对预防慢性病，包括某些癌症有益处。一般来说，红、黄、绿色较深的蔬菜和水果所含营养素较浅色的丰富。蔬菜和水果有许多共同的地方，但不能完全彼此代替，不应只吃水果而不吃蔬菜。动物性食物居第三层，主要提供动物性蛋白质和一些重要的矿物质、维生素，每天吃 125 ～ 200 克。其中鱼虾类 50 克，肉类 50 ～ 100 克，蛋类 25 ～ 50 克。鱼虾类含脂肪很低，有条件的可以多吃一些。肉类尤其是猪肉含脂肪较高，即使生活富裕时也不应吃过多肉类。蛋类含胆固醇相当高，一般每天不超过一个为好。奶类与豆类合占第四层，每天应分别吃 100 克和 50 克。豆类除提供优质蛋白、维生素和矿物质外，还含其他对健康有益的成分。奶类及奶制品含优质蛋白质和丰富的钙质，我们膳食中普遍缺钙，奶类应是首选的

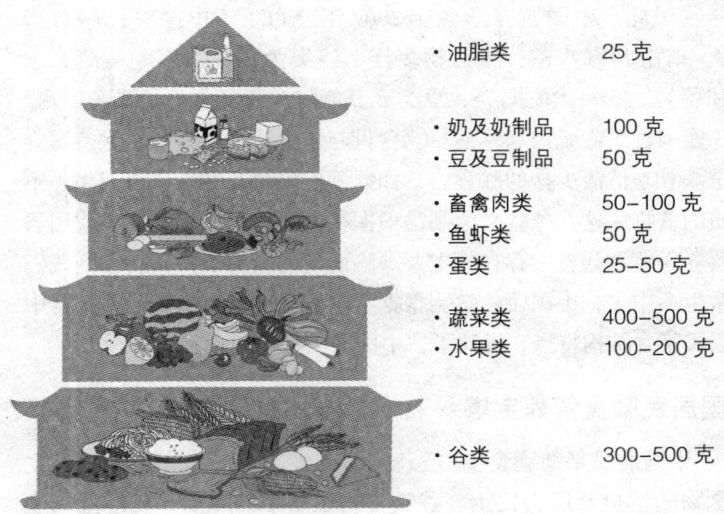

食物类别	摄入量
·油脂类	25 克
·奶及奶制品	100 克
·豆及豆制品	50 克
·畜禽肉类	50-100 克
·鱼虾类	50 克
·蛋类	25-50 克
·蔬菜类	400-500 克
·水果类	100-200 克
·谷类	300-500 克

中国居民膳食指南大全

补钙食物，很难用其他食物代替。塔的顶部（第五层）是油脂类，每天不超过 25 克。有人认为这类食品对人体健康的危害性常常大于贡献，应尽量少食用。少食用或不食用这类食物并不会对健康造成什么影响。因为位于金字塔底座和中层的许多食物中都含有少量的脂肪，足以满足机体的需要，所以减少金字塔顶部这部分食品的摄入对人体健康并无影响。

应用该"宝塔"时要根据每个人的具体情况做适当调整。年轻人、劳动强度大的人需要能量高，应多吃些主食。从事轻微体力劳动的中青年男子第一层至第三层的食物摄入量可在宝塔参数范围内取中间值。一般说来，人的进食量总是由自己的食欲来自动调节的，食欲得到满足时，对能量的需要也会得到满足。同时，体重的变化是调整膳食的重要依据。体重稳定标志着能量平衡，体重过分增加或减少往往显示能量过剩或不足。

在实际生活中因许多原因，人们有时难以每天都按"宝塔"推荐量来摄入食物。此时应遵循"宝塔"各类食物的大致比例，灵活与合理地来安排膳食，以获得营养平衡。例如鱼虾类，并非每天都吃 50 克不可，可以隔一两天或两三天吃一次，每天吃 150 ~ 200 克。为了使饮食更加丰富多彩，满足口味享受，对同一类或营养相近的食物可以经常互相替换。例如，大米可与面粉互换，瘦肉可与鱼类互换，等等。此外，应注意一日三餐的能量分配。一般早、晚餐各占 30%，午餐占 40%。特殊情况可适当调整。

平衡膳食宝塔的应用

确定适合自己的能量水平

膳食宝塔中建议的每人每日各类食物适宜摄入量范围适用于一般健康成人，在实际应用时要根据个人年龄、性别、身高、体重、劳动强度、季节等情况适当调整。年轻人，身体活动强度大的人需要的能量高，应适当多吃些主食；年老、活动少的人需要的能量步，可少吃些主食。能量是决定食物摄入量的首要因素，一般说人们的进食量可自动调节，当一个人的食欲得到满足时，对能量的需要也就会得到满足。但由于人们膳食中脂肪摄入的增加和日常身体活动减少，许多人目前的能量摄入超过了自身的实际需要。对于正常成人，体重是判定能量平衡的最好指标，每个人应根据自身的体重及变化适当调整食物的摄入，主要应调整的是含能量较多的食物。

中国成年人平均能量摄入水平是根据 2002 年中国居民营养与健康状况调查的结果进行适当修正形成的。它可以作为消费者选择能量摄入水平的参考。在实际应用时每个人要根据自己的生理状态、生活特点、身体活动程度及体重情况进行调整。

要合理分配三餐食量

我国多数地区居民习惯于一天吃三餐。三餐食物量的分配及间隔时间应与作息时间和劳动状况相匹配，一般早、晚餐各占30%，午餐占40%为宜，特殊情况可适当调整。通常上午的工作学习都比较紧张，营养不足会影响学习工作效率，所以早餐应当是正正经经的一顿饭。早餐除主食外至少应包括奶、豆、蛋、肉中的一种，并搭配适量蔬菜或水果。

根据自己的能量水平确定食物需要

膳食宝塔建议的每人每日各类食物适宜摄入量范围适用于一般健康成年人，按照 7 个能量水平分别建议了 10 类食物的摄入量，应用时要根据自身的能量需要进行选择。建议量均为食物可食部分的生重量。

膳食宝塔建议的各类食物摄入量是一个平均值。每日膳食中应尽量包含膳食宝塔中的各类食物。但无须每日都严格照着膳食宝塔建议的各类食物的量吃，例如烧鱼比较麻烦，就不一定每天都吃 50 ~ 100 克鱼，可以改成每周吃 2 ~ 3 次鱼、每次 150 ~ 200 克较为切实可行。实际上平日喜欢吃鱼的多吃些鱼、愿吃鸡的多吃些鸡都无妨碍，重要的是一定要经常遵循膳食宝塔各层中各类食物的大体比例。在一段时间内，比如一周，各类食物摄入量的平均值应当符合膳食宝塔的建议量。

要因地制宜充分利用当地资源

我国幅员辽阔，各地的饮食习惯及物产不尽相同，只有因地制宜充分利用当地资源才能有效地应用膳食宝塔。例如牧区奶类资源丰富，可适当提高奶类摄入量；渔区可适当提高鱼及其他水产品摄入量；农村山区则可利用山羊奶以及花生、瓜子、核桃、榛子等资源。在某些情况下，由于地域、经济或物产所限无法采用同类互换时，也可以暂用豆类代替乳类、肉类；或用蛋类代替鱼、肉；不得已时也可用花生、瓜子、榛子、核桃等坚果代替大豆或肉、鱼、奶等动物性食物。

要养成习惯，长期坚持

膳食对健康的影响是长期的结果。应用于平衡膳食宝塔需要自幼养成习惯，并坚持不懈，才能充分体现其对健康的重大促进作用。

膳食宝塔的食物互换表

人们吃多种多样的食物不仅是为了获得均衡的营养，也是为了使饮食更加丰富多彩，以满足人们的口味享受。假如人们每天都吃同样的 50 克肉、40 克豆，难免久食生厌，那么合理营养也就无从谈起了。宝塔包含的每一类食物中都有许多的品种，虽然每种食物都与另一种不完全相同，但同一类中各种食物所含营养成分往往大体上近似，在膳食中可以互相替换。应用平衡膳食宝塔应当把营养与美味结合起来，按照同类互换、多种多样的原则调配一日三餐。同类互换就是以粮换粮、以豆换豆、以肉换肉。例如大米可与面粉或杂粮互换，馒头可以和相应量的面条、烙饼、面包等互换；大豆可与相当量的豆制品或杂豆类互换；猪瘦肉可与等量的鸡、鸭、牛、羊、兔肉互换；鱼可与虾、蟹等水产品互换；牛奶可与羊奶、酸奶、奶粉或奶酪等互换。

多种多样就是选用品种、形态、颜色、口感多样的食物、变换烹调方法。例如每日吃 50 克豆类及豆制品，掌握了同类互换多种多样的原则就可以变换出数十种吃法。可以全量互换，全换成相当量的豆浆或熏干，今天喝豆浆，明天吃熏干；也可以分量互换，如 1/3 换豆浆，1/3 换腐竹、1/3 换豆腐，早餐喝豆浆，中餐吃凉拌腐竹，晚餐再喝碗酸辣豆腐汤。表 1、表 2、表 3 和表 4 分别列举了几类常见食物的互换表供大家参考。

表 1：豆类食物互换表（相当于 40 克大豆的豆类食物）

食物名称	重量（克）	食物名称	重量（克）
素肝尖、素鸡、素火腿	80	豆浆	640～680
腐竹	35	大豆（黄豆）	40
豆粉	40	素什锦	100
北豆腐	120～160	青豆、黑豆	40
膨化豆粕（大豆蛋白）	40	南豆腐	200～240
蚕豆（炸、烤）	50	内酯豆腐（盒装）	280
五香豆豉、千张、豆腐丝（油）	60	豆奶、酸豆奶	600～640
豌豆、绿豆、芸豆	65	豆腐干、熏干、豆腐泡	80
红小豆	70		

表2：谷类食物互换表（相当于100克米、面的谷类食物）

食物名称	重量（克）	食物名称	重量（克）
面包	120 ~ 140	挂面	100
面条（切面）	120	玉米面、玉米糁	100
饼干	100	馒头、花卷	160
鲜玉米	750 ~ 800	烧饼	140
窝头	140	富强粉、标准粉	100
烙饼	150	大米、糯米、小米	100

表3：肉类互换表（相当于100克生肉的肉类食物）

食物名称	重量（克）	食物名称	重量（克）
瘦牛肉	100	猪排骨	160 ~ 170
鸡翅	160	酱鸭	100
鸡肉	100	瘦羊肉	100
香肠	85	小泥肠	180
鸭肉	100	小红肠	170
白条鸡	150	大腊肠	160
盐水鸭	110	酱羊肉	80
牛肉干	45	酱牛肉	65
蛋青肠	160	叉烧肉	80
猪瘦肉	100	猪肉松	50
大肉肠	170	兔肉	100

表4：乳类食物互换表（相当于100克鲜牛奶的乳类食物）

食物名称	重量（克）	食物名称	重量（克）
乳饮料	300	蒸发淡奶	50

食物名称	重量（克）	食物名称	重量（克）
炼乳（罐头、甜）	40	速溶全脂奶粉	13～15
奶片	25	鲜牛奶	100
速溶脱脂奶粉	13～15	酸奶	100
奶酪	12		

主食与副食的平衡

当今，由于东西方饮食文化的交流，西餐的诱惑，再加上营养科学知识普及得不够，一些人开始多吃鱼肉少吃粮食了。这种打破主食与副食平衡的饮食模式，给美国人欧洲人以及一切走西餐化道路的人带来了"现代文明病"，美国有些人觉醒了，欧洲人也有所觉醒，"三高一低"的西餐，谁久吃谁患病。

最有助于身体健康的饮食就是主食与副食平衡的饮食。因为人体内需要的某些营养素，不能由其他物质在体内合成，如必需氨基酸、必要脂肪酸和某些维生素等，只能直接从食物中摄取。而在自然界中，没有任何一种食物，含有人体所需的各种营养素。为了保证人体需要，促进生长发育和健康，就必须合理地搭配主副食才能办到。

主副食合理地搭配可以分成主食与副食、主食之间、副食之间的合理调配。

主食与副食：主食指主要供给人体热量的食品，在我国就是指粮食；副食是指供给人体更新、修补组织，调节生理功能的食品，一般包括含蛋白质、脂肪、矿物质、维生素丰富的食品，如动物性食品、大豆、豆制品、蔬菜、食油等。谷类与脂肪和蛋白质性食物的比例为：碳水化合物占60%～70%，脂肪占20%～30%，蛋白质占10%～15%，这样搭配比较理想。以从事轻体力劳动的65千克重的成年男子为例，每天吃主食500克，动物性食品 100 克，豆类食品 50 克，蔬菜 500 克，食油 20 克，就接近合理搭配。

主食的调配：主食的种类也很多，应互相调配着食用，不仅可以变换花样，而且有利于互相补充。在主食中应粗粮、细粮合理搭配，才可提高主食的营养价值，促进食欲；干稀搭配合理，不仅吃起来舒服，还有利于扩大粗细粮搭配的范围。

副食的搭配：副食品种类繁多，如合理搭配，可以取长补短，提高营养价值，也可使人体获得全面营养素。副食搭配中要注意生熟的合理搭配，因 B 族维生素及维生素 C 遇热分解破坏，而适当吃些生的蔬菜，就可以补充大量维生素 C；荤菜搭配也很重要，因荤食多属酸性食品，多吃会造成酸碱平衡失调。荤菜中配合豆制品，既可保持酸碱平衡，又可防止大鱼大肉过于油腻致使食欲降低。如配些青菜、果茄类菜，还可供给丰富的维生素和矿物质。

总之，主副食合理地搭配可提高食物的营养价值、促进食欲，有利于消化吸收，保证身体需要。这里给出一个每人（成年人）每月膳食构成成分及数量表，就是主副食平衡的标准：

膳食构成分类	每月需要量
粮食类	13.7 克
薯类	3 千克
豆类	1.5 千克
蔬菜类	15 千克
水果类	1.5 千克
肉类	2.5 千克
乳类	2.5 千克
蛋类	1 千克
鱼虾类	0.9～1.4 千克
植物油	0.5 千克

大体框定在这个标准内，就是符合我国国情与饮食传统的主副食平衡。

杂与精的平衡

饮食原则应有粗有细（粗细粮搭配），长期吃精米、精面，会导致 B 族维生素的缺乏，诱发疾病，因此要搭配吃些五谷杂粮，食物搭配多样化，使营养更全面；而太多杂粮的摄入会干扰人体蛋白质和铁、锌、钙的摄入。科学食用粗粮的方法是每周吃三四次。

食物精细化似乎已成为当今食品发展的一个总趋势。出现这个现象的原因是，食品消费仍然处于口味消费阶段，广大消费者缺乏营养科学知识，往往以口味好不好、食用方便不方便作为选购食品的依据。

其实，精细化是食品消费的一大误区。因为人体要健康，一方面要不断吸收有益的养料，另一方面要不断地消除有害的废料，吐故纳新，生生不息。而排出废料，使胃肠道"清洁"起来，就不得不求助于"粗食品"（或者叫作"多渣食品"）了。

在"粗食品"中，粗成分叫作膳食纤维，包括纤维素、半纤维素、果胶、木质素等。由于人体的消化道内没有消化膳食纤维的酶，所以对人体来说，是没有直接营养价值的。但是，膳食纤维具有刺激胃肠蠕动、吸纳毒素、清扫肠道、预防疾病等多种功能，是其他营养素所无法替代的。

长期偏食精细食品，会导致胃体缩小，胃动力不足，消化能力减弱。这会对健康产生不利影响，而且对儿童影响更大。因此，出于健康考虑，要采取粗细搭配的原则，应该尽可能多吃一些富含膳食纤维的食品，如糙米、通粉、粗粮、杂粮、麦片以及多纤维蔬菜（胡萝卜、扁豆、豇豆、青蒜、韭菜、竹笋等）。当然，同一切营养素一样，膳食纤维摄入量也不应过多，否则会影响矿物质（特别是钙、铁）的吸收。

膳食中的五味平衡

食有五味，即辛、甘、酸、苦、咸。食味不同，生理作用亦不同，如：甜食能补气血、解毒和消除肌肉疲劳；酸味健脾开胃增食欲，提高钙、磷吸收率；苦味可除湿利尿，调节肝肾；辛辣能刺激肠胃，增进消化，促进血液循环和代谢。酸、甜、苦、辣、咸五味调配得当，才能相得益彰，增进食欲，有益健康。不当，则会带来弊端，俗话说："五味不平衡，体内百病生"，如：甜食过多影响食欲；酸味过多会使消化功能紊乱；苦味过浓会引起消化不良；辛辣过量会引起口腔溃疡、眼疾和痔疮、便秘等。

五味中的"咸"是最关键的味。一些海产品和某些肉类都属于咸味食品，但生活中最常见、最有代表性的咸味剂还是"盐"。咸味能软坚化结、清热化痰、消积润肠、滋阴润燥，但为了健康，必须控制其摄入量，"盐多有失"几乎是家喻户晓的道理。

现代医学证明高血压、动脉硬化、心肌梗死、肝硬化、脑卒中及肾脏病的增加与过量摄入食盐均有密切的关系，这一点已成为共识。在我国，北方人食盐量较大，他们推崇"咸中出味"，不但做菜用盐多，还常吃腌制咸菜。与"南甜、北咸"的饮食习惯相对应，高血压患病率由北至南呈明显的下降趋势。因此，走出"咸中出味"的认识误区，改变"口重"多盐的饮食习惯，科学地安排膳食，已是控制高血压发病的重要方法之一。我国的膳食指南中提出要吃清淡少盐的食物，建议每日食盐摄入量 6 ~ 8 克，世界卫生组织建议：膳食中每人每日食盐用量要限制在 6 克以下。高血压患者每人每日食盐用量应在 2 ~ 3 克。

饮食中的酸碱平衡

科学合理的进餐，一方面要讲究营养平衡，另一方面还要讲究吃哪些食物能够给身体正常秩序带来正面影响，而不是负面影响。这里所说的影响，单指对人体体内酸碱平衡的影响。

健康人的体液有的是酸性，有的是碱性，但绝大多数是弱碱性的，如血液 pH 值 7.35 ~ 7.45，呈微碱性；胆汁 pH 值 7.4，呈微碱性；小肠液 pH 值 7.6，呈碱性；胰液 pH 值 7.8 ~ 8.4，呈碱性；大肠液 pH 值 8.3 ~ 8.4，呈碱性；胃液 pH 值 0.9 ~ 1.5，呈强酸性；尿液 pH 值 5.5 ~ 6.0，呈酸性。

人体体液恒定在各自的酸碱度范围内，就是正常的酸碱平衡状态。通俗地说，人体体液该酸者酸，该碱者碱，并且保持各自的 pH 值，就是人体体液呈酸碱平衡状态。

健康正常状态下，人体的血液呈弱碱性，这种环境中人体细胞活性最强。弱碱环境有利于机体各种生理和生化反应，体内废物也能及时排出，不会在体内积聚。让血液保持 pH 值 7.35 ~ 7.45 呈微弱碱性，是人的身体健康的重要标志。一旦血液 pH 值小于 7.35，即向酸性方向进展一点点，也将会出现轻微酸中毒症状，人体将会衍生各种疾病，导致相关器官功能减退或衰竭。若血液 pH 值小于 6.8，即血液呈弱酸性时，将会出现严重酸中毒症状甚至危及生命。当然，血液也不能呈现碱性。当血液 pH 值大于 7.45 时，即向强碱性方向移动，将会出现碱中毒症状；若血液 pH 值大于 7.8 时，将会出现严重碱中毒症状甚至危及生命。可以说，人体体液保持恒定的酸碱平衡状态，是保障身体健康的一个绝对必要的条件。

食物也有酸碱性，而日常膳食中酸碱度会影响人们机体的酸碱度。酸性、碱性食物合理搭配才能维持体内酸碱平衡。

食物可以分为酸性食物和碱性食物两类。酸性食物并不是指有"酸味"的食物，这两者是风马牛不相及的两回事，所谓酸性食品主要是指含有磷、硫、氯等元素的食物，这些元素进入人体后会在体内形成酸性物质。一般我们所吃的主食米和面就属酸性食物，副食中的肉类、鱼类、贝类、鸡蛋、乳酪、花生、紫菜、啤酒、饼干、核桃、白糖、巧克力、奶油、油炸食品等；蔬菜中的白菜、葱白、茄子等也都属酸性食物。因为这些食物中含有丰富的碳水化合物、蛋白质、脂质和氯、硫、磷等非金属元素，在体内产生酸性代谢物。蔬菜中的黄瓜、胡萝卜、柑橘、南瓜、萝卜、菠菜、海带、土豆、番茄、圆白菜等，水果中的梨、桃、苹果、香蕉、菠萝、樱桃、葡萄干、无花果等，还有豆类、牛奶、黑芝麻、茶中含钙、镁等金属元素较多的食物，因在体内生成带阳离子的碱性氧化物，而属于碱性食物。如果大量吃鱼、肉、蛋，而忽视了蔬菜和水果，表面上看来生活水平提高了，但却会形成酸性体质。要知道，呈现酸性脑时，什么奇特的健脑法也无法改变血液中的酸碱度，并且在这种情况下，用科学的饮食方法恢复大脑功能，才能保持精力充沛，保证大脑处于良好的工作状态。

所以，在日常生活中不要过多地食用酸性食物，而应该有意识地将酸性食物和碱性食物搭配起来，以便使体内体液的酸碱平衡趋于恒定。换句话说，健康人体内酸碱度原本是平衡的，不要因为饮食而破坏这种平衡。要做到这一点，就需要在调配膳食的过程中始终将酸性食物和碱性食物搭配在一起食用。

总之，理想而健康的人体体液为弱碱性。防止体液趋酸化的关键点是保持体液酸碱平衡。这就要求我们在日常饮食中，不长期过量食用大鱼大肉，要在配餐过程中加入新鲜蔬菜，以此调节食物的酸碱性。

膳食中的冷热平衡

根据各种食物对人体的作用以及人体对各种食物的反应，中医经过长期实践和总结，将食物划分为寒、热、温、凉、平五性。简而言之，只有三性。热与温，寒与凉，仅属程度上的差别，可统称为温热性和寒凉性。平性不寒不热，不温不凉，是一种中间的性。这样，所有食物都不外乎这三性。

我们在吃东西时，要根据自己的体质，来选用适当食性的食物。选食原则是："寒者热之，热者寒之，虚则补之，实则泻之。"

这一方面是说，寒凉体质的人宜食温热性食物，温热体质的人宜食寒凉性食物，即"辨体施食"，冷热搭配。因为人的体质也有寒、热、温、凉、平之分。这样，可以调整人体阴阳平衡（寒属阴，热属阳），收到维护人体健康的效果。

另一方面，冷热平衡还可以指食物与食物、食物与时令之间的一种平衡搭配。如夏天炎热，喝碗清凉解暑的绿豆汤；冬天寒冷，就喝红小豆汤；受了外感风寒，吃碗放上葱花、辣椒的热汤面；吃寒性的螃蟹一定要吃些姜末，吃完最好再喝杯红糖姜汤水；冬天吃涮肉，一定要搭些凉性的白菜、豆腐、粉丝等，这些都是寒者以热补、热者以寒补的平衡膳食的方法。

而要做到这一点，首先要弄清楚一些主要食物的食性。那么，哪些食物是寒凉性食物，哪些食物是温热性食物，哪些食物属平性食物呢？

寒凉性食物具有清热、泻火、解毒、濡热、润燥、止渴、清心、滋阴和生津等作用，适合阴虚热盛者食用，但阳虚怯寒者忌之。常用食物有：菠菜、蕹菜、莴笋、生菜、落葵（紫角叶）、菊花脑、枸杞头、香椿头、荠菜、土豆、豆薯、黄花菜、竹笋、芦笋、茭白、荸荠、菱、慈姑、莲藕、百合、西葫芦、黄瓜、冬瓜、丝瓜、西瓜、甜瓜、菜瓜、苦瓜、茄子、绿豆芽、黄豆芽、银耳、草菇、生梨、柚子、香蕉、柿子、甲鱼、鸭、墨鱼、蚌肉。

温热性食物具有生热、祛寒、暖胃、助阳、益气、温中和通络等作用，适合阳虚畏寒的人吃，但阴虚热盛者当忌，不然会加重内热，出现咽干、舌苦、牙痛、便血、便秘等症状。常用食物有：辣椒、大蒜、韭菜、洋葱、香葱、姜、芫荽（香菜）、南瓜、胡椒、花椒、桂皮、茴香、醋、酒、龙眼、荔枝、红枣、黑枣、栗子、桃子、杏子、葡萄、樱桃、石榴、咖啡、可可、鸡肉、鹅肉、牛肉、羊肉、狗肉、马肉、牛奶、羊奶、海参、黄鳝、鲫鱼、鲢鱼、带鱼、蛇肉、红糖等。

平性食物具有健脾、开胃和补肾等作用，性能平和，适应性强，无论健康人还是寒、热病人，无论阴虚、阳虚、都可食用。常用食物有：大米、小米、糯米、玉米、小麦、大麦、荞麦、黄豆、赤豆、豌豆、扁豆、花生、芝麻、葵瓜子、南瓜子、松子、胡萝卜、芋头、山芋、山药、番茄、香菇、木耳、苹果、金橘、枇杷、杨梅、椰子、山楂、银杏、无花果、豆油、菜油、花生油、酱油、味精、白砂糖等。

膳食中的干稀平衡

每餐饮食应该有干有稀，干稀平衡对健康有益。所谓干，指米饭、馒头、花卷、饼、面包、糕点等；所谓稀，指粥、糊、汤、奶、豆浆等。

干稀平衡主要体现"稀"的作用上，每餐喝些粥、糊、汤、奶、豆浆，与干食搭配在一起，其一有助于食物的消化；其二能够多吸收一些营养成分；其三搭配适宜还会有一定的营养保健作用。

干稀搭配在一起，粥、糊、汤、奶、豆浆对食物消化有特殊作用。首先能够湿润口腔和食道，使进食顺畅。其次粥作为半流质食品，能够刺激口腔分泌唾液和刺激胃分泌胃液，因而有利于对干食的消化吸收。

干稀搭配进食能够更多的吸收一些营养素。如馒头（或花卷）配玉米糊；窝头配大米粥；红薯配小米粥；窝头配面汤……都能够起到蛋白质互补作用，提高了蛋白质的利用率和生理价值。粥能够提供丰富的维生素 B_1、维生素 B_2、烟酸等。米饭或面食配汤，如配海带汤，可以摄取更多的碘；配鱼汤，可以吸收丰富的不饱和脂肪酸。

干稀搭配得当还会有一定的营养保健功效。如用标准粉和玉米粉混合制成的发糕与赤小豆粥（赤小豆与米熬粥）同时食，既能使所含不同氨基酸互补，又具有清热解毒的保健功效。中医药理论认为，大米、小米的米汤具有补气健脾、养胃益肠、止渴利尿等功用。米中含的维生素 B_1、维生素 B_2、烟酸等，熬成粥后，在米汤中分别溶有 83%、50%、78%，故米汤中含有丰富的维生素 B_1、维生素 B_2、烟酸。

米饭或面食配菜汤（新鲜蔬菜汤），可吸收菜汤中溶有的大量生理性碱性成分，使体内血液呈正常的弱碱性状态，能够防止血液趋酸化，并能清除污染物及毒性物质。所以菜汤有"最佳人体清洁剂"的美称。花卷配羊汤，具有温补功效……

还有一个问题需要分辨一下，这就是吃饭喝汤与吃"汤泡饭"是两回事。核心是"汤泡饭"嚼不烂，因为汤和饭混在一起，食物在口腔中不等嚼烂就随汤一起咽下去了。由于舌头上的味觉神经没有受到充分刺激，胃和胰脏分泌的消化液不多，吃进的食物不能很好地被消化吸收，因此吃"汤泡饭"不是好习惯。

就餐时间和饥与饱的平衡

保证大脑和人体其他各部位器官正常发育和工作的各种营养素是从饮食中摄取的。我们中国人的饮食习惯基本上一日三餐，如何把全天的食物按一定的时间间隔和一定的数量、质量分配到各餐？怎样根据生理上、特别是消化器官的活动规律、并考虑人体生物节律的特点加以适当的安排，使饮食中保持饥与饱的平衡，发挥更大的营养效能？

每日的进餐次数与时间间隔应以胃的功能恢复和食物从胃内的排空时间来确定。一般混合饮食在胃里停留 4～5 小时。因此，我国人民的饮食习惯一日三餐，两餐之间相隔 5～6 小时，基本上是符合人体消化器官的活动规律的。如果两餐间隔时间太长，容易感到饥饿，影响智力劳动；若是间隔时间太短，消化器官得不到适当休息，不容易恢复功能，又会影响食欲和消化。所以两餐之间的间隔，以 4～5 小时或 5～8 小时较为合适。每日三餐食物中蛋白质消化吸收率为 85%，每日二餐蛋白质消化率仅为 75%。看来我国人民的饮食习惯还是比较符合生理状况的。

一日三餐分配要适应生理状况和智力劳动时间规律的需要。在一般情况下，还是应提倡"早饭要吃好，午饭要吃饱，晚饭要吃少"，即早饭占全天热能的30%，午饭占40%，晚饭占30%。这里特别值得注意的是，饮食时间怎样与智力劳动的工作时间结合起来，不至于浪费智力劳动的最佳时间。营养专家建议，进行适量的晨练（比如跑步或练瑜伽）后，早7点至早8点是最佳的吃早餐时间。午餐最好在13点，因为这个时间是人体所剩能量的最低点，所以你一定要及时进食，可以选择高热量食物。晚餐最好在17点至19点，这时你要吃一顿正式的晚餐，让身体在接下来数小时的睡觉时间里获得充分的能量，另外这个时间段吃饭也可让食物在睡前充分消化。

　　另外，饮食量应该掌握在"饥不可太饥，饱不可太饱"这个份上，使饥与饱处于平衡状态。唐代药王、长寿老人孙思邈在《千金要方》中讲："饮食以时，饥饱得中"。明代的《修真秘要》一书写着："食欲少而欲顿，常如饥中饱，饱中饥"。说的是饮食要适可而止，常处于不饥不饱的平衡状态是养生的座右铭。不过饥不过饱，始终保持平衡状态，能够使胃肠功能有严格的规律性，因而摄取营养正常有序，新陈代谢功能正常有序，自然有助于健康长寿。过饥过饱，都可能引起人体生理活动秩序紊乱，甚至引发疾病。过饥，摄食不足，营养供给不上，身体虚弱，抵抗力降低，极易引起疾病；过饱，食物超过脾胃的消化、吸收和运作能力，轻则导致饮食停滞，脾胃损伤，重则引起疾病，譬如因营养过剩而导致肥胖症。

　　维持饥饱平衡的可行之路——每餐只吃八分饱，未饱先止。这一条路，人人可以在理念上接受而在实践上不一定能够坚持下去。美国最新的研究发现，轻微饥饿有助于防治一些常见病，从而有助于健康，延长寿命。人衰老的重要因素是细胞死亡，而轻微饥饿会激发体内的潜能，减少细胞死亡率。轻微饥饿不是简单、盲目地节食，而是要吃低热量、高营养特别是高维生素的食物。

就餐速度快与慢的平衡

当今时代的生活节奏越来越快，使得人们在各个方面不得不讲求速度，甚至在吃饭的时候也不例外，狼吞虎咽、快速进食，成为很多人的进食方式。但是也许这些人并不知道，吃饭的速度也是影响自身健康的一个重要因素。为了健身祛病、益寿延年，我们要记住"食宜细缓，不可粗速"，也就是说就餐速度快与慢要保持平衡。

首先，只有细嚼慢咽。食物才能充分消化。人们每天都要进食，进食的目的是为了吸取营养，而食物在口腔内一般要经过牙齿的咀嚼和舌头的搅拌，让食物与唾液充分地混合才能吞咽。唾液中的唾液淀粉酶能使食物中的淀粉水解成麦芽糖，便于消化吸收。咀嚼越细，唾液的消化作用发挥得越充分，对健康越有益。有些人吃东西不细细咀嚼就急忙吞下肚去，甚至狼吞虎咽，这样，增加了胃肠的负担，长期如此，易引起胃病，对身体十分有害。

其次，咀嚼运动是一种柔和的刺激，这种刺激能充分调节口腔的生理功能。食物在咀嚼的过程中，不断地刺激颌骨，促进了颌骨的生长发育，增加其宽度，使牙齿有足够的生长空间，避免牙齿畸形，同时这种咀嚼运动又不断地对口腔软组织发生摩擦，尤其是对牙龈的摩擦，可促使其表面角质变化，加速血液循环，提高牙龈的抗病能力，对预防牙龈炎、牙周炎有重要意义。另外，由于食物在口腔反复咀嚼，牙齿表面也受到唾液的反复冲洗，这样增加了牙面的自洁作用，也可防治牙病。

第三，进食时缓嚼慢咽能解毒防癌。研究人员发现，加强对食物的咀嚼，可使人们的患病率大大降低。日本医学家经过研究发现，细嚼慢咽可以防癌。因为细嚼慢咽可以增加唾液分泌，而唾液中的过氧化酶是致癌物质的克星。实验也证明：将人分泌出来的唾液加到黄曲霉素、苯并芘、亚硝酸盐等致癌物质中，30秒钟后即可将致癌物质分解而完全失去致癌性能。因此，专家们把唾液誉为"天然的防癌剂"。

第四，细嚼慢咽还能使人脑子反应灵敏。事实上，人们的吞咽行为是一种复杂的神经系统反馈过程，动作通过神经传到大脑，譬如，当牙齿咔嚓一下咬到小勺时，嘴就会不由自主地张开，这是牙根膜神经作用的结果。通过对白鼠的试验得知，当切除这些神经束时，被中断信息的神经细胞便逐渐死亡，并且神经死亡的信息一直传到大脑。进一步研究变化的结果发现，它一直涉及头部的后颈肌肉群神经末梢。这说明，咀嚼食物有利于大脑信息的传递。有资料表明，经常咀嚼的白鼠比不咀嚼的白鼠脑子反应灵敏，咀嚼还有助于防止痴呆症。

第五，细嚼慢咽还能减肥和美容。据研究，唾液中的淀粉酶和麦芽糖酶等，在反复咀嚼时能将淀粉类食物分解成糖，使血糖浓度升高，因而使人较早产生饱腹感，不会过度进食。而"懒得"咀嚼的人，"饱食中枢"因不能较早满足，"搁筷"指令便姗姗来迟，致使过量进食，身体肥胖。

食量与体力活动的平衡

进食量和体力活动是控制体重的两个主要因素，体重过高过低都是不健康的表现。如进食量过大而体力活动不足，多余的能量就会在体内以脂肪形式贮存，逐渐造成肥胖。反之，食量不足，运动或劳动量过大，久之就会因为能量不足引起消瘦，造成身体功能和劳动能力下降，所以人们需要保持食量与体力活动造成的能量消耗之间的平衡。

人体时时刻刻都在进行新陈代谢，表现为体内物质的合成与分解、能量的补充、生成和消耗。在人体生长的不同阶段，新陈代谢的变化也有所不同。儿童、青少年时期，体内物质代谢合成速度大于分解速度，因此就表现出身体长高、体重增加。成人阶段，合成与分解速度基本保持平衡，因此身高和体重就不再发生明显变化。老年人由于分解速度大于合成速度，因此，就表现为不断衰老。对一般成人而言，体重也并不是固定不变，每日食物摄入量与体力活动是影响体重的两个主要因素。食物提供人体的能量，日常体力活动消耗体内的能量。如果摄入食物过多，而日常体力活动不足，那么能量就有较多剩余而在体内积累，积累的能量就转化为脂肪在体内贮存，久而久之身体就会发胖；反之，身体就会消瘦。

人体正常生命活动离不开脂肪，健康机体需要一定比例的脂肪，而体内脂肪过多或过少又有碍健康。大量统计资料表明，男子体脂超过标准体重的20%，女子体脂超过标准体重的25%，均为体脂过多的表现，称为肥胖。肥胖者寿命一般比正常人要短。人体肥胖可引起一系列代谢变化，继而产生各种疾病，例如，可引起呼吸系统、心脑血管系统、内分泌系统、消化系统等一系列的综合征，引发糖尿病、高血压、高脂血症、胆石症等，甚至癌症。肥胖对健康的危害越来越受到人们的关注。就肥胖形成的原因来看，是多种多样的，如遗传因素、饮食因素、因患某些疾病所致等，而饮食则是造成肥胖的最普遍最主要的因素。就肥胖在体内的表现而言，均表现为体脂增多，体重增加。因此要有效地预防肥胖的发生，关键还在于使机体能量摄入与支出保持平衡，减少体内脂肪的蓄积。食物既提供机体需要的多种营养素，同时又提供机体活动所需的能量。日常生活中，我们的食量应在满足机体正常活动所需的各种营养素基础上，使其与体力活动相适宜，保证体内的能量补充与消耗平衡，保持适宜体重，预防肥胖的发生。超重不是好事，同样的，消瘦也不是好事，二者都是不健康的表现。消瘦同样会给人体造成不利影响，如老年人消瘦，易患各种老年性慢性病，儿童消瘦，则对传染病的抵抗力降低等。

保持食量与体力活动的平衡，控制体重，要因人而异。比如，脑力劳动者平时体力消耗较少，就应加强平时的身体锻炼，开展适宜的运动，如快走、慢跑、游泳等，把进食补充的能量消耗掉。消瘦的人，还有强体力劳动者，平时能耗过大，就应该加大进食量，并增加脂肪等高能食品的摄入，以维持正常生理活动和适宜体重。

第三章
中国居民四季饮食指南

春季饮食

春季饮食的基本原则

食物要多样

春季万物生长，人体新陈代谢加快，户外活动逐渐增加，所需营养素相对较多，故一定要注意食物品种的多样化，以防营养素的缺乏。早春气温仍较低，宜多食高热量的食物，多吃饭，吃饱饭，可选择糯米制品、黄豆、核桃、芝麻等食物，以便及时补充能量物质。春寒会加速体内蛋白质的分解，导致抵抗力下降而易致感冒等疾病，故应增加鸡蛋、虾、鱼肉、牛肉、鸡肉等优质蛋白质的摄入量。这些食物中富含一种叫蛋氨酸的物质，蛋氨酸具有增强人体抗寒能力的作用，帮助人体抵御料峭的春寒。

春天气温逐渐增高，温暖湿润的气候最适宜病菌的繁殖。为增强抵抗病菌入侵的能力，要多吃富含维生素 A、维生素 C 及矿物质的食物，如小白菜、土豆、青椒、番茄、胡萝卜、芹菜、菠菜等蔬菜及芦柑、橘子等柑橘类水果。除此之外，可多选用食用菌，如黑木耳、蘑菇、香菇、银耳等。现代研究认为，这些食用菌不仅味道鲜美，且能增强人体免疫力。经常食用可以增强机体的抗病能力。因此，食用菌也是春天里的天然保健品。

减酸增甜平衡肝脾

春天肝气旺盛，肝气过旺容易伤及脾脏，引起脾胃不适。酸味是肝的本味，减少酸味也就是控制肝气，不助长肝气，以免伤及脾脏。甘甜是脾的本味，增加甜味可以增强脾脏功能，抵抗肝气的侵犯，使肝、脾协调平衡。春季宜少吃酸味食品，多吃甘甜食品以滋养脾脏。多食水果和绿叶蔬菜等甘平食物，可选择胡萝卜、藕、梨、蜂蜜、芝麻、银耳、木耳、淡茶、果汁、糯米、萝卜、豆腐、莲子、苹果、香蕉等。

三春饮食各有侧重

早春要甘平温和，驱寒升阳。立春至惊蛰期间，尽管是春天，但还未"出九"，气候还是比较寒冷。阴寒消退，阳气上升，是个渐进的过程，需要补充热量，暖中散寒，以满足人体功能日趋活跃的需要，可选择葱、姜、蒜、韭菜、谷类、黄豆、芝麻、花生、面粉、糯米、核桃、豆浆、鸡蛋、动物肝脏、鱼类、鸡肉、羊肉、牛肉、虾等。在早春期间，还应多吃一些蔬菜水果，以补充维生素和微量元素。

仲春要防风祛湿，理气助阳。惊蛰至清明期间，风雨较多，湿气增多，要注意滋补脾胃，健脾化湿，疏肝解郁，助阳生发，可选择红枣、蜂蜜、山药、粳米、小米、油菜、菠菜、芹菜、豆芽、莴笋、蕨菜、竹笋、香椿、菜花、嫩藕、荠菜、马齿苋、绿豆芽、水萝卜、胡萝卜、柿子椒、小白菜等。

暮春要甘平清淡。清明至立夏期间，气温回暖迅速，饮食忌大热大寒，力求中和平淡。大热之品体内积热，大寒之物体内生寒，因而吃寒性食物，应佐以温热之品，服补阳之品，宜配以滋阴之物，以达阴阳平衡，寒热得当。可选择粳米、小米、玉米、豆类、春笋、芝麻、花生、莴笋、山药、赤小豆、菌类食物、苹果、橘子、樱桃等。适当进食瘦肉、鱼类等蛋白质类食物，饮用绿豆汤、赤豆汤、酸梅汤及绿茶；少吃油炸、煎烤、腌熏食物；不宜进食羊肉、狗肉、辣椒、花椒、胡椒及麻辣火锅等大辛大热之品，以防邪热化火。

春季是养肝的季节

春季，应该说是一年四季中最美好的季节，春风送暖，百花齐放，万物呈现出一派勃勃生机。借春天这个大好季节，对身体进行一番调养，便可能使许多疾病得以恢复正常，无病者亦可以延年。那么，春季调养何脏器最宜？从祖国医学四季结合的养生观点出发，春季养肝最佳。

春季，为适应充满勃勃生机的自然环境，人体的新陈代谢会逐渐加强，而新陈代谢与肝脏的关系很大。中医认为，肝主疏泄（即疏通畅达之意），有保证全身气血运行顺畅的功能。肝又主藏血，有贮藏血液和调节人体血量分布的作用。肝还能调节绪情、宣泄肝分泌的胆汁和帮助饮食消化吸收。所以，在春季，只有肝脏保持旺盛的生理功能，才能保证人体气血和调、经脉通利、脏腑器官等活动正常协调，才能适应自然界生机勃勃的变化。若肝功能失常，不能疏泄，则周身气血运行紊乱，脏腑器官的功能活动也将受到干扰而产生疾病。可是，已经适应严寒冬季气候环境的机体，一下子还不能很好地适应春季气候的变化，肝脏功能在春季容易出现失调，因而引发一系列的病症。加之春天许多细菌、病毒大量繁殖，肝脏易生疾病。因此春天养肝最为适宜和重要。

那么在春天里要如何注意保护肝脏呢？

首先是合理饮食。多食富含蛋白质和维生素 C 的食物，适当补充热量，减少脂肪摄入，防止暴饮暴食，不吃发霉变质的食物、少吃油炸、熏烤食品，禁烟少酒。烟草中的许多有害物质要通过肝脏处理排出，吸烟不仅增加肝脏负担，而且会直接损害肝细胞。酒有散寒、升阳、活血的作用，初春时节寒气较盛，少量饮酒有利于肝阳升发，但酒精 90％在肝内代谢，饮酒过多不仅增加肝脏负担，而且会引起酒精性肝炎或肝硬化。可经常食用动物肝脏及食醋、鸭血、菠菜等补肝之品。醋入肝有平肝散瘀、解毒杀虫的作用，菠菜有滋阴润燥、疏肝养血的作用。

其次要正确选择适宜食物。春季为肝功能旺盛之时，肝气旺就会影响到脾，所以春季易出现脾胃虚弱之证。如多食酸味食品，会使肝功能偏亢，故宜选辛甘食物以养肝。而且，以选择平补、清补的食物为原则。具有这种作用的食物有荞麦、燕麦、小米、薏仁、赤豆、芝麻、黑豆、核桃、苹果、橘子、大枣等。

三要注意补水。补水一可增加循环血量，有利于养肝和代谢废物的排出；二可降低代谢产物的浓度，减轻毒物对肝的损害，起到"内洗涤"作用。此外，肝是人体内的最大腺体，补水有利腺液的分泌，尤其是胆汁的分泌。中老年人口渴中枢衰退，往往不觉得渴，饮茶不但可清肝明目，助消化，去脂降压，而且有防癌作用。

四要合理用药。春季是许多疾病的复发季节，体弱多病者往往药不离口。而绝大多数药物在体内部要经过肝处理加工后转化成水溶性化合物经肾排出体外。随着年龄的增高，肝细胞脂褐质、胶原质和弹性蛋白贮量增加，蛋白质合成减少，酶活性降低，肝血流量减少，使药物转化强度减慢。药物（包括保肝药物）应用不当就会使肝产生蓄积性中毒。为此，中老年人应当在医生指导下用药，尽量少用药，尤其是切莫滥用镇静剂，以防引起药物性肝炎。

此外，中医还认为"肝开窍于目"，即肝与眼睛的关系较为密切，故春季养肝还应特别注意眼睛的保健和视力的维护。

春季是进补的好时节

春暖花开，万木复苏，蛰虫惊醒，天地间一派欣欣向荣的景象。脱下冬衣，换上春装，人的精神也为之一振。顺应一年一轮回的春生、夏长、秋收、冬藏的自然规律，又到了春令进补的大好时机。而春补不同于"以调理为主，清热排毒"的秋补，又不同于"以补元气为主，滋阴壮阳"的冬补，更确切地说，它更应是冬补的延伸与补充，虽补法不同，但万变不离其宗的是：养身健体。

春天进补应根据气候渐暖、人体阳气逐渐上扬的特点，以清补、平补为原则，选用扶助正气或补元气的食物，如人参、银耳、大枣、鸡肉、山药、何首乌、枸杞子等。身体虚弱者，鸡蛋、牛奶、豆浆、蜂蜜、核桃等宜每日坚持食用。有些体弱者，入春后往往感到困倦，表现为疲乏嗜睡、精神不振、胃纳欠佳等，此时可用健脾和胃的食物，如金橘、山楂、芦柑、大枣、白萝卜、番茄、草莓等。祖国医学还认为，春季宜养肝，养肝不但益脾胃，而且可以明目。养肝食物有大枣、桂圆、香蕉、菊花、莲子、胡萝卜、红薯、甲鱼等。

春天进补要注意季节气候变化的特点。有的地方春雨连绵，气候寒湿，有的地方多风少雨，气候干燥。因此，人们的生活起居必须御风寒之邪或风热之邪。若衣被无度，饮食失节，起居不避外邪，往往会感受风寒之邪或风热之邪而致病，最多的是感冒与上呼吸道感染等症，或者是引起旧病复发。也就是说，在春天，人体毛孔顺应气温逐渐升高的环境逐步舒开，但春寒未退，乍暖还寒，就使得风寒有可乘之机，容易侵入人体肌骨，发生各种疾病。所以自古有"草芽发，百病发"之说。

现代医学也发现，春天气候多变，容易使人血压升高，出现头晕，头痛、失眠等症状；另外，老年慢性气管炎、哮喘，也易在春天发作；心、脑血管疾病，也都是在春季容易发作，所以，春天应重点防范这些病症。针对这些容易发作的病症，食补也就有所侧重，如高血压患者，可以适时地吃些香蕉、橘子、梨、苹果、芹菜、胡萝卜、花生、山楂、绿豆等有防治高血压作用的食物。慢性气管炎、哮喘易发作者，应多食一些有润肺、镇咳、祛痰、止喘、补肺的食物，如核桃、杏仁、莲子、枇杷、柑橘、红梨、百合、胡萝卜、白萝卜、山药、银耳、蜂蜜、羊肉、羊肺、羊奶、芝麻等。胃炎、胃溃疡患者应多食养阴益胃的食品，如蜂蜜、菜花、圆白菜、荠菜、莴笋、猴头蘑、平菇、香菇、海带、芝麻等食物。老年人在春天的食补宜以清补为原则，一般可选用糯米粥、薏米粥、赤豆粥、莲子粥、山药粥、胡萝卜粥和青菜、牛奶、豆浆等。

升发的季节饮食注意养阳

中医认为，人与天地相应，人的生命活动和世间万物一样，是阴阳二气互相作用的结果，人体的阳气有温暖身体，促进机体生长发育，推动血液循环，抵抗有害因子侵袭等许多作用，换句话说，阳气是维持人体各种生命功能的能量与动力。四时阴阳的消长变化是宇宙万物的根本，一切生命现象，不论植物、动物，还是人都遵循这个规律。

阳气的特性是喜欢自由自在地生长活动，最怕被压抑和约束。而春季人体阳气与自然界相应，处于逐渐上升趋势，各种生理功能逐渐活跃，新陈代谢将日趋旺盛，最有利于生精血、化精气，充实人体的组织器官。另一方面人体的皮肤膝理由致密开始变得疏松，体内的阳气开始向外开泄，也就是说，冬天阳气蓄积于内，当春天到来时，阳气由内藏转为外泄。所以，春天是升发的季节，应该特别注意养阳。

所谓养阳，指的是顺从阳气向上向外生长的特性，使人体的阳气得到长养和疏放。中医认为只有养阳，才能顺应春季的变化，少生病或不发病。有阳虚症的患者，如能从春天起就注意多补养阳的食物，就可以减少在冬季的发病。所以，在饮食方面，春季宜适当多吃些能温补阳气的食物。李时珍《本草纲目》引《风土论记》里主张"以葱、蒜、韭、蓼、蒿、芥等辛嫩之菜，杂和而食"，除了蓼、蒿等野菜现已较少食用外，葱、韭可谓是养阳的佳蔬良药。下面，我们一一论述之。

葱

葱主要有大葱、小葱之分。大葱也就是一般说的"经冬不死，夏衰冬盛"，具有耐寒性质的冬葱。立春前后，由于节气和土壤的变化，这个时候的葱是一年中营养物质最丰富，也是最嫩、最香、最好吃的时候。葱是常用辛香调味品，可增加特殊清香，除腥膻味，进食开胃。可生食、可熟食。大葱中维生素C的含量比苹果高10倍，比柑橘高2倍。所含挥发油的主要成分是葱蒜辣素，有较强的抑菌作用。在冬春季呼吸道传染病流行时节，吃些生葱有预防作用。经常吃葱的人胆固醇不易在血管壁上沉积，可防治心血管硬化症。一位法国医生证实葱还有增强纤维素蛋白溶解活性和降血脂作用，能消化凝血块，避免血栓发生。

中医学认为，葱一身都是药，其味辛、性温，叶能利五脏，消水肿；葱白可发表散寒，通阳发汗，解毒消肿；葱汁可散瘀血，止痛，解毒；葱根能治便血及消痔。

春韭

"渐觉东风料峭寒，青蒿黄韭试春盘"，在乍暖还寒的早春时节，绿莹莹的春韭就长出了。韭菜四季常青，终年供人食用，但以春天吃最好，正如俗话所说："韭菜春食则香，夏食则臭。"春天气候冷暖不一，需要保养阳气，而韭菜性温，最宜温补人体阳气，故又称"起阳菜"。韭菜含苷类、蛋白质、糖类、脂肪、胡萝卜素，B族维生素、维生素C、纤维素、钙、磷、铁等，还含有类抗生素物质，具杀菌之功效。其质地柔嫩，气味辛香，既可以作荤菜的配料，也可以单独成菜，还是传统制作包子、馄饨、水饺的馅料。

韭菜味甘辛、性温，具有温中补虚、调和脏腑、益阳的功效。阳虚肾冷、阳痿或腰膝冷痛、遗精梦泄，可用韭菜250克，核桃仁60克，同香油炒熟，1日食完。照此连吃月，有较好疗效。脾虚腹泻可取大米100克，煮成稀粥，再将鲜韭菜60克，洗净切断，加入其中，调盐温服，每日1剂，连服6剂可健脾止泻。现代研究表明，由于韭菜含粗纤维较多，进食时能锻炼咀嚼肌，增进胃肠消化功能，促进肠蠕动，可防治便秘，预防龋齿。粗纤维还能增进粪便量，改变肠道菌丛，稀释粪便中的致癌物质，并减少致癌物质与肠黏膜的接触。因此具有预防大肠癌的作用。此外，韭菜对高血脂、冠心病也有辅助治疗作用。但韭菜不易消化，一次不要吃得太多。此外，阴虚有热及热性疮疡、目疾等患者忌服。亦不可与蜂蜜及牛肉同食。

春季适宜多吃的几种食物

春季是冬夏季风转换交替的季节，冷暖气流互相争雄，旋进旋退，时寒时暖，乍阴乍晴，天气变化无常，正如民谣所云："春天孩儿脸，一天变三变。"在这个季节里，人们不仅要合理地调整饮食，还应有目的地选择一些适合春季食用的食物，以提高身体对气候变化的适应性。下面的这几种食物可在春季适当地多吃。

柑橘

新春佳节，正是柑橘大量上市的时候，其味甘酸，柑性偏凉，橘性偏温。柑橘一类品种繁多，所含成分与功效大同小异，含有丰富的糖、有机酸、维生素等，其中多种有机酸、维生素对调节人体新陈代谢大有好处，尤其对老年人及心血管疾病患者更为相宜。柑橘宜生食，也可做成果汁饮料，味道佳美。具有生津和胃，润肺化痰，消胀除痞的功效。此外，柑橘中含维生素，具有抗病毒作用，春季是细菌病毒繁殖，活力增强的季节，食用柑橘有防病的作用。

荸荠

荸荠每于冬春季节采收，肉质白嫩，醇甜清香，甘美爽口，素有"果中之蔬"之誉。含淀粉、蛋白质、钙、磷、铁、维生素A、B族维生素和维生素C等。可生食也可熟食。作为水果食用，一定要洗干净。因为荸荠外部所带的泥沙中常夹带着姜片虫等病虫卵，吃了影响健康。荸荠作为蔬菜，烧、炒、炸、焯、煨、煮等无一不可。其味甘性寒，功能清热生津，消积化痰。适用于春季补充津液，清除痰热。对于积滞伤食、咳嗽痰喘、醉酒亦有疗效。

　　　中国居民膳食指南大全

苹果

苹果汁甜味美,一年四季均可买到,含有糖、苹果酸、酒石酸、枸橼和酸、B 族维生素和维生素 C、钾、磷、铁、果胶物质等。是老幼病弱咸宜的佳品。可生食,也可榨汁或做果酱食用。苹果味甘酸、性平,能生津止渴,益脾止泻,和胃降逆,对气弱神疲、纳呆腹胀者甚宜,对轻度腹泻有止泻作用,同时又有通便作用,可治疗便秘。因其含钾,也可作为防治高血压的辅助水果。将苹果洗净捣汁,每次 100 克,每日 3 次温服,10 日为 1 个疗程,连服 1 ~ 2 个疗程,对肝血虚所致眩晕有效。

樱桃

樱桃为蔷薇科灌木或乔木樱桃的新鲜果实,又名含桃、荆桃,颗似璎珠。它虽非桃类,但其形似桃,故名之。李时珍在《本草纲目》中说它圆如璎珠。璎和樱同音,所以就称之为樱桃。樱桃一般在 3 月开花,4 月初成熟,为最先上市的水果,故有"先百果而熟"之称,被人称之为"春果第一枝"。

樱桃肉质鲜美,甘甜爽口,色泽鲜红,营养丰富。现代营养学的研究发现,樱桃中含有丰富的铁质,每 100 克中约含有 6 毫克,是柑橘、苹果、梨等水果含铁量的 20 倍以上。此外,每 100 克樱桃中还含有能量 46 千焦,水分 88 克,蛋白质 1.1 克,食用纤维 0.3 克,维生素 $A_2$10 毫克,维生素 $B_1$0.02 毫克,维生素 $B_2$0.02 毫克,维生素 $B_3$0.6 毫克,维生素 C10 毫克,维生素 E2.22 毫克,钙 11 毫克,磷 27 毫克,锌 0.23 毫克,以及果酸、脂类、葡萄糖等物质。

樱桃味甘、酸、性温,有滋养肝肾、涩精止泻、益脾养胃、祛风除湿等功能。可治疗身体虚弱、遗精腰酸、四肢不仁、风湿脾痛等症。经常食用樱桃,对人的健康大有裨益。樱桃含铁质较多,因其有促进血红蛋白再生的作用,所以对补肝肾颇有好处,此外还有防治贫血的作用。经期过后的年轻女子吃些樱桃,既能补充失去的血液,达到健康的目的,又能使皮肤变得美艳动人。另外,脾胃虚寒导致的消化不良者,可在饭后食用几个樱桃,效果较好。樱桃核也有一定的药用价值。樱桃核中放入适量醋，炒后研末，每次用开水送服 15 克，每日三次，可治疗疝气痛。

大枣

大枣味甘性平，是滋养血脉、强健脾胃的佳果，适宜于春季食用，俗语有"一日吃三枣，终生不显老"的说法。国外把大枣称为"天然维生素丸"，其维生素 P 的含量居百果之冠，所含磷和钙比一般果品多 2 ~ 12 倍。将鲜枣直接晒干即成红枣。黑枣是将鲜枣煮 3 ~ 5 分钟至快熟时捞出，投入冷水，枣皮遇冷皱缩，经晒干或晾干，再反复熏焙而成。红枣与黑枣营养价值相似，枣肉中除糖外，含有蛋白质、有机酸，维生素 B_1、维生素 B_2、维生素 C 和胡萝卜素，还有多种矿物质。红枣是养血补脾的好补品，用红枣 30 枚、黑木耳 30 克合炖，治疗贫血、神经衰弱、过敏性紫癜等病，疗效很好。早春时节，黄绿叶蔬菜比较少，人体内维生素供应不足时，不妨多吃些枣，既可煮枣粥，亦可做枣糕，当然生吃亦很好。对于身体较虚弱，胃口又不好的人，平时可多吃点儿枣米饭，即以大米为主，配上点儿红枣，色泽鲜艳，爽口润甜。

荠菜

荠菜又称"报春菜"，每至清明节前后，其茎叶鲜嫩，是采食的大好时节。荠菜含有丰富的氨基酸、蛋白质、多种维生素、糖类、无机盐类及钙、磷、钾、铁、锰等。据分析，荠菜的可食部分高达 80%，是理想的野菜佳品。荠菜吃法很多，既可凉拌，也可以炒、煮，吃起来皆清香可口，鲜而不俗，别有一番风味。通常在食用前去根洗净，入沸水中微焯即起，再用冷水漂净，挤去水分即成。这种吃法，不仅保持了荠菜的原味及营养成分，而且色绿喜人。民间还将荠菜剁碎制馅做包子、饺子、春饼、春卷等。荠菜入汤味佳，清香扑鼻，可增食欲，使胃纳佳而增寿，故又称"百岁羹"。中医认为，荠菜味甘淡、性微寒，能凉血止血，清肝明目，清热利尿。主治咯血、便血、妇女崩漏及泌尿系感染、高血压病等。高血压、动脉硬化者，每日用鲜荠菜 60 克，加水适量，煮开锅后打鸡蛋 3 个，吃蛋喝汤，能改善头晕头痛的症状。

春笋

食用竹笋在我国很普遍，尤其是南方。春季正是竹笋嫩肥的时节，春笋肉中，含蛋白质、糖类、脂肪、磷、钙、铁，还含有 B 族维生素、维生素 C 等多种人体必需的营养成分。食用春笋的方法多种多样，但因其具有吸收别种食物鲜味而构成更加鲜美的特点，最好是与肉、禽、鱼、蛋等荤食合烹，也可以辅以豆制品、食用菌、叶菜类等素菜同烧。如果单独烹炒，不仅味道不鲜美，而且有涩味和麻舌感。竹笋味甘、性微寒，可清热化痰，和中润肠。对肺热咳嗽、食滞腹胀等症可作为辅助食疗。冬瓜皮 50 克，春笋 100 克，水煎服可治心脏病、肝脏病引起的浮肿腹水。由于它属于高蛋白、低淀粉、低脂肪的天然食品，常食对肥胖症、冠心病、高血压、糖尿病、动脉硬化患者有益。但因其难于溶解的草酸钙含量较多，且性偏寒，患结石、肾炎及脾胃虚寒者最好不吃。

食用菌

近来不少医学专家认为，春季可添加食用菌如黑木耳、银耳、蘑菇、香菇等做菜肴以防病保健。黑木耳富含矿物质铁、钙，还含有抗癌物质。钙对人体肌肉、心、脑等细胞的功能起主导作用。银耳的有效成分银耳多糖具有软化血管、抗肿瘤、抗炎、抗放射作用。用黑木耳、银耳，泡发洗净，入油锅略爆炒，另起油锅待热，下豆腐煎炒，然后放入黑木耳、银耳同煮，加调料熟透后食用，可用于冠心病的保健。从人工培养的鲜蘑菇中提取的多糖类对白细胞减少症、传染性肝炎有一定疗效，鲜蘑菇常做菜肴食用对肝炎病的康复有效。另外蘑菇对金黄色葡萄球菌、伤寒杆菌及大肠杆菌有抑制作用，常食蘑菇还可预防癌症。所以食用菌是春天的天然保健营养品。

大蒜

大蒜味辛辣、性温。为烹调常用调味品，也是家庭饭食主要的辅助食品。生食、熟食皆宜。可增进食欲，开胃进食。本品的药用价值甚高，中医认为它可温中散寒、行气消积、解毒杀虫。现代医学研究表明，由于含有大蒜辣素的挥发油，大蒜有较强广谱抗菌作用及抗真菌、抗原虫作用。对由细菌引起的感冒、肠胃炎以及扁桃体炎有明显疗效，其抑菌能力在某些方面比青霉素，或磺胺类药物还强，春天食用大蒜有益于抗菌防病。大蒜中的脂溶性挥发油等有效成分可激活巨噬细胞的功能，增强免疫力，因而被列为防癌食物。此外，大蒜还有降脂、降压等作用，可预防动脉硬化、高血压和心脏病。生食大蒜后，口里会有特殊的臭味，这是因为蒜瓣被嚼碎以后，蒜细胞中特定酶的活化作用，将蒜碱分解为具有特殊臭味的蒜素。消除口中的蒜臭简单有效的办法是嚼茶叶，然后再用浓茶水漱口。

香椿

香椿在我国已有两千多年的栽培历史。每当春暖花开时，香椿树便生出嫩芽，吐出浓郁的香气。嫩芽质脆、多汁，嫩叶芳香、味鲜，是我国人民喜食的传统蔬菜，也是无虫季节无药毒的纯天然佳品。

香椿味美可口，既可凉拌，又可熟吃。平时人们喜欢把香椿芽洗净用开水焯一下切碎，撒在切成丁的豆腐上，再加食盐、香油、味精，名曰香椿拌豆腐，白绿相映清香爽口，风味别致。香椿芽炒鸡蛋，黄绿相间，风味独特，且营养丰富。油炸香椿则是春季应时佳品，先把香椿芽用盐腌一下，去水，拌上一层由干茨粉、鸡蛋黄、细盐调成的稀面糊，将香椿芽蘸好面糊后入油锅煎炸至呈金黄色时起锅，一个个油炸后的香椿犹如一条条金黄的小鱼，外焦里嫩，新鲜酥美。此外，腌香椿、香椿泥、香椿盒、香椿拌捞面等，都被人们誉为富有营养的天然保健食品。

香椿营养丰富，易被人体吸收。据测定每100克香椿中含蛋白质9.8克，位居群蔬之首；含钙质143毫克，也名列前茅；含维生素C115毫克，与辣椒相近似，比鲜笋高100倍，是菠菜的3倍、韭菜的14倍、芹菜的20倍。另外，还含有磷135毫克、铁

3.4毫克、维生素A1.3毫克，以及维生素B_1、维生素B_2、纤维素、碳水化合物和鞣质等多种营养物质。香椿不仅富有营养，还具有很高的药用价值。祖国医学认为，香椿性寒、无毒，有清热解毒、健胃理气、固精止血、止泻杀虫等功能。香椿煎剂能够抑制肺炎球菌、伤寒杆菌、费氏痢疾杆菌、大肠杆菌等。治痢疾有时比呋喃唑酮（痢特灵）要好。我国民间也有不少用香椿治赤白久痢、痔疮出血、赤白带下和食欲不振等症的。《本草纲目》里也说，香椿可以"祛风、解毒"。现代药理研究证明，香椿煎服对许多病原菌有良好的抑制作用。

春季应该少吃的食物

春季自然界万物开始萌生、发芽，尤其是植物的萌芽泛青，到处充满了勃勃生机，人体生理功能和新陈代谢也开始活跃。饮食上应配合此时节特点，应避免吃油腻生冷之物，多吃富含B族维生素的食物和新鲜蔬菜，少吃以下这些食物。

肥肉

冬季，人们为了抗御外界的严寒必须调节自身的体温。因此，在饮食上，会比其他季节摄入更多含脂肪和蛋白质丰富的动物食品。但是，进入春季之后，周围的气候环境日趋温暖，人体用以抵抗外界严寒的热量消耗日渐减少。此时，若继续不管一切地大吃肥肉，身体发胖是免不了的。这不仅会影响到人体的外形美，更主要的是可能引起高血压、高血脂、动脉硬化、糖尿病等一系列令人烦恼、又难以治愈的疾病。

另外，我们知道春季是肝病的高发季节，吃肥肉会引起发病。这是因为肥肉中的动物油含有较多的饱和脂肪酸，在室温下多呈凝固状态，且熔点较高。研究表明，油脂的熔点高低直接影响到人体对其的吸收率，熔点在37℃以下者，吸收率可达97%～98%；熔点在37～50℃者，吸收率为90%；熔点超过60℃则难以吸收。动物油熔点较高，故吸收率较低。同时，肝炎患者的肝功能已受到损害，肝脏的代谢功能下降，若再食用肥肉，会出现吸收差、食欲欠佳等情况。同时，摄入过多的饱和脂肪酸可使血脂升高，对有脂肪肝趋向的患者不利，故肝炎患者不宜食用肥肉。

腌制食品

立冬过后，民间有自己腌制香肠、腊肉、腊鱼之类的肉食品的习惯。为了使这些腌制品外观好看，能保持新鲜和存放一定的时间，在大批量的制作过程中，往往会加入一定比例的亚硝酸钠。这样一来，就给人们食用后的身体健康带来了一定的隐患。过量的亚硝酸钠，会使人体的血液失去携带氧的功能，导致机体细胞组织缺氧。同时，亚硝酸钠还能在胃中与胺类物质发生化学反应，形成致癌物质——亚硝酸胺。因此，腌制的肉类食品不可多食。

另外，腌制品多是在冬季腌制，春节食用，因腌制量多，春季会继续食用。但是，春季，随着气温的不断上升，以及空气中的相对湿度越来越大，各种微生物、细菌、病毒的生长和繁殖也变得十分活跃，保存条件不好的腌制品会因此引发系列的氧化反应，产生过氧化物，发出令人倒胃口的哈喇味。这种气味表明腌肉制品中的油脂已经变质，营养价值已大为降低，继续食用会引起肝、肾、肺等主要器官的功能损伤，或者引起血管扩张、充血等。所以，在春季还是少吃一些腌肉制品为好，以免"贪了口福，丢了幸福"，那才是最大的划不来了。

酒

自古以来，"春"和"酒"就紧紧地联系在一起了。古人甚至把酒直呼为"春"，买酒不说买酒，而称"玉壶买春"。在许多名酒中仍保留着"春"的名称，"剑南春""燕岭春"等都是海内外颇负盛名的佳酿。酒在医学上一向被认为是既有益又有害的饮料。

春天饮酒宜少且要因人而异，少量饮酒，有助于人体内阳气的生发。能开胃沁脾，增进食欲，还能改善血液循环，增强体力，消除疲劳，对某些慢性病也有治疗作用。但由于酒精对人的中枢神经有抑制作用，酒精浓度越高或喝酒量越多，就愈容易发生酒精中毒而出现醉酒现象。春季能量消耗减少，酒是高能食品，多饮必然会使体内热蓄积，影响健康；消耗不完的能量还容易转化成脂肪，造成肥胖。

食用野菜和花的注意事项

进入春季，在田野、路边、园内、宅前屋后陆续自出的野菜是人们喜爱的菜蔬。在我国常见的野菜有：荠菜、天精草、盐蒿菜、灰雕菜、苕子头、荞荞菜、野苋菜、地耳、野蕈等。下面我们把常见野菜的食用方法简述如下：

枸杞（地上部分又称枸杞头、天精草）：食菜头嫩茎、嫩叶，有明目、壮骨、清肺热的作用。枸杞生长在肮脏的地方，菌毒多，因此最好能掐采雨后抽出的嫩苗叶食用较好；如无雨采食时，必须采短苗，在水中多洗几次，浸泡一个小时以上再洗。洗净的枸杞头在开水锅里煮熟捞起，用清水漂洗后挤成团，切碎拌以油、盐、酱油，加点儿蒜泥，即可食用。

野苋菜：食菜头、嫩茎、叶。与苋菜同样食用，但要洗净、炒熟，多放些油和蒜。它虽能起补气作用，但吃多了容易泻肚。

荠菜（又名野菜、鸡菜）：食其全棵。它毒性较小，有开胃、补脾、利肝、消水肿的功效。味鲜，既可煮粥，又可炒食，还可炒熟加些配料（如茶干、虾米）做春卷馅心，饺子馅心，但要漂洗干净。

盐蒿菜和灰雕菜：性咸，均食其嫩茎、叶。盐蒿菜生长在盐碱地，属于蒿类，似蒿草，一般作为猪饲料；灰雕菜生长在草木灰地，叶上有小灰粒。食用时，要洗去叶上的盐粉，再浸泡一段时间，然后煮熟，洗净，切碎，加入香油（豆油也可）、盐、酱油，即可食用。但不能多吃，否则会引起面目浮肿。

蓠蓄（乌蓼、蓠竹、竹蓠菜）：去根，食其株，可煮粥吃，也可用2/3蓠蓄、1/3米面拌和蒸糕吃。它有消热、利尿、杀灭蛔虫的作用，但不要多吃，否则会减少人体水分和钠，使人感到乏力、无精神。

荠荠菜（野荠豌豆）和苕子（红花草、草头、紫云英）：荠荠菜是野生的，随麦下种而出，有点儿像苕子，藤蔓比苕子短，棵子也小（30厘米左右），开紫花，是猪的好饲料。荠荠菜和苕子，均食其嫩头，必须先洗净，下锅焯十分钟，倒去苦水，然后加油盐等作料炒食。这两种野菜容易引起腹泻，不能多吃。

地耳（地皮菜）：形状类似黑木耳。生长在野草根下，下雨则长（每耳有蚕豆粒大），无雨则缩（只有米豆粒大）。一般在四月份雨天才能收到。食用时，浸泡，洗净，和咸菜炒食。有明目益气作用。

野蕈（土名卷子）：它是野蘑菇，易中毒，须经鉴定后才能吃。如已煮食，先要少量吃，用甘草同嚼，如欲吐就不要再吃了。

野菜与普通蔬菜口味不同，有的还味道奇鲜，而且又不用花钱买，可信手拈来，大量采食，因此深受人们的欢迎。殊不知，尽管有些野菜对人体有益，但也有一部分野菜有毒，不慎食之，会影响健康。有的含霉菌较多，有的沾泥沙多，有的含汞、钠等化学成分，不小心会造成腹泻、脸面浮肿、精神不振等情况，甚至造成中毒身亡。食用这些野菜如何防止中毒呢？首先要现采现吃，吃新鲜的，不能吃久放和隔宿的，更不能吃腐烂的。其次，要用水泡，多洗几次，最好在大雨后采食。再次，要把泥沙洗净，有人采取先晒干再洗的办法，这样容易洗净。另外，还要煮熟，但时间不宜长，不要煮得过烂；宜少吃，不要多吃；不要久食；更不能空腹多食；多放些油，最好与大蒜配食。

野菜中毒，西医治疗一般采用催吐、洗胃、注射葡萄糖、滴注葡萄糖盐水、服亚甲蓝片、注射亚甲蓝液等方法。中医验方是采用多吃糖、油解毒（白砂糖50克和油50克炖服）的方法，并采用多种解毒方，如：用甘草一份、绿豆二份加水煎服；用甘草（不限分量）浓煎多服；用甘草15克、大黄10克加水煎服；用防风 60 克水煎汁内服；用绿豆煎汁内服；用茅草根或芦根煎水内服；用大蒜捣汁冲服等。

还要注意的是，绿色植物对于大气具有净化作用，不但能吸附空气中的尘埃颗粒和固体悬浮物，而且对空气和土壤中的有害气体和化学成分具有过滤作用。但现在污染严重，很少能找到纯净的野菜。人们食用了污染的野菜对身体危害很大，严重的还会引起食物中毒，特别是城市人口密集地区、工厂和居民区附近以及受污染的河流、水体附近的野菜更不能食用。

另外，春季到来，迎春、玉兰、樱花等陆续开放，很多人在拾花瓣回去食用。虽然很多花卉都可食用，而且营养丰富，风味独特，是人们养生长寿的佳品。但是也有一些花卉是有毒的，如夹竹桃、曼陀罗、五色梅、黄杜鹃、石蒜、乌头、变叶木、虎刺玫、长春蔓等。这类花卉在平时，其汁液只在体内，对人的健康不会有多大影响，但若是弄碎了，汁液弄入口、眼中，或者误食了，则会带来不良反应；还有些花，对少数人来说会有过敏反应，例如水仙花、报春花等。所以，食用花卉时，务必辨别清楚，了解其营养、医用价值。对于还不认识不了解的花卉，千万别贸然食之，以免中毒。还有的花卉虽可食，却有一定程序，例如黄花菜，须经开水烫过或炒熟后才能食用，生吃则可能会引起呕吐、头昏等中毒症状，亦应注意。

夏季饮食

夏季饮食的基本原则

"民以食为天"，饮食是人类赖以生存的必要条件。在日常生活中，一日三餐吃饱，是生命延续最基本的要求。随着人民生活的日益富裕，"填饱肚子"早已成为"老皇历"，目前人们最关心的问题之一，就是怎样通过饮食来进行养生。在自然界的四季变迁中，由于气温周而复始的寒温变化，动植物的生长荣枯也明显具有规律性。所以，不同季节，人们生理变化所需要的饮食物和所能得到的食物也不完全相同。夏天炎热而多雨，人体消耗较大，为了保持机体的健康，更须合理调配饮食。

根据五味选择夏季饮食

五味是指酸、苦、甘、辛、咸五种味道，分别与肝（春天）、心（夏天）、脾（长夏）、肺（秋天）、肾（冬天）相配。中医学认为苦味的食品能泄热，能燥湿，能止泻。由于平时人们偏于多吃肥甘可口的食品而不喜欢苦味，往往导致人体阳有余，阴不足。尤其是如今生活水平提高，许多人营养过剩，造成内热蓄积，所以，一年四季均应适当增加进食苦味食品，夏季尤应如此。苦味食品所含生物碱类物质具有消炎退热、促进血液循环、舒张血管等药理作用。按中药理论，一般苦味的食品，如苦瓜、苦菜、马兰、茶等，既可清心除烦、醒脑提神、消炎祛暑，还能增进食欲，健脾燥湿，特别是夏至后一阴生，即长夏之际，湿气较重时，更应注意摄入一些苦味的食品。当然，也不能毫无节制地滥服苦味食品，否则反而会损伤脾胃阳气。中医学根据五行五味与五脏的关系提出的夏季饮食调养原则，提到夏季要增加辛味食品的摄入，值得引起注意。因为辛入肺，辛味的食品可以补养肺气，但辛味的食品偏于热性，顾忌夏天的炎热，许多人不敢摄入，但实际上，夏天适当吃一些辛温的食品反而会有利于散热。

另外酸味食物能收、能涩。夏季汗多，适当食酸能敛汗，以防汗多耗气伤阴；在肠胃功能低下、易患腹泻的夏季，适当食酸还能止泻。另一方面，酸甘生津，即又酸又甜的食品，如番茄、杨梅、梅子、山楂等，具有生津止渴、健胃消食之功。

《遵生八笺》在谈到夏季的饮食时说，夏季的第三个月，应增加咸味食品，减少甘味食品。咸味属肾，有利于滋补肾脏。此外，夏季出汗多，钠盐的丢失较快，故可适当吃一些咸味的食品。烹饪菜肴时味道可调得稍咸一些，及时补充钠盐，而且还可促进食欲。中医学认为，甘甜的食品如各种糖、蜂蜜、蜜饯、甜饮料等，会助湿生痰，不仅易使人发胖，还会妨碍脾胃的消化，减少食欲，故懂得养生的人，都强调节制甜食。其实，一年四季都应少吃甜食，而夏季气候潮湿，脾胃功能低下，更应减少甜食的摄入。

除了上面提到的五味外，还有一种味道很弱的淡味。中医学认为淡味食品有利水渗湿的作用，如冬瓜、空心菜、薏米等。夏季湿气重，再加上饮水多，易致水湿困脾，宜多吃淡渗利水的食物。

夏宜化湿

所谓"外湿"，即由于阴雨连绵不断，气候潮湿，影响皮肤的功能，使汗出不畅，影响了血液的运行，使血液循环欠于流畅，因而使人周身困乏，甚或骨节酸痛，也有的表现为头重如裹，或昏昏欲睡，湿由外来，故在治疗上，仍当驱之外出。芳香祛湿的药物就具备这一功能，常用的药物有藿香、佩兰、生苡仁、陈皮、炒防风之类。一般脾虚体质之人，到梅雨季节，则脾虚里为严重，主要表现是食欲不振，甚则不思饮食，整日倦怠，昏昏欲睡。所用补脾药物，如焦白术、炒苡仁、制苍术、陈皮、扁豆衣等。用适当的分量，煎汤，1 日 2 次，或择其中 2 ~ 3 味，研粗末，泡汤代茶，口渴时当茶嚼。这些药都有健脾化湿的功能。

在梅雨季节，受到外湿或脾虚生湿困扰的人除了用芳香祛湿或健脾化湿的治法外，在饮食方面还宜注意，饮食宜以清淡为主，少食或不食肥甘厚腻。所谓"肥甘厚腻"，是指大鱼大肉，红烧熏烤之类，还有酒酿、八宝饭、猪油年糕之类的甜食。因这些食物和菜肴难以消化，从而影响胃肠功能正常的发挥，使所食食物中的营养既不易消化分解，也不能很好地被吸收，更无从输送到全身各组织器官，而停在胃肠道内。这些停留在胃肠道内的营养物质，反而成为胃肠功能活动的障碍物。这些停滞的障碍物，中医学将它概称为"湿"，或曰"湿滞"。其机理称"甘能生湿"，或"肥甘助湿"。脾虚体质，称为"脾虚生湿"，所以不论是受外湿侵袭的还是脾虚生湿的，对肥甘厚腻食物，还包括含糖多的瓜果，应严格禁忌。

勿令太饱

自古以来，中医就十分强调节制饮食在养生保健中的作用。现代医学科学研究也发现少食、减食可使人长寿，甚至短时间的断食能有利于健康。谚语说：少吃一口，活到九十九。经常饱食会加重胃肠负担，使消化液出现供应不足的现象，从而引起消化不良、胃部饱胀不适，久而久之，将导致胃肠慢性疾病，影响人体食物营养成分的吸收。夏季脾胃虚弱，消化功能低下，更应注意节食，切忌暴饮暴食，尤其晚餐不宜过饱。为了保证足够的热量和营养，在用餐次数上可多一些。否则易使胃肠受损，所谓"饮食自倍，肠胃乃伤"。此外，吃饭过饱还会使血液过多集中在胃肠，其他重要器官则供血不足，大脑供血不足，会使人容易出现疲倦乏力，无精打采，这就是为什么酒足饭饱后人会觉得困倦欲睡。如果心脏供血不足，会诱发心绞痛等。长期饱食，还会引起肥胖，诱发糖尿病、胰腺炎、胆石症、胆囊炎等疾病。

三餐需定时

养生保健历来强调三餐要定时，但这一点在夏季尤其重要。三餐定时对机体能量的均衡很有好处，夏天人们早起迟睡，进餐时间应控制在早餐 7:00 左右，午餐 12:00，晚餐 6 ~ 7 点。因白天体力消耗较大，故特别要吃好早餐。理想的早餐是牛奶（豆浆）、鸡蛋、全麦面包。下午及晚间可适当吃点儿"小吃"，故有人称其为"五餐"。夏天天黑得晚，有人把晚餐放在很晚才吃，或临睡前又"大嚼"一番，这样做对健康极为不利。饱餐后很快入睡，这时胃肠蠕动减慢，导致食物长时间滞留胃中，既妨碍了正常的消化吸收，又易诱发心血管疾病和泌尿道结石，还是引起肥胖的一大原因，故应尽量避免。

饮食要卫生

夏天气温高，湿度大，食物极易变质，稍有不慎，就会引起疾病的发生。据统计，每年 6 ~ 7 月是食物中毒的高发期，就是因为这时的气候条件特别适合细菌生长繁殖。俗话说："病从口入"，故夏季尤其要把好"饮食关"。具体做法是：饭菜一定要新鲜，最好是现做现吃，每天吃剩的食物，有条件的要放进冰箱，第二天吃时必须烧透。瓜果一定要洗净后方可食用，可先用自来水清洗，然后再用84消毒液浸泡，最后以冷开水冲干净。制作凉拌菜时，菜刀和砧板一定要生熟分开，蔬菜也必须烫透才吃。

夏季进补宜清淡

夏天重视进补是非常必要的，补得好，不仅可使你安然度夏，而且还会使机体做好换季的准备，在秋凉渐近时生物钟丝毫不受干扰。但倘若不懂补的原则，方法错误，又会适得其反，成为影响健康的不利因素。那么应当如何进补呢？一般说来，夏天人的胃酸分泌减少，加之饮水较多冲淡胃酸等原因，导致机体消化功能较弱，故饮食应清淡一些。应多吃营养丰富、气味清淡之品，忌食油腻厚味及热性的食物，对那些煎炸食品或糕团等黏腻之物，也要尽可能少吃。

但是，清淡不等于素食。有人到了夏天就成了"素食主义"，三餐纯素，以为这就是清淡，就能获得长寿，其实这是养生的一大误区。人体健康需要多种营养物质，而食物又是这些营养物质的主要来源。在正常情况下，机体内的营养保持着动态平衡，一旦某些物质缺乏，就必须及时补充，否则就会引起疾病。素菜中虽然含有多种对人体有益的维生素，可是缺乏人体必需的蛋白质，夏天长期吃素容易导致营养失衡，使身体在秋收冬藏时失去协调。所以，夏天也要适当吃些荤菜（瘦肉、蛋、奶、鱼）及豆制品，关键是在烹调时多用清蒸、凉拌等方法，不要做得过于油腻。

此外，配菜时注意色彩搭配，并多换花样，以增加食欲。夏天蔬菜品种多，选择余地大，可充分利用色彩这个健康的"第二营养素"进行养生。家中有人食欲不振，精神萎靡时，不妨在餐桌上添加些红色的蔬菜，用来兴奋中枢神经，振奋精神；若工作劳累，心身疲惫，心情不悦时，餐桌上可多加点儿绿色和白色的菜肴，以舒缓情绪，愉悦心理，促进消化。

夏季菜肴特别注重色、香、味俱全，但有些菜不宜配在一起。如"小葱拌豆腐"是夏季最大众化的菜肴，白绿相间，既美观又清淡爽口。但是，这种吃法有碍健康，不宜提倡。因为，无论水豆腐、干豆腐，还是其他豆制品，都含有蛋白质、钙等营养成分，而葱中却含有大量的草酸，豆腐中的钙与葱中的草酸结合会形成白色沉淀物——草酸钙，造成人体对钙的吸收困难。钙是人体必需的微量元素，钙缺乏会导致疾病，所以二者最好不要放在一起吃，豆腐即使烧着吃，也切莫放葱。

有人观察发现，荤素搭配的菜肴最富有营养，故夏天应当多吃。如水饺、馄饨、包子、馅饼等各种带馅食品，其馅是由猪肉、羊肉、牛肉、鱼肉、鸡肉、鸡蛋、海米、虾皮、木耳、豆腐、植物油和韭菜、芹菜、芸豆、冬瓜、茄子、西葫芦及葱姜等调味品制成，含有多种维生素和钙、磷、铁、镁、钾等矿物质，能够提供科学合理的营养，对健康十分有益。特别是老年人，大多有牙齿松动或缺牙等现象，咀嚼功能很差。各种馅料经过切碎加工，既细又软，容易消化吸收，尤其适合老年人食用。同时，带馅食品营养均衡，可以很好地防治老年人营养缺乏症。此外，由于各种蔬菜是菜馅的主要原料，而蔬菜中含有大量的纤维素，老年人食后可明显增加胃肠蠕动，这对通便、降低血脂、防治动脉硬化以及预防各种癌症，都有重要作用。

总结来说，夏季进补可掌握以下原则：其一，夏季中的长夏时节，湿气甚重，常会影响人体的脾胃功能，故应选些具有化湿作用的清淡食物，以利脾气的运化。其二，夏暑天气酷热难当，往往出汗量较大，容易耗气伤阴，故又宜多食些有益气阴的食品，但不可过于滋腻。

伏天消暑的饮食宜忌

不少人一到夏天，特别是三伏天，总觉得身体不适，头晕、头痛、疲乏无力，有时会感到胸闷气短、毫无食欲。严重者，还会影响工作和学习。是不是生病了呢？到医院去检查，也查不出什么器质性病变。而到秋凉气爽之后，上述一切症状，都会不药自愈。这种情况，民间俗称为"苦夏"。

造成"苦夏"的原因，除与人的体质和神经中枢有关外，还有以下原因：第一，周围空气温度升高，使人体皮肤内的血管扩张充血，胃肠血管的血液相对减少，造成消化功能减退，食欲减退。身体缺乏营养的补充，因而出现乏力和消瘦。第二，夏季汗多，一般人每天要排出大量的水分和盐分。体内缺乏盐时，胃酸的分泌就会减少或发生紊乱。第三，夏天大量血液流向皮肤血管，大脑的供血不足，造成大脑缺氧。同时，夏季天气炎热，夜短昼长，昼长使人体活动量增加，高温使人体代谢增加，这些都大大增加了能量的消耗。夜短还使原来的正常夜间睡眠时间相对缩短，加之蚊虫叮扰，使人得不到足够的睡眠，大脑皮层也得不到充足的保护性抑制。这种精神和体力上的过度消耗，就会使人感到疲惫不堪，昏昏沉沉。

为了预防或减轻"苦夏"，平时要加强体育锻炼，提高对环境的适应能力。除此之外，在饮食上也要注意，以下是一些伏天消暑的饮食宜忌，希望对你会有帮助。

宜主动饮水

主动饮水是夏季科学饮水的首要环节。失水是早衰和夭寿的主要原因，而夏季尤易失水。所以，此时应当积极补水。其关键是定时主动饮水，即口不渴时也要进行"必需的"喝水。有人平时不喝水，口渴了才大量饮水，这是很不科学的。大量的饮水，不仅不能迅速补充身体所需水分，还会因为胃肠水太多，妨碍胸膈肌活动而影响正常呼吸。同时，大量水分子进入血液，突然加重了心肺的负担，使心肺功能异常，对心肺功能不良及年老体衰之人，影响更为严重。正确的方法是，经常地、主动地、少量地饮水。每天有四个最佳饮水时间：①清晨起床后；②上午10点左右；③下午3～4点；④临睡前。

生理学家测试发现，人的血液黏稠度在夏季最高，尤其以老年人为甚。当人血黏度增高时，血液流动缓慢，机体组织获得的氧气和营养物质相对减少，如血黏度增高到一定程度，就会出现血液凝集块，造成血管栓塞，引发缺血性心脑血管疾病。由于定时饮水可以有效预防血黏度的增高，所以，夏季主动饮水特别重要。

宜适量补盐

盛夏酷暑，人体大量出汗，特别是当劳动强度大、工作条件差等则出汗更多，机体则需要补充大量的水分，但不能单纯喝一些清凉饮料。因为只能起到补充体内水分的作用而起不到补充盐分的作用。因此，为了消暑在清凉饮料中应加适量的盐，以补充体内损失的盐分。

盐的主要成分为氯化钠，而氯和钠这种元素对人体都起着重要的生理作用。钠在人体内能产生渗透压，能促进机体组织细胞内外水分的流通，维持体内水分的正常分布，起到阻留水分的作用。人体内如果缺少钠，尽管大量饮水，水分就会随着汗和尿排出体外，仍起不到补充体内水分的作用。炎热天气人体出汗较多，排出的盐分也较多，由于大量排出水分和盐分，人会出现头痛、头晕、恶心、疲劳无力等中暑症状。

因此，在夏季饮料中加入适量的盐（加入量以 0.2% ~ 0.3% 为宜），既可以消暑解渴，也有利于防止肠道系统传染病的发生。

宜进食温热饮食

元代著名养生家丘处机主张夏季应"饮食温暖，不令大饱，时时进之"，也就是说，夏季的饮食要稍温热一点儿，不要太寒凉，这里有两层意思，一是指饮食的温度不要太冷，以微温为好，也不宜太热，否则会使出汗太多；二是指应适当进食温热性质的食品，如辣椒、大蒜、生姜等，可增进食欲，祛除湿气，有微微发汗的作用，利于散热。特别是夏至后，夜半一阴生，以及长夏湿重之时，更宜服一些温热的食物。性温的食品还能助长阳气，所谓辛温养阳，符合春夏养阳的原则。

宜吃凉拌菜

凉拌菜清凉可口，是夏季颇受欢迎的菜肴之一，如黄瓜、西红柿、空心菜、白豆腐等，都可用来凉拌冷食。制作凉拌菜比较正确的方法是：最好先将蔬菜入沸水锅中烫一下，以消毒杀菌；如直接凉拌，则应特别注意菜的清洗和消毒，然后再用醋、大蒜、姜、食盐、香油等调味，搅拌均匀，即可食用。大蒜和醋能解毒，可以预防疾病，尤其是肠道传染病的发生；姜可温中祛寒，能促进消化。凉拌菜切忌用猪油，也不宜用茶子油和菜籽油。有的人喜欢先放盐，使蔬菜内部的水分渗出很多，然后弃去水分，这种做法会损失部分营养成分，应加以避免。另外，用来凉拌的蔬菜越新鲜越好。

宜以苦为补

苦味，在五味中是不爱人们欢迎的，且从中药的性味功能来说，凡苦味的药物，都有泻火或通下的作用。苦味从分类来说属于泻药，并没有补益的作用。这里提出了"以苦为补"的原则，岂非矛盾？从表面看，这确实有些不合补益的原则。但是，从另一角度看，夏季适当吃一些苦味食物，是可以起到补益作用的，但这是间接的。苦味食物具有泻火清暑的功能，而夏季之人，正是心火易旺，且又汗多伤津，常吃些苦味的食物，心火平息，减少了出汗，可以保存津液。正像打仗一样，大量地消灭了敌人，就保住了自己的有生力量，这就是"以苦为补"的意义所在。现代营养学家也提出夏季宜多食苦味食物，能有助你安全度夏。

忌喝过冷饮料

夏季气候炎热，人们喜欢吃冷食、冷饮，如冰激凌、雪糕、冰汽水等，冷饮在某种程度上可以带走体内的相当一部分热量，补充水分、盐类和维生素，使人暂时觉得内外凉爽。但事实上冷饮的解暑止渴作用并不像人们想象的那么好，冷饮不像热饮料能增加出汗，反而会使汗液分泌减少，故实际散热不多；很多冷饮含有一定的糖分，糖分越高，渗透压也越高，越不易被细胞所吸收，反而会带走细胞内水分，引起体内失水。

英国有位科学家做过一个有趣的实验。盛夏，他请了几位朋友，把他们分成两桌，一桌喝冷饮，一桌喝热茶。10 分钟后，再用红外线温度记录仪测量他们的体表温度。结果，喝冰水的人只是口周的皮肤温度降低，身体其他部分的皮肤温度没有改变，而喝热茶者，身体皮肤的温度竟降了 1～2℃，降温可保持15 分钟左右，而且还有爽快感。因为热饮料能增加出汗，有利于机体散热。

另有研究发现，各种果汁的最佳食用温度为 10℃左右，此时味道最香甜。冰棒、冰激凌等冷饮最佳食用温度是 6～10℃，这时味道最好，而且不会强烈刺激胃部。故饮料并不是越冷越好。

忌多喝啤酒

每当盛夏酷暑，不管黄啤、黑啤，都倍受欢迎，有些人甚至整个夏天全用啤酒来充当一切饮料。据说啤酒有解渴、消暑、生津的功效，这实际是一种讹传。事实上啤酒不能用作解暑之用。有人随机挑选 50 名身强力壮的青年做了一次试验，让受试者每人空腹喝 2 瓶中等浓度的啤酒，然后每 30 分钟对受试者的身体和精神状况做一次检测，结果是脉搏频率增加 88%，上臂反应能力下降 38%，静站能力下降 20%，协调性和思维能力明显下降。其原因就是酒精对人体影响的结果。啤酒中的酒精含量虽不多，但是为了解渴，一连喝上几杯，甚至几瓶，这样酒精总量还是相当可观的，就会对机体产生不良反应，表现为酒精中毒或醉酒，机体对各种反应能力显著下降。酒精刺激还会使血管扩张，出汗增多、口渴加剧，常常会促使用暴饮来解渴，造成恶性循环，增加了心脏负担，并有胃肠道黏膜的损伤，也容易在工作中出现差错或事故。因此，不能用啤酒作为解暑饮料，在工作期间，特别是行车司机，更不能在热天用啤酒止渴。可以适当饮用温开水、淡盐开水、茶水或矿泉水来消暑解渴。

夏季适宜多吃的几种食物

当进入盛夏时节，气温高且湿度大，给人以闷热难耐的感觉，这就是中医所说的长夏。长夏在五行中属土，与中医五脏之脾脏相应，而脾最恶湿喜燥，所以长夏多患脾胃病，出现食欲不振、腹泻等症状。可是，夏天炎热而多雨，人体消耗较大，为了保持机体的健康，更须合理调配饮食。如何选择食物，使身体能够摄取足够的营养，而且能适合夏季的人体特征，这其中很有学问。以下几种食物，大家不妨多吃。

蚕豆

蚕豆有多种异名，如胡豆、夏豆、仙豆、罗汉豆等，是初夏时分的美食。蚕豆性平，味微甘辛，无毒。清代名医吴仪洛在《本草从新》中说：（蚕豆）"补中益气，涩精实肠。""实肠"，指有止泻的作用。

蚕豆营养丰富，含有蛋白质、脂肪、碳水化合物、氨基酸、粗纤维、磷、铁、维生素、维生素 B_3 等，还含有磷脂、胆碱及其他谷物中缺乏的微量元素。

蚕豆的吃法很多。嫩蚕豆可清炒，或配其他菜蔬如蒜苗、大葱，亦有与雪菜配菜，或剥成豆瓣炒肉丝等。若过了鲜嫩期，可把蚕豆炒熟煮烂，然后加适量香油、味精、葱花或蒜泥拌食，亦可制成豆瓣酱，或油炸成兰花豆。市上还有成品五香豆、怪味豆等，都是用蚕豆加工制成。吃蚕豆者，大多只知其味可口，对其有如此丰富营养成分，可能知之者不多。蚕豆是初夏时一种价廉物美、性平无毒的大众化补品。传统医学认为它有健脾、祛湿的功效，对某些有"苦夏"症者，较为适宜。

豌豆

豌豆也是初夏的豆类，与蚕豆同时上市。豌豆也有好多异名，如回回豆、毕豆、青小豆、青斑豆等。李时珍说："其苗柔弱宛宛，故得宛名。"

豌豆性平，或曰微寒，味甘，无毒，具有调和营卫、补中益气的功效。其营养成分有蛋白质、脂肪、氨基酸、钙、磷、铁、胡萝卜素和维生素 B_1、维生素 B_2、维生素 C、赤霉素、凝集素、止权素等。糖尿病、高血压患者经常食用豌豆，对病情有一定的控制作用。

绿豆

绿豆性寒，味甘。李时珍说："绿豆皮寒，肉性平。"绿豆作为解暑食品，应该连皮一起食用。用绿豆衣煮汤，稍加白糖，可作为夏令的饮料。孟诜《食疗本草》说绿豆"补益元气，和调五脏，安精神，煮汁，止消渴"。《食物中药与便方》一书指出：绿豆适用于治疗中暑、烦渴，并有良好的解毒作用。食物中毒、药草中毒之轻者，可用绿豆 30 克，用水浸泡后，水磨去渣取汁，不断灌服。

至于做夏令解暑饮料的绿豆汤，煮法上还有一点儿讲究：取绿豆若干，淘净，下锅加水，用急火煮沸后，取其汤待冷，其色清碧，饮之方能有解暑之功。若煮久则色浊豆烂，成绿豆粥，即无解暑的功效。

薏苡仁

薏苡仁又名米仁、苡仁、菩提子、六谷米等。我国南北各地均有种植。米仁性微寒，味甘淡，具有健脾、清热、利湿的功效。《神农本草经》将其列为上品药，并说（米仁）"能治风湿痹，久服轻身益气"。风湿痹，指人受了外来的风湿导致的周身关节酸痛。米仁炒焦后服用，有止泻的功效。夏季黄梅时节，由于空气潮湿，有些人常因此身疲力乏，四肢无力，食欲差，或大便易泻等，若用薏苡仁 15 ~ 20 克，炒焦黄煮汤服，或用以煮粥食，颇具良效。

薏苡仁含蛋白质、脂肪、碳水化合物、少量维生素 B_1。其种子中含多种氨基酸、苡仁素、苡仁酶、三萜化合物。薏苡仁对癌细胞有抑制作用。其抗癌的有效成分为薏苡仁酯和薏苡仁内脂。现在有人把薏苡仁作为防治癌症的食物，每次用 30 克左右，煮数沸，连汤一起服下。久服无副作用。

甜瓜

甜瓜亦名甘瓜、果瓜、香瓜，其品种较多。黄皮白肉的，名黄金瓜；青皮绿肉的，名蜜筒瓜；形圆者名苹果瓜。李时珍说："甜瓜之味，甜于诸瓜，故独得甘甜之称。"甜瓜内含有球蛋白、谷蛋白以及半乳聚糖、葡萄糖等。

甜瓜性寒，味甘，或曰有小毒。其毒在瓜蒂，故食前必须去蒂。甜瓜为夏日解暑佳品。甜瓜虽为解暑佳品，但其性冷，易伤脾阳之气，故不能因其甜香而多食，多食往往引起腹痛泄泻。凡贪食甜瓜而致腹胀或泄泻者，可用李时珍介绍的救治方法：取麝香少许，用凉开水送服。

西瓜

西瓜是消夏解渴的佳品，古称之为"天然白虎汤""夏日瓜果之王"。俗语说"热天半个瓜，不用把药抓。"可见西瓜是一种既能防病，又能治病的天然营养保健佳品。西瓜中所含的糖类、盐类、维生素 B_3 等。有改善肾炎病症的功能，对某些炎症初起、病情尚轻的肾炎、膀胱炎患者，适时吃些西瓜，有很好的效果。暑天人们露天工作、游泳、旅行等，很容易因为过分受阳光暴晒而中暑，如能及时吃些西瓜，则可以预防中暑的发生，对暑热初起，排尿量少且呈金黄色，甚至尿道刺痛者，适时吃些西瓜，不适的症状就会消退。患糖尿病或醉酒者，吃些西瓜，可起到利尿解毒的功能。把西瓜瓤去籽，用干净纱布挤汁，加西红柿调匀，兑水饮用对食欲不振、消化不良等有效，同时还可预防感冒。西瓜不但瓜瓤功效奇特，而且西瓜的蔓、根、叶、皮、籽也都有药用价值。西瓜子有降血压的作用。西瓜皮有解暑祛热、消炎降压的功效。用新鲜的西瓜皮涂擦面部，再用清水洗净，可防止面部色素沉着，使面部光滑细嫩，用西瓜皮加草决明煎汤代茶饮，可降高血压。西瓜的根和叶煎汤内服，对腹泻、肠炎有一定疗效。

草莓

草莓原产于南美，又名凤梨草莓。草莓成熟时，色鲜红。其性凉，味甘酸。功能清暑解热，生津止渴，利尿止泻。草莓营养十分丰富，每百克含维生素 C60 ~ 140 毫克，比苹果的含量高出 10 倍以上；还含维生素 B_1、糖和有机酸等。草莓虽含少量糖，但对糖尿病却有治疗作用。凡症见口渴尿多者，可以鲜草莓解渴。

草莓在欧美被誉为"水果皇后"。人们除了鲜食外，更以之制成果酱、果酒、果汁和各种清凉饮料。

杨梅

杨梅性微温，味甜酸，青时酸甚，熟则甘甜微酸。唐代孟诜在《食疗本草》中指出：（杨梅）"止渴，和五脏，能涤肠胃，除烦愦。""烦愦"，即心烦意乱。杨梅有消食、解酒毒之功效，所以古代就用杨梅酿酒，称为"梅香酎"，是非常珍贵的名酒。现在也有杨梅酒，其制法是以鲜杨梅若干，浸入低度的白酒内，以浸没为度，密封 10 天后，即可饮用，有良好的药用价值。在夏季，如因饮食不洁或不节引起腹痛、吐泻，饮杨梅酒半杯（20 毫升 ~ 30 毫升），有一定疗效。

波萝蜜

波萝蜜又名木菠萝。李时珍说："波萝蜜，梵语（印度语）也。因此果味甘，故借名之。"波萝蜜性平，味甘微酸，无毒，具有止渴除烦的功效。李时珍说：（波萝蜜）"止渴解烦，醒酒益气，令人悦泽。"

波萝蜜含有糖、脂肪油、有机酸、B 族维生素、维生素 C 等，是一种清凉解渴的佳品。食用方法为，削去表层粗皮，将肉质部切成片，凉开水放食盐少许，将切好的波萝蜜片浸泡其中，约半小时食用，味道香甜可口。将波萝蜜浸在盐水中，还可防止波萝蜜产生副作用。波萝蜜含有的波萝酶，对口腔黏膜和口唇的表皮有刺激作用，而食盐对这种酶有抑制作用。

黄瓜

黄瓜性寒，味甘，蒂部有苦味，含有小毒，食时宜去之。功能清热解渴，利水道，并有一定的解毒作用。

中国居民膳食指南大全

黄瓜含有多种糖、蛋白质及维生素 B_1、维生素 B_2、维生素 C 等，还含有挥发油等。

食用黄瓜的方法，有凉拌。因黄瓜性寒，故常与蒜泥或姜末同拌，加香油、食盐、味精，清凉香脆，可免寒中腹泻。熟食有黄瓜嵌肉，加姜、葱，然后蒸熟食之，为夏令常食之佳肴。

黄瓜还有润肤作用。市售的黄瓜洗面奶，便以黄瓜提取物为主要原料。

丝瓜

丝瓜又名天丝瓜、天罗。李时珍说："此瓜老则筋丝罗织，故有丝罗之名。"丝瓜有很多的药用价值。可入药者有丝瓜络、丝瓜花、丝瓜藤、丝瓜皮。

丝瓜性凉，味微甘。其功用，李时珍说："煮食除热利肠。"《陆川本草》说："生津止渴，解暑除烦。"

丝瓜含有生物碱、氨基酸、糖、皂苷，有相当高的营养价值。但其性寒凉，不宜单独煮食。清代名医张石顽在其《本经逢源》中指出："丝瓜嫩者寒滑，多食泻人。"故丝瓜煮食时常配性温之韭菜，是很适宜的，既保持其解暑除烦的功用，又可消除其寒滑的副作用。夏季服食丝瓜者，宜注意到这一点。

苦瓜

苦瓜又名锦荔枝、赖葡萄。从别名荔枝、葡萄来看，可见它虽名苦瓜，却不甚苦。苦瓜性寒，味苦，能除邪气，解劳乏，清心明目。清人张石顽在《本经逢源》中说苦瓜"生则性寒，熟则性温"。清人王孟英在《随息居饮食谱》中说："青者除热，明目清心。熟者养血滋肝，润脾补肾。"我们必须明确，两位医家所说的生熟，是指苦瓜生长时间的长短。生者，即苦瓜未成熟时皮呈青色；熟者，是指成熟之瓜。因此，食用苦瓜，若欲解暑清心，则用带青的；若用以补益，则用黄熟的。

苦瓜果实中含有苦瓜苷、葡萄苷、5～羟基色胺和多种氨基酸。所以苦瓜不仅能解暑清心，且有较高的营养价值。夏日吃苦瓜，还可防治痱子。有人报道，其治疗痱子的作用，远远超过痱子水的功效，声称：以苦瓜治痱子，是一种治本的措施。夏季易生痱子者，不妨一试。

泥鳅

泥鳅生长于湖泊、池塘、沟渠或水田，属小型鱼类。泥鳅性平，味甘，无毒，具有健补中气（指脾胃功能）、祛湿邪的功用，故夏季食之最为适宜。泥鳅的肉质十分细嫩，其味亦很鲜美。日本人称之为"水中人参"。

泥鳅的营养成分十分丰富，蛋白质、氨基酸和维生素 A、B 族维生素、维生素 C 含量均较其他鱼类高，还含有钙、磷、铁等。而其所含的脂肪极低，胆固醇更少，且含一种不饱和脂肪酸，能控制血管衰老，因此老年人食之更为适宜，患有心血管疾病者经常服食泥鳅，亦有一定的治疗作用。

泥鳅的烹制法很多，可炖可炒，亦可红烧，或配合其他食物同煮。烹饪泥鳅前，必须把泥鳅放清水中养 2 天，每天换水 2 次，待其肠中杂物排净，腹呈透明状，再冲洗干净，用草灰或明矾裹擦，去其黏液和内脏，即可烹制。

鳝鱼

鳝鱼，俗称黄鳝，体细小，如蛇长，头部较大，呈圆锥形，腹部以前圆筒形，尾部尖细侧扁。体黏滑无鳞，无须。背部深棕褐色，腹面黄白色，背侧布有不规则的黑色小斑点。生活在稻田、池塘、河沟中。夏出冬蛰，钻洞穴居，白天藏在穴中，夜出觅食。全国除西北地区外，几乎到处可见，不论蒸、炒、炖或是油炸、红烧，乃至火烤，其肉质细嫩、味道鲜美。

鳝鱼营养丰富，所以民间有"六月鳝鱼赛人参"的谚语。据营养学家测定，每 100 克鳝鱼肉中，含蛋白质 17.2 克、脂肪 1.2 克、钙 40 毫克、磷 62 毫克、胡萝卜素 428 毫克、B 族维生素 325 毫克，堪称补脑健身的营养佳品。也许正因为这样，远在 2000 多年前的我国古代，就已经把鳝鱼列入食谱之中了。

中医认为黄鳝肉性味甘温、无毒。主归脾、胃经，有补脾益气，除湿养血的作用。主要用于治疗劳伤气血，产后虚损，腰腿酸软，足不任地，久泻脱肛，子宫脱垂，腹中冷气肠鸣，湿热身痒等。

鳝鱼虽是一种美食佳品，但吃鳝鱼是有一定学问的，那就是一定要买活的，吃鲜的，而死鳝鱼不可食用。为什么呢？因死鳝鱼体内含有较多的组胺酸和氧化三甲胺。鳝鱼一旦死亡，其体内所含的组胺酸便会在脱酸酶和细菌的作用下分解，生成有毒的组胺酸；鳝鱼死亡时间愈长，其所含毒性愈重。每个成人一次只需摄入100毫克即可引起中毒。

姜

姜又称生姜、黄姜，属姜科植物。姜的品种按用途可分为嫩姜和老姜。嫩姜一般水分含量多，纤维少，辛辣味淡薄，除作调味品外，还可炒食，制作姜糖、做酱菜等；老姜水分少，辛辣味浓，主要作调味品。

姜含有许多对人体有益的营养成分：姜中含有挥发油，主要成分为姜醇、姜烯、柠檬醛、姜油醇、姜辣素、谷氨酸等；生姜含人体所需的蛋白质、维生素、糖类、氨基酸、磷、铁等成分；姜中的辛辣成分是姜辣素以及分解产物姜酮、姜烯酚。据研究得知，100克干姜所含热量1146.6千焦、蛋白质9.1克、碳水化合物46.3克、脂肪5.7克、维生素 B_2 0.1毫克、膳食纤维17.7克、维生素E 0.01毫克、磷22毫克、钙62毫克、硒3.1微克、锌2.3毫克、钠9.9毫克。100克鲜姜所含热量172.2千焦、蛋白质1.3克、碳水化合物7.6克、脂肪0.6克、维生素A 28微克、膳食纤维2.7克、维生素 B_1 0.02毫克、胡萝卜素170微克、维生素C 4毫克、维生素 B_2 0.03毫克、维生素 B_3 0.8毫克、铁1.4毫克、钙27毫克、磷25毫克、锌0.34毫克、硒0.56微克、钠14.9毫克。

俗话说：冬吃萝卜夏吃姜，不用医生开药方。说明姜的药用价值之大，范围之广。姜虽然不能治百病，但确是一味良药，具有很好的治病保健的作用。中医学认为，生姜味辛，性微温，归肺、胃、脾经，具有散寒解表，温胃止吐，化痰止咳，解毒等功效，被誉为医家圣药。用于风寒感冒、恶寒发热、头痛鼻塞、呕吐、喘咳、胀满、泄泻等。生姜的作用，还在于调节人体的温度，尤其是皮肤与毛孔之间温度的调节。冬季气候寒冷，生姜可温暖血液，使体温上升而不怕冷。夏季气候炎热，生姜可刺激毛孔散热，使体温下降而不怕热。

夏季应该少吃的食物

夏天天气一天天热起来，人出汗多、消耗大，睡眠不足，消耗较大，最容易"上火"。这个时候，需要通过合理的饮食方式来增加机体抵抗力，保证旺盛的精力，在平时的饮食上除了要多饮水，应注意少吃下面的食物，避免上火，让你安然度夏。

荔枝

荔枝含有丰富的营养成分和多种滋养功效，适用于身体虚弱、病后津液不足及贫血、胃寒痛、疝气痛等患者。但是，由于荔枝性温热，鲜荔枝的热性更强，有"一颗荔枝三把火"之说。在炎热的夏季过度食用鲜荔枝，除了能导致发热"上火"外，还有可能导致"荔枝病"，轻则恶心、出汗、四肢无力，重则头晕、昏迷。这是由于荔枝中含有一种叫作次甲基丙环基甘氨酸的物质，可使血糖下降，导致中毒性血糖降低性昏厥。古籍中载有"多食令人发虚热"，"鲜食过多，龈肿口痛，或衄血也"。故夏季吃荔枝应特别注意节制。

蛇肉

以往大多数人认为蛇肉性寒，夏天食蛇肉可以消暑解热，不生痱子。据《虫类药物临床运用》一书记载，蛇类有温、平、寒三性的不同。温性蛇有：蟒蛇、蝮蛇、五步蛇、银环蛇、金环蛇、眼镜蛇、眼镜王蛇、滑鼠蛇。平性蛇有：赤链蛇、锦蛇、乌梢蛇、扁尾蛇、虎斑游蛇、灰鼠蛇。寒性蛇只有水蛇。可见大多数蛇属温性，寒性蛇较少而且有毒，并不是人们认为的越毒的蛇越凉。

阳盛高温的夏天如果食用温性蛇肉，有些人就会上火牙痛，出鼻血，生痱子、疖子等。如果火性体质，或患有高血压、肝炎等疾病的人，病情会进一步加重。故夏天应慎食蛇肉，尤其是温性蛇。

其他动物类食品

包括各种肉、鱼、蛋类及动物内脏等，因为动物性食品不仅大多性属温热，易使人上火，又不易消化，而且更容易被细菌、寄生虫等致病生物污染，腐败变质，稍不留意就给健康带来很大的危害。所谓腐败，是由腐败菌分解蛋白质造成的，在分解的过程中，产生对人体有害的毒素，肉类腐败时所产生的毒性比较强。如果吃了稍有腐坏的肉鱼等，会引起剧烈的腹痛腹泻，这几乎是人人都懂的常识。当然，如果已知食物腐坏变质，人们一般不会吃，但有时外表看来像是新鲜的肉、鱼之类，而实际可能已被腐败菌所侵犯，此时容易误食而中毒。

动物类食品，如放置于温度、湿度都差不多的环境中，鱼的腐败速度比畜肉要快得多。这主要是因为鱼肉的很多肌肉群被小股疏松的结缔组织所分割，细菌很容易随疏松的结缔组织进入肌肉"安营扎寨"；另外鱼肉含糖量少，宰杀之后，糖转化为乳酸的量较少，而乳酸可使肉酸度增高并发生僵硬，不利细菌繁殖，鱼肉僵直时间短，很快便进入蛋白质分解自溶阶段，使细菌迅速繁衍而致腐败。

植物性蛋白质的抗腐性相对较强，其所含的产生剧毒的氨基酸，远较肉类为少。故即使腐败，也不致像肉、鱼等那样产生多量剧毒，故对人体危害程度较轻。当然这并不意味着你可放心大吃腐坏了的植物性食物。

再者，在夏季动物肉被寄生虫污染的可能性也很大，特别是不能吃半生不熟的动物类食品。如有的动物肉内就含有旋毛虫、囊虫等，有的鱼含有肝吸虫等，这些都可使人感染而产生疾病。

酒

中医学认为酒性湿热，长期嗜酒易伤肝脾而造成湿热内蕴，形成湿热体质，甚至引起泄泻、黄疸、肿胀等湿热病变。酒会使体表血管扩张，血流量增加，长期大量地喝烈性酒，会麻痹人的中枢神经，抑制消化功能，升高血压，损伤心、肝、肾等脏器。夏季气候又湿又热，人的气血已处于流通旺盛状态，尤其是体表气血更为充溢，而消化道等内脏功能则相对较弱，故夏季更应节制喝酒。《养生论》一书中说"夏日不宜大醉"。还指出天热大醉汗出，不知冷热，易外受风寒，若与体内湿热相合为患，会导致大病。由嗜酒导致的湿热往往日积月累而成，根深蒂固，治疗取效甚慢。

在端午节，民间有用雄黄泡酒喝的习俗，认为可解毒辟邪，但雄黄的毒性很强，不应提倡。雄黄的主要成分是四硫化四砷，遇热后可分解为三氧化二砷，即毒性极强的砒霜，若服用量达到5～50毫克，可引起急性砷中毒。长期服用少量雄黄酒，不仅会损害人体的肝脏，还会引起慢性中毒。轻者恶心呕吐、腹痛腹泻，重者血压下降、呼吸困难，最后因呼吸、循环衰竭而死亡。砷还是一种致癌性很强的物质，很容易被肝脏、消化道吸收，从而导致食管癌、肝癌和胃癌的发生。

秋季饮食

秋季饮食的基本原则

中医历来有"药补不如食补"之说。古代养生家孙思邈说："安生之本，必资于饮食。不知食宜者，不足以存在也"。意思是说，只有懂得饮食之道的人，才能健康长寿。可见，饮食调摄与人类生活、健康长寿息息相关。秋季气候开始转凉，人们在舒爽的秋风中，胃口大开，一改炎炎夏日多饮少食，消化功能低下，营养物质吸收差的现象，开始注意营养的补给，以改变炎热带来的营养不足，所以此时更应做到有养有节有方，注意保证平衡的膳食，多食新鲜蔬菜水果，以适宜于秋季气候干燥、多风多尘，人体肺阴易亏、胃肠易燥、皮肤易干等特点，并注意饮食的卫生，真正地保持秋季身体的健康长寿。

食物多样、营养平衡、细嚼慢咽

营养学家指出，只有食物的多样化才能供给人体全面的营养。如谷类，主要供给热能和维生素 B_1；豆及豆制品，主要供给植物蛋白质；蔬菜水果，主要供给维生素 C、无机盐和食物纤维等。秋季更应注意饮食中食物的多样、营养的平衡，才能补充夏季因气候炎热、食欲下降而导致的营养不足，特别应多吃耐嚼富于纤维的食物。进食时，应细嚼慢咽，既利于食物的充分消化和营养物质的完全吸收，又能通过纤维食物保持肠道水分的作用和咀嚼以生津润燥，达到防治秋季咽喉干燥、肠燥便秘等不良反应的目的。

多食果蔬

根据秋令气候的特点和人体的反应，秋令也宜多吃具有润肺润燥的新鲜瓜果蔬菜，水果如：梨、柿、柑橘、荸荠、香蕉等；果蔬则可多食胡萝卜、冬瓜、藕、银耳等以及豆类及豆制品，还有食用菌类、海带、紫菜等，科学加工，做出色、香、味俱全的美味佳肴；也可制成佐餐或饮料食用，如蜜煎银耳、各种新鲜果蔬汁液等；或加工制作成羹粉汤粥，如香菇豆腐汤、扁豆粥、藕粉羹等，既有营养，又能润燥。且瓜果蔬菜中含有的丰富水分、维生素、纤维等，对预防秋季最易出现的口鼻目干、皮肤粗糙、大便秘结等现象大有裨益。

减辛增酸

中医对于五味有着精湛的研究，认为五味是人体后天精气的化生之源，为生命活动所必需。五味对五脏有其亲和力，不同口味的饮食、药物入胃以后，各择其所喜脏腑而先归，酸味入肝，辛味入肺。基于此，对于秋季饮食的五味选择，应该减辛增酸，以养肝气。《遵生八笺》更具体说明了以五味配五行、五脏来阐明秋季饮食减辛增酸的道理。此外，辛辣食物，容易使内火亢盛，易致伤阴，因而在秋季燥邪易伤阴之时，也应少食辛辣之品。因酸能生津润燥，秋季进食酸味食物，能起到缓解秋燥引起的咽干口燥等诸多不适的作用。

甘淡滋润

古人有云："厚味伤人无所知，能甘淡薄是吾师，三千功行从此始，淡食多补信有之。"可见素、淡结合的饮食，对健康是有益处的。在五行中脾胃属土，土生金，肺肠属金，甘味养脾，脾则使金（肺）气足。甘味食物又有生津的功效，而咸味饮食则易使人出现口渴之象。《遵生八笺》还指出，秋季气候干燥，应适当多进食些如蜂蜜、芝麻、杏仁等性滋润味甘淡的食品，既补脾胃，又能养肺润肠，可防治秋燥带来肺及胃肠津液不足常见的干咳、咽干口燥、肠燥便秘等身体不适症候或肌肤失去润泽、毛发枯槁的征象。因此，秋季饮食应以甘淡滋润为宜。

禁苦

中医认为，苦性燥，苦燥之品易伤津耗气。秋季燥邪当令，肺为娇脏，与秋季燥气相通，容易感受秋燥之邪。许多慢性呼吸系统疾病往往从秋季开始复发或逐渐加重。所以，秋令饮食应忌苦燥。

秋季是养肺的季节

肺在人体胸的上中部，中医谓之"华盖"，意思是肺像一把很华丽的大伞遮盖着五脏六腑。肺脏位居最高，主司呼吸，上通喉咙，开窍于鼻。鼻隆起于面部中央最突出的部位，故又名"面王"，是呼吸出入的门户，首当其冲地接受外界各种气候的刺激和影响，例如寒风暑浊、烟尘弥漫、毒邪燥烈之气都可以通过鼻而吸入于肺。肺主司呼吸，以鼻窍与大气相连，以皮肤汗孔与外界相通，由于肺脏娇嫩，"喜润恶燥"，故容易受到外来邪气的侵袭，尤其是秋冷时节之燥邪，"燥易伤肺"，进而发生咳嗽或干咳无痰、舌口干燥等症。肺津伤则见血干、舌燥、咽痛、目涩、鼻衄、干咳少痰、皮肤粗糙、大便干结等症状。所以,秋令时节应注意滋养肺脏,防止秋燥伤肺,使肺气得清,呼吸平和。

具有滋阴润肺作用的食物有许多,特别是各种水果丰收的秋季,有选择地多食瓜果蔬菜,对秋季的养生以及防治肺燥诸症大有益处。

梨能清热润肺生津、润燥化痰,可治疗伤津热病、心烦口渴、肺热咳嗽、精神不安等症,生食、榨汁、煎汤、蒸食、熬膏均可,若与荸荠、蜂蜜、甘蔗等同食,效果更佳。

柿子能润肺化痰、生津止渴,生食可治疗燥热咳嗽、烦渴口干等。柿饼功效相同。

荸荠能清热生津、化痰凉血,可治疗伤津热病、烦热口渴、痰热咳嗽、咽喉肿痛等症;除鲜食、煎汤、绞汁外,还可浸酒、干燥研末备用,食用时也可与莲藕等搭配。

橄榄能清肺利咽、生津止渴、解毒,可治疗肺热、咽喉肿痛、咳嗽吐血等;可绞汁、煎汤饮,也可嚼含。

萝卜能清热化痰、生津、益胃消食,生食可治疗热病口渴、肺热咳嗽、痰稠。若与甘蔗、梨、藕汁同饮,则效果更佳。

胡萝卜能清热解毒、健脾消食、下气止咳、补肝明目,无论生食、熟食或煮汤,均可治疗肺热咳嗽、食积胀满、肝虚目暗。

百合能滋阴、润肺、止咳、清心安神、养脾健胃,可治疗肺热咳嗽、失眠惊悸、神经衰弱等;宜与梨、荸荠、冰糖等同食。

花生能补脾益气、润肺化痰,生食熟食均可治疗肺虚久咳或肺燥咳嗽等。

银耳能润肺化淡、养阴生津,做菜肴或炖煮食用,可治疗阴虚肺燥、干咳无痰或痰黏稠、咽干口渴等症;食用银耳百合羹效果更佳。

另外,水为生命之源,干燥的秋季,人体通过皮肤每日蒸发的水分在600毫升以上,肺呼吸的日蒸发水分在300毫升以上,因此，补水是秋季养肺的重要环节。一个成年人每日水的生理需要量最低限度为 1500 毫升，秋季要相应增加 500 毫升，才能保证肺和呼吸道的滑润。秋季饮水有一定的技巧，即一次不宜大量快速地饮水，要缓慢多次少饮，最好在清晨锻炼之前和晚上睡觉之前各饮 200 毫升。白天两餐之间可饮 800 毫升左右，这样有利于肺脏安度金秋。

滋阴润燥的饮食要点

秋在四季气候中突出的特点是"燥"。初秋既有夏之暑热稽留，又有秋令燥热之邪，因而有"秋老虎"之称；深秋，秋风瑟瑟，秋燥肃杀，一片"秋风扫落叶"的"燥"情意境……秋季日夜温差较大，风凉气燥，人们常常会因感受这个季节中的燥热之邪而患一些急性外感热病，出现发热、恶寒、头痛、干咳或少痰、咽干鼻燥、口干唇裂、皮肤皱而不润，甚至还会出现高热、抽搐等重症，老幼、阴虚体弱者易罹患感冒、呼吸道疾病及阴伤生燥的病症，所以，秋季饮食切不可忽视防燥。

以润防外燥

外燥，实际上是指自然界的燥邪，燥邪为六淫之一。中医认为，来自自然界的致病因素有六种，故称为六邪，包括风、寒、暑、湿、燥、火，它们原本是六种气候变化，在正常情况下，被称为六气。六气变化异常，或人体抗病能力下降，不适应外界气候变化时，六气即成了六淫而致人生病。六淫的致病多与季节环境有关，如春季多风病，夏季多暑病，长夏初秋多湿病，深秋多燥病，冬季多寒病。高温作业常有暑邪、燥热或火邪为害，久居气候潮湿的地方多湿病，干燥的环境多燥病。六淫邪气可以单独使人致病，也可以两种或多种形式侵袭人体而使人致病。

燥为秋季的主气。秋季天高气爽，其气清肃。气候干燥，缺少水分，空气湿度低，故人易感燥邪而致燥病。燥邪使人致病，有温燥、凉燥之分，初秋尚有夏季余热，燥热结合，侵害人体，致人温燥，使人产生口渴、咽干、鼻燥、干咳无痰等症状；深秋天气渐凉接近冬季，则燥邪易与寒邪结合侵害人体，多致人凉燥病症，主要表现为鼻塞咽干、口唇干燥、咳嗽少痰等。而整个秋季则主要为燥邪对人的影响，致人损伤。

故秋季进补应多食甘润的食物或药物等，以增强人体抗燥邪的能力，从而防止机体为外燥所伤，减少疾病的发生。这些甘润的食物主要包括梨、柿子、甘蔗等，一来这些食物本身所含水分较多，可以给人体补充水分；二来这些食物和用于秋季进补的药物大多味甘性凉，具有清肺润燥的功能。

以滋阴防内燥

秋天气候干燥，容易伤人津液，当津伤达到一定程度便会津伤化燥转成内燥。由于津液的亏少，内不足以灌溉脏腑，外不足以濡润腠理孔窍，导致燥热由内而生，出现一系列的症状，导致内燥。内燥的一般症状为肌肤干燥不润、脱屑、皲裂、唇焦口燥咽干、舌红无津等。秋天燥邪所伤，引起的内燥主要发生在肺，引起肺燥，其症状主要为干咳、无痰、咯血等，严重者或病久者还可引起肠燥，导致大便秘结和小便短赤等。

进入秋季后，如果进食一些甘润的食物或药物可以防止燥邪所伤。当机体受到燥邪伤害尚不严重时，服用些生津清热、补养肺阴的食物和药物，对防止肺的内燥的发生有较好的作用。所谓生津也就是滋生津液。生津药物和食物性味大多甘寒，适用于口渴多饮、咽燥及消渴证等。根据其药性不同，有清热生津和养阴生津之分，养阴生津药或食物能滋养肺胃之阴，主要有燕窝、石斛、麦冬、南沙参、北沙参、玉竹、百合等。它们一方面能用来治疗肺胃阴伤，一方面可以用来防止津液不足而产生的内燥。

秋季适宜多吃的几种食物

经过漫长而炎热的夏季，身体能量消耗大而进食较少，因而在气温渐低的秋天，就有必要调养一下身体，也为寒冬的到来积蓄能量。人们常常会因快节奏的生活而忽视对日常饮食的要求，很多人仅仅满足于单纯的吃饱就好，忽视了营养的合理搭配。在这个时候，我们要多吃下列食品：

山药

山药的起源很早，它是由一种很古老的开花植物进化而来的。考古学家认为：山药大约在 1.1 万年前首先在非洲栽培，东南亚至少在 1 万年前就栽培了。由东南亚向西扩展到了印度，向东北扩展到了我国的南部。在我国的许多地区，如浙江、山东、山西、河南、河北等地都有栽培，而以河南新乡一带的山药最为有名，谓之怀山药。

中医认为山药味甘、性平，入肺、脾、肾经，不燥不腻，具有健脾补肺、益胃补肾、固肾益精、聪耳明目、助五脏、强筋骨、长志安神、延年益寿的功效，主治脾胃虚弱、倦怠无力、食欲不振、久泄久痢、肺气虚燥、痰喘咳嗽、肾气亏耗、腰膝酸软、下肢痿弱、消渴尿频、遗精早泄、带下白浊、皮肤赤肿、肥胖等病症。

山药可以充饥，又可入药。在秋季采集，用于秋季进补正当其时。山药的食用方法很多，可煮粥，亦可做汤羹食用，还可制成菜肴。

猪肺

猪肺，其性甘平，具有补肺的功效，秋季气候干燥，燥邪容易伤肺，服用猪肺，可以说对于养肺、补肺是十分有效的。中医学尤其是食疗学说，历来主张以脏补脏，认为动物内脏与人体内脏在形态、组织结构、脏腑功能作用上都十分相似。某些季节特定的脏腑容易受到伤害，此时服食一些相应的脏腑，可达到增强人体功能、调理补养脏腑的效果。秋气通肺则可以猪肺、牛肺补养之。

鸭肉

鸭肉为鸭科动物家鸭的肉，又名鹜肉，我国大部分地区有饲养，鸭的血、头、胆、胃内壁（鸭肫衣、鸭肫皮）、脂肪、鸭卵、口涎等均可供药用。

鸭肉性平，味甘咸，入肺、肾二经，具有滋阴养胃、利水消肿的作用，常用可治痨热骨蒸、咳嗽、水肿等症。现代研究表明：鸭肉每100克含水分75克，蛋白质16.5克，脂肪7.5克，碳水化合物0.1克，灰分0.9克，钙11毫克，磷1.45毫克，铁4.1毫克，硫胺素0.07毫克，维生素$B_2$0.15毫克，维生素$B_3$4.7毫克，有着丰富的营养。

秋季食鸭肉，能滋阴润肺。鸭肉既作菜肴，又可进补，一举两得。

银鱼

银鱼，又称银条鱼、面条鱼、大银鱼、脍残鱼。有传说，吴王闾闽江行，食鱼鲋，弃其残余于水，化为此鱼。

银鱼，体细长，近圆筒形，后段略侧扁，体长约12厘米，头部极扁平，眼大，口亦大，吻长而尖，呈三角形，体柔软无鳞，全身透明死后体呈乳白色。

鲜银鱼每100克可食部分，含水分89克，蛋白质8.2克，脂肪0.3克，碳水化合物1.4克，灰分1克，钙258毫克，磷102毫克，铁0.5毫克，硫胺素0.01毫克，维生素$B_2$0.05毫克，维生素$B_3$0.2毫克。银鱼味甘、性平、无毒，入脾、胃二经，有补虚、健胃、益肺、利水等作用。

牛奶

牛奶，现今食用已相当普遍了。牛奶的营养丰富，每100克牛奶约含水分87克，蛋白质3.1克，脂肪3.5克，碳水化合物6克，钙120毫克，磷90毫克，铁0.1毫克，硫胺素0.04毫克，维生素$B_2$0.13毫克，维生素$B_3$0.2毫克，抗坏血酸1毫克，此外还含有胡萝卜素、生物素、叶酸、肌醇等。牛奶的蛋白质主要是含磷蛋白质，也含白蛋白和球蛋白。三种蛋白质都含人体必需氨基酸，尤以植物蛋白质所缺乏的蛋氨酸和赖氨酸更为丰富。牛奶所含的糖为乳糖。乳糖是由一个分子葡萄糖和一个分子半乳糖构成的。半乳糖是最容易被人体所吸收的单糖类，对脑髓和神经有形成发育的重要作用。还有利于人体对钙的吸收。

中医学认为：牛奶性微温，味甘，入心、肺二经，有补虚损、益肺生津、润肠等作用。利用牛奶进补，方便，且价格也不算贵，一般人尚能接受。

梨

梨性凉，味甘微酸，入肺、胃经，具有生津、润燥、清热、化痰等作用，可用其治疗热病津伤、烦渴、消渴、热咳、痰热惊狂、噎膈、便秘等疾病。

现代医学研究认为，梨含苹果酸、柠檬酸、果精、葡萄糖、蔗糖及钙、磷、铁等矿物质，还有果胶、维生素 B_1、维生素 B_2、维生素 C、B 族维生素、胡萝卜素、碳水化合物、蛋白质、脂肪等。有降低血压、清热镇静的作用。心脑血管病如高血压、心脏病患者中有头昏、目眩、心悸、耳鸣诸症的，进食梨可有助于改善症状。此外，梨含的果胶，能降低胆固醇，预防血管硬化。梨中所含的糖分和多种维生素，有保护肝脏和帮助消化的作用。对于上呼吸道感染的病人及肺结核患者出现咽干喉痛，声音嘶哑，干咳少痰，咳之不易或大便干燥秘结，小便黄少等，常食梨亦可改善症状，达到良好的食疗效果。

柿子

柿子营养丰富，味道甜美，鲜柿丰腴多汁，有诗人称赞它"色胜金衣姜，甘逾玉液清"。柿子不光可作水果食用，同时也是种营养价值很高的食粮。在民间，柿子晒干后和干枣及其他杂粮混合后碾磨制成炒面，不仅可以充饥，而且营养亦很丰富。因此，柿子又有铁杆庄稼之美称。柿子采摘于秋季，用于秋季进补价廉物美效果较好。

柿子鲜果富含糖，其中包括蔗糖、葡萄糖和果糖。柿子所含的化学成分还包括：脂肪、蛋白质、淀粉、果胶、单宁酸、B 族维生素、维生素 A、维生素 C、胡萝卜素以及矿物质钙、磷、铁、钾等。此外还含有维生素 P、甘露糖、玉蜀黍黄素、番茄红素和胡萝卜烃等。新鲜柿子含碘量高，其每百克碘的含量可达 49.7 毫克。柿子中所含的维生素 C 较多，比一般水果要高出 1 ~ 2 倍，其含量可达到每百克果肉含维生素 C 43 毫克。柿子的药用价值较高，其性寒，味甘涩，入心、肺、大肠经，具清热、润肺、止渴的功效，可以用来治疗热渴、咳嗽、吐血、口疮等。

现代研究发现：柿有润肺生津、化痰止咳、调理脾胃、清热消炎、降压止血、解酒等作用。由于其富含碘，故可以用来治疗由于缺碘所引起的疾患，如地方性甲状腺肿等。柿不仅果实入药，而且叶、蒂及制成柿饼所产生的柿霜，都有较好的药用价值。

核桃

核桃亦称胡桃，味甘性温，具有补养气血、补肾固精健脑、温肺定喘、润燥化痰之功效。核桃仁营养价值很高，内含脂肪 63%，蛋白质 15.4%，糖类 10%，及钙、磷、铁、胡萝卜素和各种维生素。对头晕失眠、健忘、心悸、食欲不振、腰膝酸痛、全身无力者，可用核桃 2 个，早晚各食 1 次，有药补食补之功。将核桃仁放在温水中浸泡后，剥去仁衣，捣烂加白糖蒸化，每次取两汤匙冲服，有补益肺肾、止咳平喘的功效。常食核桃，不但血中胆固醇不会升高，还能减少肠道对胆固醇的吸收，很适合动脉硬化、高血压和冠心病病人食用。核桃仁也是制甜食如月饼、糕点等的重要配料。但因其质腻滑利，故痰火积热或阴虚火旺者应少吃或不吃。

甘蔗

甘蔗，性寒昧甘，《中药大辞典》记载甘蔗"入肺、胃经。有清热、生津、下气、润燥"的作用，用于治疗热病津伤，心烦口渴，反胃呕吐，肺燥咳嗽，大便秘结，并解酒毒。《本草纲目》又载：甘蔗汁一升半，青粱米四合。煮粥，日食二次，极润心肺。

甘蔗含水分较多，每 100 克可食部分中，水占 84%。甘蔗中含较多的糖，其中包括蔗糖、葡萄糖和果糖，含量约占 12%，此外含蛋白质 0.2 克，脂肪 0.5 克，钙 8 毫克，磷 4 毫克，铁 1.3 毫克。蔗汁中还含有天门冬素、天门冬氨酸、谷氨酸、丝氨酸、丙氨酸等多种氨基酸，及维生素 B_1、维生素 B_2、维生素 B_6 和维生素 C 等。甘蔗的含铁量，居水果之冠，甘蔗是甘凉的滋养品。

银耳

银耳营养丰富，干品含蛋白质约 10%，碳水化合物约 65%，无机盐约 4%，粗纤维 2.75%。此外，还含有 B 族维生素及硫、磷、铁、镁、钙、钾、钠等。银耳所含的蛋白质中有 17 种氨基酸对人体十分有益，尤其是银耳中所含的酸性异多糖，能提高人体的免疫力，起到扶正固本的作用，对老年性慢性支气管炎、肺气肿、肺源性心脏病等有显著的医疗保健作用。银耳中所含有的营养物质还能促进肝细胞蛋白质与核酸的合成，并能提高肝脏的解毒能力，起到护肝的作用。银耳不仅对内脏有较好的保健作用，对人的皮肤也有较为明显的保健作用。有人认为银耳对皮肤的保健，主要是银耳中的类阿拉伯树脂胶在起作用。这种类阿拉伯树脂胶能滋养皮肤角质层，并能延缓其老化。有人发现长期食用银耳的中老年妇女，其皮肤与同龄女性相比，面部皱纹相对较少，且白皙细嫩，更富有弹性。医学研究还表明，银耳能增强机体对放射线的防护能力。在动物实验时发现银耳对实验性动物的移植性肿瘤有一定的抑制作用。

银耳性平，味甘淡，能滋阴润肺，养胃生津，常用以治疗虚劳咳嗽，痰中带血，虚热口渴，肺热肺燥，衄血咯血，痰中带血，口干肺痈，痰郁咳逆等。银耳，能润肺滋阴，营养十分丰富，秋令进补用之十分适宜。在食用方法上，可以熬汤，又可煮粥，还可以蒸服，亦可做菜肴，十分方便。

白砂糖

白砂糖是禾本科植物甘蔗的茎汁经精制而成的乳白色结晶体。白砂糖，又被称作石蜜、白糖、糖霜、白霜糖等。白糖性平，味甘，入脾，具有润肺、生津的作用，可以用来治肺燥咳嗽，口干燥渴，中虚脘痛等。《本草纲目》中称白糖："润心肺燥热，治嗽消痰，解酒和中，助脾气，缓肝气。"

冰糖系白砂糖煎炼成的冰块状结晶。冰糖味甘，性平，无毒，入脾、肺二经。其功用为补中益气，和胃润肺，能止咳嗽，化痰涎。秋天服食冰糖，可以润肺、补肺。其方法主要有含化和蒸服及煮汤服。

锅巴

锅巴是煮米饭时锅底所结之物经低温烘烤而成，略黄不焦，既香又脆。据现代科学分析，焙锅巴所用的粳米，含有淀粉、蛋白质、脂肪、维生素 A、维生素 B_1、维生素 E、纤维素和钙、磷、铁等矿物质。除淀粉外，其他成分大多藏于米粒胚芽和外膜里。经过低温烘烤，外层的营养成分多被破坏，部分的淀粉也分解了，故食后极易消化。另外，干嚼锅巴时，必须细嚼慢咽，分泌大量的唾液酶又可帮助消化吸收，促使肠胃蠕动，增强其功能。再则微炭化后的锅巴，能吸附肠腔里的气体、水分和细菌的毒素以达到收敛止泻的效果。中医认为，焙烤成锅巴的粳米有补脾、养胃、强壮、滋养的功效，最宜病后调理。并可消食导滞，收敛止泻。

秋季饮食禁忌

秋季是气候由暖转寒的转变期，"人与天地相应"，气候变化必然影响到人体，使人发生相应改变，故秋季饮食有的放矢地调理定会胜于服药。专家认为，秋季天高气爽，空气干燥，气温逐渐降低，湿度逐渐减少，天气忽冷忽热，变化急剧，因此，饮食保健要以润燥益气为主。总之，秋天因其自身的特点，不得不让我们特别注意与之相适应的一些养生保健问题。

根据体质选食水果，忌贪凉过量

秋季燥气当令，人体易出现肺燥津亏的征象，宜多吃瓜果蔬菜。但瓜果也和药物一样，应根据个人体质需要的不同选择食用，切不可贪凉过量。如苹果和葡萄性热，内热痰湿重者宜少食。俗话说"秋瓜坏肚"，夏秋瓜果多，但在立秋后，气候转凉，习惯上即不吃西瓜、菜瓜、香瓜等瓜类水果蔬菜，即使食用，也不宜贪凉多食，否则易损伤脾胃。特别是体虚多病的老年人，虽食瓜果有益，但切记须适量，并选择适合个人体质、有利于病体康复及营养丰富的瓜果为宜。

辛辣烧烤上火之品应慎食

辛辣之品主要包括辣椒、花椒、桂皮、生姜、葱、酒等。烧烤一般以鸡肉、牛肉、羊肉等为原料，置于明火或微波炉内烧烤。这些食品一是本身性温；二是烹饪过程中，食物的水分散失较多，进食的过程中需要较多的唾液来参与消化，食入后容易上火，加重秋燥的症状。为此，秋季最好要忌食这些食物。当然少量的葱、姜、蒜，作为调味品，或以性温的一些肉、禽类食物烧汤，并佐以一些银耳之类滋阴润燥的食物，是不会加重秋燥的。这里要特别说的是生姜。生姜是药、食两用且药用广泛的一种食物。生姜含挥发油，有加速血液循环的作用。生姜含姜辣素，有刺激胃液分泌、兴奋肠管、促进消化的作用，生姜所含的姜酚，能抑制前列腺素的合成，减少胆汁中黏蛋白的形成，从而能减少胆石症的发生和发作。我国古代，被人们称为圣人的孔子曾提出，不撤生姜，不多食。其意思是说一年四季饮食不离姜，但姜又不可多食。

古今之人都认为姜常食是有好处的，照理应当一年四季都食姜了。其实不然，秋天天气干燥，燥气伤肺，再吃辛湿发散的生姜，则肺津更伤，干燥更甚。传统又有"秋天食姜，夭人天年"之说，有些书上还提出"一年之内，秋不食姜"，"一日之内，夜不食姜"。秋天吃生姜或其他一些性辛温的食物，对人抵御秋燥，防止燥邪所伤，是十分不利的。

秋季疾病的饮食禁忌

早在中医学的典籍《黄帝内经》中就对各种不同疾病的饮食禁忌有所记载。如《素问·热论》指出外感热病的饮食禁忌，如果病人发热稍退，吃肉类等难以消化的食物，就会疾病复发；如果多吃了东西，可使余热遗留不清，所以食肉类等难以消化的食物或饮食过多，都是热病所禁忌的。秋令是呼吸系统、胃肠道疾病好发的季节，且病人多有口渴之象，因此，在给病人进行饮食调理时，不宜太咸，应以清淡饮食为佳，并注意忌食煎炒炙烤、辛辣燥烈及生冷饮食。另外，还要根据病人所患疾病及个体体质的不同，进行五味的调和和选择，以免加重病情，导致变证。中医也指出，肺主金，应西方，应秋令，为娇脏，秋季易发肺系疾患，而肺脏有病也易在秋季发作或加重，且与膳食有密切的关系。《景岳全书》主张应不饮过热之酒，不食过寒之味，才能保养肺之娇脏，秋令不病。《素问·生气通天论》还告诫人们过多地吃肥甘油腻的厚味食品，容易生大的疔疮。现代临床研究也证实，偏食肉食和酗酒的人屡生疮疖，也是引起糖尿病的致病因素之一。过食油腻可导致脂肪肝、肥胖症、心脑血管病，还会诱发胆囊炎、胆石症及胰腺炎。特别是油腻、肥甘厚味、辛燥油炸火烤或难于消化之品，易诱发肺胃生热，耗气伤津而产生唇干口渴、口角糜烂、咽痛等证候，加重秋燥的不适。因此，秋季饮食应以滋润为宜，不要过食辛辣腥膻化燥或苦燥之品。此外，也不宜过量饮用冷饮或饮料，虽然这类饮品能起到一定的解渴作用，但容易降低胃肠道温度，进而出现不规律的收缩和痉挛，诱发腹痛，导致胃肠道功能紊乱，更加重或诱发秋季胃肠道疾病。

秋季饮食防腹泻

民间有"有钱难买六月泻"之说，因炎夏有轻度腹泻而不属于急性胃肠炎，且无任何不适，有利于暑热湿毒的排泄。但秋天则不同，一定要预防腹泻。

秋三月，特别是"十月小阳春"的时候，蚊蝇肆虐，是胃肠道疾病的好发季节，其中以肠道感染为最常见，如肠炎、痢疾、疟疾及其他胃肠道过敏性疾病，小儿和体质虚弱者好发。秋季腹泻主要是由轮状病毒引起的。这种病毒多寄生于常见的食物中，若遇饮食不洁，又加之初秋之际，暑湿未退，秋阳又起，湿热交蒸，人体的抵抗力下降，胃肠道功能失调，极易发生秋季腹泻，临床以起病急，发热高，常伴有呕吐、腹痛、大便次数增多，甚则一天几十次的水样大便、喷射状排便为表现特征，严重者还可出现不同程度的脱水现象及电解质紊乱，甚至并发脑炎、肠出血、心肌炎等而危及生命。由此可见，积极及时地治疗秋季腹泻具有极其重要的意义。

腹泻患者，除了药物治疗和必要的休息外，饮食疗法也是非常重要的一项治疗措施。总的来说，患腹泻时，无论其发病原因如何，都不可避免地存在胃肠道消化吸收功能紊乱，所以应选用容易消化、含水分多、对胃肠道没有刺激性的食物，同时应注意少吃多餐。

急性腹泻的病人应吃清淡少渣的饮食，可以吃米汤、姜汤、麦片汤、稀饭、藕粉、烂糊面、小米粥、山药粥、蛋汤、馒头等流质或半流质食物。荤腥油腻的食物和生冷的食品会加重腹泻，牛奶、乳制品和豆制品亦会加重腹胀和腹泻，是饮食的禁忌。各种水果、蔬菜、油煎的和辛辣的食物亦应尽量避免。哺乳的小儿应减少哺乳的次数，喂养的小儿可以吃米汤、稀释牛奶、脱脂奶或酸奶等食物。严重腹泻者可以短期禁食，并给予葡萄糖溶液静脉滴注。慢性腹泻的病人饮食原则与急性腹泻相似，但可适当放宽，根据病情可吃半流质或软食，要求食物容易被消化。某些特殊的病症应限制相应的食物，如成人乳糜泻（麦胶性肠病）应禁食麦制品，乳糖酶缺乏症应禁食乳制品。

当然，秋季腹泻的防治应以预防为主。在秋季应特别注意饮食卫生，不喝生水，不吃腐败和污染的食物，以防"病从口入"。立秋之后天气转凉，尤其对于脾胃虚者，不可再贪凉饮冷，以免损伤脾胃，有脘腹冷痛、大便溏薄，体质弱者也应少吃生冷水果或未煮的熟食。同时，要注意搞好环境卫生，彻底消灭蚊虫，消除疾病传染源。

冬季饮食

冬季饮食的基本原则

严冬季节，寒气逼人，人体的生理活动需要更多的热能来维持。中医学认为，冬季应是人体阳气潜藏的时候，也就是说，人体的生理活动因冬季气候特点的影响而有所收敛，并将一定能量贮存于体内，以为来年的"春生夏长"做好准备。与此同时，又要有足够的能量来维持冬季热能的更多支出，提高机体的抗病能力。

现代营养学研究证实，在低温条件下，人体热能消耗有明显增加，主要是由基础代谢增强，出现寒战及其他不随意运动、防寒服装负担及其限制活动所引起的能代谢率上升所致，这些都已得到生化代谢方面的证明，如甲状腺功能增强，去甲肾上腺素与肾上腺素分泌增加而提高氧的摄取量等。热能消耗增高的幅度则常因实际曝寒情况而有较大出入。专家们认为，冬季膳食的营养特点应该是：增加热量，保证充足的与其曝寒和劳动强度相适应的热能。产热营养素的适宜比例，蛋白质、脂肪和碳水化合物以分别占 13% ~ 15%、25% ~ 35% 和 60% ~ 70% 为宜。即是说，蛋白质供应量限制在常温下的需要量水平，热量增加部分，应以提高碳水化合物和脂肪的供应量来保证。无机盐类供应量，应保持常温下需要量略高一些。维生素的供应，应特别注意增加维生素 C 的需要量。摄入足够的动物性食品和植物性食品（如大豆），以保证优质蛋白质的供应，适当增加油脂，其中植物油最好达到一半以上，保证蔬菜、水果和奶类供给充足。

严寒时节饮食的御寒要领

寒冷的冬天，北风呼啸，雨雪纷飞，给人们的衣食住行带来了极大的不便，人们的首选便是增添衣物。增添保暖的衣物虽然能起到保暖御寒的作用，但它只是挡住人体的部分热量不向外泄散而已。若能合理地选择食物，则能调节人体的功能，在体内增加产热机制，抗御寒冷的效果会更好。

一、御寒食物

富含热量的食物

在蛋白质、脂肪、碳水化合物三成分中，脂肪乃产热佼佼者，相当于其他两种的两倍多。狗肉、牛肉、羊肉等畜肉就是这样的食品，可适当多吃一些。

富含碘的食物

人脖子前正中的甲状腺分泌一种叫作甲状腺素的激素，具有产热效应。它能加快组织细胞的氧化过程，提高人体基础代谢，增加热量，并使皮肤血液循环加快，产生暖和感觉。多吃些海带、鱼虾、牡蛎等含碘丰富的食物，乃提高御寒能力的窍门之一。

富含铁质的食物

试验证实：贫血妇女的体温较血色素正常的妇女低 0.7℃，产热量 13%，新陈代谢明显降低。当补足铁质，体内铁含量恢复正常后，上述差异即消失。因此，那些较一般人更怕冷者，特别是妇女，应想到缺铁的可能。冬天多吃些动物血、蛋黄、菠菜等含铁丰富的食物，有助于抗寒。

菠菜根与皮

将菠菜根与皮等丢弃不仅是一种浪费，也是一种营养损失。原来，像胡萝卜等蔬菜的根、皮部分含有大量矿物质，这些矿物质是维持人的健康、增强御寒能力的珍品。例如，人体缺锌就产生冷感，因此，食用蔬菜时不要削皮，可在锅里慢火煮，然后连汤一起食用，以尽其保健之功能。

另外，北方人往往喜欢以酒御寒，这种做法是不对的。人在饮酒后，身体确有热乎乎的感觉。这是因为，酒精在体内氧化时可以产生部分热量，但远不是酒后感到发热的原因。酒后自觉暖和的原因还在于酒精能加速心跳，促进血管扩张和血液循环，使得身体内部的热量易于散发到身体表面，所以饮酒后就有一种暖和感觉。这种感觉只是短暂的，当酒的作用过后，身体因散失了很多的热量，会觉得更加寒冷。所以，冬季经常在野外作业的人，平时宜进食一些营养丰富的食物，以补充野外工作时较多的热量的消耗。所以，饮酒御寒是不可取的。

二、冬季御寒粥

中医认为，在寒冬最宜食用搭配温补之品的御寒粥来增强人体的抗寒能力。现介绍几款御寒粥如下，供参考选用。

羊肉粥

用料标准：鲜瘦羊肉 250 克，萝卜 1 个，大米 150 克。

制作方法：鲜瘦羊肉 250 克，洗净后切成小块与 1 个萝卜同炖，去膻味，然后取出萝卜，放入大米 150 克煮粥食之。

功效分析：此粥能温暖脾胃，补益气血，适于老年人及气血亏虚、体弱、畏寒怕冷者食用。

牛肉粥

用料标准：鲜牛肉 100 克，大米 150 克。

制作方法：鲜牛肉 100 克，洗净后切成薄片，与大米 150 克煮成粥同食。或将切成薄片的牛肉调味后投入沸粥中稍煮即食，味道鲜美。

功效分析：可养胃益脾、补气生血。对于气血不足的体弱畏寒、筋骨酸软或气虚自汗者，有很好的疗效。

虾米粥

制作方法：取虾米 25 克与大米 150 克同煮为粥食之。

功效分析：能补肾壮阳，最适宜于冬季肾阳虚所致的阳痿、早泄、畏寒体乏者食用。

鲢鱼肉粥

用料标准：鲢鱼肉 150 克，大米 150 克，姜丝少许。

制作方法：去骨的鲢鱼肉 150 克切片，拌盐加少许姜丝，投入 150 克大米煮成的粥中煮沸片刻，趁热食之。

功效分析：可温补脾胃，通络散寒，适宜于脾胃阳虚或气虚者食用。

海参粥

用料标准：海参 2 只，大枣 10 枚，小米 100 克，盐少许。

制作方法：取发透的海参两只，切片加 10 枚大枣与米煮粥，加盐调味食用。

功效分析：有养胃健脾、补肾益血、暖背祛寒作用。

韭菜粥

用料标准：韭菜 100 克，大米 150 克。

制作方法：将韭菜切碎与大米煮成粥食之。

功效分析：可助阳暖下，补中通经。阳气虚和腰膝酸冷者食用效果较佳。

栗子粥

用料标准：板栗 10 枚，大米 150 克。

制作方法：取板栗 10 枚，剥壳与米煮粥而食。

功效分析：适宜于肾寒肾虚、腰膝无力者食用，可增加机体所需热量，增强御寒能力。

人参粥

用料标准：人参末 3 克，冰糖适量，粳米 60 克。

制作方法：取以上用料同入砂锅煮粥。

功效分析：在冬季早餐食用，可益元气，补五脏，抗衰老。吃此粥期间不宜吃萝卜、喝茶。

冬季是养肾的季节

中医认为，人体存在五脏，即肝、心、脾、肺、肾，分别对应的五行是木、火、土、金、水，而与五行相对应的五季是春、夏、长夏、秋、冬。不同季节所需重点保养的脏器也有所不同，即春养肝，夏养心，长夏养脾，秋养肺，而冬季就应当以保养肾脏为主。

这里的"肾"是中医学的概念，它与现代医学中的肾脏既有联系，但又不完全相同。在形态上，中医所指的肾和现代医学的肾没有什么不一样，但在功能方面，中医的肾则有其特殊的含义。中医认为肾的功能主要有二：一是促进机体的生长、发育和生殖，即所谓的"肾主藏精"，二是调节人体的代谢和生理活动，这一功能是通过肾阳和肾阴来实现的。肾阳主要有促进机体的温煦、运动、兴奋和化气的功能。为强调肾阳的重要性，古代医家称其为"真阳""元阳"或"真火"，并常以太阳来比喻肾阳。如果肾阳不足，则全身的新陈代谢降低、产热减少。多感到畏寒、肢冷、精神萎靡、反应迟钝等，人们常把这种情况叫作"火力不足"。肾阴对人体起滋润、濡养作用，古代医家称其为"真阴""元阴"或"真水"，肾阴和肾阳的作用相反，互相制约，对人体的代谢和功能起着调节作用，以维持人体的正常生理活动。此外，中医还认为，肾主水液代谢，"肾阳为开"，"肾阴为合"，阴阳平衡，尿液排出适量正常，阴阳失衡，开合失调，导致人体排尿失常，冬季寒盛阳虚，则见尿液增多。

故冬季对肾的养护要围绕"水"字，以滋肾水为保健中心。在饮食调养方面，中医认为应少食咸，多吃点儿苦味的食物。道理是冬季为肾经旺盛之时，而肾主咸，心主苦，从祖国医学五行理论来说，咸胜苦，肾水克心火。若咸味吃多了，就会使本来就偏亢的肾水更亢，从而使心阳的力量减弱，所以，应多食些苦味的食物，如莴笋、生菜、芹菜、茴香、香菜、苦瓜、萝卜叶、苦菜、杏、荸荠、杏仁、胡柚、曼橘、荞麦、莜麦、咖啡、黄连、茶、橘子皮等，以助心阳，这样就能抗御过亢的肾水。

冬季进补的注意事项

冬季进补是我国几千年来用以防病强身的传统方法。在寒冷的冬季，人体如同自然界的动植物一样，均处于收藏蛰伏的状态，皮肤肌腠比较致密，汗出较少，摄入的营养物质和具有强壮作用的补品也容易被吸收而贮藏起来，于是冬三月成为公认的养精蓄锐的大好时期。民间俗语称："三九进补，开春打虎""三九补一冬，来年无病痛"。这不仅表明老百姓知道要冬补，而且还知道为什么要冬补，冬补不只是为了冬天的健康，而更主要的是为了来年的健康打下基础。

辨证进补

其实，补和泻都是中医的治法，若身体有虚症，进补是需要的（"虚则补之"）；若身体有实症，就不能补，而需要泻（"实则泻之"）。所以只有"虚"的人才需要补，你若不"虚"，就不要赶时髦、追潮流了。对补的科学态度应是：不无故进补，因人进补，因时进补和对症进补。无病体健之人，若贸然进补反易导致机体充血、阴阳平衡失调，不仅无益，反而有害。那么，怎样知道自己虚不虚呢？也可以凭自己的感觉自测，但不准确。为了做到心中有数，最好找个有经验的中医师诊断一下，再决定补不补或怎样补。下面提供自测资料供参考。

"虚"有四种：气虚、血虚、阴虚和阳虚，故需辨证进补。主要指标是：

（1）补气

症状：呼吸气短、语声低微、疲倦无力、食欲不振、自汗、尿频或失禁、舌淡苔少、脉虚无力等为气虚症。补品可选用人参、党参、黄芪、山药、白术、茯苓、陈皮、黄精、炙甘草、大枣、饴糖等。

（2）补血

症状：面色苍白或萎黄、口唇淡白、头晕眼花、心悸失眠、手足发麻、舌质淡、脉细无力等为"血虚症"，补品可选用熟地、当归、首乌、紫河车、阿胶、白芍、桂圆、桑葚子等。

（3）补阳

症状：畏寒肢冷、口不渴、面白自汗、食欲不振、虚喘、五更泄或溏泄、尿清长、阳痿早泄、遗精遗尿、腰腿酸软、舌淡苔白、脉细无力等为"阳虚症"。补品可选用附子、肉桂、鹿茸、鹿角胶、仙茅、苁蓉、冬虫夏草、胡桃肉等。

（4）补阴

症状：午后潮热、手足心热、心烦不眠、颧红盗汗、口干咽燥、尿少色黄、大便秘结、舌红少苔或无苔、脉细数等为"阴虚症"。补品可选用生熟地、天冬、枸杞、沙参、玉竹、龟板胶、鳖甲胶、银耳、百合、蛤蟆油等。

冬季食补更重要

不要以为唯有补药才是补，对大多数人来说，冬季食补更为重要。为适应冬季"藏"的特点，选用有营养价值的天然食物，有病治病，无病健身。"药食同源"，许多食品在冬季便具有药疗功效。冬季宜作食补的滋补性食品多，不易腐败，人体的吸收、利用功能也好，故期望以"食"健身者愈来愈多，滋补性食品大多性平，没有副作用。萝卜的营养价值相当高，是佳肴，也是良药。民间广泛流行的说法是："冬吃萝卜夏吃姜，不劳医生开药方。"冬季应常吃萝卜。其他如蔬菜、木耳、银耳、梨、葡萄、柿子、香蕉等时新蔬菜瓜果也要经常吃些，但食补也不宜过量。冬季同时还要适量增加糖、脂肪、蛋白质的摄入量，以提高身体的御寒能力，常吃些动物内脏、瘦肉、鸡蛋、鱼、乳类、豆制品、藕等。老人冬季常食粥也大有好处。

以药养生不足取

出于人们对营养保健需求的日益增高，开发出不少"营养药"或"补药"，对这类药物如何看待，药理学家认为：从药理学的角度来看，根本就没有"补药"这一类。有的药品虽然的确含有某种能够改善人体某一方面功能的成分，但到目前为止，还没有发现哪一种药物能够满足人体的全面需要，也没有哪一种药物能够全面改善或提高人体的功能。用药不当会损害健康，药品与营养性的滋补品、保健品不同，药品有严格的剂量限制，所以把药品当补品就不科学了。所谓营养药物是否真能起到营养保健作用，尚需研究，过分宣扬药物的营养作用很容易导致滥补，滥补的后果是导致营养失衡，严重时还会带来药源性疾病。

冬补应先补脾胃

脾胃乃后天之本，气血生化之源，一切虚弱多半从脾胃开始。故冬补应从脾胃入手，否则会欲速则不达。脾胃健旺才能消化吸收，达到进补的目的，俗称"引补"，亦称"底补"。用一些性质平和之物来调理脾胃，如百合银耳羹、薏仁山药粥、八珍糕、茯苓饼、桂圆汤、红枣炖肘子等，这些平补、缓补之物，使脾胃功能逐渐健旺起来，然后再根据气、血、阴、阳、偏虚程度，有针对性地选择补品，方可收到良效。

第二编

不同人群的营养膳食指南

第六章
一般人群膳食指南

一日三餐要合理

"早餐宜好，中餐宜饱，晚餐宜少"，是有科学根据的。中医学认为，人体的阴阳气血运行随着昼夜的变化各有盛衰的不同。昼日阳气盛而阴气衰，夜晚则是阴气盛而阳气衰，因为白天气温较高，加之人体的活动量大，物质代谢旺盛，需要的营养也相应地要多。到夜晚时气温下降，人们大多处于宁静状态，活动量小，需要的营养也相对少一些。

早餐宜好

人们经过一夜的休息，早晨起来开始活动、工作，可这时胃肠却处于空虚状态，这时候若能及时进食，补充足够的营养，大脑也就有了充足的能量进而使精力充沛。这就是人们把早餐比作大脑启动"开关"的原因。

所以，早餐要及时，而且质量要好，也就是营养价值要高，同时还要易于消化、吸收。

那么，早餐吃什么好呢？最好是稀、干搭配，如面包、馒头、包子、鲜牛奶、酸牛奶、鸡蛋、稀饭、豆浆、新鲜水果或果汁等，可适当选择。

传统的中式早餐——稀饭咸菜或豆浆烧饼油条，在营养上都不太符合要求。

中国居民膳食指南大全

科学的做法是，稀饭可加些小米或红豆共煮，但不能过稀；以鸡蛋、肉松或咸鸭蛋、松花蛋之类佐餐，也可用花生米或豆腐干，这些食物都有助于增加蛋白质的摄入；餐后可加食水果。注意早餐不能一直吃同样的食物，要注意营养和食物种类的合理搭配。

现在有不少人，尤其是年轻人，甚至学生，经常不吃早餐，或只凑合着吃少许，质和量都不理想。他们的想法是宁可早晨多睡一会儿以保证工作效率，其实，这样反而会影响工作效率，因为一夜未进餐，早晨起床时血糖最低，如果再不吃早餐，肌肉和脑所需血糖必须靠肌肉中的蛋白质转化，但由蛋白质转化是无法给脑供应足够的糖，脑的血糖仍会很低，这样，人就会感到疲劳，反应迟钝，注意力不集中。

所以说早餐的好坏关系到一个人当天的工作效率、体能，早餐一定要吃好。

中餐宜饱

午餐处于一日之中，具有承上启下的作用，经过一个上午的劳动，消耗营养较多，下午还需继续工作，所以，午餐宜适当多吃些。中餐吃饱，才能弥补上午的损耗和满足下午继续活动的需要。

所谓饱是指保证一定量的营养供应，不仅是进食的数量要多些，而且质量也应好。主食可选米饭、面条、馒头、饺子之类，菜可用肉类、鱼类、蛋、虾、豆制品、蔬菜等进行合理搭配，另外还要适时进食水果。

应该注意的是，中餐宜饱，但也不能过分，过饱则使胃肠负担过重，甚至损伤脾胃功能，影响整个人体的生理活动。

晚餐宜少

晚餐后一般活动量小，没有多长时间就要就寝，所以不宜多食，而且宜清淡些。多食或过于肥腻往往会成为致病之因。唐代孙思逸在《千金要方》中指出："饱食而卧，乃生百病"。说生百病，未免有些夸张，但现代研究也认为，晚餐过饱或过食肥腻，可引起多种疾病。如晚餐过于丰盛，吃得过饱，摄入的能量过多，过剩的热量就会转变为大量的脂肪存积于体内而引起肥胖，成为引发心脑血管病及糖尿病的隐患。晚餐吃得太油腻，血脂猛然增高，再加上睡眠时血流变慢，会致使大量脂质沉积于血管壁上，造成动脉粥样硬化及微小血栓形成，从而诱发心脑血管病。晚餐过饱还可能引发急性胰腺炎。

由于工作繁忙，生活节奏较快，不少人往往习惯于早餐匆忙，午餐凑合，晚餐全家团聚，十分丰盛，其实这样的生活习惯是不符合科学，也不利于健康的。营养学家研究认为，一日三餐的合理安排是：早晨占全天热量的30%，中餐占40%，晚餐占30%，这样的比例最为适宜。早餐质量要高；中餐要吃饱，也要吃好，中餐吃好了，晚餐自然也就会适量；晚餐应清淡，易于消化，不宜过量。

当然，晚餐宜少是针对一般情况而言的，若是夜间工作者又当别论。

少食多餐，有利健康

一日三餐似乎是人类饮食方式的一种定律，每个人都认为是理所当然的。而随着科学的发展，科学家们发现，少食多餐也是很健康的饮食方式。中医很早就提出了少食多餐的养生方法。早在2000多年前，《黄帝内经》中就有过"饮食有节""饮食自倍，脾胃乃伤"的观点。药王孙思邈也主张"先饥而食，先渴而饮，食欲数而少，不欲顿而多。"这些都是告诫人们不宜饱食，而应该少食多餐。有科学家认为，一日三餐的饮食方式将有可能被一日多餐取代。

调查表明，进餐次数多的人能更好地吸收热量，而体重不会因此而增加。相反，一个人如果减少进餐次数，28天后体内的脂肪可增加600克。也就是说，少食多餐可以使人保持身材的苗条，远离肥胖。

专家认为，增加餐次有利于提高大脑功能。我们知道，大脑的能源主要靠葡萄糖来供给。我们所摄入的淀粉类食物，经过肝脏转化后可生成葡萄糖，每一餐为大脑所提供的葡萄糖至多为 30 ~ 40 克，而大脑每天所需要的葡萄糖总量为 150 ~ 190 克。所以说，只靠一日三餐是无法满足大脑的需要的，增加进餐数量恰好可以解决这一问题，使大脑功能得到改善。

有人可能会觉得奇怪，进餐的次数越多，摄入的能量不就越大吗？别忘了，我们还有一个至关重要的前提，那就是少食。其实如果人在不太饿的时候进餐，是吃不了多少东西的，所以虽然进餐的次数增加了，身体所摄入的总能量却并没有增加。而进餐次数少的人，由于是处于饥饿的状态下进餐，因此一次的摄入量就比较多，很容易使多余的热量在体内堆积，从而造成肥胖，并可引发高血压、高血糖等富贵病的出现。

值得注意的是，我们所提倡的少食多餐，并不是指将一天所摄取的总食物分成几顿来吃，而是指在保证正常的一日三餐以外，适当地加餐。也就是说，正常的一日三餐还是要照常吃的，只是在两餐之间或者是运动之后，可以适当加餐。加餐的食物也无须向正餐那样正式，可以选择蛋类、奶类、水果、甜品等。英国剑桥大学的营养专家，根据人体的新陈代谢规律，设计出了一个科学进餐的计划：

早餐：7：00 ~ 8：00。在进行适量的晨练后，7：00 ~ 8：00 点是进食早餐的最佳时间。

加餐：10：00。大脑或身体在工作了一段时间后，体内的能量也有所减少，这时就应该及时补充能量，以补充所消耗掉的能量。一般选择在 10：00 的时候进食一些低脂肪的碳水化合物，如香蕉等。

午餐：13：00。这个时间是人体所剩能量的最低点，可选择高热量的食物作为午餐，应该相对丰盛一点儿。

加餐：14：00 ~ 15：00。这段时间是人在午餐后体内葡萄糖含量的最低点，可以吃一些坚果、爆米花、干鲜果品等。

晚餐：17：00～19：00。这个时间进食可以让身体获得晚餐后到睡觉前这一段时间的能量，并且在这个时间进食还可以让食物在睡觉前完全消化。

加餐：19：00～21：00。睡前少量进食，有助于提高睡眠质量，可选择一小块奶酪、香蕉等。

上面的饮食方案只能作为参考，在实际的生活中，应根据自己的实际情况，制订适合自己的饮食方案，没有哪一种方案是对所有人都适用的。总之，我们应该保护好我们的肠胃，使其永远处于不饥不饱的状态，这样才能促进我们的身体健康。我国著名营养学家总结的秘诀是："一日多餐，餐餐不饱，饿了就吃，吃得很少。"

值得提醒的是，少食多餐不等于频繁进食。有些人误把少食多餐理解成了频繁进食，结果不但健康状况没有好转，反倒造成了诸多不适。这就是因为食物不断地刺激使体内正常的消化液分泌受到影响，从而影响了食物的消化吸收，对健康造成危害。因此，我们应该清楚，少食多餐也是讲求规律的，没有规律、没有节制地进食对健康是没有任何帮助的。

另外，少食多餐也应保证总能量的平衡。人体所需要的营养成分是有限的，如果摄入得过多，就会造成营养的无端流失，而且剩余的脂肪还可能堆积起来，使人发胖，并可引起疾病。所以，多餐并不代表多食，不管进餐的次数多少，进餐的总量都是应该始终保持平衡的。

适当多吃粗粮有利健康

粗粮是指没有经过精细加工的粮食，是相对于细粮而言的，如玉米、小米、高粱、燕麦、紫米以及各种干豆类等都属于粗粮。由于粗粮的加工简单，所以其中很多营养成分都没有被破坏。这是粗粮优于细粮的地方，比如，粗粮中含有更多的膳食纤维

中国居民膳食指南大全

和 B 族维生素。此外，很多粗粮还具有药物价值，如玉米被称为是"黄金食物"，可促进大肠蠕动，排出大肠里的致癌因子；还可减少胆固醇的吸收，预防冠心病。荞麦中含有治疗高血压的药物，并且对糖尿病也有一定的疗效。绿豆有利尿消肿、中和解毒、清凉解渴的作用等。

与细粮相比，粗粮对于慢性病的预防更有优势。这是因为细粮消化得比较快，不到半个小时就可以被身体吸收，而身体对于粗粮的消化和吸收则要两个小时。经常吃细粮的人，由于食物的消化和吸收过程比较快，胰腺就无法及时分泌出足够的胰岛素，这会使胰腺的负担过重，从而导致血糖居高不下，最后发展成糖尿病。此外，细粮中所含的蛋白质和碳水化合物比较多，不能被人体全部利用，剩下的将会转变为脂肪储存起来，很容易引起脂肪肝和高脂血症。而食用粗粮的人则不用担心这些，因为粗粮的消化和吸收过程比较慢，不会对胰腺造成负担，而且粗粮中所含的蛋白质和碳水化合物相对较少，因此也很少会有剩余转化成脂肪。

虽然说粗粮对于促进人体健康所起的积极作用是不可否认的，但是营养学家也提醒我们，粗粮不宜食用过多，过量的进食粗粮也会对健康造成不良影响。粗粮不易消化，如果一次进食过多，很可能造成腹胀、消化不良等现象，尤其是老年人、儿童还有一些肠胃不好的人，切忌大量食用粗粮。此外，粗粮不仅可以延缓糖分和脂类的吸收，而且还会阻碍人体对蛋白质和矿物质的吸收，这对一些老年人和一些身体本就缺少这些营养物质的人来说，无异于雪上加霜。长期以粗粮为主食的人，发生营养不良的概率比较高。因此，大量进食粗粮也是不值得提倡的。

联合国粮农组织最新颁布的纤维食品指导大纲规定，健康人的常规饮食中应该含有 30 ~ 50 克的纤维。有研究表明，饮食中以六份粗粮、四份细粮最为适宜。只吃粗粮无法维持营养的均衡、全面，只吃细粮对健康的危害更大，所以我们一定要做到有粗有细，粗细搭配。一般来说，以每周吃三到四次粗粮为宜，另外，还要保证品种的多样化，因为每一种粗粮都有它的营养，摄取的品种越丰富，所补充的营养也就越全面。比如红薯，在 2004 年的全世界十大健康食品评选中，第一个就是红薯。

很多人刚开始吃粗粮的时候都会不习惯，因为粗粮一般都比较粗糙，很难下咽，这时不要心急，可以尝试着慢慢来，等你的肠胃习惯了就不会再出现这种现象了。另外，在吃粗粮的时候一定要多喝水，只有保证体内的水分充足，才能使肠道正常的工作。在吃粗粮的同时，可以搭配一些可口的荤菜，这样就可以有效地缓解味觉痛苦。

现在很多饭店都推出了粗粮食品，如窝头、南瓜粥、玉米烙等，很多菜肴也在向粗粮一类靠拢，如老玉米炖排骨、芋头老鸭煲等。包括在我国很流行的洋快餐也推出了粗粮食品，如玉米沙拉、玉米杯等。这些粗粮食品不仅美味，而且营养又健康，受到了人们的普遍欢迎。

主食的地位不可取代

人的膳食可分为主食和副食。主食是指以粮食作物为主要原料做成的各类食品，除此以外的其他食物则都属于副食。近年来，主食的结构发生了巨大的变化，主要体现在三个方面：细粮化、丰富化和减少化。据国家统计局统计，主食在饮食消费之中所占的比例越来越小，而副食如肉、蛋、水产品、蔬菜、水果等的人均占有量却大幅增加。这种现象是很让人忧心的，虽然说副食品的增加代表着生活质量的提升，但是这种改变却不能以减少主食为代价，主食的减少将直接给人体健康带来负面影响。

主食所以被称为主食，就是因为这些食品是我们生活中的主要食品，是我们补充能量、维持生命的主要物质来源。主食中含有多种对人体有益的元素，它对于人体健康所起的积极作用是其他食物无法比拟的。

中国营养学会 2007 年推出"中国居民平衡膳食宝塔"，将人每天所摄入的食物分成五层：第一层为谷类食物，每天应吃300～500克；第二层为蔬菜和水果，蔬菜每天应吃400～500克，水果每天应吃100～200克；第三层为鱼、禽、肉、蛋等动物性食物，每天应吃125～200克；第四层为奶类和豆类食物，奶类每天应摄取100克，豆类每天应摄取50克；第五层为油脂类，每天不应超过25克。由此可以看出，谷类食物是人类膳食中最基本的营养物质，也是人体需求量最多的，这符合其主食的地位。

在上面的平衡膳食宝塔中，我们可以看到，人对蔬菜的需求量也是很大的。有些人可能会想，既然蔬菜如此重要，那么可不可以用蔬菜来代替主食呢？答案当然是否定的。主食为人体提供碳水化合物，是能量的主要来源，而蔬菜则是矿物质和维生素的主要获取渠道。很多减肥的人都只吃蔬菜而不吃主食，这是十分有害健康的。因为蔬菜为人体所提供的能量是相当有限的，如果不吃主食，人体的能量供给就无法得到满足，这样就会动用体内所储存的蛋白质和脂肪，长此下去可导致蛋白质缺乏，使人出现营养不良的现象，危害人体健康。所以说蔬菜是无法取代主食的。

也有人可能会这样说，既然不吃主食会导致人体的热量不足，那么多吃些动物性的食物不就可以弥补了。这种做法也是不科学的，动物性食物中含有大量的脂肪，而人体对脂肪的需求是有限的。按照营养学原则，每日膳食中热能的60%以上应来自碳水化合物，而不是脂肪。过分地食用副食，尤其是含高糖、高脂肪的副食，特别容易引发恶性肿瘤、脑血管病等病症。所以说，谷类食物之所以称之为主食是有一定的道理的，不管科学怎样发展，时代如何进步，人体内的器官都没有更新换代，偏离它的喜好是没有任何好处的。也就是说，只要人体内部没有发生变化，主食的地位就是不可动摇的。

主食的摄入量不足可对人体产生多种危害。主食不足，体内的碳水化合物就供应不上，碳水化合物除了为人体提供能量外，还具有解毒的功能。所以一旦主食供应不上，就会导致血液中的有毒废物不能及时排出，从而使人的肤色黯淡。此外，中医学的理论认为，头发的生长与脱落、润泽和枯槁与肾气的盛衰有很大的关系。如果主食摄入不足，就会使气血的营养亏虚，从而导致肾气不足。肾气不足必将影响头发的健康，使头发出现干枯、脱落、分叉等现象。所以，我们千万不能为了保持身材的苗条就不吃或少吃主食，否则虽然说身材苗条下来了，可是却失去了应有的光彩，还影响了健康。

我们在食用主食的时候，除了要保证每天摄入 300～500 克以外，还要注意主食的多样性，也就是注重主食品种的丰富。最好的方式就是我们前面所讲过的粗细搭配，粗粮和细粮各有优点，都是我们饮食的重要组成部分，所以要混合食用，不要使主食太过单一。另外，在选择主食的时候也应该注意选择天然的谷类，不要选择经过深度加工的精米、精面，应以符合人体健康的标准米、标准面为主。

正在减肥的人们，主食虽然是不可或缺的，但是却有办法让你在吃主食的情况下，同样可以减轻重量，那就是把已经做熟的主食放入冰箱，让其在二到四摄氏度的条件下保存一段时间，然后再食用，就不会变胖了。这是因为淀粉在 60～80℃ 的情况下，会形成糊化淀粉，容易被人体所吸收。但是糊化淀粉在经过低温处理后，就会变得不透明甚至产生沉淀的现象，变成老化淀粉。老化淀粉既不容易被人体吸收，又可以减少饥饿感，所以可以达到减肥效果。更为重要的是，这样的主食只是降低了热量的吸收，并没有导致蛋白质和维生素的损失，因此是很健康的减肥方法。

多吃豆类与奶制品

构成人体的蛋白质，分为动物蛋白和植物蛋白两类。对于大脑来说，既需要动物蛋白，又需要植物蛋白。而植物蛋白在豆类食品中的含量非常丰富，所以多吃豆类食品对人体大有好处。

我国人民自古以来就把豆腐、豆浆、酸豆汁、豆腐干、冻豆腐、腐竹等豆制品作为健身食品。从历史上看，许多循身佛门的"高僧"，尽管他们从少年时代起就从来不吃动物性食品，但他们之中仍有许多人不仅长寿，而且能在高龄之时依然保持脑灵体健。有许多高僧在文化、艺术、佛学、医学、医疗体育等许多方面还卓有成就，是与他们以豆类食品为主的素食习惯有关。我国著名的海灯法师，对佛学造诣很深，他学识渊博，武功高强，老年时期仍耳聪目明，头脑清晰，很大程度上归功于他终生喜食豆类的嗜好。这些都说明豆类食品具有很好的健脑效果。

　　我国古典中医名著《黄帝内经·素问》一书中说，肾脏的功能是"肾为作强之官，技巧出焉"。其实，这能"作强"（主要指体格好，有毅力，性格顽强）的，出"技巧"的，主要是脑的功能。后人又说黑豆九蒸九晒之后能补肾，而肾的作强、出技巧又主要是脑的功能。补肾就是补脑，足见大豆的健脑作用。

　　豆类食品的健脑作用和机制是多方面的。以大豆为例，它含有丰富的蛋白质、脂肪、糖、钙、维生素 A、B 族维生素、谷氨酸等大脑所必需的营养物质。这些物质在脑的细胞构成及脑的智力活动中各负其责，起着各自不同的重要作用。例如，前面提到的谷氨酸，在豆制品中的含量极为丰富。这种谷氨酸是大脑赖以活动的基础物质，它在人进行智力活动时发挥重要的作用，只要多吃豆类制品及其他富含天然谷氨酸的食品，就会满足身体对谷氨酸的需要。

　　奶类包括牛奶、羊奶、马奶。常用的为牛奶，牛奶的营养价值很高，含有人体所必需的营养。它的各种营养素的比例很适合人体的需要（尤其适用于婴幼儿），而且容易消化吸收。因此奶不论对病人或健康人均是良好的营养品。

　　奶制品包括酸牛奶、奶渣等。酸牛奶采用各种乳酸菌、酵母菌使牛奶发酵而成，含糖量较低，但乳酸量较高。由于鲜牛奶能中和胃酸，对于胃酸不足的人易发生消化不良。若用酸牛奶则可节省胃酸，增加消化率。奶渣是一种营养价值很高的蛋白质食物，含有大量的钙和磷。具有抗脂肪肝及利尿的性质，故脂肪肝及肝硬化、结核病、佝偻病等患者可每日用适量奶渣作为治疗食品。

奶类营养丰富，以牛奶为例。牛奶中蛋白质的含量为 3.3%。它的成分主要是乳酪蛋白和部分的乳白蛋白、乳球蛋白，这些蛋白质含有全部的必需氨基酸。

牛奶中脂肪的含量约在 4%，乳脂的生理价值极高。因为它是以乳状液的形式存在的，故极易消化吸收。

牛奶所含的无机盐主要为钙、磷、钾，其中钙的含量高达每百克牛奶 115 毫克，而且吸收利用率很高。牛奶中含有维生素 A、维生素 D、维生素 B_2、维生素 B_6、维生素 C 等。

牛奶有改善皮肤细胞活性，延缓皮肤衰老，增强皮肤张力，刺激皮肤新陈代谢，保持皮肤润泽细嫩的作用。尤其女性平时可以多喝些牛奶。

饭前喝汤，苗条健康

随着生活条件的改善，人们对食物的要求也越来越高，不仅要求食物的质量与美味，而且更看重食物的保健功效。越来越多的人已经开始注意到了饮食对于健康的巨大作用，而喝汤的好处也是不胜枚举的。俗话说得好："饭前喝汤，苗条又健康；饭后喝汤，越喝越胖。""饭前先喝汤，胜过良药方。"由此可见汤品的保健功效。

为什么说"饭前喝汤，苗条健康；饭后喝汤，越喝越胖"呢？这是因为饭前喝汤，可以润滑口腔和食道，防止干硬的食物刺激消化道黏膜，有润滑剂的作用；另一方面，饭前喝汤还可以起到稀释和搅拌食物的作用，有利于消化和吸收；更重要的是，饭前喝汤可以占据胃的容积，并通过胃黏膜迷走神经的传导反射到食欲中枢，使人出现饱腹感，抑制了食欲。有研究表明，在饭前喝一碗汤，可以让人少吸入 100～190 千卡的热能。所以说，饭前喝汤可以促进人的消化和吸收，保护消化器官，减少能量的摄入，不仅使人苗条，还可以让人更健康。

相对而言，饭后喝汤则有很多弊端。人在饥饿的时候是食欲中枢最兴奋的时候，这时进餐会增加人所吸收的热量，等到出现饱腹感的时候，其实已经是热量超标了，如果在这个时候再喝一些汤，就会造成营养过剩，使人肥胖。所以说，在饭后喝汤，会让人越喝越胖。此外，在饭后喝汤还会冲淡胃液，把原来已经被消化液混合得很好的食糜稀释，影响消化和吸收，对健康无益。在我国，南方人比较喜欢在饭前喝汤，而且汤的营养丰富，大多是老火靓汤，很容易让人产生饱腹感，减少食欲；而北方人则喜欢饭后喝汤，且汤里面的油水很多，大多是吃饱了以后再喝，把胃都撑大了。所以说，北方人普遍比南方人胖，就是这个道理。

也有专家认为，饭前喝汤与饭后喝汤只是饮食习惯的问题，在营养学上并没有确定的定论。他们认为，喝汤的关键在于喝什么样的汤，喝多少汤。一般来说，在饭前喝少量的富含蛋白质的汤，是最佳的选择。应该注意的是，有浅表性胃炎的患者应该选择在饭后喝汤，以免加重症状。

我们在做汤的时候，应该注意选择好汤料，要尽量选用低脂肪的食物，这样可以更好预防肥胖。如瘦肉、鲜鱼、虾、去皮的鸡肉或鸭肉、冬瓜、萝卜、番茄、紫菜、海带等，都是很好的低脂肪汤料，我们可以放心地选用。如果要选择高脂肪的食物做汤料，则应该在炖制的过程中将多余的油脂撇出来。汤量以半碗到一碗为宜，不宜过多，以免影响接下来的正餐。有专家指出，中午喝汤所吸收的热量最低，所以不妨将喝汤的时间定在中午。如果要在晚餐时喝汤，就一定要少喝。因为过多的汤会使人迅速吸收丰富的营养物质，而且晚上运动少，体力消耗小，很容易使营养堆积在体内，造成肥胖。

在这里，向大家推荐一种深受很多营养学家喜爱的五色保健汤。所谓五色，即是指五种颜色。我们在前面也已经提到了，各种颜色的食物都有其独特的营养，所以选择各种颜色的食物搭配在一起做汤，不仅可以使汤的味道更鲜美，而且还更有营养，更具有保健功效。红指的使西红柿、红柿椒；黄指的是半个鸡蛋、胡萝卜、嫩玉米；绿指的是各种绿叶蔬菜，以色深的蔬菜为佳；白指的是南豆腐；黑指的是黑木耳或蘑菇。在煮制的过程中，我们可以根据自己的喜好，加入肉片、调味品，随意做成各种花样。

另外，下面几点也要引起大家的注意：

喝汤的速度越慢越好。美国的营养学家指出，如果延长吃饭的时间，就能够充分享受食物的味道，并提前产生饱腹的感觉。其实喝汤也是同样的道理，喝汤的速度越慢，食物的消化吸收就越彻底，如果喝得过快，很容易造成营养堆积，影响食物的消化和吸收。

不要偏爱独味汤。做汤的原料不要太单一，因为每一种食物所含的营养都是不全面的，所以只喝一种原料做成的汤，很难满足人体的需求。我们在上面介绍的五色保健汤就是一个不错的选择，你也可以让它更丰富些，只要不存在食物的搭配禁忌问题，那么你选择的原料越丰富、品种越齐全，汤的营养价值也就越高。

不要喝太烫的汤。通常来说，我们所喝的汤，应该以50℃以下为宜。因为我们的口腔、食道、胃黏膜所能承受的最高温度就是60℃，如果超过了这个温度，就会造成黏膜烫伤。虽然说人的皮肤有自我修复能力，但是长此下去将会导致消化道的黏膜恶变，很容易诱发食道癌。

不要用汤水泡米饭。很多人都喜欢用汤水泡米饭吃，他们错误地以为这样可以更充分地吸收汤中的营养，岂不知这样的做法却对消化系统造成了伤害。我们在咀嚼食物的时候，除了要借助牙齿将食物嚼碎以外，主要是靠唾液将食物润湿，并通过其中的消化酶帮助消化和吸收。如果将汤和饭混在一起，食物变软，人们往往懒于咀嚼，这样唾液的分泌就不够，而且未经充分拒绝的食物进入人体后，无疑会加重肠胃的负担，影响消化和吸收，长此下去，还可引起胃病。

健康方法吃健康肉

肉食品有丰富的脂肪与蛋白质，是正常人所不可缺少的营养食物。对青少年来说，它是生长发育的重要物质，对中年人，特别是脑力劳动者来说，主要是帮助增强记忆，对于体力劳动者来说可补充氨基酸的消耗，对老年人来说，可补充优质蛋白，推迟衰老过程。肉食品中的脂肪发热量高，有其独特的生理价值。

肉类的营养特点

肉类可分为畜肉和禽肉两大类。肉类食物主要提供蛋白质、脂肪、无机盐和维生素。肉类蛋白质的氨基酸组成和人体肌肉组织接近，生理价值高，被称为优质蛋白质。肉中营养素的分布，因动物的种类、年龄、肥瘦程度及部位不同而异。动物内脏脂肪含量少，蛋白质、B 族维生素、维生素 A 和维生素 D、无机盐和胆固醇含量较高。畜肉类脂肪以饱和脂肪酸为主，而碳水化合物含量较少。

肉类的消化吸收率高，饱腹作用强。畜肉中还含有溶于水的蛋白质和氨基酸等，使肉汤具有鲜味，但是绝大部分的蛋白质仍留在肉块中。

各种动物肉营养价值的区别

这里所说的肉类，是泛指畜肉（如猪、牛、羊肉），禽肉（如鸡、鸭、鹅肉），脏器（如肝、肾、心、肚）以及鱼类、水产类等。从营养价值方面看，这些肉类有许多相似之处，但同时它们也有各自的特点。

猪肉、牛肉、羊肉三种畜肉之中，猪肉含的脂肪最多，从表中可以看出这三种肉在脂肪含量上的差别。

猪、牛、羊肉的蛋白质和脂肪含量／%

项目	肥瘦猪肉	肥瘦羊肉	肥瘦牛肉	猪瘦肉	瘦羊肉	瘦牛肉
蛋白质含量	10	11	18	17	17	20
脂肪含量	60	29	20	20～30	14	6

　　肥瘦兼有的猪肉，脂肪含量高达60％，即便是猪瘦肉，其脂肪含量也在20％、30％左右。三种畜肉之中，牛肉含脂肪相对较少，所以低脂肪膳食中应选用瘦牛肉。

　　一般畜肉含维生素 B_1 都不多，唯独猪瘦肉除外。

科学吃肉才有益健康

1. 吃肉不是越多越好

　　肉类食品不是吃得越多越好，因为肉中除一些有益物质外，还含有嘌呤碱，而这类物质在体内的代谢中生成尿酸，尿酸大量积聚，就会破坏肾脏毛细管的渗透性，引起痛风，骨发育不良及一些其他疾病。过量食肉还会降低对多种疾病的抵抗力。

　　按照合理衡的饮食标准，每人每天平均需要动物蛋白44～45克，而每100克肉中的动物蛋白含量比这个标准低得多，可以通过吃鱼、乳类、牛奶、蛋类来弥补动物蛋白质的不足。

2. 肉与蔬菜同食有利健康

　　肉有丰富的营养，但也含有不利于人体健康的胆固醇。如果食物搭配不当，肉中的营养就不能被很好地吸收，积累的胆固醇还会导致心脏病。所以，在烹制猪、牛等肉时，最好和竹笋、蘑菇搭配，或者和胡萝卜、芹菜等蔬菜合吃，这样，既能使蔬菜中含有的丰富维生素和矿物质为人体吸收，又能使肉内的胆固醇以及肉在分解过程中产生的有害物质，随同蔬菜的食物纤维，迅速排出体外。

3. 肉类焖吃营养最好

肉类食物在烹调过程中，某些营养物质会遭到破坏。不同的烹调方法，其营养损失的程度也有所不同。如蛋白质，在炸的过程中损失可达 8%～12%，煮和焖则损失较少。B 族维生素在炸的过程中损失 45%，煮为 42%，焖为 30%。由此可见，肉类在烹调过程中，焖损失营养最少。

4. 吃火锅时肉务必要烫熟

冬天里，家家户户都流行吃火锅，而各种牛、羊、猪肉的切片更是其中最主要的火锅料。很多人在吃这些肉片时，只是在水中涮两下就送入口中，以免肉质变老不好吃，却不知半生半熟的猪肉片中常含有寄生虫，牛肉、羊肉中的寄生虫虽然比较少，但是也难保不会受到感染。这些寄生虫一旦进入人体，对健康的危害极大，而且不容易治愈。所以，在吃火锅时肉片最好完全烫熟再吃，以免病从口入。

5. 肉与蒜配营养增倍

据研究，在肉食中尤其是瘦肉中含维生素 B_1 的成分，然而维生素 B_1 在人体内停留的时间很短，会随小便大量排出。吃肉时再吃点儿大蒜，肉中的维生素 B_1 能和大蒜中的蒜素结合，不仅可使维生素 B_1 的含量提高数倍，还能使它原来溶于水的性质变为溶于脂的性质，从而延长维生素 B_1 在人体内的停留时间。这样对促进血液循环，并增强在其体内的利用率，等都有重要的意义。提高维生素 B_1 在胃肠道的吸收率，以及尽快消除身体疲劳，增强体质。所以，肉和蒜确实应该相伴而食。

忌买不健康的肉

在选择肉时也要注意选择健康肉，虽然目前人们已经认识到牛羊肉更有利于健康，但主要选择的肉类还是猪肉，以下以猪肉为例。

1. 注水肉

正常的鲜猪肉外表呈风干状，瘦肉组织紧密，颜色略发乌。猪肉注水后从外表看上去水淋淋的发亮，瘦肉组织松弛，颜色较淡。

2. 米猪肉

将瘦肉上的白点放在手心里揉搓，如果溶化了的就是油渣，如果不化则是"米猪肉"。"米猪肉"为猪囊虫幼虫，食之对人体有危害。

3. 瘟猪肉

如是死猪宰杀的肉，猪皮有大小不等的出血斑块；如果猪肉是剥过皮的，可仔细观察其肥肉和黏膜，也会发现出血点。病死的猪肉呈暗红色，浑暗，肥肉呈粉红色，无弹性。

4. 母猪肉

老母猪的瘦肉一般呈黑红（老红）色，纹路粗乱，水分较少；而肥猪的瘦肉呈水红色，纹路清晰，肉细嫩，水分较多。老母猪的肉不仅质老、难煮得烂，而且肉的营养也较差。

5. 坏冻肉

冻肉的颜色一旦呈紫褐色或带有异味，即为腐败的冻肉，不宜购买。好的冻猪肉色泽红而鲜明，肉质坚实，用手指一按，接触面呈红色，脂肪面呈白色，肉的表面干净，无污染。

完全素食不利于健康

素食者分完全素食主义者和不完全素食主义者。前者不吃任何动物性食物，仅吃谷米、豆类、水果、蔬菜等植物性食品，如以前的僧侣；后者占素食者的大多数，不完全素食又包括奶蛋素食，是指饮食中有奶和蛋的素食；奶素食则是指饮食中可以有奶的素食；还有的仅不吃猪肉、牛、羊肉等牲畜类食品，可以吃鸡肉、鱼、蛋、奶等食品。从营养均衡的角度看，不完全素食者营养素摄入较全面，营养易保持平衡，比完全素食要好。完全素食对孕妇、病人、体质特别虚弱者、老年人等不利，因为很难保证获得足够的营养。

当前，不少人在营养方面，因缺乏科学知识，存在着两种倾向，一是重荤轻素，二是重素轻荤。尤其是后者为不少人所推崇，这就是"素食者能长寿"的观点。这些人认为，完全素食有利于心脏养护，其实这种观点并不完全正确。

我们主张低热能、低脂肪、低胆固醇、高纤维素、高植物蛋白、高维生素饮食，但是完全吃素并不好。这是因为素食有其不足之处，其蛋白质的质量和数量均不及动物性食物，且吸收利用率低，其脂溶性维生素 A、维生素 D、维生素 E、维生素 K 的含量，普遍低于动物性食物，尤其是对人体有重要生理功能的微量元素（锌、铜、硒等），也不如动物性食品多。所以单纯素食者，往往会导致某些必需氨基酸、维生素和微量元素的缺乏。

素食者常常存在某些必需氨基酸供给不足。根据营养知识，膳食蛋白质的模式越接近人体蛋白质的组成，就越易被人体所消化与吸收，有利于人体蛋白质的合成。但植物性食物中的大多数蛋白质消化吸收率低。并且必需氨基酸的组成不如动物性食物的蛋白质那样平衡、全面，致使造成必需氨基酸供给不足。

缺钙不利于骨骼健康。植物性食物中含有较高的草酸和植酸，食物中的钙易与植酸和草酸形成难溶性钙盐，影响其利用，故植物食物中的钙吸收率很不理想。乳与乳制品含钙丰富，而且吸收率高，而素食者钙的主要来源是蔬菜和豆类，但这些食物中钙的吸收又受草酸、植酸的影响，吸收率较低，另外，植物性食品中的钙，还容易与大量脂肪酸结合形成不溶性的皂化物从粪便排出，尤其以含不饱和脂肪酸多的油脂更为明显，所以素食者容易缺钙。

铁缺乏易导致缺铁性贫血。食物中的铁分为血红素铁和非血红素铁，二者的吸收率不同。植物性食物中不仅含铁少，而且是非血红素铁，因受膳食因素如植酸盐、草酸盐、磷酸盐、碳酸盐的影响，吸收率低，为 3%～5%；动物性食品中铁为血红素铁，不受膳食因素的影响，易被人体消化吸收，吸收率较高一些，如肉中的铁的吸收率为30%，鱼中的铁的吸收率为15%。因此，素食者比非素食者更易缺乏铁。

维生素 B_2 主要来源是各种动物性食品，特别是动物内脏、奶和蛋黄，其次为豆类和新鲜绿叶蔬菜。虽然素食者可以从豆类、蔬菜和全谷类中取得一些维生素 B_2，但由于食物单调或因加工、烹调不合理，会造成 B 族维生素的大量损失；而碱性条件或日光紫外线照射也很容易将其破坏，故素食者也有这种营养素缺乏的可能。

此外，植物油多为不饱和脂肪酸，主要分布在细胞膜上，易于氧化，导致脂质的过氧化，从而影响细胞的正常生理功能，易使人早衰。而鱼类等动物性食物富含不饱和脂肪酸，不仅可以满足机体生理活动的需要，而且不易引起动脉硬化和早衰。

为了人们的健康，提高工作效率，增强对疾病的抵抗能力，防止早衰，达到延年益寿的目的，我们主张合理营养，平衡饮食。日常膳食不宜完全素食，适当摄入一些动物性食物，对身体健康是有益无害的。

多吃蔬菜和水果

蔬菜水果是我们日常饮食的重要组成部分，每个家庭的餐桌上都离不开它们。现在，人们不仅垂涎于它们的美味可口，更看中它们对于人类健康所做出的贡献。因此，越来越多的人开始尝试吃更多的蔬菜和水果。尽管如此，大多数人的蔬菜和水果摄取量还是不够的。营养学家建议，我们每天至少应该吃五种蔬菜和水果，可实际上，很多人都是达不到这个标准的。

有研究表明，蔬菜和水果可以有效抗击衰老，预防疾病。这主要就是因为蔬菜和水果中含有大量的抗氧化物质，延缓了人的衰老过程。我们知道，自由基是细胞新陈代谢的自然产物，可以破坏细胞，如果不能把它们中和消解掉，就会对人体造成危害，不仅可以使人迅速衰老，而且还可导致多种疾病。现代医学研究也证实，至少有 70% 的疾病与自由基的破坏有关，如动脉硬化、白内障、关节炎、中风等。而蔬菜和水果中的抗氧化物质恰好可以中和掉，因此可以有效的抗击衰老，预防疾病。因此说，蔬菜和水果对于人类的健康十分重要的。

一项世界范围内的研究显示，多吃蔬菜和水果可以把癌症的发病率降低一半。虽然说各种癌症的发病机理还有待进一步研究，但是蔬菜和水果对于抗癌所起到的积极作用却是可以肯定的。植物中含有很多对人体有益的化学成分，这些植物化学成分的功能是科学界近年来的一个颇有价值的新发现。科学家认为，这些物质虽然并不像维生素和矿物质一样是人类赖以生存的，但是其对人类健康的影响却是不容忽视的。它们不仅可以抑制人体内的癌潜体转化为致癌物，还能够阻断致癌物与体内大分子的结合，甚至可以抑制细胞的恶性转化。

研究证实，每一种蔬菜和水果中都含有多种对人体有益的元素。如青椒中富含纤维质和维生素 B_6、维生素 C 等营养素；红椒和黄椒中含有丰富的类胡萝卜素；菠菜中含有维生素 B_2、维生素 B_6、镁、叶酸和类胡萝卜素；番茄中含有纤维质、维生素 C、一些 B 族维生素、铁、钾以及茄红素；豆类中含有大量的抗氧化物、维生素 B 群和矿物质；薯类中含有维生素 B_6、维生素 C、铁、钾、类胡萝卜素和维生素 E；苹果富含纤维质；杏含有丰富的 β 胡萝卜素；香蕉含有很高的钾元素；甜瓜含有丰富的维生素 A 和维生素 C；紫葡萄含有类黄酮等。这些成分对人体都是十分有益的，它们可以增强人的抵抗力，使人远离疾病的困扰。

在生活中，我们不但要保证蔬菜和水果的摄入量，而且还要保证摄入种类的多样化。有研究发现，食物的不同颜色是其所含的不同植物化学成分的重要识别标记物，每一种颜色都代表着不同的植物化学成分。所以我们不仅要保证种类的多样化，而且要多摄取不同颜色的蔬菜和水果，以保证我们所摄取营养的全面性。专家认为："你要关注健康，就要关注食物的颜色。"即所谓"颜色吃个饱，健康会来到。"所以我们应该明白，要保证营养的均衡，就一定要尽可能地使蔬菜和水果的种类、颜色丰富。

我国元代名医陈直在其著作《寿京养老书》中说道："水陆之物为饮食不尽千百种，其五色五味冷热补泻之时，亦皆禀于阴阳五行，人若能知其食性，调而用之，则倍胜于药也。"我们常见的蔬菜和水果大体上可分为五种颜色，即红、黄、绿、白、黑。红色的食物可治疗缺铁性贫血，并可缓解疲劳，如草莓、樱桃、西红柿等，其中草莓和李子有消炎的功效，红苹果和红辣椒有防治乳腺癌的功效；黄色的食物可清除体内的垃圾和血液中的毒素，强化消化系统与肝脏功能，如玉米、香蕉、胡萝卜等；绿色的食物可强化肝脏和肾脏的功能，排出毒素，并可提高人体免疫力，促进新陈代谢等，如菠菜、生菜、青梅等；白色食物可帮助人体排出有害物质，增强免疫力，并可预防心脏病，如白萝卜、洋葱、梨等；黑色的食物可促进新陈代谢，加速血液循环，防治衰老，如蘑菇等。另外，紫色的食物对人体的益处也很多，如紫葡萄可以促进大脑思维，茄子、紫菜等含有丰富的碘等。

我们在上面提到过，人一天至少应该吃五种蔬菜和水果。而实际上，我们所摄取的种类越多，对健康就越有帮助。应该避免饮食的单调，多摄取不同的营养，这样才能保证营养的均衡。值得注意的是，水果和蔬菜虽然都含有维生素和矿物质，但是在含量上却是不同的，因此也不能将水果和蔬菜画等号。蔬菜中含有丰富的维生素和矿物质，水果中则含有更多的有机酸，它们各有各的功能和特点，因此不能够互相替代。至于蔬菜和水果在人的饮食中所占的比重，古人早已提出了精辟的见解："五菜为充，五果为助。"也就是说，我们应该以蔬菜为主，应该较多地食用，而水果则应该作为一种辅助手段，不可缺少，但不应食用过多，主次颠倒。

但是，我们也不能盲目地乱吃一气，一些原则还是要了解和遵循的：

（1）在购买蔬果的时候一定要注意挑选，要选择纯天然的绿色食品，不要被其外表的好看所蒙蔽。

（2）含糖的水果不可食用过多。食用大量的含糖水果，会使血液中的血糖浓度急剧上升，从而刺激胰腺使其分泌出大量的胰岛素，这样血糖的浓度又会迅速下降。血糖的波动可影响人的神经系统，使人出现头昏脑涨、精神不集中、容易疲劳等症状。

（3）吃水果要选择最佳的进食时间。民间有这样的说法："早晨吃水果是金，中午吃水果是银，下午吃水果是铜，晚上吃水果是铅。"这句话虽然并不完全科学，但是营养学家认为，人在早晨吃水果是最好的，在两餐之间食用水果次之。

（4）空腹或餐后不要吃水果。餐后马上吃水果会使血糖升高，加重胰腺负担，影响消化。另外，有些水果也不能在空腹的时候食用，如香蕉会与胃中的盐酸盐结合成一种不易消化的物质；柿子会与胃酸形成柿石，造成人恶心、呕吐；山楂会刺激胃等。

（5）生病时要慎重选择水果。人在生病的时候都没有食欲，这时就会想吃一些水果，可是我们应该清楚，有些水果对于某种病人来说是不能吃的，否则就会加重病情，但是如果我们选对了水果，则可以缓解症状。

（6）不能用蔬菜汁代替蔬菜。蔬菜在榨汁的过程中，丢掉了蔬菜中的很多营养成分。尽管有些蔬菜汁里面添加了人工维生素C，但这是无法同蔬菜中所含的维生素相比的。所以说，蔬菜汁是不可能取代蔬菜的。

多吃天然生鲜的食物

中医强调"辨证施治"，这个"证"不但反映出人是一个完整的有机整体，而且还反映出与大自然的密切关系。因为在一年当中，气候存在着春温、夏热、暑湿、秋燥、冬寒的特点，人的生理和病理都随着这些气候变化而变化，因此，无论是在健康的情况下，还是在疾病过程中，都要注意使食物的选择与气候相适应，而且，果菜也有寒凉温热之分，所以更应该根据气候、果菜、体质状况加以选择。天然食物的功效是非凡的，但若选用不当，也会产生背道而驰的作用，致使事与愿违。

中医认为春季为万物生发之始，春天阳气发越，所以此时不宜食用油腻辛辣食物，以免助阳补泄，应多食清淡之菜蔬，如豆类和豆制品、鸭梨、甘蔗等果品为辅助，常食绿豆芽菜等，取其清淡、甘凉，以免积热在里。

夏季气候炎热而又多雨，常遇暑热兼湿之候，食欲不振，汗出亦多，便常易贪食生冷、寒凉之物，伤及脾胃，导致痢疾、肠炎，此时饮食以甘寒、清淡、少油为宜，可选食西瓜、冬瓜、白兰瓜等瓜果，常饮绿豆汤、灯芯、竹叶、酸梅、冰糖煎水代茶饮，取其清热、解暑利湿、养阴益气之功。在盛夏季节，平素阳虚体质，即使常服参、茸、附子等温补之品的人，也应注意气候特点，从而减服或暂停。

秋季万物收敛，凉风初长，寒气袭人，霜露乍降，早晚受凉易引起咳嗽或痰喘复发，此时可多食萝卜、杏仁、薏仁米粥等，以清肺降气化痰。

冬季天寒地冻，万物伏藏，此时最易感受寒邪热粥，选食牛羊狗肉等温补热性食品，有御寒之功。恣意过食肥甘厚味，以免助湿生痰。

近年来，国外营养专家们一再告诫人们：不要片面追求食品的色、香、味和口感，能生吃的食物，最好生吃。只要注意卫生，生食于身体补益匪浅。

我国不少地区的人群中，早有生食大蒜、大葱、西红柿、萝卜等习惯，现在应该扩大生食的蔬菜品种。多数人不愿生食的原因，嫌生食蔬菜有较重的生、涩味道。解决这个问题并不难。只要配好调料或蘸食用的酱就可以了。根据"自然生食"的要求，甜味可取自甘蔗汁或蜂蜜；酸味取自柠檬、西红柿；味精的鲜味可用煮鲜笋或笋干的汤替代。此外，辣椒、蒜、葱都可以作为调料或配制成符合各人口味的调料或掺入酱类中，以改善口感。

对不宜生食的自然食物（并非不可食），其中淀粉类蔬菜如土豆、芋头等，若要生食，可将其榨成汁液，不然就以低温水捞，使表面的细胞膜破坏，而使营养易被人体吸收。对于蛋白类蔬菜，如豌豆、绿豆、大豆等，若要生食，必需培植成芽菜。

慎选鱼类，预防金属中毒

鱼类营养丰富，味道鲜美，是人们喜爱的食物之一。有人说"要长寿，多吃鱼"，难道鱼可以使人延年益寿吗？

医学界有人做过调查，生活在冰天雪地的爱斯基摩族是世界上冠心病发病率最低的民族。而且，在爱斯基摩人中，几乎见不到糖尿病人。为什么会出现这种特殊的现象呢？科学家们认为，这与他们长期以鱼为食物有关。

冠心病和糖尿病是老年人常见病，每年死于这两种病的人在死亡中所占的比重相当大。

吃鱼为什么可以预防冠心病？根据科学家们的研究，鱼虽然属动物的一种，但鱼与其他类动物有所不同。其他类动物的脂肪中含饱和的脂肪酸较多，而鱼类的脂肪与植物油相同，含有不饱和脂肪酸较多。长期食用含有饱和脂肪酸的油脂易引起体内胆固醇增高而患冠心病。如果靠食鱼来补充体内蛋白质及脂肪的消耗量，也就可以降低冠心病的发病率。

但要慎选鱼类，有的鱼类有毒，如河豚，食后可能中毒致死。吃鱼时不小心还会发生过敏现象。

鱼、虾、蛤蜊、海螺、海蟹等鱼贝类海产品含有丰富的蛋白质等多种营养素，其肉嫩味美，是人们喜欢的美味佳肴。但有的人食后常出现上吐下泻、腹痛、发烧等中毒症状。引起中毒的原因主要是海产品中有一些嗜盐菌。另外，也有的是食用了有毒的鱼贝类或食用变质而含组胺多的鱼类引起中毒的。

嗜盐菌是细菌的一种，其特点是喜欢在含盐分 3.3% 左右的环境中生长繁殖，海水是它良好的生活环境。因此，海产品中都或多或少地沾染了这种细菌。经检验，海产品中以乌贼鱼、带鱼、黄鱼、蛤蜊、海蟹和海螺等染嗜盐菌较多，不新鲜的海产品较新鲜的海产品染嗜盐菌多。

另外，更要谨防金属中毒。

金属中毒问题经常由于水生态系统中生物金属化合物的生物放大作用而复杂化。有机水污染物中非常重要的一族是多氯联苯，已经引起了相当多的讨论。这类稳定的含氯化合物用于各种工业过程。虽然这类化合物并不影响生物需氧量，但它们有剧毒。被人食用的鱼中多氯联苯含量最高只能为 2×10^{-6}。

影响水的物理性质的是不溶性固体。这些物质阻塞水道，使水变浑浊，从而降低了水的质量。这些固体同时也会给鳃呼吸动物（如鱼类）带来物理性的问题。另外，通过吸附作用，悬浮的固体颗粒会浓缩金属和有毒物质。另外，由于水的比热高，许多工业过程坐落在河流上，在那儿水能除去余热。热能通过多种途径影响水中的生物。首先，每种生物都有一个温度耐受范围，在每种生物的生命周期中，某些阶段温度敏感性最高（如孵化的卵）。例如，鳟鱼卵在冷水（10℃）中需 165 天才能孵化，而在12℃水中则只需一个月。如果温度到达 15℃，它们就根本孵化不出来了，所以水温的变化会引起物种组成的变化。热同样会破坏和改变非生物环境的化学性质。热增加了某些化学物质的溶解度，同时通常也会减少气体的溶解度。因此在较高温度下溶氧水平降低，而且在较高温度下，代谢活动增强。这会加快分解作用，也就加速了氧气的消耗。

适当吃点儿苦味食品

酸、甜、苦、辣、咸是生活中最常见的五种味道，根据个人的偏好不同，每个人都有自己喜欢的口味。比如说孕妇喜欢吃酸，江浙人喜欢吃甜，四川和湖南人喜欢吃辣，北方人喜欢吃咸等。

但是我们却很少听说有人喜欢吃苦，人们对于"吃苦"似乎一直都存在偏见，大多数人对于苦味食品都是不感兴趣的。尤其是少年儿童，大多偏爱甜食，而对于苦味食品却比较反感。事实上，苦味食品对于人的身体健康是有很多好处的。祖国医学认为，常吃苦味食品，可以"入心经而降心火，去心火而神自安。"现代医学也认为，常吃苦味食品，可以增强脾胃肝肾的功能，并具有消炎抗菌、提神醒脑等功效。

西方学者曾经对 40 多种氨基酸的味道进行了测试和分析，结果发现其中有多种都是苦味的。由此可见，苦味食品中含有丰富的氨基酸，而氨基酸又是人类生长发育和健康长寿所不可或缺的物质，所以说，苦味食品对于人的健康是十分重要的。此外，有一些苦味的植物，还是维生素 B_{17} 的重要来源。维生素 B_{17} 中的氰化物，对癌细胞有较强的杀伤力，因此有抗癌的功效。

我们平常所吃的药大多是苦的，我国也自古就有"良药苦口"的说法，而事实也证明，大多数的苦味食品都具有药理作用，能够调节人的生理功能，可促进人体健康。有研究发现，食物中的苦味物质与药物中的苦味物质，其主要成分是基本相同的，这些物质各具有其独特的药用价值和保健作用。生物碱是食物中主要的苦味物质，具有兴奋中枢神经系统、强心、利尿、助消化等功效，并可预防心脑血管疾病、糖尿病等疾病的保健功能；萜类化合物也是食物中重要的苦味物质，降低胆固醇、促进代谢、调解神经等功效，并可预防口臭、改善脑和末梢神经血流等保健功能。

苦味食品对人体的味觉感受起着独特的作用，当人出现食欲不振的现象时，吃点儿苦味食品，往往能达到意想不到的效果。实验表明，苦味食品能够刺激舌头上的味蕾，激活味觉神经，因此有促进食欲的功效。此外，苦味食品还可以刺激胃液和胆汁的分泌，并能够刺激唾液腺，使其分泌出更多的唾液，因此可以帮助食物的消化和吸收，对于增强人体体质，提高机体的免疫力，也起到了积极的推动作用。

中医认为，苦味属阴，能除燥湿，有疏泄的作用。常吃苦味食物，可以清除人体内的废物和有害物质，促使体内的毒素随着大、小便排出体外，有清毒通便的作用。当人由于内热过盛而烦躁不安时，吃一些苦味食品，往往可以起到泄热宁神的作用。因此说，苦味食品具有"除邪热，祛污浊，清心明目，益气提神"的功效。

有研究表明，苦味食品还可促进造血功能。这主要是因为苦味食品可以促进肠道内有益细菌的繁殖，并抑制有害细菌的生长，使肠道内的细菌始终都保持在正常的平衡状态。这有助于肠道发挥造血功能，改善贫血状态。此外，苦味食品还可以增强心肌和血管壁的弹性，因此能够预防血压上升或动脉硬化所引起的心脑血管疾病，具有保障心脑血管健康的功效。

在生活中，我们应该适当吃点儿"苦"，以保证五味的平衡。其实人体对酸、甜、苦、辣、咸五种味道的需求是大致相等的，但是我们的饮食习惯明显缺少苦味食品，而咸、甜食品则摄入过多，这很容易引发各种疾病。所以，为了改变五味失衡的状况，我们都应该多吃一些苦味食品。常见的苦味食品有很多种，其中以蔬菜和野菜居多，如苦瓜、生菜、莴笋、萝卜叶、茴香、曲菜、苔菜等。此外，杏、杏仁、黑枣、荞麦、五味子、莲子等也都属于苦味食品。

有些人觉得苦味食物是难以下咽的食物，因此拒绝食用。其实，只要我们掌握了恰当的方法，就可以让苦味食物也变得美味起来。单纯的苦味食品肯定是不可口的，但是我们可以通过与其他食物的合理搭配，使其变得更美味。当然，要想一点儿苦味都没有，那是不可能的，如果真是那样的话，它也就失去了其应有的功效。所以我们应该试着吃点儿"苦"，时间长了，也就习惯了。既然是对健康有益的事，就一定要去做。现在吃点儿苦，总比以后吃药片要好得多。

需要注意的是，苦味食品大多都伤胃，因此不宜大量食用。

尤其是脾胃虚寒、体质虚弱的人，更是不能多服苦寒的药物。此外，苦味食品多伤津耗液，因此阴虚体质的人也不宜多吃苦味的食物。

下面以三种食物为例，说明苦味食物的功效和食用方法。

苦瓜。苦瓜性寒，具有帮助消化、祛除邪热、解除疲劳、益气解毒、清心明目等功效。对于糖尿病和癌症病人来说，有很好的辅助治疗作用。苦瓜既可以生吃，也可以炒熟了吃，虽然苦瓜是苦的，但是在与其他食物配菜的时候，它的苦味并不会影响到其他的食物。

莴笋。莴笋性凉但不寒，其中含有丰富的钾，对于维持心脏节律、调节神经传导等具有积极的作用。此外，还可促进小儿的牙齿和骨骼发育。莴笋的吃法很多，其茎可以生吃，也可以炒熟了吃；其嫩叶可以做汤；其嫩皮也可以凉拌或炒食。

啤酒。啤酒被称之为"液体面包"，在酒类中是营养最高的。适当地喝点儿啤酒，可以起到开胃、清热、明目、利尿、降血压等功效。但是，一定要注意不能多喝，在前面我们已经讲过了过量饮酒所带来的危害，这里不再赘述。

第七章
孕期妇女膳食指南

孕妇的营养供给与平衡膳食

在整个妊娠期，为了满足胎儿生长发育的需要，并为今后分娩和喂奶时的消耗做好准备，孕妇在生理上必然会出现一系列变化，如月经停止、子宫逐渐增大、乳腺组织增生、血浆和红细胞增加、基础代谢率增高、血液循环和心脏负担增加等。这些变化都会给孕妇的营养需求带来很大程度的影响。一般来说，孕妇比一般女性有更多的营养需求，也有着很大不同的营养结构，因此需要有针对性的膳食调配制度。

孕妇的营养供给是同时为自身和即将到来的新生儿所需要的。如果孕妇不能及时得到必需的营养物质的补充，胎儿就会"抢走"母体中的蛋白质、钙、铁等营养素，使母体健康受影响，严重时甚至可能出现骨质软化症、贫血、抵抗力下降、营养不良等症状。而孕妇营养不良，不仅直接影响自身的健康，反过来也会影响胎儿的身体和智力状况，还会使产后乳汁分泌不足，使婴儿得不到理想的喂养。所以，在怀孕期间注意合理的营养是非常重要的。

孕妇营养需求

总体来说，孕期基础代谢增加，体重增加，活动时所需热能也相应增多，还要满足胎儿的热能需求，因此，孕妇需要比一般女性补充更多的蛋白质、碳水化合物和脂肪。当然，在矿物质、维生素和水的供给方面，孕妇也有不同的需求。

（1）蛋白质。胎儿需要蛋白质以构成其组织，孕妇本身也需要一定量蛋白质供给其子宫、胎盘及乳房的发育，以及储存以补充分娩损失。如果孕妇的蛋白质供给不足，会同时影响胎儿的发育和母体的正常代谢。一般情况下，孕期每日蛋白质总需求量为80 ~ 90 克。

（2）脂肪。由于孕妇的总热量需求增加，机体主要供能者——脂肪也必然要增加。孕妇在妊娠期一般都会增加 2 ~ 4 千克脂肪，胎儿储备的脂肪为其体重的 10% 左右。此外，脂肪中含有的脂肪酸，是胎儿神经系统的重要组成成分，一旦缺乏将严重影响胎儿发育，尤其是智力发育。

（3）碳水化合物。胎儿需要利用母体的葡萄糖以供本身代谢的需要，如果母体供糖不足，就有可能氧化脂肪以供给热能，因此孕妇常易患酮体证。不同体重的孕妇对碳水化合物的需求略有不同，中等体重的孕妇每日至少应摄入碳水化合物在 200 ~ 250 克之间。由于孕妇易患便秘，因此膳食中应有一定量的膳食纤维。

（4）维生素。维生素同样是妊娠期孕妇不可缺少的物质，孕妇自身和胎儿的许多病症，如妊娠中毒症、胎盘早剥等都和维生素不足有关。维生素 A 能帮助胎儿正常生长发育，防止胎儿眼和头骨发生畸形；维生素 B_{12} 缺乏可能引起孕妇恶性贫血和神经疾患，也可能引发胎儿心血管和生殖畸形等病症；缺乏维生素 C，则可能引起黏膜、牙龈和消化道等出血等症，也使身体抵抗力下降，容易感染疾病；而叶酸则是妊娠早期蛋白质的综合、吸收以及血液和细胞的形成不可缺少的物质。总之，各种维生素是孕妇所必需的，应该及时、充分补充。

（5）矿物质：①钙。孕妇如果缺钙，一般可能感到腰腿疼痛、牙齿疼痛、肌肉痉挛，而严重的则可能有骨质软化症和牙齿松动等病症，并直接影响胎儿的骨骼及全身发育。一般来说，为了保证母体的自身贮备和供胎儿骨组织生长发育，孕妇每天需要补充约 1500 毫克钙。②铁。铁在孕妇分娩时出血、产后恢复以及母乳分泌等均非常重要。此外，因为母乳中含铁量少，婴儿在出生前就已经开始从母体吸收贮备，以满足出生后 2 ~ 3 个月内对铁的需求。妊娠期铁不足，会导致缺铁性贫血，也可能诱发心肌肥大、浮肿等并发症。和非妊娠期相比，根据妊娠时期的不同，孕妇每天要多摄取 3 ~ 8 毫克铁。因此，孕妇应多食肉类、豆类，及鱼、蛋、蔬菜等食物。③钠。孕妇在钠的供应上要特别注意过剩的问题。为了预防妊娠高血压综合征，饮食最好较淡，不宜吃咸菜、咸鱼、辣椒等咸辣食品。除了上述元素外，妊娠期对其他多种矿物质，如锌、镁、碘等也都适当增加，否则容易影响胎儿的生长发育和母体健康。

孕妇膳食平衡

孕期的饮食是要利用平衡的膳食制度，满足孕期的营养需要，以达到保证母体需要和胎儿正常发育的目的。一方面，孕期饮食要达到妊娠不同时期孕妇营养供给与需要之间的平衡，在数量和质量上全面满足母体和胎儿对营养的特殊需要。而另一方面，则要维持各种营养素之间的平衡，尽量规避因膳食结构比例失调给母体和胎儿造成的不良影响。一般来说，孕期平衡膳食需要把握的几条基本原则是：

1. 摄入充分的能量

如前所述，孕期所需能量明显增加，因此首先要保证膳食中有充足的能量，以满足孕妇营养和胎儿生长发育的需要。为此，孕期要提高主食量，以及适当地提高脂肪的摄入量、增加肉类食物。在怀孕的中、后期，每天一般要摄入 400 ~ 500 克的主食和 200 ~ 250 克的各种肉类食物，还建议每日喝 250 ~ 500 毫升牛奶。

2. 补充无机盐、维生素和膳食纤维

除了补充充足的能量之外，孕期也不能忽视其他营养元素的摄入。孕妇要摄入更多含钙、铁丰富的新鲜蔬菜、水果。如在孕

中、晚期，蔬菜、水果的日摄入量应该在 800 克左右，同时还需要摄入一定量的豆类食品及各种水产品。

3. 食物多样化

孕期食物的多样化十分重要，不但要尽量在每天的膳食中摄入不同种类的食物，包括肉类、豆类、蔬菜和水果类、谷类及薯类等食物，而且要选用同一类中的各种食物，这样既能让不同食物在营养结构上互补，也能避免孕妇因为进食大量同质性食物而影响食欲。

4. 不同孕期的膳食应有所不同

根据孕期的不同，孕妇的膳食应该要随着发生变化，有时变化还很大。相对来说，孕早期的胎儿生长较为缓慢，因此孕妇所需要的能量和各种营养素并没有很大的变化，只要能够保证孕妇身体状况良好、营养均衡就已足够，如果额外地补充太多的能量及营养素，反而会打破饮食的平衡。但在孕中期和晚期，由于胎儿生长加快，母体重量也明显增加，就需要相应地增加能量及营养素的摄入。此外，还应该注意到，由于妊娠时期的不同，孕妇的某些生理发生变化，也会影响到孕妇的饮食习惯，比如妊娠后期，孕妇的胃部会受到压迫，使得每餐的进食量变少，但又要保证足够的营养摄入，这时应该采取"少食多餐"的进食方式，即减少每次进餐量，同时增加每日的进餐次数。

孕期饮食宜合理安排

孕期饮食需要营养合理安排。我们需要通过合理的膳食调配制度，科学的烹调方法，以及健康的进食方式，为孕妇提供各种必需的能量和营养素的膳食。营养不良可能会导致母体生病和胎儿发育迟缓，但合理的饮食并不是一味地"补"，因为营养过剩也会引起母体和胎儿的各种并发症，甚至可能造成难产。我们也要考虑孕妇膳食中的食物应该易于消化、吸收，还能促进食欲，并需要通过健康的饮食来防止食物中营养素的损失和有害物质的形成，只有这样，才能保证孕妇的健康和胎儿的正常发育。

以下是安排孕期饮食时必须注意的一些基本事项：

为孕妇选择合适食材

有很多常见的食物非常有利于孕妇的营养补给，因而非常适合孕妇食用。比如黑米粥就非常适合孕妇长期食用。黑米不但含有丰富的粗蛋白、赖氨酸、色氨酸、核黄素等，还含有丰富的磷、铁、钙等成分和多种维生素，有良好的食疗效果，对孕妇和胎儿的健康，尤其是胎儿的大脑发育有莫大的好处。像黑米粥这类食物在我们的日常生活中还有很多。

注意烹调和进食方法

为了得到合适的营养，孕妇不但必须尽量食用多种食物，还要特别注意采用科学的烹调方法。在整个孕期内，孕妇饮食味宜淡、宜暖（除了可生吃的水果和一些蔬菜），食材性宜甘平。在烹调和进食具体方法上，一般要求动物性食物要煮透、煮熟，以防有害的寄生虫或微生物及其毒素对人体的危害。蔬菜和水果，建议在保障卫生的前提下尽量生吃。其他食物，如果不能生吃，则最好用大火爆炒，但烹调时间不要过长。可以适当在孕妇的菜肴中加醋，这样既可以减少营养素的损失，又能调味，比如用牛骨、猪骨、羊骨熬汤时加点儿醋，使可吸收钙达70%以上。

适当增加酸性食物

怀孕期间，胎盘会分泌一种具有抑制胃酸分泌的物质——绒毛促性腺激素，导致胃酸分泌明显减少，胃内消化酶活性降低，影响孕妇的消化功能，因此，孕妇食品中应相应添加酸性食物，如柠檬酸、山楂、维生素C等。此外，酸性食物还有诸多好处：一是能使孕妇体内的钙盐沉积游离出来，有利于胎儿骨骼和牙齿生长发育；二是能将三价铁还原成二价铁，参与血红蛋白的合成，有利于预防孕妇缺血性贫血；三是有利于增强机体免疫功能，增强对疾病的抵御力。

各餐食物合理分配

一般人三餐的能量分配通常为早、中、晚餐分别约占30%、40%、30%。在保证能量足够的基础上，孕妇应该将每日总能量的20%～30%用于加餐，用来食用牛奶、点心等食品。但需要注意的是，要防止孕妇营养过剩，以免造成母亲肥胖及产生巨大儿而造成难产。

谨慎选用孕妇保健补品

一些保健食品，对孕妇的身体也很有益处，因此可以选用。但孕妇食品关系到两代人的身体健康和安危，而且，孕期妇女生理功能的变化会导致其免疫功能减弱，抵抗疾病及其他侵袭的能力降低，因此在为孕妇选用保健食品时要特别小心，避免有任何对其身体不利的因素存在。

孕妇保健食品不得含有激素。激素对人体有一定机体调节作用，但常常造成部分激素失衡，不利于健康。如果孕妇食品中含有激素，则可能造成胎儿生长发育出现异常，对胎儿造成不可逆转的伤害。

孕妇保健食品原料必需平和。由于孕妇处于特殊的生理状态，主要要求以补充营养和平衡膳食为主，一些药性比较强烈的药食两用食品尽量不要用。一些从中草药中提取的功效成分，作用比较强烈的，如某些皂苷（人参皂苷）、某些多酚等最好不用作孕妇食用。

孕妇保健品是给膳食不均衡的孕妇设计的。一般情况下，只要我们有基本的膳食供给，就能满足孕妇的营养需求。在服用这类补品前，最好先咨询医生的意见。否则，盲目地摄入某些自己不需要的某种维生素或微量元素，可能会得到适得其反的后果。

养成良好的饮食习惯

孕妇用餐需要保持良好的饮食习惯。一般来说，最好有一定的用餐规律，尽量不要暴饮、暴食和偏食。为了保证食物的充分消化和吸收，进餐时也最好专心，并保持愉快的心情。当然，还需特别注意饮食卫生，因为不洁的食物可能引起胃肠炎、痢疾等某些疾病，甚至可能诱发胎儿畸形，同时危及母体及胎儿健康。此外，孕期饮食要尽量根据孕妇自身的爱好和习惯来进行，要让孕妇有食欲，才能达到基本的营养要求。

孕妇在饮食上有哪些禁忌

孕期饮食有着一定的特殊要求和禁忌，直接关系着妈妈和胎儿的健康。某些在平常可能不会有问题的饮食习惯，在孕期则可能会产生非常坏的影响。轻者可能影响母体健康或胎儿的生长发育，重者可致胎儿畸形，引起流产或早产。因此，从怀孕开始，孕妇就要注意避免食用或忌食对胎儿有不利的食物，也要改掉自己某些饮食习惯，以保证自己的健康和胎儿的正常生长发育。

忌腥膻的水产品和滑润、阴冷的食物

虾、甲鱼、螃蟹等水产品虽然有很好的滋补功效，但是也具有活血之功，孕妇食用的话容易导致流产。而黑木耳等寒凉利滑的食物，以及温度过高的饮品也不适宜孕妇食用，因为这些食物会使孕妇子宫的血管收缩，对胎儿的血液循环不利，影响其成长。

忌食辛辣温热的食物

孕妇本身体质温热，如果在孕期进食大量滋补油腻及温热辛辣食物的话，就会通过子宫把这些热量传递到胎盘，容易出现胎热、胎动、难产等问题。此外，辣椒等辛辣食物含有麻木神经的物质，会对宝宝的神经造成影响。

忌含酒精、咖啡因等饮料

酒精会对胎儿的脑部发育造成严重伤害，因此有饮酒习惯的女性在怀孕之前就应该少饮酒，在怀孕期间则必须滴酒不沾。而咖啡等饮品中的咖啡因通过胎盘血循环进入胚胎，可造成胎儿基因突变或染色体畸变，导致胎儿畸形。

不宜喝浓茶

茶叶中所含的多种成分对人体仍有好处，如茶多酚具有收敛、解毒、杀菌、生津的作用，且可延缓人体衰老过程，但孕妇应以少量淡茶为宜，切记不可过量、过浓。因为浓茶含有高浓度鞣酸，容易中和肠道内的铁，从而影响肠黏膜对铁的吸收利用。此外，浓茶中含有的少量咖啡因，对胎儿的发育也十分不利。

忌含有防腐剂、色素、香精的罐头食品

孕妇大量吃进这些物质以后，可通过脐带的血液进入胎儿体内，易引起胎儿畸形，并可造成流产或早产。

忌腌熏制品等食品

孕期不宜食用腌熏制品，如腌肉、熏鱼、香肠等。因含这类食品中有亚硝胺，可致胎儿畸形。那些热量过高容易使人发胖的食品以及过咸的食品，如奶油、肥肉、巧克力、糖果等，孕妇也应尽量少吃。

孕妇忌营养不良

妇女妊娠期的营养同时关系到孕妇与胎儿的健康，也会影响胎儿的智力，是孕期至关重要的事情，因此切忌营养不良。

妇女在怀孕后，身体会出现一系列的变化，这些变化会直接影响孕妇的进食。如消化系统功能有改变，胃肠道蠕动降低，消化液的分泌减少，经常出现消化不良和便秘等。妊娠早期经常出

现的恶心和呕吐，也减少了进食和营养的吸收。在妊娠早、中期，不论孕妇摄入多少营养素，胎儿总要从母体中吸取大量营养素以供生长发育的需要。此外，孕妇的各种生理功能发生变化，变得较为脆弱。与非孕期相比，营养不良更加容易给孕妇的健康带来不利的影响。因此，如果不注意孕妇营养供给，势必会造成营养不良，出现贫血（与缺铁、缺少叶酸有关）、手足抽搐或痉挛（与缺少钙和维生素 D 有关）、齿龈肿胀、出血（与缺少维生素 C 有关）、水肿（可能与蛋白质的缺乏关系密切）等。研究发现，孕妇补充足够的蛋白质、钙、锌、维生素后，妊娠并发症的发病率就会明显减少。

营养不良对胎儿发育影响更大。研究表明，孕妇营养缺乏，可导致新生儿死亡、流产及死胎率增高，并直接影响到婴儿体格的发育，甚至波及终生，即所谓"先天不足，后天难养"。而且，孕期营养不良对婴儿的智能发育的也极为不利。胚胎学的研究表明，妊娠期，尤其是妊娠期的最后 3 个月是人类大脑及神经系统发育的关键时期之一，而孕妇的营养则直接关系到胎儿大脑和神经系统其他结构的发育。孕期营养不良将严重危害小儿神经系统发育，出生后表现为体质虚弱、神经系统功能缺陷和智力低下等智能障碍。因此，注意孕妇的营养摄入与平衡，防止出现孕期妇女营养不良，是保证胎儿智力发育的基本措施。

当然，对孕妇的营养一定要讲究科学、合理，营养不足不好，营养过剩也不好。有的孕妇体重过重，胎儿生长过度，增加了分娩时的困难；孕妇营养过剩还会引起糖尿病、高血压及血栓性疾病，所以应该引起重视。

所以，孕妇一定要合理饮食，达到理想的营养要求，这样才能保证母子的健康。

我们应怎样预防妊娠期营养不良呢？下面有几条建议可供参考。

（1）要重视孕期营养对胎儿生长发育的影响，孕妇必须充分认识围产期保健的重要性，定期进行产前检查，以便及时发现孕妇营养缺乏并积极治疗。

（2）预防和消除引起孕期营养缺乏的因素。避免过早过密妊娠，克服偏食，积极治疗妊娠剧吐。要防止偏食或为了减肥而控制某些食品的摄入，失去三大营养素的平衡，造成维生素、矿物质等摄入不足。此外，要克服孕前不良习惯，如抽烟、嗜酒对胎儿发育均不利。过于消瘦（低于标准体重15%）或过于肥胖（超过标准体重20%），均不利于胎儿生长发育。

（3）适当补充微量元素和铁剂。在整个孕期，铁的需求量是较大的。常常单靠饮食不能满足母婴需要，应适当补充。但补充量不宜过多，以每天30毫克为宜，因血清铁过高可能发生铁在胎盘内大量沉积，严重者可导致胎儿死亡，应引起重视。

（4）孕期养成良好的生理卫生习惯，并保证适当的休息、足够的睡眠。饮食多样化，注意营养、卫生，不要暴饮暴食，避免吃生冷食品。

孕妇吃酸宜讲究

多数妇女怀孕后，都喜欢吃酸食，这是有科学根据的。妇女怀孕后，胎盘会分泌一种"绒毛膜促性腺激素"。这种激素能够抑制胃酸分泌，使胃酸减少。由于消化酶活性的降低，影响了胃肠的消化吸收功能，从而使孕妇会出现恶心、呕吐、食欲下降、四肢无力、易疲劳等一系列的症状。而酸性食物能刺激分泌胃液，又能提高消化酶的活性，促进肠蠕动，增加食欲，有利于食物的消化和吸收，所以多数孕妇喜爱吃酸的东西。

我们已经讲过，从营养学的角度来看，孕妇适当吃些酸性食物，可以一定程度上满足母亲和胎儿的营养需要。一般胎儿2～3个月后，骨骼开始形成。构成骨骼的主要成分是钙，但必须有酸性物质的参与，才能使游离钙形成钙盐在骨骼里沉积下来。孕妇多吃酸性食物还有利于铁的吸收，促进血红蛋白的形成。

不过，孕妇吃酸性食物，也应该讲究科学。比如维生素C是一种酸性物质，是孕妇和胎儿必需的营养素，它对胎儿形成细胞质、产生结缔组织、心血管的生长发育以及造血系统都有重要作用。孕妇多吃含维生素 C 的食物比单一食用酸味食品更好。喜爱吃酸类食物的孕妇，最好选择那些有酸味又有营养的食品或水果蔬菜，如酸枣、葡萄、酸苹果、石榴、西红柿等。

但有很多酸味食物，包括蔬果并不适合孕妇长期大量服用。有的孕妇喜欢吃人工腌制的酸菜，这种酸菜味儿很浓，吃起来也很过瘾，但其中的维生素 C、蛋白质、矿物质、糖分等多种营养几乎全被破坏了。而且，酸菜中的致癌物质亚硝酸盐含量很高，如果过多食用，对母亲及胎儿的健康都有害。

嗜吃山楂也需要节制。尽管山楂味酸，而且富含维生素 C，但山楂中含有刺激子宫收缩的成分，如果服用过量，可能引发流产或早产，尤其是妊娠 3 个月以内的早孕妇女及有过流产、早产史的孕妇，更需要特别注意。不管是鲜果还是干片山楂，最好不要吃过量。

杏及杏仁也最好少吃。杏味酸，但属于性热食物，且有滑胎作用，十分不适合孕妇食用。另外，菠菜富含叶酸，是适合孕妇食用的上佳蔬菜。但我们需要讲究菠菜的烹调方法，因为菠菜含草酸也多，草酸会干扰孕妇机体对铁、锌等微量元素的吸收，因此在食用时，最好将菠菜放入开水中焯一下，这样大部分草酸就被破坏掉了。

孕妇忌偏食

许多妇女在怀孕之前就有不同程度的挑食习惯，在怀孕之后也继续如此。另外，有许多妇女怀孕后，因为内外的各种原因，慢慢地喜欢吃一些食品，同时也厌烦一些食品，这样就造成了偏食的习惯。

孕妇偏食是一个非常不好的饮食习惯，对母体和即将出生的婴儿的健康，甚至对婴儿的智能发展都有不利的影响。

在妊娠的各个时期，孕期偏食都会对母子造成不良影响。妊娠早期是胎儿由受精卵到初具人形的生长发育期，胎儿的各个器官正逐渐形成和完善，此时胎儿成长虽需要的营养不多，但全靠母体供给营养，如果母亲营养缺乏或失衡，就会使胎儿难以正常发育，先天畸形率增高。随着妊娠期延长，胎儿生长速度加快，对营养的需求量也加大，若孕妇还经常偏食，造成饮食结构不合理，营养素的数量不足或比例失调，就会影响胎儿出生体重和智力发育，也会影响孕妇自身健康——营养供给不足时，将优先满足胎儿需要，甚至动用孕妇体内的营养素，以保证胎儿正常生长发育，其结果可能使孕妇摄入的营养大大降低，这无疑会对胎儿的正常发育造成更不好的影响。

孕妇对于各种营养素都有特定的要求，而要满足这些营养素，就必须使自己的饮食均衡，不能有偏食的现象。比如，胎儿的脑细胞、髓鞘、脑细胞壁的成长发育都是需要很多氨基酸、磷脂以及脂类。但是有很多孕妇只吃瘦肉不吃肥肉，或者只吃鸡蛋、牛奶而不吃肉类，这样做都会导致胎儿缺少脂肪，不但可能使胎儿出现身体发育不正常的现象，而且可能导致胎儿脑细胞在母体内就发育不完整，生下来则可能智力低下。

孕妇偏食也会导致微量元素缺乏，对母子两代的健康很不利。如果孕妇缺乏微量元素，不但自身可发生贫血、甲状腺肿、味觉障碍、伤口不易愈合、流产，还会影响胎儿神经和骨骼系统的生长和发育，严重可导致胎儿畸形、死胎。孕妇缺碘可造成胎儿大脑皮质发育不完全，胎儿出生后，可能出现不同程度的聋哑、智力低下等疾病；缺锌会造成核酸及蛋白质合成障碍，引起无脑儿、脊柱裂、软骨发育不良性侏儒等先天性畸形；缺铜则会影响胚胎和胎儿的正常分化和发育，导致胎儿大脑萎缩，心血管异常。缺铁则可导致母子两代人的贫血。因此，孕妇怀孕以后要注意调剂饮食，不但要适当加强营养，还应当选食富含微量元素的食物。

还有很多其他的营养素，尽管孕妇对其需求不是很大，但对胎儿生长发育都是必不可少的。总之，孕妇如果偏食，都可能造成某些营养元素的缺失，从而导致各种问题的产生。另外，研究发现，偏食的孕妇一般产后出血也较多，而且更容易出现乳汁少、身体恢复慢等情况，直接影响到新生儿的营养汲取。最新的研究表明，孕妇偏食可能会使孩子将来也有偏食的现象，因为偏食行为很大程度上与父母的遗传基因有关。

孕妇宜增加能量和营养素

如前所述，孕期妇女对能量和营养素的需求大量增加。这主要是因为她必须同时满足两个"人"的能量。也就是说，除了孕妇自身对热量的需求增加以外，胎儿的发育也需要大量的能量和营养素。研究表明，从一个重约 0.0000005 克的卵子成长为足月胎儿，体重 3200 克左右，重量增加了 6 亿倍以上。胎儿的发育所需要的能量全都来自于母体。因此，为了满足母体和胎儿的同时需要，必须要补充足够多的热量和营养。

保证足够的能量，提供优质蛋白质

孕妇基础代谢增加，对能量消耗增大，需增加热能供给，一般在妊娠早期，比正常妇女每日增加 150 千卡热量，中后期增加 350 ~ 400 千卡。所增加的能量主要以蛋白质提供，适量增加碳水化合物和脂肪。

蛋白质则应该选择优质蛋白，这样不仅可保证热量充裕，也可满足胎儿生长发育的需要，否则会引起胎儿中枢神经系统发育受影响，并引起孕妇易发生贫血、水肿或妊娠高血压等症。我国营养学会建议妊娠中期每日增加 15 克蛋白质，后期增加 25 克，其中动物蛋白应占总蛋白的 2/3 为好，也就是说从事中轻劳动的妊娠妇女应每日摄取 90 ~ 105 克优质蛋白质。

至于孕妇营养保健食品，则应选择那些以牛奶、鸡蛋为重要原料，适当配加大豆制品、谷物及其他营养素的，以保证孕妇对高蛋白质的需求。

补充适当的钙和磷

胎儿期是骨骼和牙齿发育的重要阶段，需要比平时更多的钙、磷供给。如果钙、磷不足，母婴都会受到不良影响。妊娠后期每日需供给钙1500毫克。保健食品中的钙来源一是奶制品，二是骨粉，特别是骨粉中钙、磷比例比较合理，且服用安全，可考虑选用。另外无机钙盐、氨基醋钙、大豆卵磷脂都可用作钙、磷补充剂。

补充维生素和微量元素

维生素 B_1、维生素 B_2、维生素 B_{12}、叶酸、维生素 C 等是孕妇十分重要的营养素，一般比非妊娠女性需要量高出 30% ~ 100%。

孕妇食品还应补充铁、碘，锌，镁等矿物元素，以保证孕妇健康和胎儿正常生长发育。在孕妇保健食品中应注意这些营养素的补给。

孕妇一天所需的食物品种和数量，以及所含的各种营养素，可参考下表。

孕妇一天主副食及数量实例表

名 称	重量（克）	蛋白质（克）	脂 肪（克）	碳水化合物（克）	钙（毫克）	磷（毫克）	铁（毫克）
大米	500	31.5	5.5	388.5	160	670	9.5
鸡蛋	80（2个）	9	12	1	46	198	3.4
鱼、肉、家禽类	100	16.9	28.8	1	11	177	2.4
绿叶蔬菜	500	7.2	0.9	9	635	131	17.6
豆腐	250	13	2	6	442	95	4.8

名　称	重量（克）	蛋白质（克）	脂肪（克）	碳水化合物（克）	钙（毫克）	磷（毫克）	铁（毫克）
根茎类食物	250	3.6	0.4	33.6	26	114	2.6
豆浆	500	12.6	2.6	3.6	186	176	2.6
牛奶	200	6.6	8.4	10.2	122	90	0.1
植物油	10		10				
糖	10			10			
合计		93.8	62.2	452.9	1506	1561	42.9

孕妇应注意补充哪些维生素

维生素是很重要的营养物质，对于母体的健康，以及胎儿的生长发育都有着非常重要的作用。特别是以下维生素，对孕妇母子来说尤其重要，需要重点补充。

维生素 A

维生素 A 能帮助胎儿正常生长发育，也能帮助孕妇预防皮肤干燥、乳头裂口等。胎儿肝内维生素 A 含量与母亲吃入量成正比。维生素 A 缺乏会引起胎儿的先天性畸形。妊娠期对维生素 A 的需要量增加，尤其是妊娠中、晚期，每日需要补充 1000 微克左右，最高为 2400 微克。维生素 A 主要依靠食物来补充。

B 族维生素

B 族维生素对母婴免疫功能和消化功能的维护有重要作用。

维生素 B_1：维生素 B_1 可以缓解妊娠的恶心，还会导致胎儿的先天性脚气病。孕妇需要维生素 B_1 比普通妇女高 30%，每天摄入量最好为 1.5 毫克。

维生素 B_2：妊娠期母体代谢旺盛，维生素 B_2 需要量增多。胎儿血液中的维生素 B_2 比母体的多。如果维生素 B_2 不足或缺乏，可引起或促发孕早期妊娠呕吐，孕中期口角炎、舌炎、唇炎，以及明显增加早产儿发生率。维生素 B_2 在自然界中分布于动植物组织中。含维生素 B_2 最丰富的是酵母，每 100 克酵母约含 3.6 毫克维生素 B_2。动物肝、肾和心脏中的含量也较丰富，其次为奶类、蛋类、鳝鱼及螃蟹等。推荐摄入量为每日 1.7 毫克。

维生素 B_6：维生素 B_6 是母体通过胎盘输送给胎儿的，胎儿血液中的含量要高出母体五倍。如果维生素 B_6 的水平低于正常值的 1/3，便会引起妊娠血症。实践证明，维生素 B_6 具有一定的控制妊娠恶心的作用。

叶酸（维生素 B_{11}）：叶酸对孕妇具有多种功效，一是促进胎儿的正常生长，二是防止妊娠大红细胞性贫血，孕妇每日需要量为一般妇女的两倍。婴儿的先天性畸形，如唇裂、腭裂或积水与孕妇叶酸缺乏有着一定的关系，可见叶酸对正常妊娠的重要性。妊娠期补充叶酸可促进胎儿的正常发育。若缺乏，可能引起早产及增加神经管畸形。如果在怀孕初期就开始补充叶酸，可降低将来婴儿出现唇裂的概率。含叶酸的食物很多，但叶酸遇光、遇热很不稳定，容易失去活性，如蔬菜贮藏时间过长、煲汤时间过久，或者用盐水浸泡，都会使叶酸的成分损失很大。因此，孕妇饮食要注意使用减少叶酸流失的烹调方法，同时加强富含叶酸食物的摄入，以保证足够的叶酸。摄入量为每日 800 微克。

维生素 B_{12}：维生素 B_{12} 缺乏能引起巨红细胞性贫血和婴儿早熟，吸烟的妇女常出现这种不良现象。正常妇女每日需维生素 B_{12}3 微克，孕妇每日比平时增加 1 微克，即每日需要 4 微克。

维生素 C

充足的维生素 C 可促进胎儿的生长。妊娠期胎儿从母体获取大量的维生素 C 来维持骨骼、牙齿的正常发育及造血系统的功能，故应适当增加维生素 C 补给量。孕妇如果缺乏维生素 C 可能出现贫血、出血现象，也容易导致早产、流产。一般在孕后 25 ～ 30 日所引起的不良后果更为明显。建议孕妇孕早期每天摄入 100 毫克，孕中期、晚期每天摄入 130 毫克。

维生素 D

维生素 D 主要与钙、磷代谢有关。母亲妊娠期缺乏维生素 D，婴儿可患胎儿性佝偻病。最近的观察还证明，母亲维生素 D 不足，可使婴儿牙釉质发育差，易患龋齿。推荐摄入量为：孕早期每日 5 微克；中期和晚期则为 10 微克。

维生素 E

维生素 E 的缺乏可使孕妇生殖系统受到损害，生殖上皮发生不可逆的变化。另外，维生素 E 缺乏，还可发生大细胞性溶血性贫血和红细胞寿命缩短等现象。

值得注意的是，孕期维生素的摄取并不是越多越好，如果摄取过量，也会导致不良后果。比如，孕妇大量服用维生素 C 会导致流产、服用过多的叶酸也会致使胎儿发育迟缓等。孕期补充维生素，建议在怀孕 4 ～ 6 个月后进行，一定要在医生的指导下来服用。

孕妇宜保证一定的饮水量

人人都离不开水，据说一个人饿上一周不吃饭仍能存活，而 3 天不喝水，就会奄奄一息。孕妇要负担着母子两人的代谢任务，新陈代谢旺盛，尤其不能忽略饮水。

不要等到口渴的时候才喝水

口渴是缺水的表现，应该在口渴之前就有规律地补充水分。孕妇更加需要及时补充水分，不能让身体长时期处在缺水的过程中。

多饮水能及时补充丢失的体液

怀孕后，阴道的分泌物增多，尤其尿道口和阴道口距离很近，容易造成阴道细菌污染，所以，更要保证饮水量使尿量正常，以及时冲洗尿道，有助于保持泌尿系统的清洁。多喝水还有助于防止便秘，对防止脱肛和减少流产、早产也比较有效。

孕妇饮水要适量

孕妇饮水也不要过量，否则会产生水肿。孕妇一天喝多少水为好呢？正常成人每昼夜尿量是 1000 ~ 2000 毫升，孕妇每日需摄入水分 3000 毫升左右，具体可根据季节及自身情况加以调整。

孕妇喝水时还要讲究科学

（1）不喝生水。水为多种生物提供了生存的条件，据测定，一滴生水中有 4000 万个左右的细菌以及大量寄生虫卵。喝生水很可能喝进大量肝炎、伤寒、痢疾等传染病病毒及虫卵，造成各种胃肠道疾病。

（2）适当节制。有的孕妇渴极了，会大口大口地狂饮一气，这是有损健康的。因为大量饮水会冲淡胃液，使胃肠的吸收能力、消化能力、杀菌能力都大大降低。同时，水在胃肠内大量积存，会使胃扩张，心肾负担都加重，从而使人感到心慌，气短、无力。有的孕妇还有睡觉前大量饮水的毛病，尤其是大量饮茶水，这会引起失眠和神经衰弱，也使肾脏负担加重。

（3）注意水温和烧水时间。有孕妇爱喝温度过高的水，这个习惯其实不好，过热的水会给口腔、咽部、食管及胃黏膜带来烫伤、充血，长此以往，烫伤部位便会形成慢性炎症以致发生癌变。烧得时间过长的水也不宜喝，因为少的时间过长的水中杂质、无机盐会相对增加，也会产生对人体有害的亚硝酸盐。

（4）最好饮用白开水，也可以饮用淡茶水、糖水或果汁兑水，便秘者则可以饮用蜂蜜水，但千万不要饮用过量的浓茶和咖啡因。

茶叶性寒，经期、分娩后饮茶会引起月经病、内寒、消化不良等。咖啡因对胎儿发育有不良影响，严重时可能导致胎儿畸形。

孕初期妇女膳食指南

怀孕初期，时间从怀孕开始到三个月以内。这个时期的胎儿生长缓慢，每天体重平均只增加一克。由于怀孕是正常的生理现象，所以没有必要在饮食上进行限制。只是有些孕妇刚怀孕时，有恶心、呕吐等反应，可以在饮食方面吃些易消化、清淡、油腻少的食物，要少吃多餐，妊娠反应短时期内就会自然消失。因此，怀孕初期，在不妨碍身体健康的原则下，尽量适应孕妇的胃口，想吃什么就吃什么。但对不良的饮食嗜好，如吃生米、生面，以及抽烟、喝酒等，应当予以劝阻。

另一方面，由于妊娠反应的缘故，进食量较少，影响了孕妇自身营养的吸收。这时需要适当补充一些营养价值高的食物，如猪瘦肉、猪肝、豆腐、青菜、鸡蛋、海产食品，以及各种水果等。在膳食烹调方面，要特别注意饭菜做得爽口，减少油腻。酸味的食物能增加食欲，但不要吃有强刺激的辛辣、生冷的食物。呕吐特别严重时，可选择吃一些含微碱性的食物，如面食类，还需要补充大量的 B 族维生素和叶酸。

归纳起来，孕初期的饮食原则大致如下：

（1）膳食以清淡、易消化吸收为宜。

（2）孕妇可以适当选择自己喜欢的食物，以提高食欲。

（3）孕妇需要适当补充奶类、蛋类、豆类、坚果类食物，以保证摄入足够的蛋白质。

（4）维生素，尤其是 B 族维生素的供给要充足，如有需要，可在医生建议下补充综合维生素片。

（5）注意摄入叶酸，妊娠期的前四周是胎儿神经系统发育的重要时期。

（6）孕前和孕早期对碘、铁等微量元素的需求量相对较多，因此在保证正常饮食的前提下，最好适当摄入富含相应元素的食物。

孕中期妇女膳食指南

怀孕中期，时间从怀孕后四个月到七个月之间。这个时期孕妇的食欲大大增加，胎儿生长也加快，每天平均增加十克。因此，各种营养素的需要量也随着增加。

首先，要给孕妇增加蛋白质，因胎儿需要蛋白质来构成身体组织，孕妇也需要蛋白质来供给子宫、乳房和胎盘的发育。含蛋白质丰富的食物，在动物食品中有鱼、瘦肉、鸡、蛋、猪肝、乳类等，在植物食品中有豆类、谷类及豆制品，如豆腐、豆干、千张、豆浆等。最好是动物蛋白质和植物蛋白质混合一起食用，可以提高蛋白质的营养价值。

在怀孕中期，还要增加无机盐，因为无机盐构成身体组织，有调节生理功能的作用。比如钙和磷是构成胎儿骨骼和牙齿不可缺少的元素，如果怀孕中期孕妇摄入的钙磷不足，不但胎儿出生后会得佝偻病，而且孕妇本身也会得骨质软化症，使牙齿疏松、骨盆变形，增加难产的概率。所以孕妇的钙要供给充足，每天需钙 1.5 克。食物中含钙丰富的有蛋黄、乳类、虾皮、蛤蜊、豆类、豆制品及绿叶蔬菜等。除了饮食外，孕妇还可口服一些钙片、鱼肝油，以增加钙的含量。铁，是供给胎儿血液和组织细胞的重要元素。除了胎儿每天的生长需要铁之外，还要储存一部分铁在胎儿的肝脏里，留着出生后半年内用。所以在怀孕六个月以后就要开始补充铁质。另外孕妇本身也要储存铁质，以备对分娩时出血的补充。一般来说，怀孕中期，每天需要铁 15 毫克。含铁丰富的食物有猪肝、蛋黄、瘦肉和绿叶蔬菜等。也可在医生指导下补充铁剂。怀孕中期，胎儿和孕妇的新陈代谢加快，孕妇还应增加含碘的食物，比如多吃海带、紫菜。另外，由于子宫的不断增大，肠道受到挤压，为了防止便秘的发生，孕妇一方面要多喝开水，另一方面饮食中要注意供给含纤维素和果胶的食物。如新鲜蔬菜和水果等。

妊娠中期，胎儿生长迅速，还要注意各种营养食物的均衡。例如，主食中粗细粮搭配食用，副食品要多样化，鸡、鸭、鱼、肉、蛋和乳类要适量。另外还可多吃一些豆类、食用菌类、新鲜蔬菜和水果等，对纤维含量较高的蔬菜，如芹菜、蒜苗、芋头等也可适当增加，保持大便通畅。

当然，孕妇也不能不加限制地过多进食。因为过度进食不仅会造成孕妇身体负担过重，甚至可能导致妊娠糖尿病的产生。

归纳起来，妊娠中期的饮食原则大致如下：

（1）食物种类尽量多样化，尽量做到荤素兼备、粗细搭配。

（2）不要偏食，要特别注意矿物质及微量元素的缺乏。

（3）避免进食过量油炸、油腻的食物和甜食等，以防止孕妇体重增加过快。

孕晚期妇女膳食指南

孕晚期，时间从怀孕的第八个月至孩子出生。这个时期胎儿生长更快，胎儿及孕妇体内贮存的营养素也最多。因此，饮食中必须含有丰富的各种营养素，以保证胎儿迅速生长发育和孕妇本身的需要。尤其是蛋白质，在怀孕晚期更为重要，假如这个时期缺乏蛋白质，就会使孕妇引起营养缺乏性浮肿，胎儿的大脑发育就会受到影响，今后的智力就会迟钝、低下，另外，在这个时期，孕妇本身还要贮存一定量的蛋白质，以备补充分娩时出血的消耗。因此，蛋白质的量要增加到每天 80 ~ 85 克，比正常人多 10 ~ 15 克。

这一时期，脂肪、淀粉和纯糖类食物要少吃点儿，如肥肉、糖菜、粮食每天最好只吃 500 克左右，以免胎儿长得过大，造成分娩时的困难。另外，膳食做到多样化，少用精白米面，要粗细搭配，不偏食，少吃或不吃有刺激性的食物。这样，孕妇的营养，不仅能满足自己和胎儿的需要，而且为孕妇的身体健康及胎儿的正常发育打下良好基础。

妊娠晚期胎儿生长得更快，但随着胎儿的增长，孕妇肠胃道的容积空间都减小了，因此孕妇的饮食最好采取少吃多餐的方式。在选食时要考虑到胎儿正常生长和体内贮存的同时需要，应该扩大营养素的来源，补充足够的无机盐和大量的维生素。换句话说，既要有质量，又要有数量，当然也不能过分，否则胎儿长得过大同样会增加分娩的困难。一个体重55千克的孕妇，每天需要蛋白质量约95克，热量3400千卡，钙质2000毫克，铁质15毫克。

这一时期的饮食需要尽量满足以下要点：

（1）尽量使饮食质量更高、品种更全，可以适当增加体积小、营养价值高的食物，如动物性食品。

（2）适当增加热能、蛋白质和脂肪酸的摄入，但要适当限制碳水化合物和脂肪的摄入，以防止胎儿长得过大，影响正常分娩。

（3）适当增加钙和铁的摄入，同时注意控制盐分和水分的摄入量。

（4）少吃含能量过高的食物，以免影响食欲。

孕妇妊娠反应过重的平衡膳食

妊娠早期，孕卵在子宫腔里一坐胎（着床），子宫便向大脑发出信号，报告"胎儿来临"，大脑中枢神经随即发出信号，为适应胎儿生长发育的需要，使母体各系统发生一连串的变化。

妊娠期自主神经很不稳定，孕妇易于激动、嗜睡、头晕和择食，加上唾液分泌增加，发生流涎、恶心、呕吐等。一般孕妇在怀孕6周左右的时候，如出现上述轻度的恶心、呕吐、头晕、困倦、择食等现象，对生活和工作影响不大。这是由于妊娠，孕妇身体各系统生理变化的一种适应性表现，称早孕反应或妊娠呕吐，俗称"害口"，不必害怕，也不需特殊治疗。但是应当注意调整饮食，少吃多餐，爱吃什么选什么，不需忌口，应少吃油腻和刺激性食物；一般应吃营养丰富、维生素含量较高、容易消化而含有适量蛋白质的食品，如烤馒头片、饼干、青菜、水果、蒸蛋或鸡蛋汤、藕粉、豆浆、牛奶等。同时注意休息，不干重活，保持大便通畅。到怀孕三个月（12周左右）后，恶心呕吐会自然消失。

如果孕妇严重的呕吐，如每天呕吐不止、影响进食、失眠头晕、全身无力、尿少、口渴等，这时妊娠反应已超出生理变化范围，称为妊娠剧吐。这是病理变化的表现，若不及时采取对策，病情继续发展，会给孕妇健康和胎儿的生长发育带来不良影响。因为严重的妊娠反应会使孕妇摄取不到足够的营养，而胎儿逐渐长大，需要的营养越来越多，母体只有利用自己身体里贮存的蛋白质、脂肪等来补充，以至体重下降，消瘦，抵抗力减低，容易感染疾病。反应特别严重的，还容易发生脱水或者酸中毒，甚至威胁孕妇和胎儿的生命。

如果发生妊娠剧吐现象，应积极采取综合措施加以治疗，包括完全停止工作，卧床休息，口服维生素 B₆10 ~ 20毫克，B₁10 ~ 20毫克，维生素 C100 ~ 200毫克，每天3次；也可口服镇静止吐药。

除了上述综合措施以外，一定要注意妊娠反应过重期的平衡膳食。如不能妥善地调理营养，会使孕妇的机体营养失衡，严重者则影响胎儿的正常发育。

膳食调理的目的是保证孕妇在妊娠早期的营养，使孕妇安全度过妊娠反应期。孕妇膳食应以简单、清淡、易消化为原则，供给充足的糖类、优质蛋白及丰富的维生素、微量元素等。

妊娠反应过重，食欲骤降，因此菜谱要做到色、味、香俱全，少吃多餐，少油多淡，避免在呕吐时进餐。在短期可选择清淡可口的食品，如：新鲜蔬菜和水果、绿豆粥、红豆粥、牛奶、芝麻、红枣汤等。应少食多餐。一般孕吐在晨起较重，起床前可吃些干的食品，如：烤馒头片、面包干、饼干等。

如午后呕吐减轻可加一餐。孕妇还应适当补充水分，这一点很重要。不要怕吐，吐了以后再喝，饮料里可加少许食盐，以防呕吐造成低钠现象。晚餐可吃得丰富些，睡前应加餐，以满足孕妇与胎儿的营养需要。如果妊娠呕吐过频，不能进食进水应到医院检查，输一些营养品，如：葡萄糖、生理盐水、维生素等，以防发生酸中毒。如果是清晨呕吐，可在晚餐吃丰富些，临睡前也可吃些食物，晚间呕吐者，则在午餐、早餐吃丰富一些。

为了使孕妇减轻呕吐，尽可能得到营养的补充，可用鲤鱼一条，去肠杂，塞入砂仁粉3克，用豆粉封口，不加油盐。放盘中盖上大碗，隔水蒸熟食用，每天一次连服4～5天，此法具有独特的止吐效果，不妨试试。

另有孕妇妊娠反应的食疗方如下：

原料：活鲫鱼60克、食盐4克、砂仁粉6克，料酒、姜、葱、蒜各少许。

制作方法：

（1）将活鲫鱼去鳞、腮、肠，洗净晾干；

（2）将砂仁捣碎成粉末状，葱、姜、蒜切成末待用；

（3）将料酒抹在鱼腹内外，再将砂仁粉、食盐、葱、姜、蒜均匀抹在鱼腹内外；

（4）用碗扣鱼盘，入锅蒸熟即可食用。每日一次，连续3～4次即可。

孕妇患了妊娠中毒症的平衡膳食

妊娠中毒症是孕产妇特有的疾病，常发生在妊娠20周以后，属于我国传统医学"产惊""妊娠风痰"或"妊娠中风"的范畴。

妊娠中毒症在初产妇、双胎和羊水过多的孕妇中易发生。中医学认为，此病多因热甚生风、肝风夹痰内动或阴血亏虚、血痰生风所致。在此病发生之前，孕妇多有高血压、水肿、蛋白尿、头昏腰痛、眼花、胃脘闷、恶心等症状，发病时轻则出现阵发性抽搐，甚至不省人事。此病不及时治疗可导致远期后遗症，长期影响妇女的健康，也是引起早产和胎儿、新生儿死亡的重要原因之一。

除了在生活上安静休养以外，安排合理的饮食是预防和治疗妊娠中毒症的根本原则。下表是根据妊娠中毒症的轻重程度而决定的营养需要量。

妊娠中毒症者每日部分营养量统计表（妊娠期通用）

病情 营养成分	轻症	中等症	重症
热量（卡）	2000	1800	1700
蛋白质（克）	85	80	70
（动物蛋白）	（40～45）	（40）	（35）
脂肪（克）	50	40	30
食盐（克）	6～10	3～6	0～3
水分	饭后和吃饭时分别喝一杯茶水，可喝一点儿咸茶。水果可吃约200克	饭后喝一杯茶水，不能喝咸茶，水果可吃100克左右	吃药时喝水，其余时间均要控制水分，不能吃水果

患妊娠中毒症的孕妇，不论临床表现如何，对其的饮食都要限制含钠量，每日限用食盐2～4克，酱油、腌制的食物以及用碱或苏打制作的食物必须禁用。这些基本的措施部是为了减轻水钠潴留，控制向高危妊娠转化（即指常称的"子痫"）。高危妊娠对孕妇、胎儿、新生儿都有较高的危险性，它可使孕妇在妊娠后期发生胎儿在宫内死亡的危险，对高危妊娠病人，更须注意平衡膳食。

以下是控制妊娠中毒症平衡膳食的基本要点：

1.营养的摄取

（1）蛋白质。从预防和治疗方面来看，动物蛋白质丰富的肝脏、鱼、肉、牛乳和蛋类等是必不可少。大豆和豆制品等含丰富的植物蛋白，可大量食用。

（2）糖和脂肪。妊娠中毒症利用糖的能力薄弱，糖分多会变成脂肪储藏，危及肝脏。

（3）热能。由于需要宁静，运动量减少，不需要太多的热能。

（4）维生素、矿物质。两者都是胎儿成长和母体健康必不可少的物质。摄入量与健康时一样。

2. 盐分的摄取

（1）大米、蔬菜、芋头等天然食物也含有一定的盐分，所以，即便是所谓"无盐食物"，实际上也是含有 1 ～ 2 克的盐分。这样，医生允许的盐分量如果是包括食物的含有量，那么，调味料就应减去 1 ～ 2 克的盐分。

（2）集中使用盐分。容许量少时，每餐盐分集中在一份菜中。与其每样菜都不咸不淡，倒不如集中有限的盐分于一份菜中，起码也可享受到一份菜是美味可口的。

（3）酱油的使用。同样是 1 克的盐分，与其用食盐，倒不如用酱油调味更可口（5 毫升酱油等于 1 克盐）。

（4）调味。把容许量内的盐或酱油先准备好，副食菜以无盐调理好，在吃用之前撒上盐或酱油，食物的口感会更好。

妊娠中毒症患者也可选用以下饮食验方：

（1）甘蔗汁 1 杯，生姜汁少许，频频缓服。可治早期妊娠中毒症。

（2）韭菜、生姜各适量，白糖少许。将韭菜、生姜洗净捣汁，开水冲服。或柚子皮 9 克，煎汤服。可治早期妊娠中毒症。

（3）柿蒂 7 个，生姜 3 片，红糖适量，水煎胀。可治早期妊娠中毒症。

（4）生姜 6 克，红糖 2 两，水冲服。可治早期妊娠中毒症。

（5）黄芩、竹茹各 9 克，生姜 6 克，水煎服。或茯苓 9 克，姜半夏、苏叶各 6 克，佛手片 3 克，水煎服。可治早期妊娠中毒症。

（6）冬瓜皮、赤小豆各 1 两，水煎服。可治晚期妊娠中毒症。

（7）冬葵子 30 克，姜皮、陈皮各 6 克，杜仲、桑寄生、车前子各 9 克，水煎服。可治晚期妊娠中毒症。

（8）天仙藤、香附、乌药、木瓜各 9 克，陈皮、生姜各 6 克，紫苏叶、生甘草各 3 克，水煎服。可治晚期妊娠中毒症。

（9）白术 6 克，姜皮、陈皮、茯苓皮、大腹皮、桑白皮各 4.5 克，水煎温服。每日一剂，连服三天。可治晚期妊娠中毒症。

孕妇腿部痉挛的平衡膳食

妇女在怀孕以后，特别是第一次怀孕的妇女，往往有可能会突然发生下肢痉挛。这究竟是什么原因呢？

现代医学研究证明，当人体内血钙过低时，人体的神经肌肉兴奋性就会增加，其表现就是收缩，而肌肉的收缩呈现持续性的状态，则就称作痉挛。这种持续性肌肉收缩若表现为下肢肌肉时，就称为下肢痉挛。因此，孕期缺钙是引起下肢痉挛的主要原因。

妇女怀孕后，由于胎儿在成长、发育的过程中，特别是胎儿骨骼的发育，需要大量的钙质，而这些钙和其他的许多营养一样，都是通过胎盘从母体的血液中摄取而来的，平时母体的供给与胎儿所需要的钙质，即被吸收与消耗。一般情况下，母体摄取的钙质，基本可以满足胎儿骨骼生长的需要；如果遇到不够的情况，母体还可动用自身贮备的钙质来补充胎儿所需要的钙质（整个妊娠期有 50 克左右的贮备量），因此一般不会发生缺钙的现象。但是当遇到母体饮食中钙质不足或孕妇本身吸收钙质的能力低落时，就会造成血中钙质含量的降低（血清钙正常值为 9～11 毫克／升），以至引起肌肉痉挛。如果钙质缺乏比较严重时，不但可影响胎儿的骨骼发育，还会引发孕妇发生手足抽搐和骨质软化症。

下肢痉挛发生的轻重程度不一样，对于体质较弱的孕妇比较容易发病。在整个妊娠期也可能有症状减轻的时候或者呈间歇性的发作，也有可能自愈。由于孕期下肢痉挛与孕妇血钙的含量有密切的关系，一般在妊娠早期较轻，随着妊娠月份的增加可逐渐加重。一般发作多在晚上或睡觉时间，如在白天发生则症状较轻。因为在夜间，特别是睡眠时，大脑皮层处于休息状态，而受大脑皮层管理的各种神经系统相对地呈现兴奋状态，因此下肢痉挛在

中国居民膳食指南大全

晚上容易频繁地发作。同时，孕妇久坐、受寒、疲劳均可诱发。此外，妊娠后期子宫增大，使下肢血液循环运行不畅，亦可引起下肢痉挛的发生。

众所周知，钙是孕期营养中很重要的物质。决定钙质吸收的主要原因是维生素D以及机体对钙的需要量。如果维生素D供应充分，通常不至于发生钙的缺乏；而当维生素D缺乏时，则钙的吸收率低，因此实际上各种缺钙情况主要是缺乏维生素D引起的，妊娠下肢痉挛也是其临床表现之一。因此，孕妇注意供应充足的钙、磷，以及维生素D，以减少妊娠下肢痉挛及保证婴幼儿牙齿发育良好。

孕期钙的供给量在第4～6个月为0.8克，7～9个月为1.5克。但我国膳食中的钙主要来自蔬菜、豆类和粮食类，数量、质量都较差，难以满足要求，所以应适当地给孕妇补充钙质。一般说来，食物含钙量高时，吸收率相应下降，反之吸收率升高，所以妊娠期补钙应当从膳食中适当补充含维生素A、维生素D的食品。

孕妇的下肢痉挛症，可根据具体情况选用下面的方法来预防和治疗：

（1）应适当多吃含钙和含维生素D较多的食物，如奶类、鱼肝油、鱼、鸡蛋、青菜、豆腐等；人体皮肤经日照后，也能自己产生维生素D，孕期可以适当增加日照。

（2）药物补充方面，可选用乳酸钙0.6克，每日3次；葡萄糖酸钙0.3～0.5克，每日3次；阿托品0.6毫克，每晚1次；此外还可选用中药：知母12克，木香12克，白芍12克，甘草5克，煎服。

此外，孕妇临睡前可用温水洗脚、洗时用双手在小腿后面，由下向上加以按摩。每次施行10～15分钟，可以有效防治孕妇腿部痉挛。

孕妇生理性贫血的平衡膳食

为了满足胎儿生长发育，以及不断增大的子宫的需要，孕妇体内养料和氧气的运输线——血液循环势必增加工作量。从怀孕两个半月起，孕妇体内血容量就开始增加，在怀孕8个月左右时达到高峰，并一直维持到妊娠末期。总的来说，孕期总血容量较原来增加了大约30%，而血浆的增加比红细胞多，使得血液中的流体部分多，而细胞相对比较少，这就使得血液被稀释了。这种相对的贫血现象，被称为"妊娠期生理性贫血"。

妊娠期生理性贫血随着妊娠的进展而加重，至妊娠8～9个月显著，约于产后4周恢复正常。尽管孕妇生理性贫血并不属于"凶症恶疾"，但仍然会影响母子的健康，尤其当情况严重时，更加不容忽视。研究证明，孕妇贫血可能造成孕妇子宫、胎盘的血液供应不良，会使孕妇对失血的耐受性差而发生休克；会使孕妇的免疫力下降，比正常孕妇更加容易感染疾病；也可能使产妇宫缩无力，更易出现产程延长，产后出血；严重时则甚至可能导致子宫内胎儿发育迟缓及新生儿窒息等。因而，孕妇贫血对母婴健康的危害不能小觑，我们需要及早发现与纠正贫血。

如果孕妇出现贫血的现象，我们需要遵照医嘱，采用科学的食补方法，来达到治疗贫血的目的。如果贫血严重的话，可能还需要吃一些补血的药物。就食补来说，生理性贫血的孕妇最好经常食用一些富含叶酸和铁的食物，因为叶酸在人体内的主要功能是辅助产生红细胞，防止红细胞变形；铁质则是制造血红蛋白的基本微量元素。实际上，在没有剧烈的妊娠反应的前提下，通过膳食进行食补，比吃各种补血药更好，因为大多数这类药都会有一定程度的胃肠道副作用。

芹菜炒猪肝就是一道非常适合贫血倾向的孕妇日常食补的佳品，芹菜富含叶酸，猪肝富含铁质。当然，这只是众多适合补血的食材中的一种。对于有生理性贫血的孕妇来说，每周吃1～2次动物内脏，如肝、心等，还有红色的瘦肉如牛、猪、兔肉等非常有益。这些食物不但含铁量高，而且其主要成分是与人体相应成分接近的血红素铁或肌红素铁，最易被吸收。蔬菜方面，则要注意多吃一些含维生素较多的深色蔬菜，特别是含叶酸、维生素B_{12}

较高的蔬菜，如青菜、卷心菜等。当然，并不是所有的蔬菜都有利于预防贫血，笋类、茭白、草头、空心菜等就最好少吃。

以下是几方防治孕妇生理性贫血的膳食良方，可以根据实际条件选择烹饪：

猪肝菠菜汤

熟猪肝 200 克，菠菜 200 克，盐、味精、酱油、花椒水、猪油各适量。将熟猪肝切成小薄片，菠菜洗净切成段。锅置火上，加水烧开，放入猪肝、酱油、盐、花椒水、菠菜，汤开时将猪肝菠菜捞出装碗，撇去浮沫，加味精，淋少许猪油，装碗即成。食菜喝汤。

黑木耳枣汤

黑木耳 10 克，大枣 15 个，冰糖 10 克。将黑木耳、大枣用温水泡发并洗净，放入小碗中，加水和冰糖。将碗放置锅中蒸一小时。分 2 次食用，吃枣、木耳、饮汤。每日 1 剂。

大枣二黑丸

大枣 500 克（去核），黑豆 250 克，黑矾 60 克。大枣煮熟，黑豆碾面加入黑矾，共捣如泥为丸。每服 2 克，日服 3 次。

当归肝

当归 10 克，羊肝（或猪肝）60 克。当归与肝同煮，肝熟后切片，做菜用。

黄豆煮猪肝

黄豆、猪肝各 100 克，先煮黄豆八成熟；再加猪肝共煮至熟。分 2 次食，每日一剂，连服 21 天。

第八章

哺乳期妇女膳食指南

产妇如何合理营养

由于产妇分娩时体力消耗大，出血量多，产后较长一段时间都处于一种虚弱的状态，此时必须保证充足的营养，以补充分娩时的消耗；此外，绝大多数家庭选择母乳喂养，妇女产后立即进入了哺乳期，更加需要充分的营养，以使孕妇的乳汁能保证婴儿的健康。

总的来说，产妇饮食一定要保证营养丰富，质量高，数量足。研究表明，产后一月中，产妇每日约需热量3200千卡，蛋白质90～100克，钙2000毫克，铁15克，维生素A3900国际单位，维生素B$_1$、维生素B$_2$各1.6毫克，维生素C150毫克，烟酸16微克，这些均应从产妇一天的饮食中摄入。其中尤其重要的是热量和脂肪的摄入。首先，一方面，孕期和分娩时消耗了母体内的绝大部分能量，另一方面，进入哺乳期的产妇不但要供给乳汁本身所含的热量，而且还要供给乳汁分泌活动过程中所消耗的能量，因此，产妇需要补充大量能量。此外，由于生产时产妇机体损失了大量脂肪，因此还需要补充大量脂肪。如果产妇摄取脂肪不足，机体就会动用体内储备的脂肪，从而影响母体内的营养平衡，产生各种疾病。一般情况下，产妇脂肪的摄取量根据每千克体重摄入1克为宜。

产妇饮食要力求品种齐全，营养全面而丰富，做到干稀搭配，荤素搭配，可以适当多食一些汤类，如牛肉汤、猪蹄汤等轮流吃，以保证乳汁充足，喝汤时连肉一起吃，还能补充蛋白质。鸡蛋营养丰富，且易于被人体吸收利用，有助于产妇身体健康和乳汁的分泌，每日可吃 4 ~ 6 个。挂面汤中加 1 ~ 2 个鸡蛋，既容易消化又有营养，很适合产妇，为了避免花样单一，可以用细切面、薄面片与挂面轮流。如果产后失血较多，可以多选用红糖、牛奶、鱼、蛋等含铁丰富的食物，防止贫血。小米中粗纤维、铁、维生素 B_1 含量均高于大米，所以产后适当地喝一些小米粥对产妇很有好处。新鲜的水果蔬菜不仅能增强食欲，还能帮助消化和促进排泄，防止产妇便秘，是产妇非常理想的食物。

绝大多数产妇气血俱虚，抵抗力低，脾胃功能弱，而机体对营养素的需要量又很大，所以饮食应该易于消化而营养丰富，勿食生冷坚硬、肥腻厚味、忌辛辣和烟酒，生产第一天多喝汤，多吃些流食；第二天可吃稀、软、清淡可口的半流质食品，如挂面汤、小米粥、水冲鸡蛋等；3 天以后就可以吃一般的食物，进食量应逐渐增加，少量多次，一日可进 4 ~ 5 餐。产后 2 ~ 3 日内尽量少食盐，以免影响乳汁的分泌。产后最好先吃些清淡且易消化的食物，以后逐渐增加含有丰富蛋白质、碳水化合物以及适量脂肪的食物。

分娩后可能产生一部分特殊情况，这些产妇的营养供给有一定程度的特殊要求。如分娩后会阴裂伤的产妇，如 1、2 度撕裂伤并有缝合，能自行解便的，可先食半流食后改普食。3 度撕裂伤缝合后，应少固体饮食 5 ~ 6 天，避免成形硬便通过肛门再度撕伤被缝合的肛门括约肌，给病人造成痛苦；剖宫产手术的产妇，术后胃肠功能已恢复，采用流食 1 天，避免牛奶、豆浆、大量蔗糖等产气食物后，如情况好转，可改用半流食 1 ~ 2 天，再改为普通饮食；患妊娠高血压综合征的产妇则应控制盐的摄入；贫血产妇，要多摄入蛋白质、动物血、肝、鸡蛋、蔬菜水果和含铁多的食物；便秘产妇，则可多吃含纤维多的粗粮、蔬菜、水果、蜂蜜，清晨可喝冷牛奶、酸奶、果冻等。

需要注意的是，产后滋补也不应过量。滋补过量容易使产妇过于肥胖而不易恢复身材，也会使脂肪和糖的代谢失调，引发各种疾病。其次，产妇营养太丰富，必然使奶水中的脂肪含量增多，使婴儿易患肥胖等疾病；若婴儿消化能力较差，不能充分吸收，就会出现脂肪泻，长期慢性腹泻会造成营养不良。

以下是产妇一日摄取的食物量，以供参考：牛奶 250 ~ 500 毫升，瘦肉类（包括鸡、鱼、虾）200 ~ 300 克，鸡蛋 4 ~ 6 个，豆制品 50 ~ 100 克，绿叶蔬菜 500 ~ 750 克，谷类（粗细搭配）500 ~ 750 克，水果 250 ~ 500 克。

产后膳食宜注意科学搭配

妇女产后的营养好坏，直接关系到产妇的身体康复及新生儿的健康成长。产后补充营养，最重要的一条原则是要注意科学搭配，只有这样，才能保证产后的营养供给。产后膳食，应该尽量做到平衡，主副食科学搭配；不但要注意食材的选择，而且要注重食物烹煮方式多样化；在选取正确主食的前提下，也不忽视其他食品的摄入。以下一些具体食物的饮食建议，是产后膳食科学搭配的关键所在。

多吃易消化、营养丰富的食物

产妇进食的食物，在保证营养的前提下，还要特别注意尽量清淡，循序渐进，要切忌每餐都大鱼大肉的盲目进补方式。产妇饮食中宜少放食盐，可在食物中加少量葱、姜、蒜、花椒粉等多种性偏温的调味料，有利于瘀血排出体外。以下食物比较适合产妇食用：

小米：小米有含量丰富的维生素 B_1 和维生素 B_2，有利于产妇恢复体力，也能刺激其肠蠕动，进而增进食欲，因此可以多吃，但也不能完全以小米为主食，以免缺乏其他营养。

莲藕：莲藕营养丰富，含有大量的淀粉、维生素和矿物质，而且清淡爽口，健脾益胃。产妇多吃莲藕，既能清除腹内积存的瘀血，帮助消化，还能促进乳汁分泌，有助于哺育新生儿。

黄花菜：黄花菜味道鲜美，营养丰富，含有蛋白质及磷、铁、维生素 A、维生素 C 等重要营养。此外，黄花菜还有消肿、利尿、解热、止痛、补血、健脑的作用，而产褥期容易发生腹部疼痛、小便不利、面色苍白、睡眠不安等症状，因此可以多吃。

黄豆芽：黄豆芽营养丰富，含有大量蛋白质、维生素 C、纤维素等，其中蛋白质是生长组织细胞的主要原料，能修复生产时损伤的组织；维生素 C 能增加血管壁的弹性和韧性，防止出血；纤维素则能通肠润便，防止产妇便秘。

荤素搭配

妇女产后，膳食中应该有新鲜的肉类、鱼类、海藻类、蔬菜和水果的搭配，尽量均衡。一般人提倡产妇大吃鸡、鱼、蛋等肉禽类食物，容易忽视其他食物的摄入。不同食物所含的营养成分种类及数量不同，产妇固然需要进食热量高的肉禽类食物，但过于偏食会导致某些营养素缺乏。因此，只有荤素搭配，营养才能丰富。

适量吃红糖、鸡蛋

从医学角度看，产妇适当多吃些红糖、鸡蛋是有科学道理的。红糖性温，入脾，具有益气养血、健脾暖胃、祛风散寒、活血化瘀的功效。产妇怕受寒、着凉，红糖可以御寒；产妇失血多，红糖可以补血；产妇活动少，容易影响食欲及消化，而红糖有暖胃健脾之功效；产后恶露不净，红糖还有活血化瘀的作用。此外，红糖含有钙、铁、锌、磷和蛋白质、核黄素、烟酸等，产妇吃红糖是很有益的。而鸡蛋营养丰富，含有蛋白质、脂肪、卵磷脂、卵黄素、多种维生素和铁、钙、磷、钾、锌等矿物质。脂肪呈乳化状态存在于蛋清中，和牛奶一样有利于蛋白的消化、吸收。卵磷脂、卵黄素对神经系统和生长发育也有很大好处。鸡蛋所含蛋白质高达 12%，营养价值高，容易消化吸收。这些营养成分也都是产妇所急需补充的。

不过，产妇吃红糖、鸡蛋虽然很好，但也要注意适量。如吃得过多，多余的养分积存起来，会引起产后肥胖，甚至可能导致血压升高。

多吃流食或半流食

妇女产后处于比较虚弱的状态，胃肠道功能难免会受到影响。尤其是进行剖宫产的产妇，由于经过麻醉，胃肠道的蠕动需要慢慢地恢复。因此，产后妇女最好以容易消化吸收的流食和半流食为主。鸡汤、鱼汤、排骨汤含有易于人体吸收的蛋白质、维生素、矿物质，而且味道鲜美，能刺激胃液分泌，提高食欲，还能促进泌乳。此外，产妇出汗多，再加上乳汁分泌，需水量要高于一般人，因此产妇要多喝汤汁类食物。当然，在多喝汤的同时，也不能忽视其他食物的摄入。

分娩后忌过早节食瘦身

许多妇女产后急于恢复身材，产后没几天，就开始用节食等方法来瘦身。这种做法，是十分不科学的。

分娩使产妇体力消耗很大，特别是那些产程较长，分娩不够顺利的产妇，在待产和分娩过程中的消耗就更大。分娩还造成产妇较多的失血。大量的体力消耗和失血，使产妇在产后身体十分虚弱，除了注意休息以外，产妇还应及时补充热量和各种营养素，以弥补分娩中的损失。而且，在怀孕和分娩过程中，妇女的身体发生了一系列巨大变化，产后身体各部分要逐渐恢复到妊娠前的状态，必须要供给身体良好的营养。况且，很多母亲产后立即进入哺乳期，因此还要分泌乳汁、养育宝宝，更不能断绝必要的营养摄入。

妊娠期间，妇女的各项生理功能发生变化，尤其是内分泌功能发生明显改变，胃肠道受日益增大的子宫的挤压，使胃内容物反流到食道而罹患食道炎，孕妇胃肠道肌肉张力明显下降，其消化能力已经十分低下。而产后妇女体内的雌、雄激素和儿茶酚胺分泌量骤然减少，将更加容易导致内分泌失调，容易发生产后忧郁症或产后甲状腺功能亢进等内分泌疾病。此时最宜做的是有规律、循序渐进地调节孕妇身体，使其恢复到生产前的状态。

如果产妇为了减肥、降低体重，自己随意节食，或者乱吃减肥药，将很容易在内分泌失调的基础上出现厌食症等消化道疾病，还可能出现癔症、性冷淡和失眠等心理障碍。同时，节食也可能带来机体内电解质紊乱、消瘦、空腹血糖偏低、体温和血压偏低、贫血、血清蛋白下降、水肿、出血等危险。节食可能出现的严重呕吐，使氯离子丢失过多而出现低氯性代谢性碱中毒，少数严重者甚至可能因为不可逆的恶病质和诸多并发症而死亡。有的产后节食者尽管食欲尚好，但稍微进食就感觉饱胀不适。若此时强迫进食，容易导致恶心、呕吐。总之，产后节食者一般都会发生各种情况不同的功能紊乱，使身体出现各种不同程度的问题。

产后立即节食，容易使机体的新陈代谢率降低，到最后导致流失肌肉，而不是减去脂肪，而且体力也会随之下降。研究表明，妇女产后每天摄取的热量最低不能低于1200卡，哺乳母亲还要再加500卡。如果想要减肥，最好一周减重0.5至1千克，这么做虽然不能在短时间减重，但不易复胖。值得注意的是，产后1周内，一天1200卡的热量是最低限度，如果没有摄取到这个限度，就可能出现生命危险。

实际上，不论是对产妇还是非产妇而言，节食减肥的做法本身就不科学。导致妇女产后发胖的原因，多半是膳食不平衡，尤其是进食了过多鸡鸭鱼肉蛋等荤菜而致营养过剩。平衡膳食、制订合理的饮食结构才是日常饮食的关键。这样做既能保证母婴营养摄入充分，又能有效避免母体营养过剩。要搭配好蛋白质、碳水化合物及脂肪类食物；而甜食、油炸食品、动物油、肥肉、动物内脏等高脂类食物，产后则要尽量少吃。如果想要瘦身，可以在保证膳食平衡的基础上，采取运动的方式。一般情况下，产后运动可以在产后7天进行，剖腹产要10天之后。千万不要采取节食的方式，以免得不偿失。

哺乳期的营养供给与平衡膳食

众所周知，母乳是婴儿最理想的天然食品，因此大多数妇女都要进入哺乳期。哺乳期是指产后妇女用自己的乳汁喂养婴儿的时期，一般长 10 个月至 1 年。哺乳期妇女一方面需要继续补充妊娠和分娩时所损耗的营养素储备，以促进机体功能的恢复，另一方面则要储备能量以分泌乳汁，喂养婴儿。如果母体营养不足，不但严重影响母体健康，而且势必减少乳汁分泌量，降低乳汁质量，从而影响婴儿的生长发育。因此，应根据哺乳期的生理特点，合理安排膳食，保证充足的营养供给。这样既可防止母体过于消耗自身能量贮备，也有利于母亲分泌高质量的乳汁。总体而言，乳母对各种营养素的需要都相对增加，为此必须选择营养丰富的食物合理搭配，使之符合平衡膳食的要求。以下是哺乳期各种营养素的需求情况：

热能

乳母热能需要较非哺乳母亲高，所需热能的多少与其分泌的乳量有关。我国妇女泌乳量一般为 850 毫升／日，为此除每日总摄入热能外还需另加 3138 千焦，其中 628 千焦为合成乳汁及泌乳排乳所需，另外 2510 千焦为乳汁成分所需。健康妇女整个妊娠期间，在无水肿的情况下，平均增重 12.5 千克，其中约 4 千克为体内贮存的脂肪，这将为哺乳期的前 3 个月提供 1255 千焦热量，其余所需热量由膳食补充。哺乳期食欲好坏是衡量食物摄入量的较好标准，而在哺乳期节食减肥对泌乳有一定干扰作用，严格限食应延至断奶后更恰当。

蛋白质

母体对蛋白质的摄取直接影响乳汁的分泌。一旦膳食中蛋白的含量不足，乳汁的分泌量及蛋白质含量就会明显减少。为促进乳汁分泌，母亲必须摄取丰富的优质蛋白质。另外，泌乳过程使组织中氮代谢加速。产后一个月内，虽摄入常量蛋白质，产妇仍可呈现负氮平衡，故产褥期要大量补给蛋白质。体内较多的蛋白质贮存能刺激乳腺分泌，增加乳量。全天乳中共含蛋白质约12.8克，考虑到膳食蛋白质利用的差异，有些食物蛋白质利用较低，再考虑个体差异，我国规定每日乳母应增加25克蛋白质。哺乳期除摄入动物蛋白食品外，还应充分利用大豆制品。

脂肪

脂类与婴儿脑发育有关，其中类脂质对中枢神经系统发育特别重要，必需脂肪酸还有增加乳汁分泌的作用。人乳中脂肪含量变化很大，小儿吮乳活动可使乳中脂肪含量增加，哺乳后，乳中脂肪量为哺乳前的三倍。一般来说，如果母体内的热能平衡，乳汁中的脂肪酸和膳食中的脂肪酸含量是相似的。如果脂肪摄取不足，机体就要动用母体内储备的脂肪，从而影响体内平衡。因此，母亲的膳食中必须要有适量的脂类。正常情况下，哺乳期母亲脂肪的摄取量按每千克体重1克为宜。

维生素

哺乳期各种维生素的摄入必须相应增加。脂溶性维生素中，只有维生素A能有少量通过乳腺，如乳母膳食中维生素A含量丰富，乳汁也能含有足够的维生素A。但膳食中维生素A转移到乳汁中的量有一定限度，越过这一限度，乳母虽然摄入大量的维生素A，也不能使乳汁中含量按比例增加。维生素D则几乎完全不能通过乳腺，故乳中维生素D含量很低，婴儿必须多晒太阳或补充鱼肝油及其他维生素D制剂。乳母膳食中每日应供给维生素A3900国际单位或胡萝卜素7毫克。水溶性维生素大多可通过乳腺，但乳腺能控制调节其通过乳腺的量。当口服大量维生素C时，乳汁中维生素C含量也增加，但到一定饱和点时，再增加膳食中维生素 C 也不能使乳汁中的含量继续升高。我国乳母维生素 C 供给标准为 150 毫克。乳母膳食中若有大量维生素 B_1 存在，乳汁中也能含有丰富的维生素 B_1。如乳母缺乏维生素 B_1，在乳汁中也易能反映出来。所以患脚气病的乳母，婴儿也患脚气病。膳食中的硫胺素转为乳汁中的硫胺素时，其效率仅有 50%，所以乳母对硫胺素的需要量较高，我国建议供给量在正常的基础上增加 0.5 毫克。烟酸及核黄素皆能自由通过乳腺。我国暂定标准分别为在正常供给量基础上增加 0.5 毫克。

无机盐

膳食中钙含量增加乳汁中钙量稍增。乳母的钙供给不足就会动用体内贮备，以维持乳汁中含钙量。乳汁分泌量高时，每日需 2 克以上的钙和充足的维生素 D 方能维持钙平衡。故乳母除食用富含钙质的食物外，也可用钙剂，骨粉等补充。而人乳中铁、铜含量极少，不能满足婴儿需要。乳母膳食中应多供应富含铁的食物，婴儿在 4 ～ 6 月应逐渐添加鸡蛋黄等含铁丰富的食物。

水

水和母亲乳汁的分泌有着直接关系，如果哺乳期水分摄入不足，母亲乳汁的分泌就会减少。尤其在刚生产的几天内，要多吃流质食物，如肉汤、骨头汤，各种粥类，以补充水分。

以上营养素均为哺乳期至关重要的元素，需要在日常膳食中摄入，以保持各种营养素的平衡，进而保证母婴健康。

哺乳期怎样安排饮食才科学

哺乳期的饮食对于提供充足的乳汁，保证母亲健康和新生儿的正常生长发育都十分重要。根据中医的观点，乳汁为血所化生，故养血增乳对于保证充足的乳汁具有重要作用，血虚体质或分娩失血过多者尤应注意。同时，乳汁排泄需赖肝气流泄以推动，所以疏肝理气有利于乳汁排泄，平素肝郁体质者应加注意。因此，哺乳期饮食的安排，应该在此二原则指导下进行。

一般进食规则

（1）少食多餐，充分吸收营养。一天最好进食 5 ～ 6 次，每次不要吃得太多，避免消化不良及胀气。

（2）哺乳期应尽量有规律地进食。

（3）避免在晚餐后吃点心，点心最好不要过多，也不要过于频繁。

哺乳期相宜食物

（1）以清淡、易消化、营养丰富、低热量、高蛋白质的蔬菜作为基本食材，比如黄绿色蔬菜、豆类及坚果类；每天应吃 200 ～ 250 克肉禽鱼蛋，还可多吃些海鱼。

（2）主食应以谷类、豆类、薯类为主，副食应以青菜、海带及海藻、豆制品为主，适当配合鱼类和虾类。

（3）尽量吃自然状态下栽培、自然状态下饲养的植物、动物。尽量选择那些没有被过分加工的自然食品，并尽量吃食品的整个部分。

（4）零食、下午 4 点左右的加餐应以果仁类、种实类如瓜子等为主。

哺乳期不宜食物

（1）肉和动物性脂肪多的食物：难于消化的牛羊肉、猪肉等不宜多吃，最好将肉在文火上久煮，以使肉的营养充分溶解在汤里，然后喝汤。用牛油、羊油、猪油等动物脂肪制作的食品或煎炸食品也应尽量不吃；性属寒冷的带鱼、鳟鱼、沙丁鱼、墨斗鱼、章鱼、海参等海产品也应暂时不吃，到产后几个月时再由少量开始逐渐增加，并注意加些葱姜等辛温的调味品以中和寒冷之性。

此外，还要控制高热量的甜食及点心的摄入。

（2）酸性、涩性强的食物：酸性和涩性食物都是收敛性食物，与哺乳期间需要的通畅、流动相冲突。醋、酸菜、乌梅、柿子、石榴、蕨菜、茄子、马铃薯、芋头等都不宜哺乳的母亲食用。山楂虽然也是酸性食品，但因有助消化、驱油腻、开胃等多方面的良好作用，故可少量吃一些。

（3）阴寒生冷的食物：许多水果、蔬菜因偏寒性而易造成孕妇身体降温发冷，容易损伤脾胃，降低消化吸收功能，也会影响气血的顺利运行，因此哺乳期间水果应尽量少吃，不要生吃蔬菜，不吃或尽量少吃凉拌菜，而阴寒之性很盛的梨、葡萄更不宜吃。

（4）刺激性强的食物：生葱、生姜、生蒜、辣椒、胡椒、芥末等辛辣刺激性调味品和食品，乳母食用后会有一部分刺激性成分进入乳汁，这会刺激孩子，给孩子的身脑发育带来某些不良影响。咖啡、茶以不饮为佳，饮酒和吸烟则为禁止之列。

烹饪要点

（1）依据中医"热补"原则，烹饪时以麻油、老姜、米酒水做料理。

（2）以烹调简单的菜式为主，以免增加胃肠负担。

饮水建议

（1）补充足够的水分，以保证机体正常功能和泌乳，同时预防便秘。

（2）控制过多水分摄入，避免造成内脏下垂或发胖。

（3）多喝流质和半流质食物，也可适当喝水果茶以补充水分。

乳汁分泌稀少宜饮食调理

一般情况下，母亲所分泌的乳汁在婴儿4～6个月时是可以满足需要的。开始时初乳汁量可能少一些，这是正常现象，千万不要过于着急，更不要胡乱"进补"，以免更加影响乳汁的分泌。此时应该坚持给婴儿按时吸吮，通过多次吸吮来刺激乳汁分泌。如果较长时间内，婴儿体重增加不够或不到喂奶时间婴儿就啼哭，则可能说明乳汁不足。为不影响婴儿的生长发育，应及时增加新鲜牛奶或代乳品，但必须先吸空母乳后再加喂牛奶。

对于哺乳期奶量不足，目前尚没有促进乳汁分泌的特效药物，宜通过饮食来加以调理。乳妇乳汁分泌少，大多由于气血不足，当以补养为主。

不同时期的调理方法

（1）新产之后，乳汁不通，宜选丝瓜、赤豆、金针菜等，使乳腺通畅，其乳自多。

（2）产后弥月，恶露已净，乳汁清稀而量少，宜选海参、鹿肉、对虾、金针、胡麻、大豆、花生、冬瓜、猪肝、猪蹄、鲤鱼、鲍鱼、酒酿等，使精血充，乳汁自盈。猪肝粥、鲫鱼羹、猪蹄花生汤均可常服。忌大麦芽、山楂、莱菔等食物，若欲回乳可选食之。

发奶食谱

（1）红皮红薯（地瓜）250～500克，鲜狗脊椎骨500克。把红薯带皮洗净，将狗骨切块，同放砂锅内煮至烂熟。调味食用，每天1次，连服3～5次。

（2）猪蹄2只，花生仁60克，黄豆60克，共放砂锅内加水，熟烂后调味食用。可常服。

（3）猪肝500克，黄花菜50克，花生仁60克，将猪肝切块，黄花菜用布包好，共煮汤，熟后去药渣，调味食肝喝汤。每天1次，连服3～5天。

（4）黄花菜30克，黄豆50克，鸡肉150克，共放砂锅内加水适量，烂熟后调味服食，每天1次，连服数天。（气血虚弱型）

（5）豆腐500克，丝瓜（带瓤）250克，香菇50克，猪蹄1

只，调味适量。先煮猪蹄和香菇，加葱、姜、盐调味，待熟后放丝瓜、豆腐同煮汤。1天分3次食完，连服5天。

（6）鲜活鲫鱼1尾（约100克），猪蹄1只。同煮汤，烂熬后调味食肉饮汤，每天1次，连服3～5天。

（7）豆浆500毫升，海带100克，佛手9克，共煮汤，淡食，每天1次，连服数天。

（8）章鱼（干品）200克，猪蹄2只，加水适量，共煮稠汤，调味吃肉、鱼饮汤，可常服。（气血虚弱型）

回乳期饮食

哺乳期已到，或因病不能哺乳时，可选用回乳食物。

常用食物：麦芽、花椒、豆豉、食醋等。

食谱举例：

（1）麦芽回乳汤。麦芽炒焦煮汤。用于回乳。

（2）花椒红糖汤。花椒、红糖煮汤。用于回乳。

（3）豆豉汤。豆豉煮汤。用于断乳乳胀。

中国居民膳食指南大全

第九章
0 ~ 6 月龄婴儿喂养指南

如何平衡婴儿的膳食

这时期的宝宝生长发育得特别迅速。每个宝宝食用的奶量因初生体重和个性不同而有差异。由于营养的好坏关系到宝宝日后的智力和体质，因此，妈妈一定要注意饮食，以确保母乳的质和量。除了母乳喂养外，在这一时期的后期，也可常尝试添加一些辅食以补充营养。

宝宝的主食是母乳

这个阶段以母乳喂养为主。此时的宝宝帮助消化的淀粉酶分泌尚不足，所以不宜多喂奶糊、米糊等含淀粉较多的代乳食品，这样对宝宝的消化系统不利。由于宝宝胃容量的增加，每次的喂奶量也随之增多，喂奶的时间间隔相对就延长，可以由最先的 3 小时左右，逐渐延长到 4 小时。

不要忘了宝宝补充微量元素

虽然宝宝还不大，但也不要忘了给宝宝补充维生素和矿物质。妈妈可以用新鲜蔬菜煮菜水喂宝宝，也可以榨些果汁在两顿奶之间喂，但一定要注意适量。虽然补充维生素和矿物质是必需的，可过多的补充依然会对宝宝造成负担。为了补充维生素 C 和矿物质，除了果汁和新鲜蔬菜以外，还可用菜泥。

不宜给宝宝吃蛋白

这个时期，如果有给宝宝添加辅食的，除了米糊外，有些家长可能会选择鸡蛋。鸡蛋营养丰富，尤其是蛋黄，但此时还不宜把蛋白也一起给宝宝吃。因为蛋白相对来说不容易消化，这时期宝宝肠胃功能尚未发育完全，容易引起腹泻。而且，蛋白中的异种蛋白，很容易引起过敏反应。

不要拘泥于"标准"

在孩子中有一类孩子从一开始就吃不了太多、也喝不了太多。正如每个孩子的体格有差异一样，饭量不同也是情理之中的事。没有必要拘泥于一般的"平均量""基准指标"，也不要盲目与别的婴儿比较。虽然吃得少，但只要健康活泼，体重是呈递增趋势就没有必要担心什么，妈妈们也不要太过拘泥自己宝宝的"少食"会影响什么。

首选纯母乳喂养

母乳喂养，是新手妈妈们要上的第一课。有的新手妈妈对母乳喂养宝宝有厌烦情绪，比如，有的妈妈为了保持身材，产后减肥而不愿意母乳喂养宝宝等。其实，这是新手妈妈们对"母乳喂养"的误解，其实母乳喂养宝宝，对宝宝和妈妈都好处多多。那么，母乳喂养到底都有哪些益处呢？

营养最全面，各种营养成分的比例也最合适

对于柔弱至极的婴儿来说，母乳是一种营养最全面，质量最佳的天然食品。因为母乳中会含有婴儿所需的一切蛋白质、脂肪、碳水化合物、矿物质、维生素、酶以及水分等，而且各种营养成分比例最为合适。而更神奇的是，母乳的营养成分和量还会随着宝宝的长大不断发生变化，以适应宝宝的生长需要。由于这两点，只要不存在母乳不足的问题，用母乳喂养出来的宝宝，一般都能

够保证最佳的生长发育。不管人类的智慧和经验如何发达，配制出的婴儿餐都不能包含母乳的所有营养，并做到配比毫不分差。因此，迄今为止，母乳依然是宝宝在婴儿期无可替代的食品。

能让宝宝更聪明，眼睛更明亮

相比其他食品，母乳喂养出来的宝宝智商会更高一些，因为母乳中有一种对宝宝大脑发育作用极其特别的牛磺酸，还有一种宝宝智商发育必需的氨基酸。虽然这两种成分在牛奶中也含量丰富，但是跟人类的母乳相比还是有着天壤之别的，据研究，该营养成分在母乳中的含量是牛奶的 10 ~ 30 倍。由此来说，再没有什么食品比母乳更天然更益智了。另外，由于母乳中含有的长链多不饱和脂肪酸家族对视觉敏锐度有着促进作用，因此母乳喂养出来的宝宝也能双眼明亮，视敏度远远高于人工喂养的宝宝。

能大大增强宝宝的免疫力

母乳中天然就含有无数抗体以及一些免疫物质，相比药物，这些物质更能够有效抑制微生物的生长，使娇弱不已的宝宝免受细菌和病毒的侵袭，远离呼吸道感染、肠道感染等疾病。而更重要的是，母乳中绝对不含常见的食物过敏源，同时还能抑制过敏源从肠道进入体内，因此无论婴儿是哪种体质，用母乳喂养起来均不会出现过敏反应，同时还能有效抵抗可能引起身体过敏的细菌来袭，少生病。

最利于宝宝消化吸收，迅速成长

对于宝宝来说，只要能够吸收到充分充足的营养，就能够迅速和健康地成长。而除了母乳，牛乳以及其他人造婴儿食品均不能够保证这一点。因为母乳中的蛋白质由 2/3 的乳清蛋白和 1/3 的酪蛋白组成，乳清蛋白不但营养价值极高，进入宝宝身体后还能凝块更小（相比牛乳），显然这样更易于宝宝的消化和吸收。

产后尽早开奶，初乳营养最好

孕妇分娩以后，实际上就进入了哺乳期。产后要尽早开奶，在新生儿娩出后 10 分钟，甚至未断脐之前就可以开始吸吮母亲乳头。一般产妇产后 8 小时左右即有初乳泌出。

在产后一段时间内，母体子宫及其附件逐渐恢复孕前状态，而乳房的活动则进一步加强。哺乳有利于产妇产后性器官和身体其他相关部分的恢复。

乳汁分泌的机制是复杂的，受多种神经体液调节因素的影响，如激素水平、婴儿吸吮、孕妇精神状况、环境等引发的神经反射以及神经体液间的相互作用等。

在怀孕后期，乳腺受雌激素和黄体酮的影响开始了进一步发育和增大，并对催乳激素更加敏感。分娩以后，胎盘生成黄体酮的作用消失，使血液黄体酮水平突然下降，解除了对脑垂体分泌催乳激素的抑制，乳汁开始大量分泌。婴儿对乳头的吮吸刺激、乳汁的排空刺激和婴儿的存在与活动（如哭声）对母亲的刺激通过神经反射进入脑垂体后叶，造成催乳激素分泌增加，引起母亲的下奶反应。

另外，婴儿出生后，各时期母乳成分不同，有初乳、过渡乳、成熟乳、晚乳之分。其中初乳营养最好。初乳中免疫球蛋白的含量很高，尤其是产后第 1 ~ 2 天高达 972.4 毫克 / 100 毫升。以后迅速下降，至产后第六天为 56.7 毫克 / 100 毫升。可见产后头五天的初乳不仅含有高浓度的营养素，更重要的是含有预防新生儿多种感染的免疫物质和细胞。

初乳中丰富的 lgA 能保护新生儿娇嫩的消化道和呼吸道黏膜不受微生物侵袭；其中的嗜中性粒细胞和巨噬细胞则有直接吞噬微生物的作用，淋巴细胞可参与免疫反应，这些保护作用像食物一样重要，甚至超过营养物质的功能。

人乳、人初乳与牛乳营养成分对比表

成分	人乳	人初乳	牛乳
能量	290kJ（70kcal）		290k（70kcal）
比重	1.028—1.033		1.028—1.033
pH 值	8.97		6.57
水（g/100g）	88	87	88
蛋白质（g/100g）	0.9	2.7	3.3
酪蛋白	0.4	1.2	2.7
乳白蛋白	0.4		0.4
乳球蛋白	0.2	1.5	0.2
脂肪（g/100g）	3.8	2.9	3.8
不饱和脂肪（%）	8.0	7.0	2.0
乳糖（g/100g）	7.0	5.3	4.8
矿物质（mg/100g）	200.0	500.0	800.0
钙	34	30117	
磷	15	15	92
铁	0.05	0.01	0.05
锌	0.4	0.6	0.4
钠	15	135	58
钾	55	75	138
镁	4	4	12
铜	0.04	0.03	0.03
碘	0.003	0.012	0.005
维生素（1000mL）			
A（IU）	1898		1025
C（微克）	43		11

成分	人乳	人初乳	牛乳
B₁（微克）	160		440
B₂（微克）	360		1750
烟酸（微克）	1470		940
B₆（微克）	100		640
叶酸（微克）	52		55
B₁₂（微克）	0.3		4
D（IU）	22		14
E（微克）	2		0.4
K（微克）	15		60

适当补充维生素 D

此一时期的婴儿，是骨骼发育的重要时期。宜补充充足的维生素 D。维生素 D 是类固醇的衍生物，因具有抗佝偻病的作用，所以，又叫抗佝偻病维生素。维生素 D 的种类很多，以维生素 D_2（麦角钙化醇）和维生素 D_3（胆钙化醇）最为重要。

维生素 D_2 是植物中的麦角固醇经紫外线照射后转变而成的。在天然食品中实际上不存在；维生素 D_3 除存在于少数动物性食品之外，主要是皮肤中的 7—脱氢胆固醇经紫外照射后形成的，而 7—脱氢胆固醇，则是胆固醇转变生成的。

维生素 D_3 以海鱼肝含量最为丰富，如每 100 克鳕鱼、比目鱼及剑鱼肝中分别含维生素 $D_3$200 ~ 750 微克，500 ~ 10000 微克，25000 微克。其他如鲱鱼、鲑鱼、沙丁鱼及鳀鲸等含有少量；禽畜肝脏、蛋类和奶类也含有少量，每 100 克含量在 100 微克以下。在一般情况下，单靠从食物中获得足够的维生素 D_3 是不容易的。所以，通过日光浴在体内合成维生素 D_3 是一个重要途径。

维生素 D₃ 在体内骨骼组织的矿质化过程中，起着十分重要的作用。它不仅促进钙和磷的吸收，还能使钙和磷最终形成骨骼组织的基本成分。幼儿缺乏维生素 D₃，将引起佝偻病。佝偻病的主要临床表现为骨骼的软骨连接处及骨骺部增大。在临床上，可以观察到肋骨串珠和鸡胸，长骨的骨骺增大。由于骨质软化，凡是承受压力较大的骨骼部位都有变形，例如，婴儿的颅骨，可因经常枕睡而变形；腿部因受全身重量的压力而弯曲。如果佝偻病发生较早，婴儿起坐又早，可能造成脊柱弯曲，额骨及顶骨隆起形成方头。中国生理科学会全国营养学术会议，定为 10 微克维生素 D₃，成人、儿童和性别都不分。

及时补充适量维生素 K

维生素 K 的主要生理功能是促进体内肝脏制造凝血酶活素，产生凝血作用，使血液正常凝固。维生素 K 缺乏时，就可能发生出血或血凝固时间延长。医学上亦常用它作止血剂。

成人体内肠道中含有菌丛，由此可产生维生素 K 并且被吸收，保证人的机体需要。但初生婴儿肠内无此菌丛，而单纯以母乳喂养的宝宝，肠道内细菌合成维生素 K 的量就比较少。此外，如果宝宝长期服用抗生素和磺胺类药物，也会抑制维生素 K 的合成。

通过饮食来补充维生素 K 是最简易的方法，因为很多食物中都含有丰富的维生素 K，比如菠菜、白菜、彩椒、山药、黄瓜、菜花、卷心菜等蔬菜，还有乳酪、鸡蛋以及动物肝脏。

由于维生素 K 来源较为广泛，加上人体肠道内细菌合成的比例较大，故没有制订明确的日推荐摄入量。一般估计每人每天的总需要量为每千克体重 2 微克，一个体重 50 千克的人则需要 100 微克。如果有一半可从肠道细菌中获得，则从食物中所需的量为此值的一半。美国国家科学研究委员会的食品和营养委员会所估计的安全和适当的每日膳食维生素 K 摄取量为：初生婴儿 12 微克；半岁至 1 岁 10 ~ 20 微克；3 岁以下 15 ~ 30 微克。6 岁以下

20 ~ 40 微克；10 岁以下 30 ~ 60 微克；11 岁以上 50 ~ 100 微克；成年人 70 ~ 140 微克。这个推荐量可供参考。

尽管单纯因膳食供应不足而产生的维生素 K 缺乏极为少见，但若遇消化和吸收方面疾病，如肝、胆病症，或长期服用抗生素和磺胺等药物，则需预防维生素 K 的缺乏，应注意及时补充。

人工喂养和婴儿配方食品

人工喂养是一种不得已的办法。只有母亲确实无奶或因病（如结核病、急慢性传染病或患严重贫血症等）不能喂奶时，才能采用人工喂养。

配方乳喂养

在没有母乳的情况下，配方乳喂养是较好的选择，特别是母乳化的配方乳。不过，比起母乳喂养，冲调配方乳明显有些麻烦，尤其是在夜间喂奶，一边是因饥饿而啼哭不止的宝宝，一边是急急忙忙冲好的很烫的奶，宝宝不能立即食用。

目前市场上配方乳种类繁多，应选择品牌有保证的配方乳。有些配方乳中强化了钙、铁、维生素 D，在调配配方乳时一定要仔细阅读说明，不能随意冲调。婴儿虽有一定的消化能力，但调配过浓容易增加婴儿的消化负担，冲调过稀则会影响婴儿的生长发育。正确的冲调比例，若是按质量比应是 1 份奶粉配 8 份水；若按容积比应是 1 份奶粉配 4 份水。奶瓶上的刻度指的是毫升数，如将奶粉加至 50 毫升刻度，加水至 200 毫升刻度，就冲成了 200 毫升的牛奶，这种牛奶又称全奶。消化能力好的婴儿也可以试喂全奶。

配方乳要妥善保存，否则会影响其质量。应贮存在干燥、通风、避光处，温度不宜超过 15℃。

牛奶喂养

牛奶含有比母乳高 3 倍的蛋白质和钙，虽然营养丰富，但不适宜婴儿的消化能力，尤其是新生儿。牛奶中所含的脂肪以饱和脂肪酸为多，脂肪球大，又无溶脂酶，消化吸收困难。牛奶中含乳糖较少，喂哺时应加 5% ~ 8% 糖，矿物质成分较高，不仅使胃酸下降，而且加重肾脏负荷，不利于新生儿、早产儿、肾功能较差的婴儿。所以牛奶需要经过稀释、煮沸、加糖 3 个步骤来调整其缺点。

羊奶喂养

羊奶成分与牛奶相仿，蛋白质与脂肪稍多，尤以白蛋白为高，故凝块细，脂肪球也小，易消化。由于其叶酸含量低，维生素 B_{12} 也少，所以羊奶喂养的孩子应添加叶酸和维生素 B_{12}，否则可引起巨幼红细胞贫血。

混合喂养

混合喂养就是采用母乳喂养的同时也使用代乳品来喂养婴儿。当母乳分泌不足或因其他原因不能完全母乳喂养时可选择这种方式。混合喂养可在每次母乳喂养后补充母乳的不足部分，也可在一天中 1 次或数次完全用代乳品喂养。但应注意的是，母亲不要因母乳不足而完全放弃母乳喂养，至少坚持母乳喂养婴儿 6 个月后再完全使用代乳品。混合喂养比单纯人工喂养好，比人工喂养更有利于婴儿的健康成长。

婴儿配方食品

婴儿配方食品就是以母乳作为模拟对象，对牛奶进行科学的改良。如去除过多的蛋白质并进行改良，调整脂肪酸的比例，增加碳水化合物，强化多种维生素，添加牛奶中较缺乏的铁、锌等微量元素，并去除造成肾脏过高负担的钾、钠、氯等矿物质，使之较为符合婴儿的生长需要和消化能力，营养全面而且均衡。这种配方食品与牛奶相比，具有易消化、负担小、营养全等不可比拟的优点。在没有母乳和母乳不足，或因各种原因而迫不得已采取人工喂养时，婴儿配方食品有其独特的优点。

由于配方食品是根据婴儿的生长需要来改良的，所以不同月龄的婴儿应选用不同的配方食品。购买时应说明孩子的实足月龄，以免选择错误，造成不必要的浪费。另外，由于配方食品中的蛋白质经过特别处理，非常容易变性，还含有丰富的维生素，因此调奶的水温不宜过高，一般用 40 ~ 50℃的温开水最好。还有就是要按照说明有步骤、按比例地调配。

我国婴儿配方奶粉（Ⅰ及Ⅱ）理化指标（1997）表

项目	指标（每100g）
热量，kJ（kcal）	≥ 2046（489）
蛋白质，g	12.0 ~ 18.0
其中乳清蛋白（配方Ⅱ），%	≥ 60
脂肪，g	25.0 ~ 31.0
亚油酸，mg	≥ 3000
乳糖占碳水化合物量配方Ⅱ，%	≥ 90
灰分，g	≤ 4.0
水分，g	≤ 5.0
维生素 A，IU	1250 ~ 2500
维生素 D，IU	200 ~ 400
维生素 E，IU	≥ 5.0
维生素 KI，μg	≥ 22
维生素 B_1，μg	≥ 400
维生素 B_2，μg	≥ 500
维生素 B_6，μg	≥ 189
维生素 B_{12}，μg	≥ 1.0
烟酸，μg	≥ 4000
叶酸，μg	≥ 22

项目	指标（每100g）
泛酸，μg	≥ 1600
维生素C，mg	≥ 40
生物素，μg	≥ 8.0
胆碱，mg	38
钙，mg	≥ 300
磷，mg	≥ 220
镁，mg	≥ 30
铁，mg	7 ~ 11.0
锌，mg	2.5 ~ 7.0
锰，μg	≥ 25
铜，μg	320 ~ 650
碘，μg	30 ~ 150
钠，mg	≤ 300
钾	≤ 1000
氯	275 ~ 750
牛磺酸	≥ 30
复原乳酸度，T	≤ 14.0
不溶度指数，mL	≤ 0.2
钙磷比值	1.2 ~ 2.0
杂质度，mg/kg	≤ 12

人工喂养注意事项

人工喂养虽然不如母乳喂养合乎生理要求，但如果合理调配，注意卫生，耐心、细心地喂养，同样可以满足婴儿生长发育的需要。人工喂养应注意如下事项：

要注意奶品的质量

婴儿应使用全脂奶粉，一般奶粉使用期限是三个月，以不结凝块为佳。在炎热季节，牛奶容易变质，必须及时煮沸，如果一次吃不完，要反复煮沸或放在冰箱中。在寒冷季节，煮沸后放在清洁容器内，分次饮用，用热水温热即可。用奶粉或代乳粉喂养时应现调配现吃。

要添加适量维生素

牛奶含维生素虽较少，必须及时添加菜水、汁、浓缩鱼肝油或维生素 D。

配制时注意卫生

配制前要用肥皂将手洗干净；应该在哺喂前现调，不要提前很长时间配制，以防变质或受污染。

温度要合适

喂前可将奶滴在手背或前臂内侧的皮肤上，也可将奶瓶贴在脸颊上试试温度，以不觉烫或凉为适宜。切不可将奶嘴插入大人口中吸吮。因为成人口腔中常常含有一些细菌。婴儿抵抗力差，吃进去后容易传染疾病。

器具要消毒

由于奶类和其他代乳品易于繁殖细菌，出现变质现象，从而导致婴儿消化不良或腹泻，因此要认真做好调乳器具的消毒工作。配制代乳食品前，必须将奶瓶、奶嘴、漏斗、小勺、碗、锅等刷洗干净，煮沸消毒 5～6 分钟。也可采用洗刷干净后在锅中蒸的办法，但要蒸 10～15 分钟。消毒后的调乳器具，要用消毒巾盖好以防污染。

注意哺喂姿势

应采用像喂母乳一样抱婴儿的办法，这样婴儿看见母亲的眼睛，会产生亲切感。喂哺的时候，母亲要用手高托奶瓶的底部，使奶瓶倾斜到婴儿能够充分地含着奶嘴、乳汁充满整个奶嘴，以防止孩子吸进空气，出现呕吐现象。

哺喂量要适当

哺喂量要根据每个孩子的具体情况来定。一般情况下，孩子要吃多少也就是他的需要量。婴儿如果在中途停下来或睡着了，父母可拉拉奶瓶碰碰脸颊以提醒一下。如果孩子继续吃，就让他吃；如果不吃了，甚至把头转过去，或用舌头把奶嘴顶出来，这说明他已经吃饱，就不要勉强了。如果孩子吃完之后，还不肯放开奶头，说明喂的量不够，以后可适当调整哺喂量以保证孩子的发育需要。

注意代乳食品的保管

鲜牛、羊奶容易变质，取回后应立即放糖烧开，灌入消过毒的瓶中放置在阴凉处并要尽快吃完。也可放到冰箱里保管。另外购买代乳食品时，应注意查看出厂时间；要选用出厂时间在两个月之内的。如果是用纸袋或塑料袋包装的，开封之后应换装到密封较好、清洗消毒干净的玻璃瓶或铁罐之中，并要盖紧盖子。注意不要把勺一直放在瓶或罐里。还有各种代乳食品都要防止鼠、虫等的各种污染。

流食最能滋养孩子的胃

很多年轻的父母在孩子很小的时候就给他吃干硬的食物，要不就跟着大人一起吃饭。但是，小孩子的肠胃脆弱而窄小，过早吃干食、硬食就很容易生病。实际上，流食，也就是稀、烂、软的食物最能养孩子娇嫩的脏腑。

越小的宝宝，消化能力发育越不好，也就是消化酶发育不完全，尤其是消化酶中的淀粉酶很少，这样就得控制宝宝含淀粉食物的摄入。宝宝对食物的消化不仅取决于宝宝消化酶的发育，食物的形态也会影响消化。食物越细碎，与肠胃接触的面积越大，越有利于消化。当孩子还是新生儿时，只能喂他们母乳或者冲泡的奶粉一类的液体食物，逐渐地，随着宝宝消化能力的发育越来越完全，宝宝可以吃的时候品种也越来越多。从液体食物到流食再到半固体，慢慢地，像大人一样正常进餐。

对于6个月内的孩子来说，流食既可以解除空腹感，也有利于孩子本身神经系统的发育。在这段时间内，婴儿可以训练和调整自己的吞咽动作，以适应即将到来的正式嚼咀和摄食固体食物，急于喂固体食物实际上是一种半强制式的喂养方法，往往使婴儿吃得过饱，甚至会引起肠胃或其他器官功能失调。家长千万不要图省事，大人吃什么，让孩子也跟着吃什么。

另外，还要注意，孩子生病后，不仅身体的免疫力下降，各个器官的功能也减弱，包括消化功能。这时候家长就不要给孩子喂养他们平时可以吃的食物形态了。流食开始发挥它的作用了，因为食物越细碎，越容易消化，还能滋养宝宝的肠胃呢。宝宝也能快速地好起来。

不要只用米粉喂养婴儿

以前喂养孩子，稀粥就可以了。但随着社会的发展，生活水平的提高，米粉越来越走进人们的生活。

米粉是以大米为主要原料，另外有白砂糖、蔬菜、水果、蛋类、肉类等配料。它含有如维生素A、维生素D、部分B族维生素等各种维生素，钙、磷、铁等矿物质以及其他微量元素。米粉的确是婴幼儿时期最好的营养补充食品之一。

但是，正如我们强调过的那样，婴儿最理想的食品是母乳，在母乳不足或无母乳时可食用其他乳品。也就是说，米粉是供母乳或婴儿配方奶粉不能满足营养需求以及婴儿断奶时食用。由于谷类是所有固体食物中最容易消化的，且最不易引起过敏反应，因此米粉最早被用来作为宝宝的辅食。但米粉毕竟只是辅助食品，是在宝宝缺乏某种营养素或变换口味时有针对性地选择。如果只用米粉类食物代乳喂养，势必会导致宝宝某种营养的缺失，从而影响生长发育，甚至会引发贫血、佝偻病，易感染支气管炎、肺炎等疾病。所以，不要只用米粉喂养宝宝，米粉只能作为辅助食品来喂养。

米粉中碳水化合物的含量为79%，蛋白质的含量为5.6%，脂肪及B族维生素等的含量为5.1%，这些营养还不能满足婴儿生长发育的需要。尤其婴儿最需要的蛋白质含量很少。如只用米粉类食物代乳喂养，则会出现蛋白质缺乏症，不仅生长发育迟缓，影响婴儿的神经系统、血液系统和肌肉的增长，而且抵抗力低下，免疫球蛋白不足，易罹患疾病，病情常较正常儿重，甚至造成愈后不良。长期只用米粉喂养的婴儿，身长增长缓慢，但体重并不一定减少，反而又白又胖，皮肤被摄入过多的糖类转化成的脂肪充实得紧绷绷的，医学上称为泥膏样。但外强中干，常患有贫血、佝偻病，易感染支气管炎、肺炎等疾病。

第十章
6 ~ 12 月龄婴儿喂养指南

奶类优先，继续母乳喂养

奶类应是 6 ~ 12 个月龄婴儿营养需要的主要来源，建议每天应首先保证 600 ~ 800 毫升的奶量，以保证婴儿正常体格和智力发育。母乳仍是此一时期婴儿的首选食品，因此建议 6 ~ 12 个月龄的婴儿继续母乳喂养，如母乳不能满足婴儿需要时，可使用较大婴儿配方奶予以补充。此时可以适量添加辅食，但此一时期的添加辅食，一定要处于"辅助不足"这一点上。母乳喂养除能够继续供给婴儿营养外，还继续保护婴儿免患许多疾病，并提供与母亲亲昵和接触的机会，从而有助于孩子心理发育。

这个阶段的母乳喂养应注意以下事项：

（1）每日婴儿直接吸吮母亲乳汁的次数不宜少于 3 次。

（2）母亲要通过充分地休息以及通过增加自身的饮食营养来提高母乳的质量。

（3）孩子满 6 个月时，母亲往往因工作或其他的一些原因，奶水可能有所减少，要鼓励母亲让孩子多吸吮乳房以促进乳汁的分泌。在确定母乳不足后，可以适当并逐渐给孩子添加一些牛奶等动物乳，但无论母亲的奶减到多少，都不主张马上断奶，一定不要轻易、过早地放弃母乳喂养。

特别要强调的是，如果母亲在孩子满 4 个月之前奶量确实不足时，应该补喂牛奶而不应给谷类食物，而且应该用杯子喂，而不是用奶瓶喂。

如何选择其他乳制品

这一期的婴儿，虽然已经开始添加辅食，但对辅食的种类的形态有严格要求。最适合婴儿食用的还是乳制品。那么，选择什么样的乳制品好呢？

首选者，当是牛奶。与其他代乳品相比，无论是营养素的含量还是质量，都不失为乳品中的最佳者。如果没有鲜牛奶，奶粉也可。奶粉是鲜牛奶高温干燥后制成的干粉。全脂奶粉的营养成分与牛奶基本相同，调配时，不能太浓或太稀，太浓太稀都不好，应按说明进行。目前市场上除了全脂奶粉外，还有强化奶粉、母乳化奶粉、脱脂奶粉、进口奶粉等，哪一种更适合于婴儿呢？

母乳化奶粉比较理想。所谓母乳化奶粉，就是将牛奶中的蛋白质种类及其含量调节到接近母乳，并提高糖的含量，目的是使牛奶的营养成分更接近于人乳，所以，母乳化奶粉比较适合于喂养婴儿。

国产强化奶粉是在全脂奶粉的基础上，按我国的膳食特点，添加了人体易缺乏的维生素和无机盐。其他营养成分与全脂奶粉相同。这种奶粉尤其适合 6 个月后的婴儿食用。

脱脂奶粉就是将牛奶中的脂肪提取后制成的奶粉。这种奶粉适合于心血管病人及老年人，患腹泻、痢疾等疾病的婴儿可食用这种奶粉。但因其含有的热量少，脂肪尤其是必需脂肪酸非常缺乏，不能满足正常健康婴儿的生理需要。

酸奶，虽说是一种很好的乳品，但用作婴儿代乳品是不宜的。一则酸奶买回后不能加热，婴儿消化道难以接受，再则将凝固的酸奶喂养婴儿也比较困难。

此外，也可选择一些豆制的代乳品。这些豆制代乳品是将熟化的大豆粉和大米粉混合，并添加了我国婴儿易缺乏的营养素，无论是动物实验还是婴儿喂养实验都证明效果是好的。但是，不能单纯用此类代乳品喂养婴儿，最好与牛奶混合喂养。奶糕也可作为代乳品喂养婴儿。但其营养不能完全满足婴儿需要，一般与其他代乳品混合喂养婴儿。当然，家长也可以根据具体情况，自己配制代乳品，但要做到清洁卫生。

最后，在选购乳制品时，注意不要购买过期奶粉，也不要长久贮存后再吃，因为存放时间过长奶粉易变质。奶粉买回后，应存放于阴凉干燥处，避免阳光照射，因为阳光中的紫外线会将其中的某些维生素破坏，开袋后，要及时装入罐内、以防吸潮。

及时合理添加辅食

随着宝宝消化器官及消化功能的逐渐完善，而且活动量增加，消耗的热量也增多，这时，就需要根据实际情况给宝宝加牛奶或其他辅食了。尤其在这一阶段的后期，母乳量逐渐减少，务必要增加辅助食品，以保证宝宝的正常营养需求。否则，宝宝就会因营养不良而出现体重增加缓慢或停滞。

世界卫生组织与联合国儿童基金会提倡母乳喂养可到2岁，根据我国家庭的实际情况，一般建议是纯母乳喂养到4～6月，之后由母乳喂养结合辅助食品。而如果宝宝在满4个月前品尝过米汤和果汁等乳汁之外的食物，添加辅食就会轻松得多。

如果宝宝起初拒绝辅助食品，可以在1～2周之后再尝试，要灵活地采取策略。究竟何时适合喂辅助食品，可以根据宝宝的行为判断。如果大人吃食物时，宝宝的眼睛追随着食物，而且口中流出很多唾液，就可以试着开始添加辅食了。如果宝宝一直拒绝吃新食物，或者无法适应辅助食物，也不必强制性地喂食。

添加辅食注意事项

（1）辅食应尽可能味道清淡。有些家长在给宝宝添加辅食的时候会添加些味精和盐来调味，希望能让宝宝多吃点儿。殊不知，这时候的宝宝还不会在乎味道呢。家长觉得味道太淡了，想再添加一些盐的话，那么这个味道对宝宝而言可能就已经偏咸了。过早添加鸡精，更是对宝宝的发育不利。

（2）身体健康时添加。添加辅食的时间最好选择宝宝的身体状况最好的时候，如孩子生病或对某种食品不消化，或者是胃口不好，应不添加或暂缓添加为宜。

（3）辅食宜新鲜。辅食除了向宝宝提供成长所必需的营养之外，还要让宝宝品尝新食物，养成新的进食习惯。因此，不应该为了营养而采用市场中销售的粉末状的辅食。爸爸妈妈们最好亲自为宝宝制备辅食，一方面更有针对性，另一方面也更卫生、健康。

尝试多种多样的食物

此一时期，宝宝已经慢慢适应从纯奶喂养到主辅喂养相结合的喂养方式的转变。随着宝宝的不断成长，辅食添加的种类也应慢慢增多。尤其在断奶期间，宝宝所吃的食物的种类应该已经有一定规模。

有些宝宝抵触品尝新食物，排斥对他们所熟悉的食物进行花样翻新。如果是这种情况的挑食让孩子不接受新食物，那么就不能单单用通过变换食物的形式来让孩子接受新食物，而应从心理方面找原因，了解孩子为什么不能接受新食物，这样，只能从根源上来找出问题，解决问题。所以，家长就要试着让他多尝试各种食物。

宝宝不接受新食物怎么办

当你开始增加宝宝的饮食内容时，他可能不会马上喜欢新食物。发生这种情况时该怎么办？家长们很是担忧。

对宝宝来说，每次第一口尝试新食物，都是一个全新的体验。个别孩子惧怕或不敢吃未见过的或未吃过的饭菜，这是正常现象，但大多数孩子随着年龄增长，对新鲜食物由惧怕逐渐转为好奇，加之生活经验的积累和各种知识的增加，在食物选择上也越来越广泛。

另外，宝宝的情绪也会影响食欲。他会根据他自己对食物的判断而采取对策。如果他对某种食物不感兴趣或讨厌，当然他就不吃，家长不必过于担心着急，可让他目睹和他差不多大小的小朋友都在吃的情景，也许会很快转变态度。

下面，告诉你几个小方法，让你的孩子尽快接受新食物。

（1）在吃新食物之前，家长可以跟宝宝讲一些与新食物有关的儿歌、故事等（家长可以在宝宝已学会的儿歌或故事中进行创编），引起宝宝对新食物的兴趣。

（2）宝宝的味觉比较灵敏，可将新添加的食物与宝宝喜欢吃的食物放在一起，让宝宝逐渐习惯新味道。

（3）宝宝喜欢颜色鲜艳的食物，因此，可将新食物进行合理搭配，激发宝宝进食的兴趣。

（4）宝宝模仿性强，吃饭时，容易受周围人对食物态度的影响。家长可以很夸张地做出喜欢吃新食物的动作和表情，既能给宝宝做榜样，又能产生感染力，使宝宝产生想吃的愿望。

（5）及时予以表扬。如果宝宝开口吃了新食物，家长要及时进行表扬，以此鼓励宝宝继续吃这种食物。

（6）可在孩子饿的时候给他新食品，那么，孩子会觉得这种从未吃过的新食物也蛮好吃的，下次再吃的时候，就比较容易接受了。

在添加的辅助食物中，谷类食物是首选之一。谷类中含有丰富的锌，而锌正是幼儿断奶后身体发育的重要营养。因为锌间接地对代谢起调节作用，尤其是在蛋白质的合成、生长因子的产生和分泌等环节中发挥作用，当幼儿身体缺锌时，生长发育的各个环节将可能受到阻滞。因此，家长应当在宝宝的日常饮食中，逐渐适量增加谷类的含量，如花生、核桃、糙米、芝麻等。此外，也可以试着加入肉末、鸡蛋、肝脏等食物。

在饮食中加入水果和蔬菜

在宝宝吃过谷类食品后，需要去试着吃水果及蔬菜。即使是压榨的水果或者蔬菜汁，在吃过这么平淡的饮食后宝宝也会觉得气味强烈。但是它们较易让宝宝吞咽与消化，因为他不用嚼压榨过的水果及蔬菜。这时候注意少让宝宝接触市场上销售的果汁类成品，以免他们尝过之后就不愿喝自制的了。

另外，注意每周只让宝宝吃一种新的水果或蔬菜，这样你才能看出他吃这种食物是否有问题，例如过敏反应或无法消化等。开始让他吃这种食物时，在两餐内添加 1 ~ 2 汤匙的水果或蔬菜，目标是增加到每餐中都喂 2 ~ 3 汤匙。

你可以尝试着将你所吃的蔬菜不加调味来喂宝宝。比如，地瓜和番瓜就是宝宝可能爱吃的食物，它们的味道、口感和颜色都符合宝宝的胃口，而且两者都含有宝宝身体不可缺少的 β 胡萝卜素。在加入这些蔬菜时，应该注意将煮熟的食物彻底捣烂，也不要在食物中加奶油、糖、盐或其他的任何东西。

成熟的梨也很理想，可以直接刮果肉给他吃。梨含有许多的维生素和矿物质如维生素 A、维生素 B_6、维生素 E、叶酸、镁、钾和磷。梨的口感独特，而且气味温和。

要注意，无论任何新食物都别让宝宝一次吃很多，先给他吃几口，确定他对该食物不会出现不好的生理反应后再喂。

等宝宝每餐所吃的水果和蔬菜更多了，就先让他吃蔬菜再吃水果，而且最好是在宝宝有点儿饿时喂他吃蔬菜。因为水果较甜，宝宝喜欢甜味。

蔬菜比水果更有营养。不过，若不先从宝宝喜欢的水果开始就直接喂他吃蔬菜的话，可能无法引导宝宝去吃它们。水果比较好吃，因此一开始宝宝可能比较容易接受它们。

喂宝宝吃水果时，可以先从香蕉开始。香蕉质地较软，口感香滑，还有淡淡的甜味，宝宝比较容易接受。另外，把苹果捣烂成泥喂食宝宝也是一种不错的选择。

记住，在这个时期，别试图用固体食物来提供他所需的全部营养，那也是你要继续让他喝婴儿配方乳（或母乳）的一个原因。这个时候的目标是教宝宝吞咽不同质地的食物，喂他吃水果可能会比吃蔬菜成功。

在喂宝宝吃蔬菜时，可以从较甜的种类先开始，胡萝卜和红薯是很好的选择。可能宝宝喜欢蔬菜的程度不及水果，但可继续尝试。很多家长为了保持宝宝身体发育所需的营养素，选择各种维生素来代替蔬菜。要知道，维生素片只能提供人体生长所需的维生素，而不能满足人体所需的其他营养素。而蔬菜中不仅含有丰富的维生素，还含有钙、铁、锌、铜等矿物质和微量元素，这些都是宝宝生长发育不可缺少的营养素。另外，相对水果来说，它还含有大量的食物纤维，有利于促进肠蠕动，防止宝宝便秘的发生。这些都是维生素所不能替代的。

膳食少糖、无盐、不加调味品

婴儿6月龄开始，每餐的安排可逐渐开始尝试搭配谷类、蔬菜、动物性食物，作为宝宝的辅食。但在制作辅食时，除可添加少量食用油外，应尽可能少糖、无盐、不加调味品。

少糖

糖是宝宝最爱之一了。糖有红糖和白糖，前者是粗制糖，后者是精制糖。给宝宝食用的糖以白糖为好。但是要限制糖的过度摄入，以免影响宝宝品尝其他美味的口感。偶尔吃一些甜的食物是可以的。如果完全的不让宝宝进食糖，也可能造成他日后对甜食方面的进食困难，也是不好的。当然糖也要选择各项指标都达到相关标准的合格产品。

无盐

我国成人居民高血压的高发与食盐的高摄入量有关，要控制和降低成人的盐摄入量，必须从儿童时期开始，而且控制越早收到的效果会越好。

不加调味品

调味品是日常生活中的普及品。调味品的五味调和，就好像调色时几种基本色彩能够调配出五彩斑斓的图画一样，能够调配出百菜的百味，各有巧妙和魅力。使用不同的调味料、采用不同量的配比、加入的先后次序不同，都对成品菜的味道起着微妙的影响。

调味品另有一个重要功用是装饰作用。调味可以为菜肴增添色彩，使之达到色香味的统一。例如，用盐和牛奶调味可以使白色的原料烹调后仍然洁白素雅；用番茄汁调味使成菜红艳美丽等。

在宝宝成长的每个阶段，通过适当添加调味品对食物进调味，对增进宝宝食欲有一定帮助。但对 6 个月龄的宝宝而言，还不宜添加调味品。宝宝的辅食中应尽量保持食物原有的味道。宝宝在 1 岁之前，味觉还不够发达，不适合浓烈的食物味道。如果妈妈在宝宝辅食中添加过多调味料，宝宝长大以后口味会变得很重。

尤其是味精，味精中含有谷氨酸钠，它易和锌结合成不易溶解的谷氨酸钠锌，影响机体对锌的吸收。另外，时间长了还会使味觉变得迟钝。在烹调时，不要使用。随着宝宝的长大，可以根据情况适量添加。但最好一开始为宝宝制作的食物中就不要加味精，这样宝宝也就不会对此有要求了。

对于其他的调味品也都不必使用，宝宝的味觉暂时还没有这些需求。如果你的宝宝和你们共同用餐时可能会接触到，要多加注意。酱油和醋也是比较常见的调味品。婴幼儿食品要注意色香味，有的家长喜欢在食品里加酱油来调色。酱油大多以大豆、麸皮、麦粉等为原料制成的。酱油中本身就含有盐，做菜时不好把握，一周岁以内的宝宝最好不要给他吃酱油。

逐渐让婴儿自己进食

什么时候该让宝宝学习自己动手吃饭呢？其实在宝宝6个月大，尝试吃第一口辅食时，父母就可以开始着手引导孩子自己动手吃饭的兴趣。以下是这一时期一般宝宝自己动手进食的能力：

6 ~ 12个月婴儿进食能力发展过程

6个月	能用汤匙吃稠厚食物和用双手捧奶瓶
7个月	能用牙齿磨碎食物
8 ~ 9个月	能咀嚼肉末、鱼泥和土豆泥。
10 ~ 12个月	用杯子喝水时，双手会捧杯但拿不稳，能用手拿饼干。

教宝宝使用勺子或餐叉

当妈妈试着喂宝宝吃辅食，他却生气地抵抗，甚至是自己用手抓，则代表他向你抗议说："我要自己吃。不要喂我啦！"这时，妈妈不妨让宝宝抓握自己的小勺，即使他还不懂得往自己的嘴里送饭，但也能促进他对食物和餐具的触觉和感知能力。

如果婴儿自己开始拿勺子或餐叉进食时，则要为他准备一套婴儿用的餐具了。婴儿开始当然不会使用餐具，拿着勺子挥舞，敲打餐具，把饭菜弄得到处都是……妈妈看到好不容易做的饭菜都给糟蹋了，肯定十分着急，但千万不要发火，以免伤害婴儿的积极性和独立性。

为了避免孩子因为不能灵活使用汤匙而发脾气，父母也不妨从旁协助，借以增加孩子的自信心和成就感。当孩子可以成功地使用餐具用餐时，父母应给予鼓励，说他很棒。如果他不小心洒出来了，妈妈也不应该责怪他，应该鼓励他下次改进，以免孩子产生挫折感。

要尊重孩子的意愿，鼓励他做自己想做的事。

开始婴儿是用手抓东西吃，把食物弄得到处都是，将汤或饮料弄洒。妈妈不要着急，弄脏了也不要紧，垫上报纸或塑料布再让婴儿自己吃。

如果吃饭时妈妈经常发脾气，会影响婴儿的食欲。婴儿开始自己进食时，妈妈应多包容一些，让孩子去实践与学习，还要给予孩子表扬和鼓励。但是，不能让孩子边玩边吃，如果他不吃也不要勉强。应规定进食时间，以 30 分钟为宜。

教宝宝用吸管喝水

到了 7 ~ 8 个月时，可以让婴儿练习用吸管喝水。开始也可以用儿童吸杯练习。因为儿童吸杯两边都有把手，婴儿可以双手抱着喝。婴儿拿着摇晃也不会溢出，外出时携带也很方便。

另外，婴儿也可以用轻轻挤压果汁便会上升的盒装果汁练习喝水。开始时，妈妈轻轻挤压，使婴儿容易吸入。

教宝宝用杯子喝水

然后教婴儿用杯子喝水。首先给婴儿准备婴儿用杯，把汤或果汁装在杯子里，妈妈拿着让婴儿慢慢喝。为防止把汤或果汁洒在身上，将毛巾垫在婴儿额下。如果婴儿呛着了，或婴儿不愿用杯子喝，切勿勉强，隔几天再练习。

一般来说，快到 1 岁，孩子都想自己拿着杯子喝。这时杯子里不要装得太多，少装一点儿，让婴儿慢慢喝。通过反复练习，婴儿自然会学会用杯子喝水。

培养良好的进食行为

宝宝的自控力和动手能力还不是很强，但却是很喜欢自己拿勺子吃东西了，不免弄得乱七八糟的，家长们经常为此很是烦恼。

徒然的烦恼无济于事，父母们应该想方设法对宝宝的进食行为进行引导。训练良好的饮食习惯直接关系到宝宝的身心健康。婴幼儿肠胃的消化能力弱，再加上成长期的婴幼儿需要从饮食中得到更丰富的营养，以至饮食稍有不慎，就容易造成肠胃功能紊乱、消化不良和营养缺乏症等。因此，爸爸妈妈尤其要注意婴幼儿饮食习惯的培养，从小培养宝宝养成良好的饮食习惯。

（1）吃饭应与读书、写字一样，坐势要端正。如果孩子小，可以在凳子上面再叠一只小凳，让孩子的双手可以放在餐桌上。

（2）从小培养用匙、用筷进菜，不能养成随手乱抓饭菜的不良习惯，一则不卫生，二则不文明。

（3）吃饭时不要嬉闹。如果吃饭时喧哗嬉闹，容易分散注意力，减慢吃饭速度，延长吃饭时间。稍有不慎可将饭菜呛入气管，引起窒息，后果十分严重。

（4）培养饭菜并吃的习惯。有的孩子喜欢一开始吃很多菜，到最后一点儿饭也不吃。如果是家长强迫他吃饭，只能"汤淘饭"草草结束。这样的食谱不能做到平衡膳食，日久体内营养状况不佳，而且"汤淘饭"囫囵吞下也影响消化与吸收。

（5）先给孩子少量的饭菜，不够时再添。孩子的食量家长最清楚，先给孩子少量的食物，吃完后予以鼓励。使孩子心情舒畅，食欲增加，不够可以再添。对平时食欲欠佳的孩子尤其要注意这一点，否则，孩子看到满满一碗饭菜，立即会产生"吃不下"的感觉，食欲将大打折扣。

（6）及时纠正不文明的行为。例如，有的孩子在等待饭菜上桌时，喜欢用筷子敲打饭碗或碟子；有的喜欢把好吃的菜拖到自己前面，等等。家长发现这种行为要及时纠正，不能迁就。

（7）家长要以身作则。孩子的挑食习惯多数是从家长那里学来的。我们发现，如果家长不喜欢吃这种菜，孩子也跟着不吃了，同时还可以说出不吃的理由。因此说，要培养孩子良好的饮食习惯，家长必须从自己做起。

餐桌礼仪培养

如果宝宝已经能吃多种蔬菜和肉蛋鱼虾了，大多数水果都可以直接吃，主食和副食也可以分开了，而且能和爸爸妈妈坐在餐桌一起进餐，就需要开始培养其餐桌礼仪。但这时，爸爸妈妈还不能用大人的用餐礼仪来要求小宝宝，我们只能从一些基本的细节入手。

鼓励宝宝自己动手

宝宝会对勺子产生兴趣，会和妈妈争抢小勺子，妈妈最好顺其自然，让宝宝自己试着使用，以免错过最佳训练期。等宝宝自己吃饭的兴趣全失，或是习惯由妈妈喂饭后，那时再让他自己吃就没那么容易了。

自己动手吃饭对宝宝来说有些难度，它需要手、眼、口的动作协调达到一定程度才能完成。所以，即使宝宝把饭弄得满脸满身、满桌满地，妈妈都不要大包大揽，妈妈要做的只是等宝宝吃完饭后收拾残局就可以了。

饭前洗手、饭后漱口

即使宝宝很小，只要他开始学习吃饭，妈妈就要注意养成他饭前洗手、饭后漱口的良好卫生习惯。饭前洗手可以防止肠道外界细菌的感染；饭后漱口可以保护口腔的健康。

为宝宝选择固定的位置

每个宝宝都很喜欢和爸爸妈妈一起吃饭，不要拒绝宝宝，给他在餐桌留出一席之地，因为每次固定的吃饭位置也可以养成宝宝良好的餐桌礼仪，还可以培养良好的秩序感。

为宝宝准备好餐桌上必须的用具，适合他高度的椅子，还要准备围嘴、手绢、小勺子、小筷子、小碗。

把饭或菜盛在宝宝的小碗里，让他自己吃，不要让很烫的饭菜靠近宝宝。

用手吃饭不要紧

宝宝初学吃饭时，用手抓饭是很正常的事。他用不好小勺子，又着急想吃饭，就会想到用更容易的方式了。能拿手吃的，就让宝宝拿手吃，不能拿手吃的，比如汤、面条、粥，就让宝宝使用小勺子、小筷子，他会非常乐意尝试爸爸妈妈吃饭的姿势，尽管每次吃完饭都像是上演了一次"战争"，妈妈也不要阻止他。

但当宝宝一旦掌握了使用勺子、筷子，就不能再让他用手拿着吃了。

不要边吃边玩

边吃边玩是很多宝宝都有的小毛病。这种情况，妈妈必须制止，可以严肃地告诉宝宝，妈妈很不喜欢他边吃边玩。对于月龄小的宝宝，千万不能一个人喂饭，另一个人在旁边用玩具逗宝宝，这样会使宝宝养成边吃边玩的坏习惯。

让宝宝愉快就餐

心情愉快时，人体消化液的分泌会大量增加，有利于食物的消化。所以宝宝吃饭时心情愉快才能吃得好、消化好、吸收好。饭前半小时注意要让宝宝保持安静而愉快的情绪，不能过度兴奋或疲劳。吃饭时，如果发现宝宝心情不大好，可以在餐桌上找令他感兴趣的话题，适时地与孩子进行沟通，既有利于锻炼孩子的语言表达能力，又能活跃进餐气氛。

第十一章
1 ~ 3 岁幼儿喂养指南

如何平衡幼儿的膳食

周岁以后，幼儿的智力和活动能力都在迅速发展，由于活动量增加，体力消耗加大，这一时期要供给幼儿以丰富的营养，才能补偿其消耗。一般说来，一岁多的孩子，基本上什么都可以吃了，而且食欲很强，只要喂养得当，孩子会茁壮地成长起来。

注意各种食物的合理搭配

要注意各种食物的搭配，使各种营养素均衡。例如蛋白质在人体里有助于发育生长和更新修补细胞的作用，但富含蛋白质的食品只有和米、面食品一起吃时，才能有效地发挥其功能；如果蛋白质不与米、面食品搭配食用，则蛋白质只能产生热量，而且还不宜消化。

有的母亲只想到牛奶、鸡蛋是营养食品，就给孩子经常喝牛奶和吃鸡蛋，不添加含碳水化合物食品，结果，由于大量进食高蛋白食物，弄得孩子食欲不振，影响进食其他食物，反而造成营养不良。幼儿每次可以吃一个鸡蛋，但不要每餐都供给，而且最好与牛奶分开，互相更换食用，或者与淀粉食物共食。

另外，鱼、肉也是很有营养价值的食品，但不应当把它们列为小儿的每日食物。每星期吃 4 ~ 5 次即可，最好是和青菜调制在一起食用。

在制订食谱时，必须重视食品的质量，使各种成分搭配得恰到好处。

食品的种类越多，越能全面地满足小儿对各种营养素的要求。幼儿时期，每日每千克体重应得到 3.0 ~ 3.5 克的蛋白质，3.0 ~ 3.5 克的脂肪，12 ~ 15 克的碳水化合物。午饭需供给幼儿热量最多的食物，占全日热量的 40% ~ 45%；早、晚两餐各占全日热量的 20% ~ 25%；中午点心占全日热量的 10% ~ 15%。

合理搭配主食和副食

首先要坚持宝宝一日三餐都吃主食，并且在宝宝吃主食的同时吃副食。在使宝宝获得丰富的营养之外，还要养成不偏食的良好饮食习惯。为了能够使宝宝吃够吃好，就需要制订一个短期的食谱，一方面使主食在一定时间内变换花样，不仅有米饭，包括干饭、稀饭、米糕、米糊等，而且还有面食，包括馒头、包子、面条、面包等。另一方面，在为宝宝选择副食的时候，一定要坚持食品必须保证质量的原则，尽量选用新鲜的肉类、蛋类与蔬菜，这样制作出来的食品味道鲜美可口，宝宝也就会喜欢吃。最好不要只图方便，买些现成的食品来给宝宝吃。还要让宝宝尽量少吃零食，培养良好的生活习惯，这对于孩子的健康成长十分重要。

每天吃些深色蔬菜

深色蔬菜是无机盐的重要来源。蔬菜是钙的重要来源，特别是绿色蔬菜中含量高。但是有的蔬菜中的钙利用率低，如菠菜、苋菜、茭白、洋葱头等，因为它们都含有较高的草酸，容易与钙结合成为不溶解的草酸钙，影响人体对钙的吸收，因此不宜多吃。另外，绿叶菜含铁也丰富，有益于宝宝的造血功能。

补充膳食纤维

膳食纤维能有效稳定肠道微生态，促进肠道畅通。同时，膳食纤维具有良好的吸水性和膨胀性，有利于粪便排出，使得毒素在肠道内停留时间缩短，对小儿便秘有防治作用。膳食纤维还可以使食物消化吸收过程变得缓慢，使人产生饱腹感，限制糖和脂质的吸收，有利于控制体重。对小儿单纯性肥胖症具有一定的预防和控制作用。幼儿期如能养成适量摄入膳食纤维的习惯，还可减少成年后某些疾病的发生率，如心脏疾病、结肠癌等。谷物、全麦面、水果和蔬菜类都是含纤维的天然食物。

幼儿饮食宜做加减乘除

幼儿正处在快速生长发育阶段，是中枢神经系统及各种组织器官发育的关键时期，科学喂养、均衡膳食至关重要。幼儿饮食，宜注意"加、减、乘、除"四法。

加法：应予充分保障的食物

肉类、蛋、奶及豆制品都富含蛋白质及其他重要营养素。以豆制品为例，其中的蛋白质的质与量均可与动物蛋白相媲美。蛋白质经人体消化，最后以氨基酸的形式被肠道吸收。豆制品中含组成蛋白质的氨基酸 20 余种，幼儿生长发育所需要的 9 种必需氨基酸，大豆是极好的来源。大豆富含赖氨酸，可补充谷类食物中赖氨酸的不足，而大豆中含量少的蛋氨酸可得到谷类食物的补充。大豆中的脂肪含量为 15% ~ 20%，油脂中不饱和脂肪酸的含量可高达 85%；大豆中卵磷脂的含量比蛋黄还高；大豆中还含有丰富的矿物质和膳食纤维。每 100 克大豆含钙 169 毫克、磷 400 毫克、铁 8.3 毫克，这些都是幼儿神经系统发育、骨骼发育及全身体格和器官系统生长发育所需要的营养物质。以大豆为原料制成的豆制品，其营养价值也就不言而喻了。这类食物还是钙质的极好来源。

减法：不宜过多食用的食物

加工肉类食品，如香肠、火腿、腊肉等，它们普遍含有过多的热量、蛋白质和脂肪，经常食用会影响蔬菜和主食类的营养摄入，导致膳食结构不平衡。

油炸食品如薯条、油条、油饼等，通常含有氢化脂肪酸，且有过多的热量，会影响孩子的学习认知和记忆力。

果脯类食品通常含糖量较高，还有防腐剂、香精、色素等添加剂，会损害肝脏，对成长发育中的孩子影响尤其大，最好不要给孩子吃。

宝宝脾胃娇嫩，冷冻食品会对胃部产生过强的刺激，容易引起腹泻或消化道炎症，严重时可造成体内平衡调节系统紊乱。

方便类食品的主要成分是碳水化合物，以及味精、盐和其他调味品，人体所必需的营养物质所含较少，营养不全面，长期食用会使体内营养缺乏，造成口舌生疮、大便干结、视力下降等。此外，方便食品中的油脂一般都加入了抗氧化剂，长期食用对人体的重要酶系统具有一定的破坏作用，导致体质虚弱和早衰。

乘法：需要多加食用的食品

绿色蔬菜是胡萝卜素、维生素 C、叶酸的重要来源。胡萝卜素与维生素常常同时存在于绿色蔬菜中，这类蔬菜的颜色愈深，含胡萝卜素愈多，胡萝卜素自身是橙黄色的。所以带有橙黄色的菜如南瓜、甜薯、黄花、胡萝卜等，都含有丰富的胡萝卜素。

由于蔬菜所含的无机盐和维生素含量丰富。因此，我们膳食中，每日必须有蔬菜，才能满足对钙、胡萝卜素、维生素 C 等的需要。

食物中的营养素，除了蛋白质、脂肪、碳水化合物、矿物质、维生素和水外，还含有一定量的膳食纤维。膳食纤维是构成植物细胞壁的主要成分，虽然不能直接提供营养，但它负责调节肠道吸收消化功能。

另外，粗粮不仅营养丰富，还能提供丰富的膳食纤维，幼儿也可多食用。

除法：不宜食用的食物

烧烤类食物性燥，加上孜然、胡椒粉等调料，会刺激胃肠消化系统，属于非健康食品。对儿童来说更是如此。

碳酸饮料进入人体后会和体内的钙发生反应，对牙齿和骨骼的成长不利，还会增加心肾负担，降低胃液消化能力，导致胃肠疾病，因此不宜多饮。

像糯米、黏米、黄米这类的黏性食物少给宝宝吃。这类黏性食物难以消化，而3岁以内的宝宝是肠胃以及其他器官正在发育的时期，也就是说，这时期的孩子消化功能尚未完善，所以最好少给宝宝吃黏性食物。

茶中很有物质会影响幼儿的生长发育。如单宁酸会阻碍肠胃的吸收功能，影响宝宝对营养的吸收。茶中的咖啡因有兴奋作用。幼儿喝茶会使心率加快，心脏受到损害，同时也对睡眠有影响。

断奶后饮食注意事项

断奶是一个渐进的过程，需要一定的时间让婴儿逐渐适应，也就是在添加辅食的基础上，逐步过渡到普通饮食，以利于婴儿的消化吸收、利用、代谢，保证其日常生活及生长发育的营养需要。

断奶后的婴幼儿，必须完全靠自己尚未发育成熟的消化器官来摄取食物的营养。由于他们的消化功能尚未成熟，因而容易引起代谢功能紊乱，断乳后婴幼儿的营养与膳食更要多加注意。

断奶宝宝饮食要点

（1）选择食物要营养充足，且易于消化。断奶后孩子仍处在生长发育的旺盛阶段，但消化功能仍不很健全，因此营养充足、易于消化是选择食物的根本点。宜选用如粥、汤、糊、稠米饭、蒸鸡蛋、豆腐、菜泥、肝、鱼、带馅食品、馒头等食物。由流质到固体，动、植物性食物适当搭配，以提高营养价值。食物中最好使蛋白质、脂肪和酪成1：2：4的比例，其中动物蛋白质与植物蛋白质的分配相当于 2 : 1，以适应孩子的消化能力。

（2）进食要定时、定量。断奶后开始要一日五餐，3 岁后一日四餐，下午加一次点心。每餐要分配合理，定量给予，防止忽多忽少。

（3）配食要清洁、卫生、新鲜、冷热适宜，花样要多，使之色、香、味俱全，以提高食欲。

（4）防止饮食意外和伤害。不宜给予小儿具有强烈刺激性的食物（浓茶、辣椒、酒等）、油炸食物、过黏食物、粒状硬食（花生米、豆粒、瓜子、未去核的枣等）和带骨的鸡鸭、带刺的鱼肉等，以防损害胃肠和发生食道、气管异物。

断奶期要给宝宝补足蛋白质

断奶后的一段时间内，宝宝可能会出现生长迟缓或停顿的现象，其原因大多为断奶后膳食不当造成，为了保证宝宝获得充足的营养，断奶后一定要调配营养丰富的食物。婴儿除了要补充每日所消耗的营养外，尚需摄取身体生长发育所必需的营养。宝宝身体的发育需要大量的蛋白质来建构组织和器官。所以，必须以蛋白质食物为主，同时注意蔬菜、水果的搭配。另外，宝宝断奶后，还要选择优质的奶类食品进食，以适应宝宝断奶之后的营养需要。

不能停止乳制品摄入

断奶并不是停止一切代乳品，而是戒断母乳喂养，以代乳品及其他食品来取代。宝宝的消化功能还不完善，断奶后，仅靠宝宝自身的咀嚼饮食而摄入的营养还远不能满足宝宝生长发育的需要。这时，唯有奶制品既含有优质的营养，又能从摄食方式上适合刚刚断奶的宝宝食用。所以，宝宝断奶后，在相当长的一段时间里，还要补充乳制品以供宝宝发育的需要。但注意最好不要给宝宝喝鲜奶。因为有些宝宝喝了鲜奶以后，会发生肠道过敏反应，从而引起腹泻。另外，目前市场上的鲜奶主要以牛奶为主，而牛奶中的蛋白质分子很大，不容易在肠道吸收，加之宝宝的器官发育还未成熟，容易加重宝宝的肾脏负担。

单独加工制作膳食

因为宝宝的消化吸收系统还非常稚嫩，非常容易受到细菌的侵扰，所以，应该为宝宝单独加工膳食。

专用的辅食制作工具

首先，要准备专用的辅食制作工具，这是非常有必要的。如菜板和刀具。

菜板。这可是必不可少的工具之一。菜板要常洗、常消毒。一般可以用开水烫，另外也要常拿出来进行"日光浴"。

刀具。给宝宝用的刀具不仅要专用，还要注意切生食和熟食的刀具要分开，以防细菌感染。当然，刀具用过之后的清洁也是必不可少的。

总之，给宝宝用的工具一定要和大人的分开，虽然不一定要再另卖，但也一定是专用的。并且，新买来的工具都要经过消毒后再使用，以免细菌感染。在制作完膳食后，要注意工具的清洁和消毒，不要和大人的放在一起。

膳食工具的选购要注意以下两点：

（1）给宝宝制作膳食时的卫生问题是家长们需要首先考虑的。要注意选择容易清洗和消毒的用具和餐具，也就是形状简单，没有隐藏细菌和脏东西的隐藏的缝隙。还有很多带漂亮图案的餐具，小孩子很喜欢，但那些可能会有毒，最好也不要选用。

（2）辅食工具的器材最好不要选择塑料的，塑料制品容易被开水烫后变形，而且可能产生有毒物质。也不要选择铁、铝材料的，这种金属制品会增加宝宝肾脏的负担。最好选择不锈钢材料的工具。

制作膳食要点

1. 一定要保持材料的新鲜

选购时，一定要选购新鲜的食材，除了不能有过期、腐烂、变质等外，还要注意选用绿色食品，最好是到比较有安全卫生保证的地方去购买。食材买回来后，除了要仔细洗去泥沙、灰尘等，还要注意农药等细菌的清洁、消毒。尤其在买回来的食物没有保证的情况下。可以在用水清洗后，再用沸水煮一会进行消毒。

2. 注意火候

有些年青的父母在做小儿饮食时，只讲究食物加工细腻，烹调可口，却不大注意烹饪时的火候。其实，小儿消化器官娇嫩，消化功能尚未健全，抵抗力又差，烹饪火候不当常常给孩子带来不良影响。有些小儿，喝豆浆后常有恶心、头晕、呕吐、腹泻等不适。究其原因是豆浆未煮透的缘故。大豆里含有干扰蛋白和淀粉代谢的酶抑制物，还含有对人体有害的皂角素等天然毒素。这些有害成分遇热即被分解破坏，但烹饪大豆或烧煮豆浆时火候不够，有害物质未能破坏，便会引起上述不适。鲜牛奶的人工喂养儿，有的发生贫血、生长迟缓等，其原因之一就是小儿血中存有一种不耐热蛋白抗体，若大量鲜奶（750毫升以上）中的不耐热蛋白未充分加热分解，二者结合便能引起过敏反应，从而发生上述不良后果。

总之，做饮食要掌握火候，既不宜生，也不能焦。只有这样，才能使宝宝即尝到美味，又有利于孩子茁壮成长。

3. 注意色香味，多变花样

这样通过视觉、嗅觉、味觉等感官传导到孩子大脑食物神经中枢，就可增强其进食兴趣，促使孩子的胃大量分泌消化液，增强食欲，促进消化。变换花样要注意季节的不同，如夏季要注意清淡凉爽，冬季要注意保温，这也能提高孩子对进食的好感。

4. 减少烹调中水溶性维生素的损失

尽量选购新鲜蔬菜，先洗后切，现切现炒。急火快炒比水煮对水溶性维生素的保存率高，吃菜也吃菜汤就更合算。如果焯菜，待水开后再放菜，加盖，煮 3 ~ 5 分钟即可，如果煮泡的时间较长了，维生素溶于水，就被浪费了。大米的胚芽中含维生素 B_1 多，淘米时不宜用力搓。若吃捞饭，别倒掉米汤，米汤里的维生素并不少。煮豆粥加碱虽然豆烂得快，但碱可以破坏水溶性维生素，得不偿失。

5. 各类水果的食用方法

不同年龄宝宝各类水果的食用方法如下表：

年龄（足岁）	苹果、香蕉	梨	橘	杏、桃、李、樱桃	杨梅	荔枝、枇杷	甘蔗
1 ~ 2 岁	去皮、切片生食	去皮、煮熟	去皮、（1 ~ 1.5 岁榨汁）生食	去皮、去核煮熟	煮熟吃汁	去皮、去核生食（熟透的）	榨汁
2 岁以上	去皮、整食	去皮、生食	去皮、生食	去皮、去核生食	熟食	去皮、去核生食	去皮、切断、生食

合理安排零食

能否给宝宝吃零食的问题，从宝宝出生开始就一直困扰着不少的爸爸妈妈们。父母一方面担心零食里含有添加剂，宝宝吃过后会影响身体健康，又担心宝宝贪吃零食，耽误了正餐。但另一方面，又禁不住宝宝的要求。那么，到底该不该给宝宝吃零食呢？如果能，该如何给宝宝安排零食呢？

首先，让我们先认识一下零食。俗话说，一日三餐，零食就是非正餐时间食用的其他食物。许多父母把吃零食归于不良习惯，把宝宝不好好吃饭的原因都归结于吃零食，其实也不尽其然。适当给孩子吃零食是有益健康的。一般来说，孩子从零食中获得的热量达到总热量的 20%，获得的维生素、矿物质、铁质分别占总摄食量的 15%、20%、15%。而且，由于儿童吃零食时细嚼慢咽，促进了唾液分泌，有利于帮助消化，避免胃炎、胃溃疡等疾病发生。不过，零食也并不是越多越好，应该合理安排。

吃零食一定要适量

零食提供了两餐之间补充体力和能量的机会，对孩子是有利的。适当吃些零食，特别是咀嚼果类食品对牙齿是一种锻炼，并能使牙齿自洁，可减少牙周病、蛀牙、牙菌斑等疾病的发生率。但凡事都应讲究个度，许多父母一味满足孩子的口味，要什么零食就给什么，要多少就给多少，这些都是不利于孩子健康的做法。有的儿童正餐吃得太少，饥饿时吃些糖果、饼干等，要知道，毕竟零食不是主食，孩子胃口又小，吃多了会影响正常食欲。慢慢地，孩子饮食没有规律，不仅容易养成不良的饮食习惯，还会影响孩子正常的营养摄入，导致身体发育不良。因此，吃零食应注意适量。

合理安排吃零食的时间

零食对宝宝来说，利弊共存，那么，爸爸妈妈们就要给宝宝制订一份科学的零食计划。宝宝下午吃零食，能改善记忆能力；每天进食三餐以上能显著降低血液中的胆固醇；锻炼前 2 小时吃零食能提高耐力和运动表现。零食不要想吃就吃，要合理安排宝宝吃零食的时间，吃零食不要离正餐太近，以中间至少相隔1.5 ~ 2 小时、不影响正餐的食量为准；饭前和临睡前不要吃零食。对于不好好吃饭的孩子，建议父母控制好零食的量，平时要把零食藏在宝宝看不到的地方。

吃零食安全第一

家长要根据孩子的大小情况选择零食，有些小宝宝不要给他们吃炒花生、豆子、瓜子等这样小的食物，以免宝宝来不及吞咽，误呛入气管内。

硬壳类零食最好是弄碎以后再给孩子吃。一些果冻类食物也不宜给宝宝吃，因为这些食物容易造成呛咳、窒息，最好在家长的看护下食用。

宝宝不要一边玩耍一边吃，也不要在哭闹嬉笑的时候吃。这样很容易被零食呛到、噎到，最好先停下来，吃完后再跑动玩耍。

吃零食要注意卫生

饭前便后要洗手，这是每个孩子都要知道的。这样才能防止病从口入。零食一般是在正餐之间食用，不限制时间地点，所以更要注意卫生。让孩子从小养成吃零食前要洗手，吃完零食要漱口的好习惯。尤其大多数零食都是甜的，过甜食物残留口中会增加患肥胖、龋齿的危险，所以吃完零食后一定要及时漱口。

每天饮足量水

人离不开水，没有水就会干渴难耐，影响其生理功能，孩子尤其如此。

水分在成人体重中约占60％，婴幼儿则是70％。年龄越小，水分在体内占的比例就越大，所以俗话说"孩子是水膘"是有一定道理的。要知道孩子不是大人的缩小，他们身体的组织结构与成人有许多不同之处。就拿体内水分（医学名词叫体液）来说，成人是以细胞内为最多，小儿是以细胞间为最多。小儿肾脏的浓缩功能发育不完善，喝得多也尿得多，也就是说小儿的保水功能还差。所以正常情况下，小儿每日需水量相对要比成人多。这也是小儿呕吐腹泻后特别容易脱水的道理。宝宝爱喝水是说宝宝离不开水，最需要水。水是人体最基本的营养素之一，而水往往最易被人们所忽视。孩子饮水不足，不但影响生长发育，还容易患各种疾病。一定要记住，无论是会吃饭的大孩子，还是正吃奶的小婴儿都需要经常补充足够的水。

缺水的判断

孩子缺水都有什么表现？口渴是主观的感觉。婴幼儿要靠爸爸妈妈去观察客观的反映。唇干、尿少而色黄是一般缺水症状。天热时，宝宝反而汗少，烦躁，哭起来泪少，这就是缺水比较厉害了，需赶快给孩子喂水。在孩子呕吐腹泻时缺水会更严重，容易脱水。判断孩子有没有脱水主要看口唇、眼窝、前囟门、皮肤弹性及精神状态。孩子脱水首先会烦渴，哭时泪少或无泪，尿少而黄或较长时间不尿尿。自己检查一下孩子：口唇干燥，起皮，皲裂，唾液少，口腔黏膜干燥；眼窝比平时凹陷，睡觉时双眼闭不拢；前囟门没闭合的孩子，大人用手轻轻摸摸比平时要稍塌陷些；捏捏腹部的皮肤，松开手后，皮肤皱折不易恢复到原来的平整状态，这就是皮肤弹性差了。脱水严重的孩子会出现精神萎靡或烦躁不安，昏睡。当然，等孩子病重到如此阶段就必须上医院了。

水量

孩子喝水应根据不同的室温（气温），不同的活动量酌情掌握。夏季出汗多，应适当多喂些水；冬季天冷，出汗少，可酌情少喂些水。孩子每日水的生理需要量相对高于成人。水分靠三部分来补充：一是奶或饭；二是蔬菜和水果；三是饮水。通常婴儿初生第一周，在每次喂奶后 1.5 ~ 2 小时内喂 10 毫升开水就差不多；第二周可喂到 15 毫升左右；满月后每次喂水可以增加到 20 ~ 30 毫升；半岁增加到每次 100 ~ 150 毫升；2 岁每次 150 毫升；学龄前儿童每天饮水 500 ~ 800 毫升；学龄儿童每天需饮水 1000 毫升左右。饮水量的多少，要灵活掌握，不是一成不变的，这要靠爸爸妈妈们视具体情况而定。应该注意的是不能一次大量地饮水，尤其在夏日孩子出汗多时。出汗时，体内的钠盐随汗水排出。一次性大量地喝进白开水，会造成孩子低钠综合征，即水中毒。孩子会出现头晕、恶心甚至虚脱。不要等口渴了再给孩子喝水，要时时给孩子些水喝。

水温

孩子喝水以温水为宜，温度为 35 ~ 37℃。给孩子试水温，可将开水滴几滴在大人手背上，感觉不烫略热即可，这个温度基本在 37℃。孩子都怕烫，水过热他是不会接受的。那么冰箱中取出的冰水好不好呢？也不好。要知道宝宝的胃肠道黏膜很薄，很娇弱。黏膜的表面含有丰富的毛细血管，这就是消化吸收营养的地方。过冷的饮食进入肠道，会使胃肠道黏膜上的毛细血管大量收缩，从而大大减少吸收营养物质的面积，直接影响了营养物质的消化吸收。如果经常大量地给孩子喝冷饮料，吃冷食，久而久之会导致宝宝胃肠功能紊乱。伤了脾胃，孩子肯定不会好好吃饭的，体质就会下降，最容易生病。

喝水时间

除了每天定时在每两次奶中间给孩子喂水之外，怎样判断孩子缺水，该给喝水了呢？口渴就是缺水的表现。大点儿的孩子会说，好办，渴了就喝水，正在吃奶的小宝宝完全要靠我们大人去判断了。我们不能让孩子缺水、到出现缺水的症状再给他喂水。那么就要制订个合适的计划来补充小宝宝体内的水分。由于婴幼儿肾脏发育不完善，保水功能差，多喝就多尿，不能有效地保存体内的水分。所以喂水的时间不要间隔得太长。吃奶的小婴儿应在 3 ~ 4 小时喂一次水，正好跟喂奶的时间错开，即每次喂完奶后约 2 小时喂一次水比较合适。这是个大概规律，每个孩子个体差异不同，爸爸妈妈要细心观察自己宝宝的饮食规律，定出适合自己孩子的饮水时间表。

喝饮料要科学

宝宝的思想幼稚单纯，喝饮料时只知道好喝不好喝，不会管对身体有没有好处。而不少饮料，尽管好喝，却不一定适合孩子。因此，家长一定要从健康的角度来给宝宝喝饮料。

选择适合宝宝的饮料

给孩子喝饮料不单纯为了解渴，还应从中获得营养，有利于健康。因此，家长在给孩子选择饮料时，要从营养成分、是否含有对儿童生长发育有害的添加剂、卫生等角度考虑。

果汁是由各种水果压榨成汁制成的，是维生素C的良好来源。孩子吃蔬菜少，维生素C摄入不足，可用果汁补充。但市售的大多数果汁中维生素C含量极低，只有用沙棘果、山楂等作原料制成的果汁及强化维生素C的果汁含量较高。

由水果做成的固体饮料中含有强化维生素C、锌、铁等，可供缺锌、缺铁儿童饮用。矿泉水中含有丰富的矿物质及微量元素，小儿饮后有助于生长发育。酸奶类和牛奶中含有大量的蛋白质、脂肪、矿物质、维生素等，经常饮用有助于蛋白质的摄入。这些饮料，只要饮用得当，一般都适合宝宝。

不宜给孩子喝的饮料

有些家长给孩子买各种饮料，作为营养品和茶水给孩子饮用。其实，有不少饮料孩子是不宜多喝的。

含咖啡因的饮料。咖啡因摄入量较高的孩子容易出现注意力难以集中的问题。孩子每天从饮料中摄入的咖啡因，主要来自于夏季红茶饮料、可乐以及巧克力、巧克力奶、热茶、咖啡和非可乐类的汽水中。咖啡因摄入量高，使孩子更容易间歇性地出现多动、无法安静下来、头痛等。

酸性饮料。目前，市场上出售的各种儿童饮品中，有的含碳酸、柠檬酸、乳酸等酸性物质。若大量饮进此类饮料，易使宝宝正常血液的弱碱性变为酸性，发生酸碱度严重失衡。若孩子的血液长期处于酸性状态，就不利于血液循环，而容易感染各种疾病。

含糖高的饮料。有些宝宝喜欢喝甜饮料，而这些饮料通常含糖很高。高糖饮料不利于幼儿健康。特别是肥胖儿对蔗糖特别敏感，蔗糖摄入后很快被消化吸收，之后转化为脂肪。肥胖导致脂肪在脑细胞堆积，易形成"脂肪脑"，影响神经网络和智力的发育。再者，长期喝高糖饮料，机体为了加速对糖的分解，就会消耗大量的维生素 B_1。缺乏维生素 B_1 会影响丙酮酸、乳酸等代谢产物的排泄，从而影响人的情绪，容易出现恼怒、激动、多动、好哭等异常反应。

饮料不能代替开水

尽管饮料的味道比开水更加鲜美，但却无法代替开水。因为煮沸后自然冷却的凉开水，具有特异的生物活性，容易透过细胞膜，能促进新陈代谢，增加血液中血红蛋白的含量和改善免疫功能。而各种果汁、汽水及其他饮料，大都含有较多糖、糖精、电解质及合成色素等。这些物质长期吸入，会对胃产生不良刺激，影响消化和食欲，同时还会加重，肾脏的负担。因此，宝宝饮用开水仍是不可缺少的。

喝果汁饮料也要适量

果汁饮料有益于宝宝健康，但要注意不能过量。因为果汁饮料有机物中主要成分是糖，而摄取过多糖分会扰乱孩子消化系统功能，破坏食欲，以致不正常吃饭，影响蛋白质等营养素的吸收，即患上"果汁综合征"，表现为食欲不振、情绪不稳，常有腹泻，并且吃饭时常常吵闹等。此外，果汁中还含有幼儿不能吸收的糖类，容易引起腹泻。营养学家建议，果汁饮用量，一般控制在每天 300 毫升以内。

小儿吃糖过多的危害

糖是六大营养素之一，也是转化成热量的主要物质，人每天都需要补充一定数量的糖。糖比较甜，小儿多爱吃糖，糖果是小儿的常备食物，但小儿吃糖过多，对身体健康则会产生很大的危害。

首先，吃糖过多会引起食欲下降。

（1）糖食 30 分钟，血糖开始升高，高血糖可抑制大脑里的食欲中枢；

（2）含在口中或进入胃里的高渗糖液，对消化道黏膜有一种刺激和破坏作用，使之脱水，引起轻微的疼痛，影响食欲；

（3）糖进吃过多会导致体内维生素 B_1 不足。而维生素 B_1 可增进入的食欲，缺乏时必然影响消化功能；

（4）吃糖过多，影响正常饮食。长时间得不到蛋白质、脂肪、矿物质和维生素等就会影响小儿的生长发育和各种生理功能。因此，要多吃些含有丰富 B 族维生素食物，如蛋、乳、肉、肝以及糙米等。因为 B 族维生素能帮助促进糖的代谢，尽快化解血糖。当然最主要的办法还是适当控制甜食。

其次，吃糖过多，容易发生龋齿。小儿多有龋齿，原因之一就是吃糖过多。

再次，吃糖易患近视。有的研究指出，近视眼的发生与吃糖过多有关。理由是过量的糖影响了维生素 B_1 和钙的摄入。维生素 B_1 不足，常会发生视神经炎而影响视力。钙在眼球巩膜中主要起增强韧性的作用，体内缺钙，眼球巩膜的弹性减退，眼球变得容易伸长，久之形成近视。

第四，吃糖过多，容易导致骨折。吃糖过多会使体内产生大量的丙酮酸、乳酸，使钙大量消耗，钙量缺乏，骨质疏松。食糖过多还会使维生素 B_1 量减少，维生素 B_1 是参与神经和肌肉活动的重要物质，维生素 B_1 不足，人活动时就容易摔倒，加上骨质疏松，很容易发生骨折。

第五，吃糖太多易引起虚性肥胖。葡萄糖在胰岛素的作用下，在细胞内转化为脂肪酸而合成脂肪。小儿糖吃得越多，脂肪细胞越肥厚，身体也就越肥胖，同时由于其他营养素的摄入受影响，所以这种肥胖实际上是一种"虚胖"。这种虚胖甚至还会诱发糖尿病、高血压、小儿营养不良症等。

最后，吃糖过多，甚至会使宝宝性情冲动。吃糖过多，小儿的性情发生很大变化，常常对周围事物反应过度，容易冲动，爱跟人吵架，注意力不容易集中。

特别要指出的是，小儿吃糖有边吃边玩的不良习惯，又很注重颜色和外观。厂家和经销商为了增加销路，将糖果糕点做成各种形状，打扮得鲜艳逗人，有的还加入不能吃的塑料小玩具。有的广告也为其大势鼓吹边吃边玩的优点，例如大大泡泡糖的广告是"越吹越大"，好像不是拿来吃，而是吹着玩的。经过咀嚼的糖既黏又湿，吹出气泡后，在表面上最易粘附上细菌等多种病原，很不卫生。

总之，小儿吃糖过多不好。一般每天摄入糖的数量以每千克体重 0.5 克，即可满足身体发育和活动的需要，过多了就容易损害身体。

小儿不宜多吃巧克力

巧克力香甜适口，更使小儿爱不释手，只要孩子"可怜"地央求一声妈妈，妈妈就不敢怠慢地掏出钱来，让孩子吃个够。殊不知，巧克力对小儿健康并没有好处。小儿吃巧克力太多，容易引起肥胖并影响食欲，从而妨碍各种营养成分的摄入。高甜度的巧克力还会导致小儿龋齿，降低孩子咀嚼能力，加重胃肠负担。

研究证明，巧克力含有高热量，每 50 克巧克力就能迅速产生 266 千卡热量，但是，巧克力并不是高营养食品，拿一碗豆浆和 50 克巧克力的成分含量比较，一碗甜豆浆含蛋白质 11.1 克、钙 64.3 毫克、铁 6.47 毫克、维生素 B_1 0.075 毫克；而 50 克巧克力仅含有蛋白质 2.75 克、钙 47.5 毫克、铁 1.7 毫克、维生素 B_1 0.015 毫克。由此看来，吃巧克力显然不如给孩子喝一碗甜豆浆了。

更需广大父母引起注意的是，最近国外营养学家发现，巧克力内含有一种溴化合物，它和其中的咖啡因共同作用，会使小儿过度兴奋，不愿睡觉，而且对大脑发育有不良影响。巧克力中还含有一定量的草酸，它会干扰机体对钙的吸收，影响小儿骨骼发育。

因此，给小儿吃巧克力一定要严格控制食用量。

小儿不宜吃得过咸

宝宝对咸味的要求是随着日常食用的食物来比较的，如果平时给他们吃的食物过咸，那么他们的味觉对咸味的要求就更高。平时妈妈要注意少给宝宝吃咸的零食，如椒盐类食品。在做饭的食物，也注意少放盐，以免宝宝口味太重。

更重要的是，宝宝的肾脏未充分发育，缺乏排出血液中含量过多的钠离子的能力，平时让宝宝食进过多的盐，势必造成其肾脏的过重负担，出现肌肉无力、怠倦、嗜睡。食物中盐分过多使体内钾离子从尿液中排出，还会造成缺钾现象，使大量的钾随尿液排出体外而丢失过多，可引起心脏功能衰竭，甚则发生猝死。高盐饮食的小儿，即使少时幸免，没有发生疾病，到中年以后也易患高血压和心脏病。而有些家长常用成年人的口味来调制儿童食品，这是使儿童每天摄入过量食盐的一个主要原因。因此，要让儿童的食物少放些盐，宜淡不宜咸，以免影响儿童健康。

不要食用含人工合成色素的食品

人们常用的食用色素有两种，即天然食用色素与人工合成食用色素。直接取自动植物组织的色素为天然色素。食品的颜色能增强食品的感官状态，增进食欲。而且，天然色素本身就含有一定的营养成分，如叶绿素、花青素、姜黄素、胡萝卜素等。随着食品工业的发展，天然色素远远不能满足需要，大量的人工合成食用色素便应运而生。目前所见的人工合成食用色素大都是以煤焦油中分离出来的苯胺染料为原料制成的，故又称煤焦油色素或苯胺色素，如苋菜红、胭脂红、柠檬黄等。这些美丽的色彩虽然可以给食品穿上漂亮的外衣，增进食欲，但或多或少对人体有一定害处，严重的还可引起中毒、腹泻，甚至产生癌变，应该尽量少用或不用。儿童更不要食用。

儿童多动症与人工合成色素

儿童多动症与食用人工合成色素有关，患多动症的儿童在美国高达 10%。这类儿童自我控制能力差，总是在不停地动，感情易冲动，注意力不集中，学习成绩差；但大都智力发育正常，有些经过心理治疗和教育，可以收到良好效果，但大约 1/3 的孩子，无论用什么办法都没有明显的效果。调查发现，其中有些是由于母亲妊娠期、分娩期或新生儿期各种原因造成的脑损伤所致；另外相当一部分多动症儿童则与食用人工合成色素有关。

国际上允许使用的人工合成色素总计有 60 多种。我国食品卫生标准对人工色素的使用规定十分严格，并强调婴幼儿代乳食品中不得添加任何人工合成色素。

我国对人工合成食用色素的使用有明确规定，哪类食品不准使用，哪类食品使用多少都有具体标准。但最大使用量为每千克食品不得超过 0.05 ~ 0.1 克以上。目前集贸市场上一些个体户或食品加工企业。为了追求高额利润不按有关规定超量地使用人工合成食用色素，有的甚至直接使用化工染料，这对人们健康的危害是很大的。故到市场上采购食品要特别留心，不要只图好看，而忘记了它对身体的危害。

有助于小儿智力发育的食品

在众多的食物当中，有一些对宝宝智力发育有较大促进作用的食物，需要父母在日常饮食中适当为宝宝添加。

豆类食品：孩子常吃，有益于大脑的发育。如黄豆，其中含有丰富的卵磷脂，是脑神经细胞间传递信息的桥梁，有利于增强宝宝的记忆力。要注意，食用大豆，最好是豆浆和豆腐，吸收利用率高。

坚果类食物：此类食物是重要的补脑食品，他们大都含有脑磷脂和胆固醇，有益于大脑思维活动。如核桃、花生、杏仁、松子等。尤其核桃中含有较多的优质蛋白质和脂肪酸，对宝宝的脑细胞生长有益。栗子含有丰富的卵磷脂、蛋白质和锌，有助于提高宝宝思维的灵敏性。家长可以让孩子多吃些。

水果蔬菜：水果和蔬菜中含有丰富的维生素。可以促进智力的发育，对孩子身体的生长发育还很有帮助。生姜中有助于激发宝宝的想象力和创造力，其中的姜辣素和挥发油，能够促使人体内血液流动更加畅通，从而向大脑提供更多的营养物质和氧气；菠萝含有很多维生素 C 和微量元素，也有助于提高宝宝记忆力。另外，很多小朋友们不喜欢吃的胡萝卜和洋葱对大脑的发育也很重要，家长可以变着法子给宝宝吃些。烹调时，尽量保证蔬菜水果的新鲜。另外，因为维生素 C 是水溶性的，应避免长时间浸泡水中，蔬菜先洗后切，不舍弃菜汤，可以勾芡收汁。蔬菜能生吃则生吃，尽量不焯，炒菜时急火快炒。

生病期间要多注意饮食

宝宝年龄尚小，还不懂得如何保护自己的身体。家长们除了平时多注意外，还要观察、了解宝宝生病的信号，早发现，早治疗。一旦宝宝生病，不但要在生活上多加照料，还要注意调整其饮食。

成人在身体不舒服的时候，食欲会减弱，宝宝也是一样。如果为了要让宝宝病赶快好，而强迫宝宝吃营养的东西，反而会让宝宝更没食欲。所以，最好在宝宝有食欲的情况下，再哺乳和喂食断奶食品，宝宝不想吃的话，就不要强迫宝宝进食。

宝宝生病的时候，不要一味地考虑营养的问题。如果宝宝想要吃喜欢的东西时，再给宝宝。已经吃断奶食品的宝宝暂且回到断奶食品的第一阶段，试着给宝宝吃软软的且又容易进食的东西。只喂宝宝奶也无所谓，但要是有下痢、呕吐的症状时，请给宝宝容易消化吸收的东西，而柑橘类的水果和油分多的食物请暂时不要给宝宝吃。

但即使宝宝没有食欲，也不要忘了补充水分。像发烧、下痢时，都很容易引起脱水症。请妈妈仔细地为宝宝补充水分。因为生病而停吃断奶食品时，请勿在宝宝痊愈后一下回到原来的吃法。断奶食品的软硬及分量，请慢慢地调回原样。

另外，还要注意按病调理。针对不同的病情为孩子安排不同的饮食，以保证孩子身体尽快康复。例如：腹泻小儿，则要为病儿安排治疗小儿腹泻的饮食（如给病儿吃脱脂奶、酸牛奶、稀释奶、苹果泥、色蛋白、蛋白乳或蛋黄油等）；便秘小儿，则给他多吃些香蕉、梨和富含粗纤维的蔬菜等；孩子发热时，要多给孩子喝白开水或糖盐水；以促进血液循环，散热降温；孩子咳嗽时，应给孩子多吃一些白砂糖拌萝卜、冰糖贝母梨等；孩子有多动症状时，不要给孩子吃含有水杨酸盐类和富含酪氨酸的食品，而给孩子多吃些富含铁的食物；小儿夜啼时，应为小儿准备有治疗小儿夜啼作用的饮食，等等。

总之，注重病儿的饮食调理，不仅可以增进病儿的食欲，加快康复，而且，还可以起到饮食治疗的作用。

病后更要注重饮食调理

宝宝病愈后应该吃些什么东西？这涉及病后调养的问题。宝宝无论患哪种病，都容易影响脾胃的运化功能，出现食欲不振、呕吐、腹泻、乏力等症状。疾病经过治疗痊愈后，往往身体元气尚未恢复，脾胃功能也未恢复到正常状态。所以做好宝宝病后的饮食调理，对促进宝宝身体的恢复是重要的。

宝宝病后饮食调理的原则是：富于营养，容易消化，从少到多，从淡到浓。宝宝病后胃肠薄弱，消化力降低，常常感觉口内无味或口苦，没有食欲，所以要给增进食欲的饮食，可供给白米粥、小豆粥、莲子粥、山药粥，配给甜酱菜、大头菜或豆腐乳等小菜，饮食中不宜吃脂肪食品，以清淡爽口、多样化为好。并应给予酸性果汁，如山楂汁、猕猴桃汁、红枣汤、山楂水、海棠等，以增进食欲。以后逐渐给鸡汤挂面、菜泥粥、瘦肉末粥等。饮食不要太咸，少量多餐，常带"三分饥"为宜，这样有利于消化吸收。之后根据小儿食欲和消化的情况，逐渐补充优质蛋白质，以补充蛋白质分解代谢的消耗，以免病后营养不良，可多用牛奶、鸡蛋、瘦肉、鱼、豆腐等生理价值高的蛋白质。此外，还应供给大量维生素，其中尤以维生素 A、维生素 C 更能增强身体抵抗力，促进身体康复。待小儿消化功能改善后。尚应注意纤维素的供给，以保持肠道通畅。因此，还要多吃新鲜蔬菜、水果、粗粮等。

另外，还要注意根据病情施以饮食。如小儿肺炎、疫毒痢疾、急性扁桃体炎、麻疹、乙脑、流感等，发病期间因高热、呕吐、泄泻等原因，伤津脱液，损失大量水分。所以病后饮食应以清淡为主，酌加养阴之品，如瘦肉冬瓜或者丝瓜汤、瘦肉豆腐汤等，忌食油炸鱼，油炸花生等燥热之品。又如肾炎病后，蛋白尿未消者，可吃黄芪、山药瘦肉汤、鸭肉汤等，忌食狗肉、鹅肉等燥热之品。再如泄泻、痢疾病后，容易发生腹胀，不宜吃糯米制品，不宜吃红薯、洋芋等易引起胀气的食物，可吃薏米粥、猪肝汤、萝卜汤之类。

总之，小儿病后可能出现一段时间的厌食，应注意保护脾胃，忌食肥甘厚味之品，如肥肉、肥鱼、糯米等，多吃些萝卜、白菜等。

小儿用药安全须知

很多人误以为宝宝的器官尚未发育完全，会经不起药物的负担与副作用。其实任何人生了病，都应该求医诊治，即使是仅出生一天的新生儿也不例外。

谨慎服用西药

西药是现代科技的产品，经过严密的监管控制，再由负责的医务人员，将药交给病患，什么年龄该吃什么药自有一定分寸，一个月大的宝宝与一岁大的宝宝相较起来，其药物的选择、剂量与服用次数必定有所区别，所以家长大可放心。遵照医嘱，宝宝适当服用才是良策，该吃的药就要适量、适时地吃，不要自己充当医生，以为一次吃比较多的药量，可以使病程缩短；或是认为病快好了就自动减少每次用量，要知道，随意更改配量就可能无法彻底消灭病菌，反而使其产生抗药性，吃得愈久，杀菌性渐低，最后演变成病菌苟残，病一直好不了。

成药安全注意事项

多数父母在宝宝出现轻微病痛时会以市售成药来帮助宝宝。使用这些药的态度要和使用医生所开处方的药一样小心。假如你让宝宝使用成药的话，要谨记下列一些最重要的问题与该注意的事项：

（1）请教儿科医生及药剂师建议能让宝宝使用的成药。

（2）只有在宝宝生病或出现需要这些药物的情况（如过敏）时才使用成药。

（3）白天时别使用太多成药。许多生理症状有助宝宝应付疾病，例如咳嗽有助清除肺部瘀痰。

（4）假如在用药说明所说明的建议使用时间后，症状不见改善的话，就要带宝宝去看医生。

（5）只依药品的指定用途使用药品。

（6）假如宝宝在服用药品期间症状恶化，就要联络儿科医生。

（7）假如你认为宝宝需要不止一种的成药时（例如咳嗽糖浆和退烧药），一定要先请教过药剂师或儿科医生后才能使用。

（8）假如宝宝正在服用某种医生的处方药，要请教过药剂师或儿科医生后才能让宝宝使用额外的成药。

（9）可能的话，就要选用"宝宝"产品。除非儿科医生指示，否则别使用成人剂量的药物。

（10）每种药物的服用次数与剂量一定要严格遵循说明的指示。

（11）喂任何药物时，要使用适当的测量器具，可选用药物注射器、滴器、药杯或药匙。要准确掌握用药量，给的剂量太少对宝宝没有什么帮助，给的太多则可能会有危险。

（12）让宝宝服用药物的时间别超过建议的期限。

（13）假如宝宝并没有出现所有症状的话，就别使用治疗多种症状的药物，如感冒药。

（14）留意副作用。

（15）有些宝宝因成药味道很好吃想多吃，要放在宝宝拿不到的地方。

宝宝拒绝服药有方法

药物，特别是药液，通常都不怎么好吃。对于较大的儿童，你通常可以和他们讲道理（或贿赂他们），要他们吃一些不好吃但需要吃的东西。但对于宝宝，讲道理就行不通了。当这种情形发生时，你就需要知道让他把药吃下去的方式。宝宝的用药可以是口服的、注射剂、栓剂或直接点用，如眼、耳或鼻滴剂。要让宝宝用药时，你可能需要帮助！其中一个办法就是将宝宝的手臂放在身体两旁，然后用毯子将宝宝轻裹起来。这样可能避免宝宝的手打到你的手。

如果是液体药物，你可在药房买到药物注射器，它们比汤匙容易使用且更有效。注射器能让你精确量出该给的剂量，它们也较易于控制。别用汤匙来量药！那种方式不准确——你可能会喂得比处方多很多或少很多。要喂宝宝液体药物时，先在滴器或注射器中装入正确的药量。将它放在你身旁的桌子上。将宝宝抱在腿上，面对着你，双腿置于你身体的两侧。让他的背靠在你的膝上，如此他的头就会比身体稍低。

将装药的容器塞入他的脸颊和牙床（或牙齿，如果他有的话）之间。喂他一点儿药，同时轻吹他的脸。吹拂会引发一种让他吞咽的反射动作。继续一边轻吹，一边将剩余的药喂完。

对于非常小的宝宝，可使用一种具有类似奶嘴的瓶嘴装置，将药装在剂量瓶中，然后装上瓶嘴，宝宝就会像从奶瓶吸奶一样的吸吮药液。

有些药可放在食物、果汁或奶水中服用。儿科诊所的护士是提供帮助的好人选，奶奶也可能会有一些有效的好建议。

注意：未经医生指示，千万别让宝宝服用任何药物，包括成药。较大儿童可服用的药，不见得宝宝就能服用。

宝宝用药注意事项

药物治疗是治愈小儿疾病的重要组成部分，为了使药物发挥治疗作用而不产生或少产生不良反应，让宝宝服用任何药物时都要非常小心。药品必须是针对宝宝的正确种类而且完全按处方服用。让宝宝服药用药时要多加注意。

（1）充分了解药物。要充分了解所用药物的有效成分、治疗原理、用药剂量及注意事项、可能出现的毒性反应及不良反应。可以在每种药品上贴上标示，注明服用的剂量与时间。

（2）掌握好用药剂量。检查药剂量时确定你所使用的器具上的测量单位和所需的单位是一样的。假如你使用餐用汤匙来喂药的话，剂量可能会不准确。即使你的"药匙"的容量差距只有1毫升，你喂给他吃的药可能就比他所需的药量多了或少了20%！因此喂宝宝吃药时，每一次都一定要用适当的测量器具。要确定拿对药了，再重新检查标记；剂量也不能差，要再三检查指示的剂量。

（3）谨遵医嘱。父母对自己的宝宝最了解，用药前应向医生反映宝宝的病情：如来诊前是否已自行用药，是否有过敏史等，只有这样才能确保医生做出正确的决断。假如医生处方给宝宝的药不止一种，还要确定它们一起服用时没有问题。服药后要及时向医生诉说用药情况、药物不良反应。

（4）药物保存。不要把药品放在浴室的橱柜内，蒸汽和湿气会影响它的效用。另外，别保存旧药，要扔掉它们。还要把药品分别放在孩子拿不到的安全地方，以免误食。

（5）宝宝药物过敏怎么办

对药物的过敏反应，又称药物过敏或药物高敏感反应，可发生于服药后的任何时间。宝宝出现过敏反应的症状包括：

瘙痒。皮肤变红或发烫。出疹。荨麻疹。不安或急躁。发烧。昏昏欲睡或精神亢奋。过敏性休克。严重者呼吸困难（只见于极少数病例）。

服药后出现的恶心呕吐的原因通常并不是药物过敏，但有此反应的话，还是联络医生。医生可能会考虑让宝宝改服另一种药来治疗同样的问题。

如果宝宝出现轻微瘙痒的反应时，可能不需治疗，但却有助于辨认原因。剧烈的反应，包括过敏性休克则很严重，需要就医。假如你认为宝宝出现药物过敏时，就联络医生。医生可能会以药物来处理问题，包括抗组织胺药或泼尼松（肾上腺可的松）。有些成年人会给宝宝戴个手环载明药物过敏情形以防意外发生，不过，宝宝通常不使用这种方式。

宝宝药物中毒怎么办

宝宝中毒经常是由于给药者的错误所造成的，即给错药物或给错药量。所幸，药物中毒并不常发生，因为宝宝并不会经常服药。此外，药物中毒也可能因家里药未保管好被宝宝拿到药，好奇的宝宝又可能不慎吃下药物。

药物中毒的症状因药物而有不同。需留意的症状包括：

无精打采。活动亢进。恶心。呕吐。腹泻。呼吸困难。不明原因的出血或瘀伤。皮疹。荨麻疹。发烧。

宝宝中毒是紧急情况，平时应将最近的大型医疗机构的电话号码随时准备在电话机旁边。假如慌乱到无法联络其中任何一个电话的话，就拨 120。

假如你认为宝宝吃错药物或吃错药量的话，就立刻联络医生。假如宝宝似乎对某药物出现特殊反应的话，也要联络医生。

治疗方式包括接受急诊机构的护理，医生会询问宝宝被喂了或吃下了何种药物，以及它的药量。注意，必须将药瓶或药物容器带着，以便医疗人员立刻知道药的成分、剂量和任何需要的资料，以紧急帮助医生做决定。

第十二章
学龄前儿童膳食指南

如何平衡学龄儿童的膳食

5 ~ 7 岁儿童一般称为学龄前儿童，7 ~ 12 岁称为学龄儿童。这一时期，孩子的身体发育尽管不如之前，但仍发育较快，应保证其膳食平衡，以免影响其身体发育。

营养均衡

学龄儿童的膳食已接近成年人，热量供给在 600 ~ 2200 千卡。蛋白质、脂肪、碳水化合物三者之间的比例应接近 1 ：0.7 ：6。此时期儿童咀嚼能力增强，食物不必切碎，可以和成人的饮食相同，只是不要给过多油炸的和带刺激性的食物，少给浓茶、咖啡等。较大儿童的膳食可以略放宽些。

蛋白质的供给量对学龄前儿童，每日每千克体重应达到 2.5 ~ 3 克，学龄期儿童可达 2 ~ 2.5 克。每日三餐再加一次点心，如能保证供给牛奶或豆浆 250 克更好。要注意食物多样化，力求做到膳食平衡。5 ~ 7 岁儿童每日蛋白质需要量是 50 克，7 ~ 12 岁时供给 70 克。

这个时期的儿童仍在生长发育阶段，对钙、铁、碘等的需要不可忽视。钙质每日应保持 800 毫克，铁每日应供给 10 毫克。碘是促进儿童生长发育必不可少的营养素，但它在机体内含量很少。它能构成甲状腺素，又能调节机体基础代谢。膳食中每周内可适当补充些海产物，如紫菜、海带、海米等。足够的各种维生素能防止疾病，保证儿童身体健康。

保持良好的饮食习惯

需要父母注意的是：孩子们这时贪玩，总喜欢很快将饭吃完，这时不要让他们吃汤泡饭，以免他们不加咀嚼，囫囵吞下，有碍消化。父母还要使儿童养成不偏食、不挑食的良好习惯。要安排好进餐的时间，餐前不可给儿童零食吃，即使一粒糖，也会影响食欲。巧克力糖、蜜饯等热量较高，但蛋白质含量不高。这类零食最好少给或不给。

保持酸碱平衡

学龄前儿童的膳食还要注意酸碱平衡。

目前，很多孩子会偏食，尤其独生子女，这种现象很严重，有的孩子只爱吃荤菜（鱼类、肉类、蛋类），不爱青菜、水果。有的孩子又不吃鱼、肉，而只爱吃素菜。像这样偏食酸性食物的，会使体内酸过剩，医学上把这种状态称之为酸性体质。相反则称为碱性体质。这样偏食的儿童，使体内环境酸、碱达不到平衡，容易引起疾病。

酸性体质的孩子易得以下疾病：如手脚发凉、感冒、皮肤脆弱，且对蚊虫叮咬等抵抗力弱，易起肿包，伤口不易愈合，爱哭、易受惊、易疲劳，严重者直接影响大脑的神经功能，如记忆力减退，思维能力下降。

逢年过节，家家餐桌上的菜肴，丰富多彩，鸡、鸭、鱼、肉、蛋样样俱全，而蔬菜、水果等植物性食物常被人们忽视或用作点缀，大量高质量的动物性食物涌入胃肠，不仅使消化道负担大大加重，而且会导致血液酸性偏高，而酸性偏高的血液也是引起现代人常见的高血压、动脉硬化、胃溃疡等病的原因之一。

由上述可知，饮食的酸碱平衡，对健康是十分重要的。尤其在节日菜肴的安排上，注意质量，浓淡荤素相配。家长给孩子选择食品时，要注意酸碱平衡，食物品种宜多宜杂。这样才能营养全面，才能使孩子少生疾病，健康成长。

另外，每个儿童的体重、爱好、消化力不同，可根据不同儿童的情况区别对待，不能教条般地对待所有的儿童。

平衡膳食食谱举例

一般来讲，这年龄的儿童每日膳食中应包括：粮280 ~ 350克，肉、蛋、鱼虾、豆类及其制品100 ~ 150克，蔬菜、水果350 ~ 400克，植物油15 ~ 20毫升，糖15 ~ 20克，牛奶或豆浆250克。

学龄前和学龄期食谱举例

时间 季节	春季	夏季	秋季	冬季
早餐	豆浆、馒头、卤鸡蛋	绿豆粥、芝麻酱花卷	小米红豆粥、千层饼、酱豆腐	白薯粥、豆沙包
午餐	大米饭、肉末烧豆腐、肉片海带汤	大米饭、木耳黄瓜炒猪肝小白菜、粉丝汤	大米饭、炒肉片油菜、豆腐干、紫菜蛋花汤	大米饭、红烧肉加胡萝卜、大白菜豆腐汤
点心	豆浆、烤馒头片	西瓜、饼干	牛奶	蒸芋头
晚餐	面条、肉片、黄花、木耳卤	大米饭、炒土豆、柿子椒、肉片西红柿汤	二米粥、包子	大米饭、炒牛肉丝、黄豆芽、肉片大白菜汤

引导孩子爱吃蔬菜

蔬菜中含有丰富的维生素和矿物质，是其他食品所不能代替的。但孩子无法意识到这一点，因此父母应该积极引导，让孩子爱吃蔬菜。

　　蔬菜中矿物质的含量比水果多，而矿物质又是小儿生长发育不可缺少的营养素。如西红柿含有维生素 C 和丰富的钙、磷和铁；茄子富含维生素 P；有色蔬菜如胡萝卜、柿子、青椒、油菜、青菜中富含维生素 C 和胡萝卜素；绿叶菜是钙的很好来源；紫菜和海带含有碘。蔬菜中往往还含有挥发油、芳香物、有机酸等调味物质，能提味、杀菌、刺激食欲。另外，蔬菜中的纤维素能促进肠蠕动，帮助消化和保持大便通畅。所以平时小儿既要吃水果，也要养成吃蔬菜的习惯。膳食应荤素搭配，品种多样，保证全面营养的供给。

　　有的孩子偏食，不爱吃蔬菜，只吃鱼和肉，有自身进食心理的特点，也有客观条件的因素。3 岁左右的孩子喜欢按固定不变的饮食习惯进餐。如果起初他接触的就是鱼和肉，很少接触蔬菜，就容易形成习惯吃鱼和肉而不爱吃蔬菜的习惯爱好。可以针对孩子不同年龄的心理特点进行纠正。比如对 3 岁的孩子，就要用启发诱导和鼓励的方式使他心理上能接受蔬菜。孩子喜欢小动物，如果教他说"小白兔，白又白，爱吃萝卜爱吃菜……"的儿歌时，激发他模仿小白兔的兴趣，他就会高兴吃蔬菜。随着年龄的增长，就要下功夫通过不断变换花样，给他增添生活乐趣，使他在愉快的心情下进食，乐意吃蔬菜，这时的家长不能怕麻烦。另外让孩子吃蔬菜，不要吃千篇一律的饭菜，这不适合孩子生理心理特点。

　　要充分利用孩子的进食心理，在创造愉快进食的氛围中，给孩子调配色、香、味、美、形的膳食，是纠正偏食的好方法。比如，一般孩子不爱吃切得太长的菜叶、菜茎、紫菜、胡萝卜等；由于是换牙时期，也不爱吃硬的或切得块太大的菜。所以，在选料和刀功上要注意适合孩子的生理心理。可以随着季节的变化，选择小红萝卜、菠菜、生菜、豌豆、西红柿等再配上鸡蛋、豆制品之类食物，制作出各种花样的蔬菜，引起孩子食欲。还可以把胡萝卜等孩子不爱吃的菜，加上肉和油做成孩子爱吃的包子、饺

　　　　　　　　　　　中国居民膳食指南大全

子等，就是纠正孩子不爱吃蔬菜的成功之举。另外利用孩子容易接受暗示、爱模仿的心理特点，家长带头积极吃各种蔬菜，也是非常好的方法。还可以用奖励办法鼓励小儿多吃蔬菜，形成习惯后就不会拒绝吃蔬菜了。

为孩子选择好的食品

作为父母，都希望孩子吃好，这是毋庸置疑的。但是，对孩子来说，什么才是好的食品呢？

不要认为，价格高的食品就是好的食品，好的食品和价格不成正比。尤其市面上销售的一些包装食品，都是经过加工后的食品，而加工的程度越高，营养素丢失越多。而且，食品的价格一般与其加工程度成正比。可能你买的价格高的食品，食物原本的营养存在反而越少。另外，很多加工食品通常会加入很多防腐剂，或者一些能使食品更美味的色素和味精等添加剂，这些对儿童的健康极为不利。

实际上，对孩子来说，好的食品就是能维护身体正常功能运行，保护身体健康的食品。那么，在食品的选择上就应该按照儿童的膳食营养特点来准备。

我国古代就有"五谷为养、五果为助、五畜为益、五菜为充"的配膳原则，即使用现代的营养学观点来看，这种配膳原则也是很科学的。各类食品所提供的营养素是不同的，只有通过摄入各种食物，才能得到人体所需的各种营养素，并使其保持合适的比例，这样才能使儿童健康成长。

一般地说，粮谷类食物主要供给碳水化合物、蛋白质和B族维生素；动物性食品是优质蛋白质、维生素和微量元素的来源；蔬菜、水果则主要提供矿物质、维生素、膳食纤维。通过各类食物之间的合理搭配，不仅能获得多种营养素，而且使各类食物所含的营养素之间互相取长补短，使其更容易为人体吸收、利用。如小麦、大米中缺乏赖氨酸，豆类则含有较多的赖氨酸，故配合在一起可互为补充。

理想的膳食供给应该使儿童每日所摄入的热能达到中国营养学会所制订的供给量标准的90%以上，蛋白质、脂肪、碳水化合物、维生素、矿物质达到供给量标准的80%以上，并且使各种营养素之间保持适当的比例。如由蛋白质、脂肪、碳水化合物三大营养素供给的热能分别占总热能的12%~15%、30%~35%、50%~60%。蛋白质中动物蛋白质应占1/2以上，不饱和脂肪酸占脂肪总量1/3。当然，在日常生活中，每天通过"食物成分表"来计算每日所吃食物中所含的蛋白质、脂肪、碳水化合物等营养素的量是比较困难的，这就要求家长在给孩子选择食品时要注意食品类别的平衡，根据孩子不同年龄的生理需要，合理调配，做到主食有粗细，副食有荤有素，每种食品都要轮流吃，保证供应蔬菜、水果，力求达到平衡膳食。

有助于孩子长高的食品

增加营养，是保证孩子能够长高的重中之重。孩子长高，主要是骨骼的成长。要造骨，就要依靠造骨原料。因此，要选择有利于骨骼生长的食品。

富含蛋白质的食品

造骨原料，主要是蛋白质和钙、磷。

有人以为骨头硬邦邦，没有生命。其实，骨头也一样有骨细胞，能繁殖、能生长。构成骨细胞的物质之一，就是蛋白质。蛋白质不足，会妨碍骨的发育，个子当然就受影响。那么，补充蛋白质，吃哪些食物比较好呢？下面所列举的食物，可以适当多吃：

肉类中的猪瘦肉、牛肉、羊肉；

鱼虾、贝壳类、螃蟹等；

各种蛋类；

黄豆或豆制品。

富含钙、磷的食品

钙和磷，对骨的作用，仿佛是钢筋混凝构件中的沙子和水泥。它们沉积在骨内，使骨头坚固硬朗，足可顶得住几百斤力量的冲击。没有钙、磷的帮忙，骨头就会发"软"，得软骨病。

可是，从调查的资料看，有部分孩子，从膳食中能提供的钙，只及要求量的一半。多给这些孩子吃些富含钙、磷的食物，当然很有必要，下列食物可供参考：

各种奶，如牛奶、羊奶，以及奶制品中，含钙很丰富；

海产品中，不管是海鱼、海虾或海贝，还是海带、海菜，都含钙，尤其海带，仅次于虾米皮；

虾米皮，含钙量居各种食物之冠；

芝麻酱，是很好的含钙食物；

绿叶菜和豆制品中，也含有一些；

奶、蛋、鱼、肉、粗粮、干豆、硬果和蔬菜中，都含磷。

有一点应该提出：胃肠吸收钙时，需要多的蛋白质和少的油脂。不然，对吸收不利。要是有维生素 D 的存在，不光钙和磷的吸收顺利，而且钙和磷也容易沉积在骨内。所以，维生素 D，是帮助造骨的功臣。只要你多接触接触阳光，身体就能自制。

除此之外，维生素 A、维生素 B_2、维生素 C 和矿物质钾、钠、镁等，都对生长发育有用。

富含赖氨酸的食品

服用赖氨酸，也可以助孩子长高。但是，应该在发育之前或正在发育之时服用，才显功效。下列食物中含有赖氨酸：

腐竹含量较高；

猪瘦肉含量在肉类中数第一，其次为瘦羊肉和瘦牛肉；

青鱼含赖氨酸不少，大黄鱼和带鱼含量也较多；

全脂奶粉，含量很高；

豆类含赖氨酸很可观，青豆最多，黄豆也不少，豆腐和豆腐干，都是好食物；

蛋内含有的赖氨酸，不如鱼和肉。比较而言，鹅蛋含量最多，鸭蛋和鸡蛋次之。

如果把含赖氨酸的食物顺次排队，次序是：腐竹、青豆、黄豆和全脂奶粉为最多；其次是猪瘦肉、瘦羊肉、瘦牛肉、绿豆、青鱼、油豆腐、大黄鱼、带鱼和豆腐干。

怎样保证儿童获得充足的铁

缺铁性贫血是当今世界上最常见的一种营养缺乏病。我国儿童 20%～50% 患有贫血，有的地区可高达 70%。铁是身体合成血红蛋白不可缺少的物质，但人体自身不能合成铁，必须从食物中摄取。儿童青少年正在生长发育阶段，要长身体（包括肌肉骨骼等各组织器官），又要长知识（包括脑及神经组织），需要的铁也相对增多。膳食中如没有充足的铁就会出现缺铁性贫血。

怎样才能保证儿童获得充足的铁

（1）首先应改善膳食结构，增加膳食中动物食品。如猪、牛、羊、禽肉、鱼及动物内脏，均含铁丰富，且可促进非血红素铁的吸收。尤其动物肝脏是很有营养价值的食品，含有丰富的铁、优质蛋白质、维生素 A 及维生素 B_2。儿童最好每周能吃 1～2 次肝类食品。牛奶虽含优质蛋白质，但含铁量很少。鸡蛋虽含铁量较高，但鸡蛋内铁是与高磷酸结合的，不易被吸收。这说明了为什么儿童每日喝牛奶、吃鸡蛋，仍会出现缺铁性贫血。

（2）膳食中的维生素 C 可促进非血红素铁吸收。儿童每天应吃 250 克到 500 克的青菜，因为青菜是维生素 C 的主要来源。其中柿子椒含维生素 C 非常丰富。其他叶菜类，如小白菜、大白菜、菜花、圆白菜、蒜苗、韭菜、西红柿等也含有较多的维生素 C。一般菜叶维生素 C 含量高于茎。如芹菜叶维生素 C 含量是茎的 5 倍。干豆类不含维生素 C，但发芽后如黄豆芽、绿豆芽和青豆芽的维生素 C 含量随发芽的情况大有增加。烹调后的蔬菜，维生素 C 能保存多少，与烹调加工方法有密切关系。蔬菜用急火快炒维生素 C 的损失，比炖或水煮要少得多。能生吃的蔬菜最好加醋凉拌生吃，因为维生素 C 在酸性溶液中不易被破坏。

此外，新鲜水果富含维生素 C，尤其柑橘类。如橙子、柠檬、柚子、红果、鲜枣、猕猴桃、刺梨含维生素 C 非常丰富，儿童在饭后吃这些水果可促进膳食，令非血红素铁吸收更好。

（3）进餐时的饮料对非血红素铁的吸收也有很大影响。喝水时铁的吸收较多，如喝鲜橘子汁则对非血红素铁吸收率为 100%；喝牛奶为 40%～50%；喝茶水只有 25%，因茶水中有鞣酸，可与铁形成不溶解的物质，影响非血红素铁的吸收。喝咖啡也能抑制铁的吸收，但低于茶水的抑制作用。

（4）注意培养儿童不偏食，不挑食，不吃零食的良好习惯。许多儿童不爱吃青菜，或不爱吃猪肝，挑食肥肉，不爱吃瘦肉，这些不良习惯，都应教育孩子纠正。

如何满足儿童对锌和碘的需要

锌是人体多数代谢途径中酶的组成部分。锌的主要生理功能就是促进生长发育，被誉为"生命之花"。一旦发生缺锌症，对全身各系统器官都有不同程度的影响。人体对锌的消耗大，常常入不敷出。在孩子脑发育时期，如果出现缺锌症，其智力将受到严重损害。在宝宝的成长过程中，每日所需锌为 5～10 毫克。缺少锌会给孩子带来一系列的身体不适，比如生长发育迟缓、食欲减退、味觉减退、行为异常，甚至会引起缺锌性侏儒症、复发性口腔溃疡等疾病的发生。

有些"素食宝宝"，从小拒绝吃任何肉类、蛋类、奶类及其制品，这样非常容易缺锌。另外，汗水也是人体排锌的渠道之一，过分好动的宝宝经常出汗甚至大汗淋漓，也容易缺锌。对此，年青的父母们不能掉以轻心的。

缺锌情况不严重的宝宝，家长可以采取食疗方法为孩子补锌。食物中肉、肝、蛋和海产品中锌的含量丰富，尤其牛肉、猪肉和禽肉中。有些宝宝可能会拒吃这些食物，应鼓励你的宝宝吃这些食物。每天吃 2～3 汤匙的牛肉、猪肉、禽肉或蛋可提供丰富的锌。对于不爱吃荤菜的宝宝来说，一般的蔬菜、水果中同样含有锌，而花生、核桃、栗子等坚果也是"素食"宝宝补充锌元素的最佳选择。还要注意，如果没有缺锌的表现就不要盲目给宝宝补锌，只需在饮食上注意一些即可。

碘也是人体生命中必不可少的一种微量元素，是制造、合成甲状腺激素的原料，与人的生长发育和新陈代谢有着重要的关系，特别对大脑的发育起着决定性的作用。在人的一生中每天均要不断地、少量地补充、吸收碘。

孩子出生后，主要食物是乳类，而母乳或牛乳中的碘含量很低，无法达到宝宝碘的需要量。随着孩子长大，要在其食谱中慢慢加入海带、紫菜、发菜、海蜇、蛤、蚶、黄花鱼等含碘高的食物等。更要注意加入适量的食盐。这样，就可基本保证孩子对碘的需求。孩子缺碘，可以采取人工补碘的办法。现在较合适的碘制剂是碘酸钾，也就是加在食盐中的碘剂。市面上有"金典"液或片剂，每 3 天服 1 次，每次服 1 片或一小盖，有利于孩子的大脑发育和体格发育。

要注意的是，碘是一种微量元素，摄入过多，会对身体有害。每日碘摄入量超过 1000 微克以上，日久就可能引起高碘甲状腺功能亢进症，表现为心率加速、气喘、食欲亢进，怕热多汗、烦躁，手、舌和眼球震颤等症状。因此，补碘要注意剂量。一般，已服用碘盐，就不必再服补碘制剂。需要服碘药，不可几种碘药重复使用，一定要在医生指导下用药，并经常化验尿碘，以调整使用碘药的剂量。

儿童饮食误区

优生优育是提高人口素质的关键。优育的重要条件是如何科学地为儿童准备平衡膳食。近几年来，儿童发病率有增加的趋势，调查证明与一些食物对儿童的健康不利且可引起疾病有密切关系。这主要是家长们忽视了以下饮食误区。

多吃水果

水果含有糖类、维生素和矿物质等营养物质。人吃了对身体有益，儿童适量食用对身体发育有良好的作用。为此，有些家长就给小孩吃过多水果，这是不行的。

据研究证明，过食水果，自然加重了消化系统的负担，必然导致消化和吸收的障碍。据资料显示，75%的7岁以内儿童对水果中所含果糖吸收不良。国内外曾有报道"水果病"，就是由于吃大量水果后，水果中有大量糖分不被吸收利用，而从肾脏排出，引起尿液变化产生的。假如已有"水果病"后，仍吃过多水果，还可引起肾脏的病理变化。有的文献还报道"皮肤橙黄病"，就是由于橘子多吃了，橘子中的糖不能转化脂肪储存体内引起；荔枝多吃了可引起咽喉疼痛、腹痛、腹泻、大便带血或昏迷；梨子多吃了会伤胃；柿子多吃，则大便干燥，还可引起柿石。

多吃（久吃）方便面

由于生活节奏加快，各种方便面已成为千家万户的快餐食品。有些儿童还喜欢用方便面干吃或做点心。据调查证实，长期进食方便面的人中营养不良者占60%。方便面主要成分是碳水化合物、少量味精、食盐和调味品，调味品中仅含有极少量的牛汁、鸡汁、虾汁。方便面中不完全具备人体需要的脂肪、蛋白质、矿物质、维生素等营养素。方便面中还含有一些防腐剂和食品色素。假如长期、多吃方便面会造成某些营养素缺乏而患病。

喝浓茶

饮茶有益众所周知，但儿童饮茶却没有好处。这是因为茶中含有单宁酸、茶碱、咖啡因等物质，这些物质对儿童生长发育没有好处。单宁酸与食物中的铁结合，形成一种不溶性的化合物而影响铁的吸收，易造成儿童的缺铁性贫血；科学研究已证明茶碱能刺激胃酸分泌而引起腹胀，使肠蠕动减慢，导致便秘；茶中所含的咖啡因等物质，可使儿童兴奋过度而出现一系列症状，如烦躁不安、失眠、心跳加快，对心脏有损害，同时还会使排尿增加，影响儿童的肾功能。

饮奶过多

儿童饮奶过多可影响睡眠。据美国研究报道，为何常有儿童睡眠不安，有一个极易忽视的原因，是饮用过量的牛奶。研究者做了以下观察：一组 5 岁儿童 150 名，三餐饮牛奶，观察其白天日常行动、活动及思维均正常。但观察其夜间睡眠时，有 86% 出现不同程度的啼哭，烦躁、辗转反侧等，停止饮用牛奶后 3 天，以上现象完全消失。

多饮可乐型饮料

可乐型饮料是加入咖啡因的饮料。咖啡因是一种兴奋中枢神经的药物，对中枢神经系统有较强的兴奋作用，其作用部位有 3 个自大脑皮层到脊髓的不同节段。有的学者研究证明，儿童多动症产生的原因之一，与过多饮用咖啡因饮料有关。据临床观察，学龄儿童如饮太多可口可乐后，不守纪律、嬉闹、易激怒、好动，学习成绩下降者比例明显增加。此外，体外试验还证明，咖啡因对人体还有潜在性危害，它可抑制脱氧核糖核酸的修复，使细胞突变率增加。

多吃豆类食品

据研究表明，豆类中含有一种能致甲状腺肿的因子，可使甲状腺的分泌减少，使体内甲状腺素缺乏，机体为适应这一需要，使体内甲状腺体积代偿性增大，导致甲状腺肿。由于甲状腺素缺乏，造成体内甲状腺素的大量合成，而碘是合成甲状腺素的原料，这样又导致儿童缺碘。

多吃咸品

临床医学研究表明，为防止心血管疾病和嗜盐性高血压的发生，从儿童时期就不宜让孩子吃咸菜等咸品，因为，儿童长期食用咸品，易引起嗜盐性高血压，特别是家族遗传性高血压患者更不宜让孩子吃咸品。

多吃口香糖

据分析，口香糖内含有毒矿物碳氢化合物，对人体有害。这些碳氢化合物被禁止放入任何食品中，但口香糖除外。

多吃动物油（脂肪）

动物油主要是饱和脂肪酸，如儿童大量食用动物油，则会影响钙质的吸收，导致身体缺钙，这对健康不利，严重者可导致佝偻病。

多吃罐头

因为所有的罐头都加入一定量的添加剂，如人工合成色素、香料、防腐剂等。以上这些东西，若不超标，对成人健康影响不大，但对儿童危害却很大，因为儿童的发育未成熟，肝脏解毒功能尚不完善，当儿童食用罐头过多，超过身体处理这些物质的最大限度，就会影响身体的发育和健康，甚至因某些化学物质逐渐积累而引起慢性中毒。

儿童应慎饮酸性饮料

酸味饮料尽管有多种配方，但多以柠檬酸为主要原料，加入食糖、糖精及食用色素配制而成。

这种饮料食用过多，大量的有机酸骤然进入人体，将产生酸血症。特别是大量或多次饮入，会使体液的 pH 值下降。而肌肉等组织在酸性环境下，活动能力下降，疲劳不易恢复，进而产生疲乏无力之感。尤其是盛夏，外界气温较高，人在大量出汗的同时，随汗液损失了许多钾、钠、氯等电解质。而高气温又降低了人的食欲，使上述电解质摄入较少，致使机体呈现较低水平。这些物质缺乏之后都可使人感觉疲劳无力、肌肉酸痛。此时，如果又饮入过多的酸性饮料，则会加重上述的种种不适。

儿童过多饮用酸性饮料，还可能因糖分吸收过多而导致肥胖症，也可能因过多吸收饮料中的糖精、香精、色素等成分而导致多动症，还有可能使他们饥饿感消失或食欲下降而导致厌食，最终造成营养失调。

所以，盛夏儿童不宜过多摄入酸味饮料，如柠檬汁、酸梅汤、杨梅露等。

不宜多吃冷饮

夏季，烈日炎炎，身体流失许多汗液，使人口渴难耐，适量吃些冷饮，可达到降温解暑的作用。冷饮香甜、凉爽，口感好，孩子们尤其爱食用。很多家长担心，冷饮吃多了是否对身体有害，怎样使宝宝有所节制。

其实，天气炎热，给宝宝吃点儿冷饮可以清凉解渴，对身体健康、生长发育是不会有什么不良影响的，但是吃得过多，就会有害健康，造成不良后果，尤其是空腹和饭前吃冷饮。

因为宝宝的消化器官比较嫩弱，生理功能较差，胃黏膜也较薄嫩，分泌胃液的效能较差，过多冷饮食品的刺激，会使胃黏膜的血管剧烈收缩，造成血液供应和胃液分泌不足，从而影响宝宝的消化功能，时间一长就会产生食欲不振，甚至厌食等。并且，大部分冷饮都是甜食，吃得过多也影响胃液调节，使胃酸过多，产生腹胀、腹痛等，久而久之就会影响到宝宝的生长发育。

同时，吃过多的冷饮对宝宝的牙齿产生强烈的刺激。冷饮食品含有较多的糖分，口腔细菌可利用糖的发酵产生酸，腐蚀牙齿，造成龋齿，严重时会发生剧烈疼痛，甚至可能损伤乳牙下面正在发育的恒牙胚，使恒牙发育不健全。

宝宝要求买冷饮，不给买就发脾气，这是由于宝宝往往只考虑自己的愿望，而不大会考虑这个要求是否合理。如果妈妈怕他发脾气，而对他不合理的要求一味迁就的话，就会造成宝宝任性，再想纠正就困难了。

基于上述原因，提出以下两点意见：

吃冷饮要适时。也就是说要培养孩子良好的饮食习惯。孩子对周围的一切缺乏认识，他不知道什么时间该做什么，不该做什么。要教育孩子三顿饭按时吃，吃冷饮要有一定的时间。如：天热时可以吃，天凉时不吃；午睡后可以吃，饭前一小时内不能吃，也就是不要空腹吃，并讲清为什么要这样做。应当对宝宝的合理要求给予满足，不合理的要求给予提醒和解释，使宝宝逐渐形成好习惯。

吃冷饮要适量。吃任何东西都不能过量，而宝宝的自制能力较差，还不能很好地控制自己的行为。宝宝喜欢吃的东西吃起来没够，不给就发脾气，这就需要父母的帮助。父母要和宝宝讲清楚吃过多冷饮的危害性，道理要讲得简单、有趣，易于接受，比如说："天热时吃一支冰棍是可以的．吃多了你的一口漂亮的小白牙就要变黑，穿洞，可疼啦！那时你想吃冰棍也吃不成了。吃多了还会肚胀，吃不下饭，经常生病，你愿意这样吗？"等。当宝宝按照大人的要求做了，要给予表扬，对他良好行为的鼓励和强化，有助于逐渐形成宝宝的自觉行动。

如患有咽喉炎、支气管炎、支气管哮喘和关节炎的小儿最好不食冷饮食品。因为冷饮食品的刺激可使咽喉部炎症加重或诱发咳嗽，或引起旧病复发，影响健康。

对患有肺脏疾病、胆囊炎、胆道感染、胆石症的小儿也不宜多食雪糕、冰激凌及冰镇饮料。因为胆道遇冷凉刺激易产生痉挛而诱发胆道系统的疾病。而患有胃肠疾病，如肠功能紊乱，结肠过敏、急、慢性肠炎、溃疡病、慢性痢疾等，也不宜吃冷饮食品。因为冷饮食品刺激胃肠黏膜，促使肠蠕动加快，易诱发肠道痉挛，引起腹部绞痛或腹泻。而加重疾病的症状。

患有高脂血、糖尿病及动脉硬化的小儿也不宜吃冷饮食品。因为冷饮食品中含有较多的糖、奶、蛋等。如食入较多冷饮食品，可使血糖骤然升高或降低，不利于病情的稳定，并且还会影响治疗效果。

高血压小儿不宜多食冷饮食品。因为夏季天气炎热，血管都高度扩张，如过食冷饮食品会使血管急速收缩，从而使血压升高，故高血压小儿应少食冷饮食品为佳。

儿童忌营养过剩

随着我国人民物质生活的提高，越来越多的家庭对儿童的营养更加重视，但是，由于他们缺乏营养科学知识，一味地设法让孩子吃进富含营养的食物，结果造成物极必反的局面。营养过剩所引起的各种病症临床上并不鲜见。

蛋白质是人体生长发育的必须营养素之一，它是人从事复杂智力活动的基础物质。儿童过多地摄入牛奶、鸡蛋、强化麦乳精、瘦肉和奶酪等富含蛋白质的食品，可引起胃肠功能紊乱，产生厌食和消化不良。

一般说来，以每天每千克体重4克为宜，并注意供给足够的饮水。脂肪摄入过多，对儿童身体有害无益。临床上常见的胖墩儿，大多是因为他们在1周岁左右时，摄入脂肪过多，据国外研究资料表明，5周岁以前的儿童，过多地食肥肉、奶油等富含脂肪的食品。成年时用肥胖疗者占74.8%；患冠心病者占81.4%。所以，预防冠心病应从幼儿开始，少吃富脂食物是其中一项重要措施。

糖类食品是儿童所喜爱的，因此最易出现食糖过多的现象。摄取糖分过多，除能转化为脂肪存于体内，产生肥胖症外，还会出现龋齿、消化不良、厌食、精神不振等现象，这和国外最新研究发现的"嗜糖性精神烦躁症"颇为相近。儿童情绪不稳定，时而嗜睡，时而烦躁不安，精力不集中，学习成绩下降，都是嗜糖性精神烦躁症的表现。这是由于儿童较多地摄入高糖饮食后，体内丙酮酸等代谢物明显升高，需要消耗大量的维生素 B_1，来排出这些代谢物，而维生素 B_1，却是神经营养调节剂，一旦缺乏，即可发生上述症状。

鱼肝油的主要成分是维生素 A 和维生素 D，过量服用，会造成中毒。体内维生素 A 积蓄过多，会产生食欲不振、皮肤发痒、毛发脱落等症；体内维生素 D 积蓄过多，则会出现乏力、呕吐、腹泻，严重的还会损害其肾功能或使血管钙化。

所以，健康儿童应从饮食中摄取自然界物质中的维生素 A 和维生素 D，而人工合成的维生素 A 和维生素 D 只用于治疗其缺乏症为宜。当然，医学界滥用维生素 C 的现象，较为普遍，这对儿童发育有害无益。据一调查资料表明，某儿童医院 100 张门诊处方中，开有维生素 C 的占 73%，而且用量最大超过正常量的 3 倍。经常生病的儿童，最易因此而摄入维生素 C 过多，反而出现腹痛和腹泻，更为有害的是为肾结石的形成，提供了有利的条件。

蛋白质、脂肪、糖和维生素都是儿童生长发育的必需物质，但摄入过多所引起的营养过剩症不容忽视。作为家长，在这方面应引起高度重视，一旦发现儿童出现营养过剩的症状，应及时调整其饮食结构和停服某些维生素类药物，并积极地给予对症治疗，使儿童健康发育成长。

慎用儿童保健品

受广告影响，许多年轻妈妈都喜欢购买大量保健营养品或饮料给孩子吃，希望他们多吃快长，赢在起跑线上。可是，这些家长真正认识了解保健品吗？

《保健（功能）食品通用标准》将保健食品定义为："保健（功

能）食品是食品的一个种类，具有一般食品的共性，能调节人体的功能，适用于特定人群食用，但不以治疗疾病为目的。"也就是说，保健品具备一般食品所没有的一些特定功能，但不能直接用于治疗疾病，而只是人体机理调节剂、营养补充剂。直接用于治疗疾病是药品而不是保健品。保健品都有其特定的保健目的，但不能速效，需要长时间服用可使人受益。

市场上的保健品很多，按功能分主要有以下三大类：健脑益智类、补充营养类和增强免疫类。需要父母分辨仔细，谨慎挑选。

健脑益智类

健脑益智类保健品主要有富含 DHA 和 EPA 的保健品，如大家熟知的鱼肝油等。这类保健品也是最受人欢迎的保健品。

补充营养类

这类保健品主要是为了补充某种营养素。有大家熟悉的维生素以及微量元素。不要小瞧任何一种营养元素，任意一种元素的摄入量不足，就会影响孩子身体的正常发育。

增强免疫类

有些父母以为从小提高孩子免疫力，以后就不会生病了。源于此种想法，好多家长从小就开始给孩子服用能增强免疫力的保健品。起免疫作用的主要是蛋白质和维生素 C，这两种营养素是人体所必需的营养素。其中，蛋白质是人体生长发育的物质基础，维生素 C 能增强人体免疫力。

当前我国营养保健品品种繁多，琳琅满目，货源充足。商家和厂家为促销所发布的广告多得令人眼花缭乱。如何看待这些广告，能否根据广告选择保健品，则是一个必须考虑的问题。

首先应当明确，商品广告一般只讲优点，不讲使用限制和缺陷。例如，有的保健食品广告把产品讲得神乎其神，常常只告诉你适用于哪些特定人群，但不告诉你适宜使用的特定人群之外的一般人经常食用会不会带来不利，常常让你以为人人适用，用后必定有益。再就是商品广告适当夸大保健作用，这是常有的事。也还应看到，由于我国的市场经济还不成熟，假冒伪劣商品还经常出现，虚假广告也常有发生。

营养保健品应当对人体绝对无害，但当前相当一批产品却对人体具有毒害作用。历次抽检都会发现不少不合格产品。例如，在抽检燕窝产品时，发现有的细菌总数严重超标，有的已腐败变质。甚至许多加药保健品，人们长期食用是否会对身体产生危害，连厂家也不知道，因为他们并没有做过类似的毒性试验。

鉴于上述情况，购买儿童营养保健品时不能单纯凭着感觉走，也不能只是跟着广告走，应该学习一些起码的营养保健知识和商品常识，科学地选择，最好多听听医生的意见。

食品营养专家认为，营养来自食物，一日三餐中包含着最好的营养。合理的膳食结构可以最大限度地保持营养的平衡。人们每日所吃的五谷杂粮、肉、蛋、奶、水果、蔬菜等，都含有不同的营养成分，它们基本上能保证儿童所需的营养。但因为保持健康的身体是件很不容易的事，所以大多数情况下，人的营养并非处于平衡状态，总会在某个时期、某个阶段缺乏这种或那种营养物质，即人们常说的营养不良。这时最好的办法是去看大夫，专家会告诉家长怎样去补充所需的营养。由于近年来保健食品发展很快，加之广告大力宣传，使得家长们过于依赖保健食品的功效，盲目地买回一大堆营养品、保健品给孩子吃，以为营养多了没有坏处，结果非但没有补充营养，反而会影响其他养分的吸收，造成更大的不平衡。因为没有一种营养是多多益善的，哪种营养过了量都是有害的。

保健食品作为一种食品虽说不是药，但有一定的功效，具有针对性，绝对没有一种人人都适合的保健品，因此只能有针对性地选择保健食品。而孩子如果很健康，就没有必要再去吃保健食品了。

儿童正处于发育期，一些家长觉得自己的孩子比别人的孩子发育慢，就给孩子吃促进生长发育的保健品。殊不知这些保健品中的激素成分会使孩子性早熟，甚至异性化，已有不少家长和他们的孩子尝到了苦果。目前已经被证实的，长期服用会导致性早熟的保健品有人参、花粉、蜂王浆、蚕蛹、哈士蟆、鸡胚等。

性早熟的孩子身高看起来比同龄人高，但实际上他们的骨骼发育超前，出现闭合，也就骨骼不会再生长，身高不会再提升，最终导致比同龄人要矮小。

有些保健品中含有激素，滥用保健品还会使孩子肥胖，这种肥胖并不是营养过剩而致，而是一种畸形肥胖。

鉴于此，家长们给孩子补充保健品时可千万不要盲目。

另外，给孩子服用保健品时要注意以下两点。

服用保健品要适宜

要因人、因时而异，选用合适的保健品，如维生素缺乏，选用补充维生素的保健品；胃肠功能不好，可以选用微生态制剂。有些家长非常有"忧患意识"，孩子本身很健康，但怕孩子视力不好，听说"吃鱼肝油补眼睛"，就每天让孩子吃十多粒鱼肝油丸。且不说"吃鱼肝油补眼睛"这种说法本身就有待商榷，更不用说每天让孩子吃那么多，长久下去，会导致孩子发育受影响，甚至出现了早期肝硬化的兆头。

有些家长更是一次给孩子服用好几种保健品，以便能补充多种营养。这样是不可取的。保健品本身对身体就会有一定副作用，加上不同的保健品之间混用，对孩子的健康很不利。

不要超过每日的建议量

中国有一句老话叫"过犹不及"，凡事都有一个度。服用保健品也是。虽然保健品不是药品，但从某方面讲，它含有一些药品的成分及功能，无论是天然或合成保健食品，吃过量都会形成毒副作用和增加代谢负担。

就连保健品中相对安全的是 B 族维生素、维生素 C 和鱼油仍要注意，不要超过每日建议使用量。

不宜让孩子比赛吃饭

有些家长进餐时，常常采用比赛的办法促使孩子多吃、快吃。孩子为了争得第一或获得奖赏，便不顾一切地把饭菜往下吞。这样做，表面上似乎收到了满意的效果，但事实上，对身心的健康发展却有很大的不良影响，比赛吃饭会影响消化液的分泌。在比赛的过程中，由于大脑皮质产生相应的兴奋中心，孩子把注意力集中于比赛活动，极易导致唾液腺、胃腺、肝脏和胰腺等消化腺功能的降低或抑制，消化液分泌量减少，影响孩子对食物的消化。比赛吃饭时，孩子为了获得奖赏，往往把过热的饭菜吞入肚里，孩子口腔、咽部、食管等消化道的一些部位容易遭到烫伤，不仅影响孩子的消化功能，而且为孩子以后的进食造成很大的困难。由于孩子吃的过快过猛，极易导致食物呛入气管，引起呼吸窒息，甚至危及生命。比赛吃饭时，孩子为了争速度，往往把大块食物塞进嘴里。很少或不加咀嚼就强咽入肚，不仅为消化系统带来了困难，而且也影响孩子对营养的吸收。比赛吃饭时，孩子往往处于高度的紧张状态，长此以往，会影响孩子神经系统的正常发育。常常采用比赛的办法促使孩子吃饭，容易使孩子形成不良的进餐习惯和事事讲条件、提要求的行为，使孩子失去主动进餐的积极性；甚至产生厌食现象。

比赛吃饭，也往往导致部分孩子吃不饱或吃得过饱等现象产生，影响孩子的健康成长。

让孩子自己决定吃多少

正在快速生长发育的儿童，活动量大，热量消耗多，饭量也大。一天应吃多少粮食还要根据个人的活动消耗而定。好动和不好动的孩子的饭量也是有差别的，副食吃得好坏也影响主食量。如优质蛋白质食物吃得较多，肉类食物吃的也较多时，主食需要量就要少些。一般进入生长发育快速增长的少年，每天需主食量为 400 ~ 600 克。

副食以鸡、鸭、鱼、肉、蛋等富含蛋白质食物每天应该摄入总量为 50 ~ 100 克，若经济条件差，也可以黄豆制品代替。100克豆腐相当一个鸡蛋和 50 克瘦肉蛋白质的量。如果不吃肉也不吃豆制品，蛋白质完全来自粮食，这从数量和质量上都不能满足生长发育的需要。也就是说每天都要吃点儿肉，不吃肉不能满足身体营养的需要，是不利健康康的。

如果有条件，每天最好喝一杯（250 克）牛奶，这对补充钙和优质蛋白质，促进生长发育是非常有好处的。因为奶类食品中所含的钙数量多而且吸收率高。

在选择富含蛋白质食物时，同样要注意副食品种也要多样。因为尽管都是富含蛋白质的食物，但它们所含其他营养素也很不同，所以不能互相代替。如鸡蛋不能代替肉，因肉类中的铁吸收利用率高，而鸡蛋中的铁吸收率不高，牛奶也不能代替肉，因牛奶属贫铁食品。

虽然儿童食欲相当旺盛，不过，在兴奋、疲倦、运动过度、睡眠不足、生活不规律……时，也会出现短暂性的食欲不振。这时不必固执于非要他摄取一定的量，也不要强迫他吃饭，能吃多少就让他吃多少，以免影响孩子的进食情绪。

和家人共同进食时，有时因为太过热衷说话、看电视或和兄弟打架，而使饮食中断。有这种情形时，父母最好让他独处，不要让他养成边吃边玩的习惯。

孩子吃饭不宜太慢

吃饭太慢是孩子的坏习惯。许多家长为了让孩子顺利地吃完饭，想尽了各种办法，如哄、骗、吓、许愿等。可是，孩子仍然无动于衷，一顿饭下来，总要一两个小时，对此，家长束手无策。

孩子吃饭慢有两种情况，一是动作较慢，无论吃饭还是干别的事情都不慌不忙，即所谓"慢性子"；二是吃饭不专心，他们吃饭时要这里走走，那里看看，或一边看电视或连环画一边吃。在纠正孩子吃饭慢时，两者一定要区别对待。

纠正慢性子的孩子，家长不能着急，应该逐步去改进孩子习惯，一朝一夕便见效是不可能的。可是，对这种孩子，家长只要能在孩子吃饭时巧妙地给予指导，改进也并不困难。

此外，应根据孩子的生理特点，做一些适合孩子吃的饭菜。

对于边吃边玩的孩子，也可以采取提醒和鼓励的方法。同时，家长也要给孩子做出榜样。如爸爸边吃饭边看报纸，或者妈妈吃饭时不住地看电视中的连续剧，却要求孩子专心致志地吃饭，后果会不言自明了。

但是，对这种孩子可以采取一点强硬的措施，如吃饭前声明。如果别人都吃完了，就要收拾碗筷，并不准继续吃，而且一定要说到做到。孩子在经历了这样的一两次"挫折"之后，就会有所改进。

另外，还有一种情况应该注意：孩子若在饭前吃了大量的零食，吃饭会没有食欲，吃起饭来磨磨蹭蹭且饭量极小。这时，家长应帮助孩子改掉吃零食过多的习惯，而不是加快吃饭速度。

无论何种原因造成的吃饭慢，家长都不应该大声斥责甚至打骂孩子。而应该为孩子制订进食的时间表、安排固定的位置，并尽量与家长同时进餐。这样会有利于改掉吃饭慢的毛病，对孩子吃饭的不正确方法也可以进行具体的指导。

第十三章
青少年膳食指南

青少年对营养有什么特殊需要

青少年正处在青春期，身体生长发育旺盛，体内各个器官也逐渐发育成熟，在生理、心理方面都发生一系列变化。这一时期的巨大变化，使得青少年对食物所提供营养素的要求，既有别于儿童期，也不同于成人期。

因此，青少年的膳食要根据其年龄特点，合理安排，以保证其对营养供给的特殊需要。

需要大量优质蛋白质

蛋白质是构成细胞和组织的基本材料。青少年身高、体重的增加、器官的成熟需要更多蛋白质。蛋白质供应不足，就会影响发育。

成年人一般每天需要50～90克蛋白质，而13～15岁的青少年每天需要80～85克蛋白质，16～20岁的青少年每天需要85～100克蛋白质。青少年应多食一些动物性食物和豆类食物，以补充足量的优质蛋白质。

需要大量能量

青少年需要的能量比婴幼儿、成年人多。因此，应多吃含能量的食物。

需要大量维生素

维生素是维持身体正常生长和调节机体生理功能的重要物质。青少年的需要也比其他年龄阶段的人多。缺乏维生素，容易引起各种维生素缺乏症，从而使发育迟缓，发生各种疾病。因此，青少年应多吃含维生素丰富的食物。

需要足够矿物质

矿物质需要量虽然很少，但不可缺少，供应不足就会影响发育。比如，缺钙可影响骨骼、牙生长；缺碘容易发生甲状腺肿；缺铁影响血液细胞生成，女青少年容易发生贫血；缺锌可使生长迟缓、食欲欠缺、性腺萎缩。因此，应注意食物多样化，及时补充身体所需要的各种矿物质。

如何平衡青少年的膳食

平衡膳食是一种科学的膳食，对青少年来说，在营养膳食中，要求必须做到如下几条：

要杂食而不偏食

目前青年男女中（尤其在女性中）有一种"素食风"。认为素食使人苗条健美，荤食使人肥胖臃肿。但是从营养学的角度来看，素食所提供的营养素，特别是蛋白质、磷脂和某些无机盐的质量，不足以满足人体生长发育和维护健康的需要，而荤食提供的蛋白质、钙、磷、脂溶性维生素都优于素食食物，所以千万不要偏食、拒食荤。

任何单一的食物都不能满足青少年对各种营养素的需要。青少年膳食要达到平衡，必须同时摄取品种多样的食品，既要有鸡、鱼、肉、蛋等动物性食物，也要有谷类、豆类、蔬菜、水果等植物性食物。只有将多种食物比例适当地合理搭配起来进食，才能达到合理的营养。

切勿挑食

青少年一定要杜绝挑食。此时期是生长发育最旺的时期，同时需要各种营养素。只有同时进食种类齐全、比例适宜、数量充足的混合食物，才能充分发挥食物中各种营养素的营养效能。这一阶段，特别需要维生素A。胡萝卜素在人体中可转变成维生素A，可是偏偏富含胡萝卜素的胡萝卜具有一种特殊的异味，使多数青少年，把它挑出食谱之外。目前青少年胡萝卜素的摄入量比10年前大幅度下降。原因之一，就是青少年挑食。

定时定量，不要暴饮暴食

随着人民生活水平的提高，各种交往需要礼尚往来的应酬，使青年人进馆子或摆宴席的机会大增。大吃大喝、暴饮暴食的现象屡见不鲜。人们一日三餐吃过的食物，必须经过胃的加工，再经胆汁、胰液、肠液等消化液的化学作用，消化成易于接收的物质后才能被吸收利用。但消化道的容量、消化液的分泌量都有一定限度。频繁使其超负荷工作，就会破坏胃、肠、胆、胰等脏器的正常生理功能，而产生肠胃炎、胃扩张、胰腺炎，进而诱发心脏病等，后患无穷。

早餐要吃好

不吃早餐在青少年学生中越来越严重，是十分有害的。因为青少年一天的活动以脑力劳动为主。进行脑力劳动时，脑细胞需要大量的氧和糖。人的大脑重量不到体重的1/40，但耗氧量却占全身总耗量的1/4。一般情况下，人体到了早晨，血糖已经到了较低水平。没有早餐的补充，处于低血糖水平的工作状态，对身体不利。所以，早餐一定要吃好。

早餐最好有蔬菜

青春期是人生长发育的重要时期。如果在饮食上供给不合理，容易导致各种营养缺乏症，从而直接影响青少年的身体发育。早餐作为青少年重要膳食的一部分，吃点儿蔬菜，对其生长发育有极大的好处。

青少年早餐的重要性很容易被忽视。上午是大多数青少年学习和活动的重要时期，需要早餐所提供的热量。实际上，青少年早餐摄入量，应达到一天总热量的1/3。

青春期的早餐应该是将蔬菜和面食、奶、花生、豆类食品及少量动物性食品适当搭配在一起。很多青少年的早餐多半是奶制品、鸡蛋、豆浆、稀饭、面包、油炸食品等酸性食品，这类食品尽管富含碳水化合物、蛋白质和脂肪，但却无蔬菜提供的胡萝卜素和多种水溶性维生素，以及钙、钾、镁等无机盐，而这些营养素都属于碱性。因此，如果能在早餐中加入蔬菜，就能做到酸碱平衡。

要注意多补充能量

青少年和婴幼儿、中老年人相比，需要更多的能量。这是由青少年特殊的生理特点所决定的：

首先，青少年活动最多，活动量最大。青少年活泼好动，喜欢参加各种体育锻炼和文化娱乐活动，因此，活动多，活动量也大。

其次，青少年身体发育迅速。据统计表明，青少年时期，身高和体重迅速增长，男性青少年平均身高增加35.5厘米；女性青少年平均身高增加23.5厘米；男性青少年平均体重增加31.2千克，女性青少年平均体重增加24.1千克。内脏器官和性器官也发育成熟，骨骼增长、肌肉壮大、器官成熟都需要更多的能量。

再次，青少年学习紧张、工作繁忙。青少年大多在校求学，有的刚刚步入社会，工作也比较繁忙。中学、大学的学习生活比较紧张，消耗的能量比较多，刚参加工作，为了尽快熟悉业务、掌握技术，要付出更多的劳动，也需要更多的能量。

总之，青少年应注意补充能量，不能因怕身体发胖而不吃含脂肪、糖类的食物。蛋白质、脂肪、糖是产生能量的营养素，应保证每天的饮食都能供应足够的能量。

青少年不宜吃素

所谓吃素，就是指只食用植物性食物，而不食用动物性食物。青少年正在生长发育时期，不仅营养要充足，而且种类要齐全，比例要合理和平衡，才能保证生长发育的需要。长期吃素不吃荤，会对身体造成危害，可表现在多方面：

首先，吃素容易缺乏优质蛋白质。动物性食品的蛋白质含量高、质量好，接近人体组织的蛋白质，摄入后可缩短其利用过程，更适合人体需要。除大豆外，一般植物性食物所含人体需要的蛋白质数量少，且质量差，营养价值低。

其次，吃素易导致缺钙。钙是构成骨骼的主要材料。植物性食物虽含有一定数量的钙，但没有动物性食物所含的钙容易被人体吸收。因此，长期吃素不仅影响长高，而且还容易得软骨病。

最后，吃素容易导致缺乏脂肪。植物性食物含脂肪少，长期吃素会因缺乏动物脂肪而使健康受到下列影响：

（1）素食一般口味差，影响食欲，也缺乏饱腹感。

（2）长期吃素可导致体内所贮存脂肪和热能不足，在热能需要量大的情况下，不得不动用机体组织蛋白供热，对于生长发育无异于釜底抽薪。

（3）容易使组织器官受损。皮下脂肪是全身的屏障，有保护组织器官的作用。长期吃素者大多体脂不足，身体消瘦，机体的组织、器官受到伤害的机会必然增多。

（4）容易影响脂溶性维生素的吸收。脂肪是脂溶性维生素 A、维生素 D、维生素 E、维生素 K 的溶剂，即这些维生素必须经脂肪溶解后才能被人体吸收利用。长期素食，会造成机体内脂肪新陈代谢紊乱，以致引起各种脂溶性维生素的缺乏，尤其导致维生素 A、维生素 D 的缺乏。

（5）容易造成维生素 B_{12} 缺乏症。维生素 B_{12} 中含有少量的微量元素钴，它只有在肉类和奶制品中才含有。长期吃素的青少年身体易缺乏维生素 B_{12}，可发生神经损害。其典型症状是，心跳加快，妄想狂和极度疲劳。

由此可见，长期吃素，对青少年的生长发育和身体素质的提高都是不利的。值得注意的是，作为长期吃素的主要人群——女性，尤其不宜长期吃素，女性体内脂肪本来过少，再长期吃素不但可能影响健康，还会影响美丽。研究表明，如果少女体内的脂肪总量少于体重的 17%，皮肤便会失去丰腴和光泽，变得粗糙和干涩，而且影响正常的性发育——月经姗姗迟来，性器官发育缓慢，乳房不丰满，臀部脂肪少而不突出，从而缺乏女性身体特有的曲线美。

要多吃含维生素 A 的食物

维生素 A 是脂溶性维生素，它只溶于脂肪而不溶解于水。维生素 A 对青少年的人体的正常发育、体内生理功能的调节具有重要的作用。

（1）促进人体生长发育。维生素 A 能帮助骨骼钙化，促进牙齿的发育和增强牙齿的坚固性。

（2）参与视网膜内视紫红质和机体积膜的组成。人眼的感光细胞中有一种感光物质——视紫红质，视紫红质含维生素 A 的多少，决定人眼在暗处能看到东西的程度，缺少维生素 A 就会引起夜盲症。维生素 A 还是机体积膜的组成成分，缺乏维生素 A 可能会使上皮细胞发生病变，器官的抵抗能力降低，很容易感染各种疾病。

（3）预防某些癌症的发生。维生素 A 对肺癌、乳腺癌、子宫颈癌、膀胱癌等具有预防作用。

（4）每个青少年都希望自己的皮肤滑润、细腻，也希望自己的眼睛明亮、健康，希望头发多而浓密且富有光泽。固然，适当地使用美容化妆品可以使皮肤滑润，使头发浓密而有光泽，但是营养却会使你更加青春焕发，尤其是维生素 A 的作用，比任何化妆品更有效。缺乏维生素 A 的人，首先反应在面容上，皮肤往往粗糙、干裂，头皮屑增多，无法用洗发水来去掉头屑。引起头屑的原因很多，如真菌感染等，但缺乏维生素 A 也是重要原因之一。在饮食中如增加了猪肝、菠菜、胡萝卜等含有丰富维生素 A 的膳食后，皮肤发痒等症状可有好转，头发也会恢复到过去的光泽。

（5）缺乏维生素 A，还常表现出皮肤发痒，眼睛有烧灼感，并对灯光、阳光很敏感。日常生活中也常觉得双眼疲劳、头疼等，身体对疾病的抵抗力下降。缺乏维生素 A 的另一种现象是夜间视力减弱。因此缺乏维生素 A 严重时，便会得夜盲症。经常接触阳光和其他耀眼光照射的人，对维生素 A 的需要量就要增加。

青少年每天需要 5000 ~ 10000 国际单位的维生素 A。胡萝卜素是获取维生素 A 的主要来源。当然胡萝卜素不仅仅只存在于胡萝卜中，其他如杏、白薯、菠菜、冬瓜、甘蓝菜等食物中也有丰富的维生素 A。另外在鱼肝、猪肝、蛋黄、黄油和奶油中也有丰富的维生素 A。生吃胡萝卜并不是好的饮食习惯，因为生胡萝卜中的胡萝卜素不容易被消化吸收，只有煮熟后，尤其用油炒过后，维生素 A 溶解在油脂中，才容易被人体吸收。

不过，过多地摄入也会引起中毒，如每日摄入超过 50000 国际单位便可产生中毒，即维生素 A 中毒。

吃富含铁和维生素 C 的食物

铁在人体中的含量只有 3 ~ 5 克，它在人体中的量虽然少，可是作用却很大。

人体的铁大约有 65% 存在于血液里。大约 5% 和蛋白质结合，存在于肌肉里；30% 贮存在肝、脾、骨髓和肠胃黏膜上皮中。从铁在人体的分布情况可以看出，它在血液里最多。血液里有大量的红细胞，红细胞的主要成分是血红蛋白，铁是血红蛋白的重要成分，如果人体内铁供应不足，血红蛋白就会减少，影响细胞的形成，红细胞数量就会减少，导致缺铁性贫血，也叫营养性贫血。血红蛋白减少了，人的皮肤就失去血色，变得苍白。此外，血红蛋白能和氧、二氧化碳结合，具有运送氧和二氧化碳的功能，如果血红蛋白减少，氧气运送不足，没有充足的氧气供组织细胞进行新陈代谢，二氧化碳不能及时运出时，这样就使人感到疲乏无力，时间长了，身体必然变得衰弱，容易得各种疾病。

正常情况下人体的铁来源有两种：一、红细胞破坏所释放的铁；二、饮食中所供给的铁。青少年一定要注意吃含铁丰富的食物，因为青少年新陈代谢极为旺盛，生长发育很快，在这阶段，他们每天需铁量为 1.2 ~ 2 毫克；女孩月经期间，每天需铁量 3 毫克。如果青少年不注意进食含铁丰富的食物，就会出现缺铁性贫血。含铁较丰富的食物有动物肝脏、蛋黄、豆制品以及洋姜、芹菜、香菜、豌豆苗、胡萝卜、油菜等。

应当注意的是，在多吃含铁食物的同时，还要适当多吃含蛋白质的食物和含维生素 C 的食物。这是因为血红蛋白由铁、蛋白质及色素组成的，光有铁，没有蛋白质仍不能形成血红蛋白。

维生素 C 可以提高铁在体内的吸收率。食物中的铁在肠道中的吸收率不高，尤其植物性食物，吸收率更低。如大豆中的铁，在肠内的吸收率只有 7%，小麦只有 5%，蛋类为 8%。动物性食物中的铁，在肠内吸收率虽高些，也只有百分之十几。维生素 C 可以增加铁的溶解度，有利于吸收。

饮食中维生素 C 不能满足需要时，可致维生素 C 缺乏症，也称为坏血病。坏血病是具有出血倾向的一种营养缺乏病，如牙龈出血、皮下出血、瘀斑、牙齿松动等一系列表现。

维生素 C 主要食物来源为新鲜蔬菜和水果，如青菜、韭菜、菠菜、柿子椒等蔬菜，以及柑橘、红果等水果。野生植物如苋菜、刺梨、沙棘、猕猴桃及酸枣中维生素 C 含量尤其丰富。我国建议膳食维生素 C 的供给量，青少年约为 60 毫克。

多吃些含碘食品

青少年时期，人体新陈代谢更加旺盛，生长发育十分迅速。因此，需要的营养物质较多。其中碘这种微量元素是不可缺少的，如果碘缺少了，对人体健康就会产生一定的影响。

在人的颈部喉头之下，有一个重要的内分泌腺，叫甲状腺。甲状腺能分泌甲状腺激素，甲状腺激素在人体内有重要作用，它能促进体内的新陈代谢，加速体内的各种物质的氧化分解过程，它还能提高神经系统的兴奋性。更重要的是它促进生长发育，特别是促进神经系统、骨骼和生殖器官的发育。但是甲状腺分泌甲状腺激素需要随时供应原料——碘，也就是说碘参与甲状腺激素合成，如果食物中含有充足的碘，甲状腺就能顺利完成分泌甲状腺激素的功能，满足人体新陈代谢的需要，如果食物中长期缺乏碘，甲状腺合成甲状腺激素的原料不足，就会引起甲状腺增生，在脖子上突出一大块肿物，不但不美观，还会压迫到邻近的组织。例如压迫气管、食管，出现吞咽困难等。

通常成年人平均每日碘的推荐量为 150 微克，青少年则为 160 ~ 200 微克。青少年要不断补充碘，消除"隐性碘饥饿"状态，维持机体内各生物功能的正常运行，从而增进脑的健康，才能发挥人更大的聪明和才智。

人体所需要的碘，一般都从饮水、食物和海盐中获得。含碘高的食物主要为海产的动植物如海带、紫菜、海蜇、海虾、海蟹、海盐等。我国使用的"碘盐"和"健康平衡盐"是人们补充碘和无机盐的有效方法。

青少年要多吃点儿含钙食品

人体中的无机盐，以钙的含量为最多，成人体内含有 700 ~ 1400 克，占人体总重量的 1.5% ~ 2%。钙对人体的生长发育具有很重要的作用。

青少年身体正在生长发育，一定要多吃点儿含钙丰富的食物，以补充身体对钙的需要。

钙是构成骨骼和牙齿的重要成分。钙在骨骼中以磷酸钙、碳酸钙的形式存在。没有钙或钙缺少，骨骼的发育就受影响。钙和镁、钾、钠离子在体内保持一定比例，可以发挥抑制肌肉、神经的兴奋作用。如果钙摄入量不足，容易使神经、肌肉兴奋性增强，很可能引起抽搐。

钙在人体内还具有激活机体中的酶、增强机体代谢的作用。钙还是凝血的重要因素，能促进血液凝固。如果人摄入钙不足，使血液中缺钙，当身体某一部分遇到损伤时，就可能流血不止。

简而言之，青少年为了身体长高，牙齿换齐出全和不产生其他缺钙症，就应该多吃一些含钙丰富的食物，如牛奶制品、鸡、贝类、豆类制品、山楂、橘子以及坚果类食品。

爱运动青少年的饮食安排

很多青少年都喜爱运动，而参加运动和一般学习、工作不同，身体消耗的营养物质要多很多，如果得不到补充，身体就缺乏锻炼的物质基础，要想提高运动水平、取得较好的成绩是不大可能的。因此，爱运动的青少年在饮食方面，应和普通青少年有所区别，在饮食安排上，注意以下几点：

能量供给要适当

每天从食物中摄取的能量，应考虑除青少年每天生活、学习、劳动所消耗的能量外，再加上当天运动量所需要的能量。据研究，一般运动所消耗的能量大约125千焦。因此，爱运动的男女青少年在饮食中都应多摄入125千焦的能量。如果运动一段时间后，体重没有多大变化，基本保持稳定状态，说明能量供应合适。如果参加运动一段时间后，体重明显减轻，可能是能量供应不足；

体重明显增加，可能是能量供应过多。能量供给过多过少对身体健康都不利。

身体需要的各种营养素要齐全

人体每天都需要补充蛋白质、脂肪、糖、矿物质、维生素和水，还要适量补充膳食纤维。爱运动的青少年对优质蛋白质、维生素、矿物质的需要量更多一些。青少年的饮食要增加动物性食物的分量，多吃一些新鲜蔬菜、水果。

时间安排要科学

刚吃完饭不宜进行剧烈运动，刚刚结束运动也不宜立即吃饭，否则会影响消化系统、神经系统和其他系统的正常工作，对身体不利。应尽量使吃饭时间和运动时间有适当的间隔。

体弱多病青少年的饮食安排

机体抵抗力差、营养水平低的瘦弱型的青少年，其健康状况必定不佳。不但承受不了艰巨的学习压力，而且常常受到疾病的侵扰。究其原委，大抵都是身体的一个"虚"字作祟。"虚者补之"是中医的治疗法则，应贯彻"食补"的方针，选择合适的补品。

进补前，应对青少年的健康状况有全面的了解，有可能的话，应先到医院检查一下，然后确定如何补法。虚症包括气虚、血虚、阳虚和阴虚等几种情况，应区别性质而治之。

气虚病人，表现为气短、心慌、失眠、头晕、四肢无力和易出汗。可选用补气益血的食物，如瘦肉、火腿、牛肉、鸽肉、黄鳝、红枣、鸡蛋、莲子、木耳、海参、花生等。

血虚病人，表现为面色萎黄、唇色淡白、心悸失眠、贫血及各种出血症。应选用补血、养血食物，如羊肉、牛奶、野鸭、海参、龙眼肉、花生、猪肝、猪心、葡萄、胡萝卜、菠菜、豆制品等。

阳虚病人，表现为畏寒喜暖、阳痿、遗精、口淡不渴、胃腹寒痛等。可选用壮阳益气之食物，如糯米、狗肉、大头菜、羊肉、鹿肉、虾、核桃和红糖等。

阴虚病人，表现为咽干口燥、津液不足、手心发汗、大便干燥、夜间盗汗等。可选用滋阴养液的食物，如甲鱼、龟、鸭、银耳、豆腐、梨、兔肉、蜂蜜、芝麻、海带等。

体弱多病的青少年，在日常膳食中应摄入足量的优质蛋白和优质脂肪，以满足机体修补细胞、产生抗体、生成各种酶物质和提供热能的需要。动物性蛋白如肉、蛋、奶、禽、鱼等应交替经常食用，不可短缺。同时，各种新鲜水果、新鲜蔬菜、食用菌类、干果类和各种海味都应注意同时摄取。力争使日常膳食中营养素全面均衡摄入，不致偏废才好。这样，身体才可一天天强壮起来。

课间加餐的好处

所谓课间加餐是指每天上午（一般为上完第二节课后）让学生吃些点心、面包、牛奶等食物。实践证明，这种课间加餐对提高学习效率、促进生长发育及保证健康都大有好处。

首先，学生生长发育快、活泼好动、新陈代谢旺盛需要的营养多，特别是大脑只能利用血中葡萄糖作为能量，大脑活动要随时从血液中提取葡萄糖，血液中 2/3 的葡萄糖被大脑消耗掉。学习越紧张，需要的能量越多。为了保证血中葡萄糖的水平一直比较高，有必要第二节课后加餐一次，使将要降低的血糖再次升高，以供身体，特别是大脑所需。

其次，中小学生活泼好动，能量消耗比一般人大，即便早餐吃得很好，但是因为早餐进餐比较早，上午 6 点多钟吃完上学，经过几个小时的活动，到 10 点多钟，能量已消耗得差不多了，尤其是一些家庭离学校比较远的学生，要乘车、走路，消耗得更快，上完第二节课后，就会产生饥饿感，有的甚至感到精力不集中、头晕。如果不及时补充食物，就会影响学习，时间长了也会影响身体健康和发育。

再次，学生胃容量都比较小，食量不大，尤其是低年级小学生，刚刚从幼儿园的一日多餐过渡到一日三餐，胃肠消化规律还没有完全适应，容易饥饿，影响学习。课间加餐可以弥补上述不足，使学生逐渐适应。

另外，根据目前的经济条件、生活水平和饮食习惯，早餐多为淀粉类食物，脂肪及蛋白质均较少，甚至有的学生来不及吃早餐就去上学。因此，早餐的营养不能满足身体的需要势必影响生长发育和学习效果。如果课间加餐，将会对学生的营养有所补充。

随着生活水平的提高，学生的身体状况及营养条件都有所改善，但由于青春期的特殊生理特点，以及诸种现实情况使然，使得青少年营养缺乏仍比较普遍，通过课间加餐的办法可得到适当的补充。但要注意的是，课间加餐不宜吃得过多，过多会影响午餐的食欲，午餐吃不好对身体健康、学习更不利。一般认为，课间餐能量摄入的数量以占全天总能量的 10% ~ 12.5% 为宜，相当于早餐的一半或午餐的 1/3。

第十四章
考生膳食指南

考生更需注意膳食平衡

将要参加考试的考生脑力劳动的强度是相当大的，许多考生因学习紧张而出现头昏脑涨，精力不足，甚至出现暂时性低血糖、神经衰弱、失眠等症状，导致学习效率下降。为保证学生的学习和健康，除了要引导学生科学地安排学习时间，坚持正常的休息和参加适当的体育锻炼之外，还必须在饮食上加以调养。

饮食营养要均衡

那种认为"只吃一种或某种食物便可以培养出优秀大脑"的观点是不现实的，为了满足食物健脑的要求，最好的办法是把作用不同的营养物质合理而巧妙地搭配起来。只有这样，才能保证身体及大脑对营养物质的需求。

膳食中首先要有足够的主食（粮食），以提供大脑充足的糖和热能。脑细胞对于库存糖的波动最敏感，因为脑细胞只有从糖这一种营养物质中获得能量。如果主食不足，使血糖下降，人的思路就会变得迟缓和混乱。

膳食中要有充足的蛋白质，优质蛋白食品应占蛋白质总供给量的1/2，每日补充些鸡蛋、瘦肉、动物肝脏、牛奶、豆制品、鱼、虾，这些物质能提供优质蛋白质、卵磷脂、胆碱、大豆磷脂、多不饱和脂肪酸等构建大脑的重要物质。

尽量合理安排一日三餐的饮食

三餐分配为早、晚各占总摄入能量的 30%，午餐 40%。考生如不适应可适当在上、下午各加餐一次，二次加餐各占 5%。晚餐后可适当吃些水果，如晚上复习功课较晚，可加夜餐适量，提倡睡前喝牛奶或酸奶。考试当天的早餐一定要吃饱，满足一上午热能的需要，以充沛的精力完成上午的考试，避免因热能摄入不足，出现饥饿感而影响第二科的考试，或在两科休息时间吃点儿糖、巧克力、小饼干等，但量不可过多，否则影响午餐及下午的考试。每餐不可过饱，否则血液长时间集中于消化器官而引起大脑缺血，影响学生集中全部精力答题。家长应尽量烹制学生爱吃且营养丰富的食物，但不要过于油腻，干稀搭配、清淡适口。

考生一日食谱

主食 400 克，牛奶 500 毫升，豆制品 150 克，畜禽鱼肉 250 克，蛋 100 克，蔬菜 500 克，水果 150 克，植物油 20 克，糖 15 克。

基本食谱

早餐：牛奶 250 毫升，发面饼 100 克，鸡蛋 50 克。

上午加餐：饼干 100 克，水果 50 克。

午餐：米饭 150 克，油豆腐烧肉 150 克，糖醋黄鱼 150 克，香菇萝卜汤 120 毫升。

午点：水果 50 克，果汁 100 克。

晚餐：饺子 150 克，小什锦 100 克，青菜豆腐汤 150 毫升。

晚点：牛奶 250 毫升。

参考食谱

香菇萝卜汤

原料：白萝卜 500 克，水发香菇 25 克，豌豆苗 25 克，料酒、食盐、黄豆芽汤各适量。

制作方法：将白萝卜洗净，去皮切丝，下入沸水中焯至八成熟，捞出放入大碗内；将水发香菇去杂洗净切丝，豌豆苗择洗干净，下沸水锅焯透捞出；锅中加入豆芽汤、料酒、食盐，烧沸后撇去浮沫，下入白萝卜丝略烫一下捞出放入汤碗内，香菇丝也烫一下捞出放入汤内，汤继续烧沸撒上豌豆苗，起锅浇在汤碗内即成。

小什锦

原料：花生米 100 克，胡萝卜 25 克，柿子椒 25 克，芹菜 25克，苗笋 25 克，黄瓜 25 克，食盐、味精、麻油各适量。

制作方法：把花生米用开水泡 30 分钟，去皮煮熟用盐拌匀；柿子椒、胡萝卜、芹菜、苗笋择洗干净，切小丁用水烫一下，沥干水分用盐拌匀；黄瓜消毒洗净，切小方丁；各种原料盐渍后控净汤水加味精麻油即可装盘。

虎皮豆腐

原料：鲜豆腐 250 克，瘦羊肉 50 克，青葱段 15 克，花生油 100 克，香油 10 克，酱油、料酒、水淀粉、高汤、葱丝、姜末、食盐各适量。

制作方法：羊肉切片，豆腐洗切成小骨牌片，放温油中略炸成淡黄色，随后放入肉片滑过，沥去余油，取小碗一个，放入高汤、食盐、料酒、葱姜末、酱油、水淀粉，青蒜段调成芡汁；锅内放底油 25 克，烧热放入肉片、豆腐片、芡汁，搅匀颠锅，使芡汁均匀挂在豆腐片上，淋入香油盛盘既成。

油豆腐烧肉

原料：猪五花肉 150 克，油豆腐 150 克，白糖 5 克，葱段 5克，食油 15 克，酱油 25 克，姜块 5 克、食盐 3 克。

制作方法：将油豆腐用刀一切两半，猪肉洗净，切成 1 厘米厚、3.5 厘米长、2 厘米宽的片；锅内放入食油烧热，投下肉片，炒至瘦肉变色时、加酱油炒上色，放入油豆腐和水 250 克，烧开后加食盐、白糖、葱段、姜块，改用小火烧 20 分钟左右即成。

蒸鱼丸

原料：鱼肉 100 克，馒头 15 克，鸡蛋一个，面粉 5 克，豌豆

15 克，葱 5 克，胡萝卜片、土豆片各 15 克，五香面、食盐、味精、香菜末、香油各少许。

制作方法：鱼肉择净骨和刺后剁碎，馒头用温水泡开，挤出水分，碾碎，鸡蛋打在碗里，搅匀，把剁碎的鱼肉、馒头拌在一起，加入鸡蛋，再加入五香面、食盐、味精、葱末、面粉，搅拌均匀，做成核桃大小的丸子；把胡萝卜片摆在碗底，上面摆入丸子，撒上豌豆，把土豆片盖在上面，浇入 150 克鱼汤或肉汤，上屉在旺火上蒸 20 分钟，最后淋几滴香油，撒上香菜末即成。

海带炖鸡

原料：鸡 100 克，水发海带 100 克，花生油 5 毫升，白糖 10 克，料酒、食盐、味精、葱、姜、花椒、胡椒粉各适量。

制作方法：鸡切块，海带洗净，浸泡后切成菱形块；将鸡放锅内加入凉水，烧沸后撇去浮沫，加入花椒、葱、姜、花椒、胡椒粉、白糖、料酒、海带，用中火炖一段时间，加入食盐、味精，炖至鸡肉熟烂即可出锅装盘。

高考前怎样合理饮食

每到高考前夕，家长都在为给参加高考的孩子开"小灶"，但究竟该给孩子吃些什么，家长却说不出所以然来。有些家长甚至盲目购买高档补品或所谓的健脑保健品，来给孩子进补。

诚然，学生在高考前一段时间，由于处于紧张的复习阶段，学习时间长，用脑量大，常会出现精力不足、头昏脑涨、失眠等现象，适当注意营养，是必要的，然而，补品并不能补充学生所需的营养，而且价格较贵，有时还有一定的副作用，所以高考前不宜盲目进补。

那么，高考前应怎么饮食才是合理的呢？

（1）要提供足够的主食。主食是人体热能的主要来源，足够的主食能提供充足的热量，有了充足的热量，人体才有动力进行各种生理活动。

（2）多吃绿色或橙黄色蔬菜和水果。这些食品富含胡萝卜素、核黄素、硫胺素和纤维素等，硫胺素和烟酸能通过对碳水化合物的代谢作用影响大脑对能量的需求；纤维素则可促进肠蠕动，从而有利于粪便的排泄，并可防止由于紧张的脑力劳动而出现的便秘。

（3）饮食多样化。高考一般都在暑期，天气炎热，食欲本来欠佳，加上学习紧张，过度疲劳，考生食欲可能更差，肠胃消化吸收能力也弱，因此，考生的食品要多样，饭菜要尽量做可口。为刺激食欲，也可适当用些酸、辛的调味品，让学生多吃一点儿，以保证各种营养素的供给，有益于学生学习和健康。

（4）适当多吃些牛奶、鸡蛋、豆制品、动物肝脏、鱼类、瘦肉等。这些食品不但能提供人体所必需的优质蛋白质，而且能提供构成神经组织和脑代谢的重要物质——卵磷脂。体内卵磷脂供应充足，可使人精力充沛。这些食品还可以提供胆碱，胆碱是乙酰胆碱的前身，而乙酰胆碱是神经细胞的重要传递物质，有增强大脑记忆力的作用。方便食品不能多吃，因为方便食品营养不全面，长久食用会发生营养不良。

（5）可适量食用核桃、花生、芝麻、葵花子等坚果类食物，作为辅助食品，这些食物中含有丰富的蛋白质、磷脂、维生素、植物油、无机盐等，对身体大有益处。

（6）还要注意不能吃的过饱。吃得过饱会使人昏昏欲睡，心理负担重，睡得不实，其结果更疲劳。家长千万不可劝食，考生决不可强食。

（7）考前"开夜车"要适量加餐。临考前考生对"开夜车"尤为热衷，但夜间加班更加重了大脑和心脏对维生素、蛋白质和热量的需要，家长要适时适量给以加餐，比如一杯牛奶、两片面包、一个香蕉，不仅可使考生精神轻松，还可以安然入睡。也可吃一小碗豆苗面片汤、两片烤馒头干，会使考生胃脘舒服，疲劳自消；一碗速食豆腐脑，几片咸菜、一块椒盐牛舌饼，这些少而精巧的可口的加餐，在夜间 10 时左右给考生食用。

考生饮食的三个"保证"

学生在考试期间大都处于脑力劳动强度大、学习时间长的紧张状态，因而常常会出现精力不足、精神难以集中、头昏脑涨、复习效率不高的现象，有的会出现暂时性的低血糖、失眠、神经衰弱等症状。产生这些现象的原因固然很多，但其中一个不能忽视的原因就是营养素不合理。学生在考试期间的饮食一定要保证以下三点：

要保证碳水化合物供给

考生在考试期间需要紧张的脑力劳动。由于脑组织 90% 的热能是由葡萄糖分解供给，而脑细胞中贮存的糖原很少，只能供应几分钟，大量的能量要靠血液输送来的葡萄糖供给，因此，碳水化合物是脑力劳动者经济而方便的热能来源。

考生在平时的用餐中，最好一日三餐都能进食适量的主食（米饭、面食）。比如，早餐配点儿饼干、点心、粥、面食，午、晚餐配点儿米饭、各种面食，在考试时可自备加糖的凉开水或含糖饮料。

保证蛋白质和脂肪供给

脑细胞内氨基酸是合成神经介质儿茶酚胺和 5—羟色胺的前体物质。蛋白质营养不良，可使大脑蛋白质减少；个别氨基酸不足也可引起神经系统紊乱及失调。因此，要给考生供给充足的蛋白质和必需氨基酸。大豆赖氨酸含量高，对脑的营养有特别意义，蛋、奶、鱼等动物蛋白质生物学价值高且易于利用，应优先供给。

考生早餐时可配点儿牛奶、鸡蛋、豆浆、豆腐脑、豆包等，午、晚餐配点儿清蒸活鱼、酱牛肉、香菇炖鸡、脆皮豆腐等。应尽量用植物油炒菜，因为植物油中含较多的对脑细胞非常有益的必需脂肪酸，但用量不宜过多。考试期间正值炎热的夏季，饮食宜清淡。

保证维生素和无机盐供给

维生素 A、维生素 B_2、叶酸等分别对维生素正常视觉、氨基酸代谢、脑及神经功能正常有密切关系。锌、铁、碘等无机盐对脑的记忆、中枢神经系统的兴奋性、脑氧供给有重要作用。

水果和蔬菜是维生素和无机盐的良好来源。所以，考生在考试期间，早餐最好能保证一个鸡蛋，可以吃煮鸡蛋、蒸蛋羹，午、晚餐配点儿酱猪肝、盐水猪肝、香菇炒油菜、炝芹菜、木耳炒菠菜、余丸子小白菜、青豆炒雪里蕻等。

总之，考生在考试期间要注意合理的饮食，粗细粮搭配，荤素兼顾，加餐时可进食各种时令水果，不要贪食太多的零食，不暴饮暴食，不偏食，定时定量摄食，养成良好的饮食习惯。考生家长应给考生提供一个清洁、安静、舒适的就餐环境，不要在进餐时谈论一些不愉快和有关学习上的事情，使考生在进餐时心情愉快，食欲良好，保证考生在考试期间获得足够的营养。

考生饮食"八要"与"八不要"

考生饮食"八要"

（1）要多食豆制品和鸡蛋。每天食用 80 ~ 100 克豆类食品，可保持精力旺盛，记忆力强。日食鸡蛋 1 ~ 2 个，可提供人体所必需的氨基酸。还要间隔地吃些瘦肉、鱼、虾、牛奶等，以利于摄取多种营养。

（2）要多吃蔬菜水果。蔬菜和水果中含有丰富的维生素、纤维素和矿物质，能加强胃肠蠕动，防止便秘，水果中的有机酸可促进消化，增强食欲。

（3）气候炎热要重视饮料。多喝绿豆汤可清热解毒，酸梅、橘子汁等酸性饮料可开胃健脾。有的考生应试前心情紧张，可用适量的莲子、桂圆和百合煎成汤，加糖饮用，可益智宁心。

（4）要特别注意饮食卫生。考试期间，紧张的复习会使考生的各种免疫力降低，腐败变质的食品、来历不明的饮料、积存的剩饭剩菜、未经洗涤的水果、生冷未消毒以及贮存过久的食品都不能随意食用，否则会引起消化道疾病，从而影响大脑功能，造成思维反应迟钝，影响成绩。考生一定要严把"进口"关。

（5）要多吃碱性食品。碱性食品可健脑益智，因为脑体液酸碱度与智商有关。在脑体液酸碱度允许范围内，酸性偏高时，智商低；碱性偏高时，智商高。为提高智商水平，要多吃碱性食品，如蔬菜、水果、糙米和麦片等食物。这类食物同时含充足的无机盐和维生素，对脑神经细胞的更新、调节起重要作用。建议考生多吃糙米、小米、黄豆、黑豆、面筋、腐竹、鸡蛋、鱼、猪肝、豌豆苗、竹笋、蘑菇、海带、木耳、菠菜、芹菜、韭菜、芥菜、扁豆、藕、芋头、酸枣、大枣、金橘、西红柿、苹果、核桃、芝麻、花生、松子、杏仁、腰果、开心果、葵花子等食物。

（6）要注意饮水。考试期间正是炎热的夏季，常会因为口渴喝水而影响考试。或者饮水过多，到考试时有上厕所的感觉。可以在水中加点儿盐。这样一来可以补充水分，另外，盐中的钠在体内有水钠潴留作用，考试时也不会因感到憋尿而分散精力。

（7）要合理安排三餐。平常要养成良好的饮食习惯，一日三餐的安排要合理，秉持"早餐吃好，午餐吃饱，晚餐吃少"的原则。考试期间不要突然改变饮食习惯，以免身体产生不适感。

（8）要合理吃些健脑益智的食物。卵磷脂是构成脑神经和脊髓的主要成分，并能有效地改善智力，同时含铁、B族维生素，对改善脑的代谢有重要作用。牛奶、蛋类、动物内脏这些食物含有丰富的卵磷脂。磷是大脑和神经发育不可代替的特殊物质，缺磷影响思维反应，导致记忆能力减退。大豆及其制品也含有丰富的磷和卵磷脂。考生可以吃这些健脑益智的食物，但注意要适量，保持均衡膳食。

考生饮食"八不要"

（1）不要饮食不足。长时间地备考，考生的内耗本来就大，而考试期间，神经紧张、情绪激昂，有的考生考后大病，这与饮食不足不无关系。因此，对于那些厌食的考生，切不可放之任之，应保证其基本能量。

（2）不要营养失调。考试期间，考生神经紧张，用脑过度，加上暑天炎热、睡眠不足，尤其应注意合理营养，防止失调。瘦肉、鱼虾、鸡蛋、牛奶等能提供优质蛋白质，增进大脑的功能；大豆、猪肝等所提供的磷脂、卵磷脂能加强大脑的记忆力；绿色及黄色的蔬菜、水果所提供的维生素和无机盐能缓解考生的紧张情绪。考试期间，这些高蛋白、高磷脂、高维生素食品要保证供应，且要注意酸碱平衡。

（3）不要滥用补品。人参蜂王浆、田七口服液、太阳神等补品，一旦摄入过量，超过了人体需要的临界值，不但起不到帮助作用，反而会有损于健康。

（4）不要吃得过饱。饮食过量，会使胃肠的负担骤然加重，一次饮食过饱，胃肠陡然胀大，血液会过多地集中在胃肠等消化器官，使脑组织处于相对的缺血状态，人感到头昏、乏力和困倦，特别是贫血的考生，会晕倒在考场。

（5）菜肴不要乏味。质量低劣、口味单调的菜肴，会使胃口欠佳的考生更加厌食。为此必须在菜肴的色、香、味、形上下些功夫。一要以多选清淡为原则，限制重油大荤的含量，确保菜肴清淡素雅；二是丰富菜肴的口味，适当地使用一些酸味或辛香味的调味品，以刺激考生的食欲；三要精烹细调，使菜肴香酥脆爽或软嫩适口，以便于考生消化吸收，使菜肴色艳形美，以增强食欲。

（6）不要吃太多零食。零食会影响正餐的进食，尤其是吃甜食，不仅影响消化，还会造成镁等矿物质流失，影响备考。

（7）不要吃剩余的食物。考试期间正是炎热的夏天，剩余的食品很容易变质。变质食品轻者会产生腹泻等反应，重者还会发生食物中毒。

（8）不要暴饮暴食。吃饭的时间和食物摄入量要规律，不要暴饮暴食。吃饭只吃七八分饱，吃得过饱会使大脑中一种被称为"纤维芽细胞生长因子"的物质明显增加，使大脑节奏减慢，效率降低，影响考试成绩。

考前一周推荐食谱

参加高考或中考的考生都想考出好成绩，科学地安排考生的饮食显得尤为重要。每人每天摄入的主食（米、面）400～600克；蛋白质（纯净）35～50克；油类（食用）20克；豆制品50～100克；肉类100克；新鲜蔬菜和水果600克以上。食谱要注重色、香、味，避免高脂肪食物和高糖饮料，做到营养全面，饮食平衡。以下介绍考前一周菜谱，供参考。

考前一周食谱推荐

时间	早餐	水果	午餐	晚餐
星期一	馒头和草莓酱、牛奶或豆奶、煮荷包蛋1个、酱黄瓜。	夏橙或白萝卜1个。	荞麦大米饭、香菇菜心、糖醋带鱼、豆腐血旺丝瓜汤。	绿豆粥、白菜猪肉包子、虾皮冬瓜。
星期二	玉米窝窝头、牛奶或豆奶、卤五香盐茶叶蛋1个、豆腐乳（1/4块）。	枇杷或长生果3～4个。	花生米饭、肉末茄子、葱花土豆泥、鸭子海带汤。	冬苋菜稀饭、豆沙包、菜椒榨菜肉丝。
星期三	鲜肉包、牛奶或豆奶、咸鸭蛋（半个）、素炒三丝（莴笋、白萝卜、胡萝卜）。	鸭梨1个或西瓜适量。	红枣米饭、黄豆烧牛肉、干煸四季豆、金针菇紫菜蛋汤。	三鲜面块（猪肝、火腿肠、黑木耳、平菇）、清炒菠菜、青椒土豆丝。

中国居民膳食指南大全

时间	早餐	水果	午餐	晚餐
星期四	苹果酱花卷、牛奶或豆奶、煎荷包蛋1个，炒泡豇豆。	香蕉或黄瓜1支。	二米饭（黑米、大米）、香菇黄花黑木耳肉片、红椒炒黄瓜、白萝卜海带排骨汤。	豆浆稀饭、葱花煎饼、菜椒芹菜肉丝。
星期五	酱肉包、牛奶或豆奶、素炒三丝（莴笋、白萝卜、胡萝卜）、鹌鹑蛋2个。	猕猴桃或桃子1～2个。	赤豆米饭、魔芋烧鸭、红椒炒花菜、鱼头香菇咸菜汤。	芹菜猪肉包子、西红柿炒鸡蛋、肉末豆腐脑。
星期六	面包、牛奶或豆奶、煎鸡蛋1个、卤五香豆腐干。	草莓或李子5～6个。	二米饭（大米、小米）、五香耗儿鱼、五彩银丝（黄豆芽、胡萝卜、莴笋）、鸡腿菇木耳菜猪肝汤。	玉米粥、鸡蛋发糕、鱼香肉丝。
星期日	芝麻酱花卷、牛奶或豆奶、煮鸡蛋1个、豆豉凤尾鱼。	苹果或萝卜1个。	金银饭（玉米、大米）、黑木耳笋子烧鸡、糖醋白菜、绿豆南瓜汤。	韭菜猪肉饺子、蒜泥藤藤菜、肉末炒豇豆。

考前身体不适的饮食调理法

考前身体发生意外，是考生及家长不愿看到的事情。考前应该各方面细心呵护考生的健康。一旦发生身体不适，也不要惊慌，要从容处理。

中暑

天热会使汗液不易蒸发，从而导致中暑。虽然现在考场条件都不错，但仍难以确保考试那几天不会闷热难当。如果发生中暑，应立即离开高温环境，到阴凉通风处安静休息；喝些淡盐开水或其他含盐的清凉饮料；平时随身携带风油精、十滴水、藿香正气液等。

感冒

考生在考前一直处于高度紧张状态，很容易疲劳，使身体抵抗力下降，感冒这种不大不小的疾病此时很容易偷袭成功。考前万一有感冒的症状，如喉咙有点儿不舒服，应该及时补充足够的水分，平时多休息，保证充足的睡眠时间。另外，这段时间一定要注意饮食卫生，多吃一些清淡、易消化的食物，不宜吃生冷的东西。

腹泻

考试期间气温高且湿度大，很容易因为消化不良引起腹胀、腹泻。另外，过分紧张会导致胃肠道溃疡疾病的复发，还有些考生由于精神紧张很容易出现神经性腹泻。应该多吃些水果、蔬菜等清淡食物，切忌进食过于油腻的食物，避免加大肠胃负荷。尽量不吃隔餐的食品，卤味以及肉制品也要少吃。

头痛

紧张性头痛和精神紧张、情绪异常及睡眠严重不足等因素有关。预防紧张性头痛的发作，一是要注意早晚的保暖；二是要多吃西红柿、百合、青菜、草莓、橘子等，忌食辛辣、油腻的食物；三是不要给自己过多的压力，放松情绪。

第十五章
男性膳食指南

青春期男性的营养需要

处于生长发育"迅猛"期的青春期，对营养的需求十分丰富。这一时期，男孩生长发育需要食物提供大量热能，而且其基础代谢增高，因此，他们每日供给的食物中，需要保证足够的热量及蛋白质。

在高热量、高蛋白的前提下，他们的饮食应以平衡、全面为原则。不但要考虑他们所需热量、蛋白质、碳水化合物，还应该摄入足够的维生素、矿物质。

（1）在选择食物时，宜主、副食搭配，动、植物食物兼备。

（2）男孩在发育期食欲强、食量大，因此谷类食物摄入也十分重要。一般来说，男孩的日进餐主食不应少于500克，以保证足够的热量。

（3）宜摄入充足的动物食品，如鸡、鱼、猪、牛、蛋乳类食物，以保证足够的蛋白质。

（4）摄取足够的维生素B族、钙、磷和纤维素。男孩宜应多食海产品、蔬菜、水果等，以保证此类营养素的摄入。

青春期少年变声期的饮食

青春期少年变声期的饮食也较为特殊，需要特别注意：

（1）适量饮水。适量饮水可减少或清除喉腔的分泌物，从而减少了细菌的滋生，有力地防止了咽炎的发生。

（2）进食时细嚼慢咽：切忌狼吞虎咽。食鱼更应注意，以防鱼骨刺破咽喉。吃些软质食物和精细食物，不宜吃粗、硬、干燥食物，以防损伤咽喉。

（3）不宜食用过度刺激的食物，以免伤害声带和咽喉。

总之，青春期的生长发育的潜力在很大程度上要受后天因素的影响，其中营养占主导地位，合理的营养是由食物供给的。

此外，青春期有些男孩食欲好，偏爱肉类炸制食品，常被各种中西快餐店的含高脂肪、高糖、高蛋白质食品如炸鸡、汉堡包、三明治、冰激凌所吸引。常食快餐食品对身体有害无益，暴饮暴食损伤脾胃，影响其他食物摄入，而且是发生肥胖和增加成年患心血管疾病的因素。因此，要想给身体打下良好基础，就应重视青春期合理营养。

青年男性的营养需求

青年男性和少男的营养需求大致相同，但有其特殊性。特别应注意摄入以下营养元素：

维生素C

维生素C可以提高免疫力，也可预防心脏病、中风，还能辅助治疗男性不育。维生素C含量最高的食物有花菜、青辣椒、橙子、葡萄汁、西红柿。青年人每天维生素C的最佳用量应为100～200毫克，最低不能少于60微克。

锌

锌是能促进性激素的生成，可以保持男人的性能力。如果锌缺乏可以引起精子数量减少，精子畸形增加以及性功能减退。建议每天摄入锌11毫克左右。含锌较多的食物还有牡蛎、粗粮、大豆、蛋、海产品等。

胆固醇

胆固醇中有 10% 左右是肾上腺皮质激素和性激素，对增加性功能也有一定作用。动物内脏中含有较多胆固醇。

精氨酸

精氨酸能增强男子性功能，也有生精作用。含精氨酸丰富的食品有豆皮等豆制品、花生、核桃、芝麻、紫菜，以及鳝鱼、章鱼、海参、鳗鱼等海产。

水分

人体任何一个细胞都不能缺乏水分，成年人身体 60% ~ 65% 是水分，如果男士们想要保持健美的肌肉，就必须饮用足够量的水，因为肌肉中的水要比脂肪中的水多 3 倍。中等身材的男士每人需饮用 8 杯水，运动量大的男士对水的需求量则更大。

中年男子的营养需要

中年男子要补充营养，一方面是要补充机体所需能量，一方面则是要补充增强男性功能所需营养。

锌、镁

成年男性每日摄入锌最低量应在 15 毫克以上，而现在一般人平均仅为 9 毫克。在食品中，牡蛎的含锌量最高，每 100 克含量高达 100 毫克。此外，牛肉、瘦鸡肉、猪肉、鸡肝、蛋类及花生等都富含锌，可适当多吃些。

镁不但有助于调节人的心脏活动、降低血压，而且能提高男人的生育能力。含镁较多的食物有大豆、核桃仁、燕麦粥等。

精氨酸

精氨酸是人体制造精子的原料之一。精氨酸含量最丰富的为冻豆腐，每 100 克含 4.1 克，其次如豆腐皮、花生、核桃、大豆、芝麻等。虾、蟹、鱼、乳类、蛋及豆制品都富含钙，对改善男子生殖能力有一定帮助。

维生素 A

维生素 A 能提高人的免疫力，保护人的视力。成年男子每天需食用 1000 微克维生素 A。含维生素 A 较多的食物，有动物肝脏、乳制品、鱼类、胡萝卜、香瓜等。但过量维生素 A 对身体有害。

维生素 E

维生素 E 能降低胆固醇，清除身体内的垃圾，有效预防白内障，此外，还对维护性器官正常功能有重要作用。维生素 E 在植物油，特别是麦胚油、玉米油、豆油中含量最多，芝麻、花生、菜油、乳类、蛋类及牡蛎中含量也较多。

维生素 B_6

维生素 B_6 有助于预防皮肤癌、膀胱癌、肾结石。男子一天共需要 2 毫克维生素 B_6。鸡肉、肝、马铃薯、葵花子、油栗、香蕉等含有较多维生素 B_6。

老年男性的营养需求

钙

一般人都认为儿童在生长发育期要注意钙的补充，而对老年男子来说，则认为大可不必补充钙。其实，这是一种误解。老年男子因各种生理功能衰退，对钙的吸收能力减弱，在膳食中如果不注意补充钙，就会发生钙代谢的负平衡，甚至出现骨骼脱钙及骨质疏松症。所以，老年男子的饮食中，要多选一些钙质高的食品，以便钙不断得到补充。

含钙高而且易于吸收的食品有乳类及乳制品、虾米、鸡蛋、猪骨头、黄豆及豆制品等。另外，绿色蔬菜如白菜、芹菜、油菜、蒜苗、韭菜、香菜及干鲜果山核桃、红枣、柿子等含钙量也不低。

酸性食品有助于钙的吸收，可在菜肴中适当加些酸性调味品。如煮骨汤中加点儿醋，可促进钙的溶解并易于机体吸收和利用。维生素 D 有促进钙质吸收和骨骼钙化的作用，老年人经常晒晒太阳，可以帮助体内维生素 D 的合成。

维生素 B₁

老年男子饭量小，消化功能衰退，维生素摄入量不足。大约有 70% 的老年男子缺乏维生素 B_1。老年男子易出现注意力不集中、记忆衰退、情绪抑郁、易激动、全身无力、食欲不振、皮肤感觉异常等症状，一般都认为这是"衰老"的表现，其实不然。只要给有这些症状的老年男子足够的维生素 B_1，上述症状就会减轻或消失。含维生素 B_1 较多的食物有谷类、果皮、胚芽、酵母等。

维生素 B₂、维生素 B₆

随着年龄的增长，老年男子体内维生素 B_2、维生素 B_6 的含量也逐渐下降。维生素 B_2、维生素 B_6 是人体内多种酶的辅酶，缺少它免疫功能就会下降。维生素 B_2 存在于豆类、牛奶、瘦肉、蛋类和绿叶植物中，含维生素 B_6 较多的食物有面粉、土豆、胡萝卜等。

维生素 B₁₂

维生素 B_{12} 在体内有运送蛋白质的作用，维生素 B_{12} 缺乏会出现贫血、智力减退、脊髓神经变性等症状。动物性的食物如肝、肾、肉、鱼、蛋、奶都含有较丰富的维生素 B_{12}。

维生素 C

维生素 C 是重要的吸收酶系统的组成成分，有抗感染、抗肿瘤作用。缺乏维生素 C 会出现乏力、急躁、肌肉呆滞、智力迟钝、关节疼痛、体重下降等症状。老年男子对维生素 C 的需要量增加，而体内维生素 C 贮存量却在减少，所以，老年男子要特别注意维生素 C 的补充。可多吃些青菜、水果，如卷心菜、土豆、西红柿、桃等。

维生素 E

维生素 E 有抗衰老、抗肿瘤及减轻脑血管损伤的作用。老年男子缺乏维生素 E，易使动脉硬化及癌症的发病率增加。含维生素 E 的食品有香油、花生油、豆类、蛋黄等。

有利于防止性功能早衰的食物

男子要保持性功能的长盛不衰，要维护性健康，应当注意各个方面的调养、保护，其中饮食调养是最重要方面。

大家知道，性生活是人体的一种正常的生理活动。在性生活中，人体既有精神的欢快，又有物质的耗损，性生活时要消耗一定的精力、体力和营养物质，要补充这些耗损，最基本的是合理增加营养。

我们的祖先很早就懂得食物和医疗保健的密切关系。我国最早的一部药学专著《神农本草经》就记载了大枣、芝麻、蜂蜜、葡萄、莲子、山药、核桃等食物具有补肾益精助阳的功能，它们具有维持和提高男性性功能的重要作用。

我国古代的医学家也创立了药食同源学说，发明了药膳，巧妙地利用具有医疗作用的食物增加营养，达到强身健体的目的。

有利于防止性功能早衰的食物有：

植物类食品：芝麻、黄瓜、韭菜、裙带菜、核桃等。

动物类食品：羊肉、泥鳅、麻雀、淡菜（贻贝肉）、虾、海参。

其中：核桃仁含有丰富蛋白蛋和矿物质，如钙、镁、锰、锌等，还含有脂肪、维生素等多种营养物质，它具有润肺、健肾、补血的功效，无论生食熟食，均可治疗肾虚阳痿、遗精等症。古医书《医林纂要》记载，核桃可以补肾、润命门、固精。

莲子含有大量淀粉、蛋白质、脂肪、钙、铁、磷、莲碱等营养物质，具有养心安神、益脾固精等功效，脾虚遗精者应当常食。

山药含胆碱、黏液汁、蛋白、淀粉、胡萝卜素、维生素 C、B 族维生素、铜、钙、磷、铁等营养物质，具有滋肾益肺、补脾健胃功效，常吃可以治疗肾气亏损所导致的男子遗精、早泄等病。

国外的营养学专家用现代技术对一些食物做了分析研究，认为肯定具有强精效果的食物有山药、鳝鱼、银杏、海参、冻豆腐、海水鱼、豆腐皮、花生、核桃、芝麻等，因为它们含有较多的精氨酸，而精氨酸是形成精子的主要成分。这项研究成果表明，现代医学的 研究与我国古代医书的记载惊人的一致或相近，由此可以验证我国古代医学家关于食疗食补的科学性。

对于以上具有补肾助阳作用的食物，只能根据身体状况和疾病状况，适当进补，不能没有限制的过量进补，否则"过犹不及"，可能会带来副作用，那样就会对身体造成不必要的伤害。

成年男人宜食的强力（壮阳）食品

羊肉

羊肉是冬季进补及补阳的食品。将羊肉煮熟，吃肉喝汤，有温中去寒、补气补血、煮至半熟加蒜可治肾虚阳痿。

羊肾

羊肾即羊腰子，其味甘性温，可补肾虚、益精髓，对诸虚疾病有明显的补益功能；主治腰膝无力、阳事不举、五痨七伤、肾虚腰疼、劳损精竭、身体虚弱、阳痿遗精、脾虚食少、胃寒腹疼等病症。有病可治病，无病可健身。

海参

海参是滋补人体的珍品，是高蛋白、低脂肪、低胆固醇食物，肉质细嫩，易于消化。海参似海带，含有一定量的碘，有促进新陈代谢旺盛、血液流畅的作用，对高血压适宜，并可治阳痿。治阳痿可将海参、狗肉共切片煮汤，加生姜、盐调味后，食参肉、喝汤。肝肾精血耗损、眩晕耳鸣、腰酸乏力，可将海参作为滋补食疗之品。

虾

分为海水虾和淡水虾 2 种；海虾又叫红虾，包括龙虾、对虾等，以对虾味道最美，虾肉营养丰富，每 100 克鲜虾内含水分 77 克，蛋白质 20.6 克，脂肪 0.7 克，钙 35 毫克，磷 150 毫克，铁 0.1 毫克，维生素 A360 国际单位。还含有维生素 B_1、维生素 B_2、维生素 E、烟酸等。虾皮的营养价值更高，每 100 克含蛋白质 39.3 克，钙 2000 毫克、磷 1005 毫克、铁 5.6 毫克，其中钙的含量为各种动植物食品之冠，适宜老年人和儿童食用。虾药用价值较高，有壮阳补身、通乳的作用。治疗阳痿，可将鲜虾 150 克、韭菜 250 克加油盐一同炒熟食用，或将鲜大虾加糯米甜酒炖服，每日早晚适量食用。治阳痿、腰痛、乏力，可用虾 50 克，冬虫夏草 15 克，九香虫 15 克，水煎服一日一剂。

驴肉

驴肉是一种高蛋白、低脂肪、低胆固醇的肉类。对心血管疾病患者有较好的补益作用。有补气养血、滋阴壮阳，安神等作用。驴皮熬制驴皮胶，其成品称阿胶。体质虚弱，畏寒、易感冒的人，服阿胶可改善体质，增强抵抗力，可治疗阳痿不举，腰酸膝软等症。

鹌鹑

鹌鹑是飞禽上品，目前，用鹌鹑的肉、蛋、肝、骨、爪等烧制的菜肴有 60 种很受国内外宾客的欢迎。鹌鹑肉营养价值胜于鸡肉，合有多种无机盐及卵磷脂、激素和人体必需氨基酸。是一种高蛋白、低脂肪、低胆固醇食物。用鹌鹑蛋与韭菜共炒食用，可治疗肾虚腰痛、阳痿。

狗肉

有人称香肉，含有多种氨基酸，有较高的热量，适宜于冬天进补。肾虚者可用狗肉、黑豆共炖烂调味食用治疗效果很好。

泥鳅

"泥鳅生湖池，沉于泥中；状微似鳝而小，锐首圆身，青黑色，无鳞，以涎自染，滑疾难握。"这是李时珍对泥鳅的描写。泥鳅虽小，但其营养价值很高，含蛋白质23%，脂肪2.9%，每百克含钙元素51毫克，磷154毫克，铁3.0毫克，维生素A、维生素B_1、维生素B_2、维生素B_5等营养素的含量也十分丰富，而且泥鳅的肉质细嫩，风味别致，食用品质较高。

泥鳅是理想的保健食品。它具有暖中益气、消炎解毒、通脉补虚等功能。

淡菜

又称海红，因味美而淡，故称淡菜。淡菜所含的脂肪主要是不饱和脂肪酸，对改善人体的血液循环功能有重要作用。淡菜作为滋养补品，将淡菜煮熟，吃菜喝汤，常食可治疗阳痿早泄。将淡菜用黄酒浸泡，再和适量韭菜，共同煮食，每日一次，有补肾壮阳作用，可治疗腰痛。将淡菜与松花蛋共煮服食，可治疗高血压、动脉硬化。

韭菜

韭菜又叫起阳草，自古以来就受到我国人民的喜爱和重视。韭菜的营养很丰富，每百克含胡萝卜素17.5毫克，在叶菜中含量最高。现代医学研究证明，含有较多纤维素，能增加胃肠蠕动，对预防肠癌有益，还含有挥发油及含硫化合物，具有促进食欲、杀菌和降血脂的作用。韭菜是一种传统的中药，自古以来广为应用，能调和脏腑阴阳。补肝肾，助阳固精作用突出，所以在药典上有"起阳草"之名。韭菜子为激性剂，有固精、助阳、补肾、暖腰膝等作用。用韭菜子研粉，每日早晚各服 15 克，开水送服，对治疗阳痿有效。

芝麻

芝麻又称胡麻，榨油多用白色，入药多用黑色。

芝麻的营养价值极高，每百克含蛋白质 21.3 克，脂肪 53.6 克，糖类 12.4 克，矿物质 5.0 克，水分 5.4 克，其中蛋白质所含氨基酸比较符合人体需要的比例，脂肪中的脂肪酸又绝大部分为不饱和脂肪酸，对人体有重要意义，是益智延寿的良药佳品。芝麻中的铁、钙、维生素 A、维生素 D、维生素 E 等营养元素也远远高于一般食品。这也是从古至今人们所极力推崇它的原因所在。

药用黑芝麻的"填精、益髓、补血、壮阳、益智"等奇特的疗效，不知为多少人解除了烦恼，恢复了健康。古人所说芝麻有"返老还童、长生不老"的说法，虽有夸张之意，但其去病延年的道理却是显而易见的。

男人饮啤酒宜适量

很多男性喜欢饮用啤酒。适当饮用啤酒对人的健康的确有一定好处，啤酒中含有大量的多种维生素和一些蛋白质、糖、无机盐，营养丰富，容易被人体吸收和利用。适量饮用啤酒，可以提供热量，促进胃液分泌，增进食欲。啤酒还可以促进血液循环，降低胆固醇。而且，啤酒花有强心、镇静、抗结核的功能。啤酒可以参与蛋白质和脂肪的代谢，对调节神经系统有好处。

但和大多数酒一样，啤酒虽好，过则为害。酒对胃黏膜有刺激性，所以慢性胃炎、溃疡病患者不宜饮酒。酒增加肝脏解毒的负担，有肝脏病的患者应当忌酒。饮酒过量对心血管不利，使心脏扩大，心肌收缩功能下降。试验证明，饮酒过量，会引起大脑抑制，感觉迟钝，使记忆力、判断力和理解力下降，同时对视力也有很大的影响。过量饮酒还会降低人的缺氧耐力，一般认为，血中酒精含量达到20%毫克，就会影响人体的效能，甚至可能造成事故。过量饮酒对性功能有更为惊人的危害。据报道，酒精中毒者，约有50%的男性患有性功能障碍疾病。酒徒不仅自身性功能受到摧残，而且影响下一代的发育成长，典型的病人还可以有不育症。

适量饮酒有益，过量饮酒有害，这被多数人所认可。但是，还有一个怎样饮才算得法的问题。

（1）慢饮细品。各种酒的风味不一样，只有慢饮细品，才能领略其独特的甘美之处。喝酒时，先将酒慢慢倒入杯中，观其色，闻其香，呷上一口，品其美味，然后再下肚，这样可以得到美的享受。相反，如果大杯饮酒，大口食肉，连连干杯，这样会刺激胃黏膜，伤脾伤胃，容易发生意外。

（2）美酒配佳肴。空腹饮酒乃是喝酒之大忌。因为胃里没有食物，或食物很少，烈酒下肚，酒精会直接刺激胃壁，更容易引起酒精性急性胃炎。所以，饮酒前，必先吃点儿菜肴，下酒之菜。也切忌大鱼大肉。而宜清淡，食之不腻，又具有增进食欲和解酒的作用。

（3）节制酒量。饮酒时，对自己的酒量应做到心中有数，有十分酒量最好喝到六七分，最多喝到八分即可。千万不能喝"英雄酒"。

（4）愁闷时不宜饮酒。有人碰到不称心的事，总想借酒浇愁，其实是"抽刀断水水更流，举杯浇愁愁更愁"，古人对此早有深刻的认识。因为在这种情况下，往往会失控而无节制，容易过量饮酒而伤害身体。

（5）睡前不宜饮酒。有人认为，睡前饮酒容易入睡，其实这样做既容易睡，也容易醒，从而导致失眠，中老年人易诱发冠心病，甚至猝死。

男性更年期的膳食攻略

更年期是指人体由中年向老年过渡的生理时期。近年来，男性更年期已受到国内外学者的重视和肯定。人类的生长、发育、衰老等整个生物过程与性腺功能的兴衰有密切的关系。男性性腺功能与女性性腺功能同样，也有特定的生理变化过程。一般说，男性更年期的各种生理变化不如女性突出，且出现的时间稍晚，多在 55 ～ 65 岁。此时由于性腺发生退行性改变，致使下丘脑－垂体－性腺轴之间的平衡制约关系失调，进而导致一系列全身性的生理病理变化。如果机体的调节和适应能力较好，可顺利度过这一阶段；反之，则可出现各种症状，即称为更年期综合征。临床以精神症状、自主神经功能紊乱、性功能障碍等为其主要表现。延迟更年期的到来，改善更年期的功能状态，对增进健康，推迟衰老有着积极的意义。

男子进入更年期后，应合理安排饮食。

（1）合理营养。多吃富有蛋白质、钙质和多种维生素的食物，少吃酸辣及高脂高糖食物。鸡、鱼、兔肉易于吸收；豆类及其制品不仅含有大量植物性蛋白质，还是人体所必需的微量元素的"仓库"；新鲜蔬菜可提供大量维生素，应作为主要菜谱，还应注意保持低盐低糖，饮食清淡。荤腻适度，不暴食暴饮。

（2）应减少碳水化合物摄入，少吃糖和其他甜食，主食以含纤维多的粗粮为主。

（3）严格控制动物脂肪的摄入，烹调用的食油最好选用含不饱和脂肪酸的植物油，不宜多吃含胆固醇高的食物。

（4）摄入能改善和增强男性性腺功能的食物，如虾、淡菜、羊肉、羊肾、麻雀、韭菜、核桃等，可以服食羊肉蓉粥、肉苁蓉、清炖羊肉、杜仲、爆羊腰、冬虫夏草焖鸭、虾炒韭菜、麻雀粥、人参酒、一品山药等。还应多吃有助于改善神经系统功能和心血管功能的食物，如羊心、猪心、山药、核桃仁、大枣、龙眼、桑葚、茯苓、葵花子。可以服食黄酒桃仁汤、茯苓饼、参枣饭、桑葚蜜膏、核桃仁粥、糖渍龙眼、山药奶肉羹、玫瑰桃仁花烤羊心等。以上各种食物对治疗头痛、头晕、乏力、心悸、气急、手脚发麻、发凉，都有较好效果。

（5）在平时饮食中，则要注意膳食平衡，要适量吃些新鲜粗粮、薯类和豆类，并且要有丰富的新鲜蔬菜和水果，以防各种维生素和微量元素的不足。

男性更年期食疗方

（1）羊头一个（包括羊脑），黄芪15克，水煮食服。治肾虚眩晕。

（2）胡桃肉三个，鲜荷蒂一枚（或鲜荷叶30克），捣烂，水煎服，每日一剂，睡前服。治肾虚眩晕。

（3）乌龟、鳖鱼各一个，去头尾及内脏，炖服，每周一次。用于更年期肾阳虚的辅助治疗。

亚健康男性膳食指南

一个人如果长期工作效率低、易疲惫、做事提不起精神；或者长期心绪不宁、失眠、健忘；或者长期食欲不振、精神萎靡、焦虑忧郁。或感到身体虚弱、心情沮丧、人际关系恶化等，那这个人恐怕就已经处于亚健康状态了。调整饮食可以使人恢复充足的活力，摆脱亚健康的侵扰。饮食调养对亚健康状态有很好的改善作用。

（1）营养均衡，合理膳食：像维生素、脂肪类食物、蛋白质、纤维素、糖和矿物质等营养物质，在每天的膳食中一样都不能少。

（2）补充维生素：①压力来临时应补充B族维生素和维生素C。当人承受巨大的心理压力时，所消耗的维生素C将显著增加。适时适量地补充B族维生素与维生素C，有稳定情绪的作用，可以改善失眠与疲劳的状况。谷麦类、豆类食品，以及酸奶、水果、蔬菜等食物是B族维生素与维生素C的重要来源。精神紧张者每天可多吃鲜枣，以补充足够的维生素 C，应付紧张的工作环境。②精力不足时补充维生素 E。小麦芽含有丰富的维生素 E，可多食用。③保护视力补充维生素 A。经常从事文字工作或经常操作电脑者容易眼肌疲劳，视力下降，维生素 A 对于预防视力减弱有一定效果，要多吃鱼肉、猪肝、韭菜等食物。④经常待在办公室里的人日晒机会少，需多吃海鱼、鸡肝等富含维生素 D 的食物。

（3）补钙可安神：钙具有安定情绪的作用，能防止攻击性和破坏性行为发生，脾气暴躁者应该借助于牛奶、酸奶、奶酪等乳制品以及鱼干等含钙食物来平和心态。当人面临巨大的心理压力时，其所消耗的维生素 C 将明显增加。多喝牛奶、酸奶等乳制品，多吃鱼干、骨头汤等富含钙质的食品，可以避免发怒，防止攻击性行为的发生，起到镇静作用。

（4）应酬过后多调理：常在外应酬就餐者获得的维生素和矿物质不足，平时应多食用蔬菜、水果、豆制品、海带、紫菜等食品。

（5）碱性食物可抗疲劳：大量的体力劳动后，人体内新陈代谢的东西蓄积过多，造成体液呈酸性，让人有疲劳感。为了维持体液的酸碱平衡，可多食用以水果为主的碱性食物，如西瓜、桃、李、杏、荔枝、哈密瓜和樱桃等能使身体迅速消除疲劳。不宜将鸡、鱼、肉、蛋等大吃一通。因为疲劳时人体内酸性物质积聚，而肉类食物属于酸性，会加重疲劳感。如有条件，此时洗个热水澡，能使人的精神焕发，消除疲劳感。

（6）饮茶减压抗疲劳：上班时身体倦怠可用茶调节，如眼睛酸痛、电脑辐射伤害、身体功能减退等。可自制枸杞菊花茶，即将枸杞、菊花与绿茶混合，用开水闷泡 5 分钟后饮用。因枸杞能滋养肝肾，菊花能提神明目，绿茶则可减轻辐射的伤害。并有减轻压力和抗疲劳作用。

（7）饮食治疗失眠：多食用芹菜和桑葚，可以有效治疗失眠。还可在睡前 10 分钟喝 100 毫升红葡萄酒，能起到很好地稳定情绪和促进睡眠作用。

第十六章
女性膳食指南

女性膳食宜搭配

女性的健康美丽与膳食有极大的关系，而关键之处又在于如何合理搭配各种食物。究竟该吃什么样的食物，该吃多少，该什么时候吃，该和什么一起吃，这些问题都是膳食搭配需要考虑的问题。营养学家们推荐，适合女性健美的膳食最佳方案，就是要各种食物——"一至七"饮食模式，即每天一个水果，两盘蔬菜，三勺素油，四碗粗饭，五份蛋白质食物，六种调味品，七杯汤水。将这些食物合理搭配，能使女性既健康、又美丽。

一个水果：每天吃含维生素丰富的新鲜水果至少 1 个，长年坚持会收到明显的美肤效果。

二盘蔬菜：每天应进食两盘品种多样的蔬菜，不要常吃一种蔬菜，一天中必须有一盘蔬菜是时令新鲜的、深绿颜色的。最好生食一些大葱、西红柿、凉拌芹菜、萝卜、嫩莴苣叶等，以免加热烹调对维生素 A、维生素 B_1 等的破坏。每天蔬菜的实际摄入量应保持在 400 克左右。

三勺素油：每天的烹调用油限量为 3 勺，而且最好食用素油即植物油，这种不饱和脂肪对光洁皮肤、塑造苗条体形、维护心血管健康大有裨益。

四碗粗饭：每天 4 碗杂粮粗饭能壮体养颜美身段。要克服对精加工主食的嗜好，抵制美味可口零食的诱惑。

五份蛋白质食物：每天吃肉类 50 克，当然最好是瘦肉；鱼类 50 克（除骨净重）；豆腐或豆制品 200 克；蛋 1 个；牛奶或奶粉冲剂 1 杯。这种以低脂肪的植物蛋白质配上非高脂肪的动物蛋白质，或用植物性蛋白质配上少量的动物性蛋白质的方法，不仅经济实惠，而且动物脂肪和胆固醇相对减少，被公认是一种"健美烹饪模式"。

六种调味品：酸甜苦辣咸等主要调味品，作为每天的烹饪佐料不可缺少，它们分别具有使菜肴增加美味，提高食欲，减少油腻，解毒杀菌，舒筋活血，保护维生素 C，减少水溶性维生素的损失，维持体内渗透压和血液酸碱平衡，保持神经和肌肉对外界刺激的迅速反应能力，以及调节生理和美容健身等不同功能。

七杯开水：茶水和汤水，每天喝水不少于 7 杯，以补充体液，促进代谢，增进健康。要少喝加糖或带有色素的饮料。

女性早餐营养均衡很重要

因为各种原因，很多女性朋友经常省掉早餐或错误地进食早餐。她们或许认为早餐并不重要，但这种观点是错误的。如果想要保持健康、美丽，就必须重视早餐。俗话说："早餐吃好"，就是说，早餐必须要丰富。从营养学的观点来说，要达到这个目的，最基本、也最重要的是保持早餐的营养均衡。

主副相辅、干稀平衡、荤素搭配

既然早餐为女性们提供了重要的营养来源，因此必须注意早餐的各种搭配。总的原则就是"主副相辅、干稀平衡、荤素搭配"。具体地说，早餐必须同时含有碳水化合物、蛋白质、维生素等多种营养物质。我们的早餐应该包含以下食物：

面包、麦包、麦皮、玉米皮和各种米面制品、粥类等主食。主要提供热量，含有丰富的淀粉质、少量 B 族维生素及植物性蛋白质。

蔬菜瓜果类。含有丰富的纤维质、维生素 A、维生素 C 和矿物质，增强身体抵抗力。

火腿、香肠、鸡蛋和各式肉类食品等肉类及蛋类。含蛋白质、铁质、矿物质以及维生素 A、维生素 D 等。

鲜奶、脱脂奶、酸乳酪、果仁（杏仁、核桃）等奶类及钙类食品。含有丰富蛋白质、钙质、磷质和维生素 B_2。

此外，由于清晨人食欲不开，因此可以增加开胃、增加食欲的食物，如果汁、番茄汁、酱菜等。

宜软不宜硬、宜少不宜多

早餐不宜进食油腻、煎炸、干硬以及刺激性强的食物，否则容易导致消化不良。宜喝牛奶、豆浆、面条、馄饨、粥等容易消化的温热、柔软食物，最好能喝点儿粥。此外，早餐不可吃得过饱。因为如果饮食过量，容易加重胃肠负担，长久下去，会使机体消化功能下降，胃肠功能发生障碍，进而引起胃肠疾病。

午餐要注意酸碱平衡

现代社会生活中，很多女性朋友都食用大量的酸性食品，逐渐使体液呈酸性，使体质成为易疲倦和容易威胁生命的酸性体质，而这些食品大多是午餐中摄入的。我们午餐摄取的能量应占全天总能量的 30%～40%，在一天当中起着承上启下的作用。但现代生活节奏加快，许多妇女不重视午餐营养，或者不太注意午餐的科学搭配。因此，我们更要注意午餐的酸碱平衡。

磷、氯、硫、溴、碘等非金属元素有使体液出现酸性的倾向，钾、钠、钙、镁等金属元素有使体液出现碱性的倾向。粮食谷物类、肉类、禽类、鱼类、蛋类、花生、核桃等新陈代谢后都能产生很强的酸性残渣，所以是酸性食物。蔬菜、水果、牛奶、红薯、土豆、海带、茶叶等代谢后能产生很强的碱性残渣，所以是碱性食物。

有的食物，如西红柿、柿子、柠檬等蔬菜水果，由于它们的味道很强，容易被人们误认为酸性食物。其实不然，蔬菜、水果的酸味主要是与它们含有丰富的柠檬酸、苹果酸、乳酸等有机酸有关。这些酸的存在，并不意味着它们在人体内会使体液呈酸性。恰恰相反，这些食品是碱性食物。

茶叶和海带一类食物是碱性较强的食物，对中和酸性倾向有良好的校正作用。所以每当饱食大鱼大肉之后吃些海带丝或喝杯茶水，有解腻消滞的功效。

健康人对各种食物均有很强的适应能力，并能不断地发挥自我的调节功能，把新陈代谢后产生的酸或碱加以中和或排泄，使体液的酸碱度处于相对稳定的平衡状态。在健康状态下，人体内的体液表现为弱碱性，正常人的血液 pH 值为 7.35 ～ 7.45，这对生命活动较为有利。

适量食用碱性和酸性食物是科学调配饮食的最基本的要求。但是无论摄取过多的酸性食物还是过多的碱性食物都会影响营养吸收，会引起身体不适，使身体处于不健康状态。

现代人往往喜欢吃肉、鱼、蛋类，尤其是午餐中更是如此。当食用过量的酸性食物时，血液 pH 值倾向于酸性，医学上通常把人体内的这种状态称为酸性体质。在血液酸化时，人体手足发凉，易感冒，伤口不易愈合；严重者，可直接影响脑和神经的功能，如记忆力、思维能力减退，出现神经衰弱或发生精神疾病。酸性体质是许多慢性疾病的温床，如心血管病等，多数是由于饮食失调、摄入酸性食物过多造成的。

人体虽然有自动调节酸碱平衡的功能，但这种调节是有限的，如果摄取的食物单调、片面的话，会导致酸过剩或碱过剩，偏食往往是疾病祸根。要预防酸性体质，就要适量增加碱性食物，防止酸性过多或中和酸性，以维持体内的酸碱平衡。由于我们的膳食结构中谷类食物占据了极大的比重，因此在午餐时，多吃蔬菜和水果等碱类食物，对我们的健康尤其显得重要。

晚餐要多素少荤

现代生活的节奏，使得女性朋友大多把晚餐当作一天的"大餐"，准备得异常丰盛，餐桌上的大鱼大肉不少。俗话说"晚餐吃少"，这是从总量上来说。而从食物的搭配上来说，则应该执行"多素少荤"的原则。也就是说，晚餐宜吃碳水化合物和膳食纤维丰富的食物，蛋白质、脂类要少一些。晚餐时应有两种以上的蔬菜，主食和肉类都要适量减少，适当吃些粗粮，可以少量吃一些鱼类。

研究证明，如果晚餐时吃大量的肉、蛋、奶等高蛋白的食品，一方面会降低体内的钙贮存，引起中老年骨质疏松症，另一方面提高尿中钙浓度，进而增大患尿道结石病的可能性。同时，一旦蛋白质摄入过多，人体无法吸收，就会滞留于肠道中，产生吲哚等毒物刺激肠壁。而脂肪吃得太多，还会使血脂升高。统计显示，晚餐经常吃荤食的人比素食者的血脂高 2 ~ 3 倍。相对地，碳水化合物则能在人体内生成更多的血清素，发挥镇静安神的作用，对失眠的妇女尤为有益。

目前，越来越多的女士患乳腺癌。乳腺是肝经循行经过之处。中医认为癌症是气滞血疾、痰凝郁毒积聚而致。西医认为，肝脏是体内最重要的解毒器官，主要功能是过滤食物排出的毒素，并帮助调节血压、净化血液、强化细胞、抗炎抗菌。现代人吃肉太多，肉的毒素比植物的毒素大出许多倍。而解这些毒主要就是依靠肝脏的解毒功能。吃肉太多，肝脏工作的太累了，解毒功能下降，影响解毒排毒功能，于是乎郁毒积聚，轻者情绪起伏忧郁或者容易发怒，重者很可能变生癌症或者其他病症。

晚餐要以富含维生素 C 和粗纤维的食物为主，这类食物既能帮助消化，防止便秘，又能供给人体所需的纤维素和微量元素，防止动脉硬化，改善血液循环，有益于女性的健康。晚餐还要尽量多吃富含碳水化合物的食物，如面条、面包、米饭和甜食等。这些食物能使血液中不能被肌肉细胞所吸收的色氨酸进入大脑，并转变为有镇静作用的血清素。因为，色氨酸除有安眠的作用外，还可减轻身体痛觉和敏感度。

女性宜吃出性福来

传统医学和现代医学都认为，饮食对人的性能力和性健康有很大的影响。女性也可以通过一定的膳食调配，来促进性健康。在性保健的饮食调配中，可以根据不同的生理及身体状况合理安排饮食，保证营养充分供给和及时补充，以达到提高维持性健康、提高性福生活的目的。

部分营养的性保健作用

（1）脂肪：人的身体需要脂肪来产生性激素。脂肪可提供机体不能合成的脂肪酸，脂肪中的胆固醇是合成性激素的重要原料。如缺乏脂肪，可导致性功能紊乱。因此，想拥有好的性生活，应保证摄入适量的脂肪，日常饮食中应适当吃橄榄油、海鱼、坚果、豆类等食物。

（2）酶类：酶可激活性细胞的活跃程度，有效地防止性欲衰退。建议多吃新鲜的蔬菜水果，因为这些食物中酶的活性最强。

（3）维生素 B_2：维生素 B_2 又称核黄素，它是人体细胞中促进氧化还原的重要物质之一，与人的性生活质量有关。当妇女缺少维生素 B_2，尤其是严重缺乏时，可引起阴道壁干燥以及阴道黏膜充血、溃破，直接影响性欲，造成性欲减退、性冷淡；由于阴道内腔环境的病理性改变而导致性交疼痛，畏惧同房，即使是勉强过夫妻生活，亦无欢愉快感产生，反而造成女方精神极度紧张恐慌，加剧痛感。因此，在日常饮食中，要注意多吃富含维生素 B_2 的食物。维生素 B_2 含量较高的食物有奶类及其制品、动物肝肾、蛋黄、鳝鱼、胡萝卜、香菇、紫菜、芹菜、梅子、柑、橙等。如果已有症状者，也可遵医嘱按时适量补充维生素 B_2 片。

此外，矿物质也是性保健饮食中不可缺少的营养物质，如钙、锌、铁等。总之，科学合理地摄取营养，将会使你的性生活更加和谐完美。

自然界中的女性养颜助兴食物

生命的动力来自食物的能量。若想性生活和谐美满，女性不但要加强体力，在平时多吃富含营养和滋补的食物，而且最好还要多吃点儿助性食物，在预约浪漫之夜来到之前，使身体充满爱的能量。

（1）巧克力：巧克力有"爱的象征"之美誉，它含有刺激神经信息传导的成分，这种成分可以增强人体的感官功能，对任何微小的情绪变化都能够强化放大，因此对羞于表达情感的女性来说，巧克力的确是有助于散发爱意的情欲食物。

（2）燕麦片：燕麦片含有丰富的纤维质和 B 族维生素。其中 B 族维生素具有解除压力作用，对于工作紧张的现代女性来说，平常多吃燕麦片，既能够补充营养，又能充分享受性高潮。

（3）玫瑰花：玫瑰花不但花色娇美艳丽，花香沁人心脾，而且有理气解郁、和血散瘀之功效。玫瑰花含有挥发油（玫瑰油）、脂肪油、有机酸等，有促进胆汁分泌、调节内分泌、消除口臭、预防眼疾、养颜消斑和洁肤抗皱的作用。民间也常把玫瑰花作为催情助性的食物。

（4）乌骨鸡：又名乌鸡、药鸡、黑脚鸡。其含有维生素 B_1、维生素 E、泛酸、蛋白质、脂肪等。其味鲜美，性平，具有滋阴清热、补肝益肾之功效，是成年女子的补益佳品。女性常食乌骨鸡能滋阴补肾阳，提高性欲。

（5）鸽肉：鸽肉中含有丰富的蛋白质、铁、磷、钾等，含脂肪较少。其味鲜美，性平，具有补肝肾、益气、添精血之功效。女性常食鸽肉可调补气血，提高性欲。

（6）鸽蛋：鸽蛋中含优质蛋白质、磷脂、铁、钙、维生素 A、维生素 B_1、维生素 B_2、维生素 D 等营养成分，具有改善皮肤细胞活力、增强皮肤弹性、改善血液循环、使面色红润等功效。鸽蛋味甘，性平，具有补肝肾、益精气、丰肌肤等功效，并有提高性功能的作用。性欲旺盛者及孕妇不宜食。

（7）大枣：大枣含植物蛋白质、脂肪、维生素 C、维生素 B_2、铁、钙、磷、苹果酸、酒石酸等。其味甘，性平，具有补气血、健脾胃、助阴气的功效。气虚肾亏的妇女经常吃大枣，可增强性欲望，润肤美额。

（8）葡萄：葡萄含有果糖、葡萄糖、木糖、苹果酸、植物蛋白、维生素 A、维生素 B_1、维生素 C、烟酸、钙、磷、铁等。葡萄可强壮体魄、提高性功能，并有补气血、滋肾液、益肝阴、强筋骨、止渴、安胎的功效。女性常食葡萄有美容以及增强性欲的作用。

（9）甲鱼：又名鳖。其含有胶质蛋白、脂肪、碘、维生素 A、维生素 B_1、维生素 D、烟酸、蛋白质、铁、钙、磷等营养素。甲鱼味甘而鲜美，性平，具有滋阴补肾、益气补虚的功效，是女性的美食和妇科良药，对改善女性性功能，预防和治疗妇科疾病有较好的效果。女性常食甲鱼可大补阴之不足，并可提高免疫功能，激发青春活力。

（10）猪肾：其含锌、铁、铜、磷、B 族维生素、维生素 C、蛋白质、脂肪等，是含锌量较高的食品。猪肾味咸，有养阴、补肾之功效，适于肾虚热、性欲较差的女性食用。

不吃肉可能老得快

不是油性皮肤但脸上总是长痘痘，皱纹也越来越多；总是感觉精神抑郁、脾气暴躁；素食减肥法减成了"太平公主"；月经越来越少，甚至两三个月都没有来了……出现这些情况的时候，女性们可一定要引起重视了，你很可能是因为不吃肉而引起体内缺锌，才导致身体这些状况出现的。营养专家告诉大家："不吃肉，老得快。"

不吃肉势必引起身体缺锌。锌是人体必备的微量元素，女性如果体内缺乏锌，就会造成雌性激素分泌不足，继而容易引起乳房干瘪下垂、月经失调、情绪不稳定、抑郁等许多不良症状。锌是促进蛋白质合成的重要元素，缺锌必然造成女性皮肤粗糙而没有弹性，加速肌肤的老化。女性钟爱甜食，就更加剧了锌的消耗，身体极易出现缺锌状态。

各种食物中，肉类是锌元素最好的来源，比如猪瘦肉、牛肉、羊肉和各种鱼肉等。刻意靠拒绝肉类来减肥的女性，常常会发现自己该瘦的地方没减下去，该丰满的地方反而变得干瘪了。这就是没有肉类食物来补充充足的锌元素所导致的。

肉类食物中含有丰富的优质蛋白质、维生素和微量元素，而且很容易被身体吸收。身体如果缺乏这些营养元素的供给，便会加速机体老化，带来一系列健康隐患，威胁身体健康。

长期拒绝肉类食物会造成人体营养不良，继而引发一系列疾病。主要包括以下几个方面：

优质蛋白质缺乏

优质蛋白质，也称为完全蛋白质，是人体组织器官生长和修复损伤所必需的营养元素。禽畜、鱼虾等肉类和蛋奶等食物是最好的优质蛋白质来源。优质蛋白质中含有丰富的必需氨基酸，这是人体所必需的营养元素，且很容易被机体吸收。五谷蔬菜和水果中也含有部分蛋白质，但是这些蛋白质中氨基酸的种类不全，缺乏必需氨基酸，因此也叫作不完全蛋白质。如果不和肉类食物一起摄入，人体氨基酸就会摄取不足，继而容易引起营养不良、贫血、组织感染、免疫力下降等不良症状。

维生素缺乏

不吃肉的人无法补充人体所需的部分维生素，如维生素 B_{12} 和维生素 D。维生素 B_{12} 参与红细胞生成工作，是维持神经系统功能正常的必要营养元素之一。缺乏维生素 B_{12} 容易引起巨幼细胞贫血、精神抑郁和记忆力下降等病症。而维生素 D 能有效帮助钙质吸收，一旦缺乏，就可能导致骨质疏松和软骨症。

微量元素缺乏

不吃肉会导致身体中钙、镁、铁、锌等微量元素的缺乏。缺钙易造成骨质疏松、软骨症；缺镁会引起心血管疾病；缺铁易诱发缺铁性贫血；缺锌则会减弱肌肉正常生长发育功能，影响机体正常的新陈代谢，加速衰老。

女性一定要吃肉，这是因为吃肉能抗疲劳。不吃肉的女性容易感觉疲劳，那是因为体内缺乏铁元素。食物中的铁元素分为两类，一种是肉类中的"血红素铁"，另一种是植物性食物中的"非血红素铁"。其中血红素铁与人体组织结构完全一致，十分容易被吸收利用，而且能帮助提高其他食物中铁元素的吸收率。女性缺铁会造成肤色暗淡无光、精神不振、四肢乏力疲倦，最后导致贫血症的出现。

铁元素摄入不足，身体的抗疲劳能力和免疫力就会下降。所以，女性一定要注意在日常膳食中多补充铁质。肉类食物是补充铁元素很好的选择，每天吃一点儿富含血红素铁的肉类，对于维持女性精力充沛和身体健康十分重要。

吃肉还可以补充身体所需的铁元素，预防贫血症，令女性血气旺盛、肤色红润，整个人精神饱满、神采奕奕，呈现出一种健康的美。肉类食物中的优质蛋白质、胶原纤维和维生素则是健美肌肤的最佳营养元素，充足地摄入这些元素可以保证肌肤充满弹性和光泽，肉中的锌元素则能帮助延缓肌肤衰老，避免皱纹过早地爬上脸庞。

那么女性该如何吃肉呢

其实，并不仅仅是肉中才有饱和脂肪酸，一只鸡蛋和 250 毫升的全脂牛奶中含有的脂肪与一块猪瘦肉的脂肪含量是一样的，均为六七十克左右。除了肥肉和荤油外，适当吃些瘦肉并不会引起发胖。

我们知道，蛋白质具有加速身体热量消耗的特殊动力功能。长期不吃肉类，会导致体内优质蛋白摄入不足，从而引起身体基础代谢功能低下、消耗能量的速度减慢，慢慢地就形成了"易胖难瘦"的体质，对减肥反而不利。

想要兼顾健康与身材，就要正确吃肉。首先，女性们应该选择高蛋白、低脂肪的鸡牛羊肉和鱼虾海鲜肉，不吃肥肉。其次要注意健康的烹饪方式，做菜时采取水煮、清蒸、熬炖等制作方法，少放油，尽量不要煎炸烧烤。最后就是要注意饮食结构多样化，多吃五谷杂粮、瓜果蔬菜，充分摄入膳食纤维和维生素，保证营养均衡。

最适合女性的肉类

鱼肉。鱼肉中含有多种不饱和脂肪酸，容易被身体消化吸收，是追求苗条身材的女性的首选肉类。平时多吃点儿鱼肉，完全没有必要担心发胖，还能帮助身体补充多种营养，健脑益智，有效预防动脉硬化、冠心病等心脑血管疾病的发生。

牛肉。牛肉的营养价值比较高，100 克牛肉中含 20 克左右的蛋白质。牛肉蛋白中氨基酸含量高，脂肪和胆固醇含量相对较低。比较适合需要补充氨基酸和蛋白质又担心发胖的女性。牛肉中富含维生素 B_2（核黄素），经常食用可以有效预防贫血症，保护视力、让肌肤更有光泽。

鸡肉。100 克鸡肉中含蛋白质 23 克以上，脂肪却仅有 1.2 克，比其他肉类要低得多。鸡肉中还含有丰富的维生素 A，可以让眼睛变得更加明亮。适当吃一点儿鸡肉，对健康有益，也不易引起肥胖。

兔肉。兔肉突出的特点就是蛋白质含量高，脂肪与胆固醇含量极低。100 克兔肉中蛋白质、脂肪和胆固醇的含量分别为 21.5 克、0.4 克和 83 微克。兔肉中还含有丰富的卵磷脂、维生素 E 和烟酸。不但对女性的健康有益，还有美容的功效，可以增强肌肤细胞活力，让肌肤充满弹性、更加细腻有光泽。

女性也要补肾

补肾并不是男人的专利。传统中医学认为，肾为先天之本，在人的一生中，出生、发育、成长以至衰老死亡，肾都起着主宰作用。不管男性女性，"调补肾气"都相当重要。毫不夸张地说，肾脏是女性健康、美丽的发动机。

肾是人体全身阴阳的根本，对人体的生长发育与生殖有着重要作用。肾中精气虚弱是人体衰老的主要因素。随着肾中精气的逐渐旺盛，人体从稚童进入青春期；伴随肾中精气的逐渐衰退，人体从中年步入老年。因此，肾中精气是人体生、长、壮、老、亡的根本。一般肾精充足、体质健康者，其衰老的程度远远低于肾精不足、体质虚弱者。

另一方面，女性特有的生理现象，如经、带、孕、产、乳等都和肾中精气关系密切。只有肾气旺盛，女性才会表现出容光焕发，容颜姣好。因此，补肾在养颜中尤其重要。肾在中医中属水，女子在中医中属阴。水不仅自身属阴，而且也还能滋阴。对于女子来说，肾可以说是自身的立足根本，肾好则水盛，而且不是有亏气血的虚盛。水样的女性，要靠自身的肾水来滋弄。

补肾对于女性来说非常重要，现在市场上也有很多滋阴补肾类的药品和营养品，但一定不能盲目靠药物来进补。女性补肾最根本的方法还是从饮食和生活习惯入手。

滋养肾脏，女性首先要保持健康合理的膳食结构和规律的作息时间，保证营养摄入均衡、睡眠充足、精神饱满、情绪积极乐观；饮食中严格控制盐的摄取，以每天不超过 6 克为宜，避免钠在肾中大量积存，损害肾脏健康；多吃一些利于滋阴补血养气的食物；平日加强锻炼身体，保证血气运行畅通；性生活应和谐、稳定、有度，以免引起内分泌失调。

下面介绍几种最适合女性的补肾食物，如能合理食用，将能让女性朋友青春永驻、美貌不衰。

银耳：银耳润肺、滋阴、补肾又养颜，对于女性来说是最适合的补肾佳品。将 10 克银耳、8 ~ 10 颗红枣泡发后洗净，再加适量的水，大火煮开后改小火慢炖；直至银耳绵软酥烂，再放入 20 克冰糖，等冰糖溶化后搅拌均匀，即可食用。夏季可等银耳羹凉透后放入冰箱中，吃时再取出，口感更佳，还能祛暑。

动物肾脏：富含蛋白质、维生素和微量元素，有很好的补肾益气的功效。

海参：海参中富含碘、锌等微量元素，能够帮助强化机体调节和代谢系统。其丰富的蛋白质和多糖成分则有促进造血功能、降低血脂、修护组织、滋养肌肤、滋阴补肾、延缓衰老之功效。

虾：虾肉中富含蛋白质、维生素和多种矿物质，钙、磷含量尤其丰富。可以强健骨骼、益气补肾、通乳排毒、增强免疫力。

黑芝麻：黑芝麻性平味甘，不寒不热，是补肝肾、润五脏的佳品。并且对女性头发生长健康也大有帮助。

豇豆：中医学著作中记载，豇豆能"滋阴补肾。健脾胃，治白带"。豇豆性平味甘，补肾健脾，对防治女性白带异常效果较佳。

此外，适合女性补肾的食物还有樱桃、干贝、甲鱼、牛羊骨髓、枸杞、小米、核桃、何首乌、莲子、山药、芥菜、韭菜、燕窝、阿胶等。

同时，肾虚的女性应尽量少吃下列食品：柿子、生萝卜、西瓜、洋葱、茴香、盐、胡椒、辣椒等，并且最好不要吸烟、饮酒（葡萄酒除外）。

少女忌只吃素食、忌节食

少女只吃素食危害大

一些少女为追求苗条的体态，不顾一切地节食减肥，一日三餐滴荤不沾。长期素食，营养不良，严重影响身体健康。

在正常饮食中，维生素 B_{12} 最为缺乏，肉类食品是提供维生素 B_{12} 的主要来源。一些植物蛋白如花生、豆类虽也含有微量的维生素 B_{12}，但由于其少且不易被机体吸收，所以根本不能满足身体需要，长期素食者会因维生素 B_{12} 缺乏引起口腔、神经方面病症，还会影响骨髓的造血功能导致贫血。试想，一个脸色苍白、面无光泽的女性，其魅力何在？另外，长期素食还易导致维生素 A、维生素 D 的缺乏，从而对眼睛、骨骼的健康造成不良影响，这对正处青春发育期的少女的危害更严重。

长期素食会引起体内某些微量元素的缺乏。人体必需的某些微量元素的锌、铜、锰、硒等，其主要来源是肉类食品，素食者则会因微量元素的摄入不足而缺乏。科学研究已经表明，缺锌会影响味觉和食欲，阻碍身体长高和生殖器官的发育，严重者出现生长停滞、性幼稚症等；铜缺乏会引起贫血；锰缺乏会引起头发变白，牙齿松动或脱落，骨质疏松，严重者会发生生长迟缓、骨骼畸形、生殖功能紊乱等。

长期素食还会导致女性生殖功能受损。医学研究表明，女子月经来潮时，至少要拥有 17％的脂肪质；而正常的怀孕和哺乳，则需 22％以上的脂肪。如果女性体内的脂肪总量少于自身体重的17％，必将使正常的性发育受到影响，表现为月经姗姗来迟，性器官发育缓慢、乳房、臀部等发育不良。另外，由于脂溶性维生素 A、维生素 D、维生素 E 及胡萝卜素的吸收同样需要脂肪，所以长期素食者会因脂肪不足而引起脂溶性维生素的缺乏，由此也会导致少女月经初潮推迟，月经周期紊乱、痛经、闭经、功能性子宫出血等。

因此，少女切勿一味忌荤，而应合理营养、平衡膳食，这样才能真正地使身体健美。

少女不可轻易节食

有些少女为了使身材苗条，不吃含蛋白质和脂肪丰富的食品，竭力控制三餐的基本食量。时间长了，身体虽然变得苗条了，但由于少女尚处于生长发育阶段，营养物质的不足，往往会随之出现一些后遗症，常见的有：

（1）月经初期时间推迟或发生月经紊乱：少女过于节食，营养不良，体脂过少，雌性激素缺乏，造成月经初潮时间推迟或月经失调，甚至发生生殖器官发育不良，身材瘦弱，胸部扁平，阴毛和腋毛稀少等。

（2）智力发育障碍：节食使摄入的蛋白质减少，影响大脑细胞对蛋白质的需求，使智力发育受到阻碍，记忆力减退；蛋白质严重缺乏时，还可出现疲劳、乏力和各项生理功能衰迟，接连引起皮肤松弛、肌肉软弱；因血浆蛋白质浓度降低，常出现不同程度的水肿。

（3）引发疾病：摄食量少，机体营养不足，蛋白质和铁缺乏，可引起缺铁性贫血，表现为皮肤苍白、头昏眼花、神疲乏力、活动后心悸气促等。

（4）产生精神性厌食：长期过度节食，造成食欲减退，最后会导致精神性厌食，表现为看见食物就恶心呕吐。如果不及时进行精神治疗和强制性进食，最后可导致全身营养状况恶化，严重危害身体健康。

少女追求体型美无可非议，如果过分节食而影响身体健康，则得不偿失。因此，少女不要轻易节食。

少女健美应该注意的饮食问题

姑娘们都希望自己的体型健美。但有些少女缺乏营养知识，以为节食就能健美。结果造成未老先衰，不仅体型不美，也失去了应有的青春魅力。

少女时期体格发育迅速，身高、体重增加都快。如果喜爱运动，每天另外还需要大量热量，一般为2500千卡左右。日食米面350～500克，可获1200～1700千卡热量，其余热量由副食补充。所需的蛋白质，可从牛奶、鸡蛋、瘦肉中获得。500克豆浆含蛋白质22～26克。如能保证上述营养，就能满足体格发育的需要。

乌黑发亮的头发是健美的象征。但是，少女们需要经常吃蛋白质、维生素、矿物质含量多的食物，如水果、胡萝卜、葵花子、黄豆、花生、芝麻、豆芽、鱼肝油等，才能保持头发乌黑、皮肤柔润、身材匀称。

健美的皮肤应具备光滑、丰润、有光泽、有弹性等特点。皮肤每天都处于新陈代谢的状态，在新陈代谢过程中，皮肤会由于角质层脱落而失去蛋白质，因此，为了维护皮肤的健美，有必要弥补失去的蛋白质。那些有助于皮肤构成的维生素 A、维生素 D 也是不可缺少的。换句话说，营养对皮肤的健康有很大影响。为了皮肤健美，应该在日常生活中合理地摄取碱性和酸性食品。当然，日常饮食的安排还要根据每个人的具体情况而定。有些皮肤病的人，也要遵照医嘱，合理安排饮食。

反过来说，加强营养也需适当，不可乱吃乱补，否则可能造成肥胖。少女要想达到真正的健美，就必须在饮食上做到补养和消耗的相对平衡，同时坚持体育锻炼，这样才能使骨骼匀称、端正，身材优美，容貌姣好。

少女不要拒绝脂肪

有的少女为了追求"豆芽菜"体型，盲目节食引起神经性厌食，造成全身营养状况低下，抵抗力极度减弱，甚至死亡。很多少女为了减肥而盲目节食，这是极其有害的。节食可引起热能摄取不足和多种营养素缺乏症，所以少女千万不要盲目拒绝脂肪。

脂肪供给人体必需脂肪酸

根据化学结构不同，脂肪中的脂肪酸又可分为饱和脂肪酸和不饱和脂肪酸，有几种不饱和脂肪酸在体内不能合成，必须由膳食脂肪提供，却为机体所不可缺少的，被称为必需脂肪酸。必需脂肪酸在体内具有多种生理功能，它能促进发育、维持皮肤和毛细血管的健康，缺乏时皮肤无光泽、干燥、易皲裂；能减轻放射线所造成的皮肤损伤；对胆固醇的代谢亦有重要作用，胆固醇与必需脂肪酸结合后，才能在体内运转，进行正常代谢。如果缺乏必需脂肪酸，胆固醇将与一些饱和脂肪酸结合，就不能在体内正常运转代谢，而且易在血管内壁沉积，造成动脉粥样硬化。

脂肪供给机体热能

脂肪是热量最高的一种营养物质；1克脂肪在体内氧化可产生9000卡热量，大于碳水化合物和蛋白质。人体内的脂肪是储存热能的"燃料库"，占人体的80%左右。一旦发生"能源危机"，如在饥饿状态下或在患者禁食时，首先动用脂肪，以供给机体热能，从而避免体内蛋白质的消耗，以保存"实力"。由于油脂是浓缩的小体积食物，滞留时间较长，因此可获得较长时间的饱腹感，脂肪还可增加膳食的美味。

脂肪维持体温、保护内脏

脂肪是热的不良导体，可阻止体表的散热，冬天可起到保温的作用，有助于御寒。脂肪可以作为填充衬垫，避免机械摩擦、震动或移位，使手掌、足底、臀部等更好地承受压力。它可帮助固定内脏。

促进女性的发育成熟

脂肪是促使女性发育成熟的重要物质，也是妇女月经和生育的能量来源。在各种环境中长大的少女，体内脂肪含量至少要占体重的17%，才会出现月经初期。而要维持正常的月经周期，女子体内脂肪必须占体重的22%以上。自出生起，女孩子就带有性成熟的遗传基因，这种基因包含着使腺垂体制造促性腺激素的"密码"，只有在受到某一指令时，这种基因才能把密码传递给腺垂体，从而影响性激素的分泌。而能否触发这一指令，取决于女子体内的脂肪含量。

脂肪有利于脂溶性维生素的吸收

进食脂肪不足，也会影响人体对脂溶性维生素 A、维生素 D、维生素 E、维生素 K 及胡萝卜素的吸收，久而久之就会发生严重的营养障碍，严重者还会因体内各方面衰竭而危及生命。

一味强调低脂肪高纤维素饮食，将会产生一些不良后果。因为低脂肪饮食可减少维生素 A 的吸收量，并且增加结肠黏膜对致癌物质的通透性。维生素 A 能防止癌症已为世人公认，人体维生素 A 的减少会使患癌症的危险增加。

因此，千万不要因追求身材苗条而拼命节食或拒食，要注意摄入适量的脂肪，特别是豆油、菜籽油、花生油、芝麻油等植物油。

青年女性的营养供给

青年女性的食欲和食量都有所减少，活动量较低。根据其生理特点，需要遵循以下营养供给原则：

（1）全面而充分的营养素

年轻女性应多吃各种富含蛋白质、脂肪、碳水化合物、维生素、矿物质的食物。其中，尤应注意蛋白质的供给，如供应不足，可能出现发育障碍或体弱、多病。

（2）务必保证食物中钙、磷、铁的供应

青年女性饮食中的钙和磷供应应充分，否则可能影响身体各部的均衡发展。此外，为补足月经丢失和造血所需要的铁元素，尤应注意摄取含铁丰富的食物。这类食物主要有动物肝脏、奶类、蛋类和虾皮、豆腐、芝麻等。

（3）保证各种维生素

维生素不能缺少，应做到不偏食，还应多吃些清淡食物。而干性皮肤的女性青年，可以适当增加胡萝卜及植物油、豆制品、动物肝脏等食品的摄入量。

青年女性的平衡膳食

青年期是女性身体和精力最充沛的黄金时期，在营养供给上，此期女青年由于生长发育旺盛时期已过，身体状况经历从旺盛到稳定的过程，身高增长基本停止，食欲和食量都有逐渐减少的趋势，活动量也开始有所降低。这个年龄段的女性一部分还在读书，繁重的学习压力和毕业后就业的心理压力，以及长期在食堂就餐，容易出现钙、铁、维生素 C、维生素 B_1、维生素 B_2 和维生素 A 等营养素的缺乏，已经开始健康的透支。而走上工作岗位的女职工，特别是白领阶层的女性，激烈的竞争、快节奏的工作，晋升、提干等心理压力，特别是高强度的脑力劳动，导致机体维生素和矿物质等营养素大量消耗。加之白领一族女性时间紧张，饮食趋向欧美化，多数人形成早餐牛奶面包为主，午餐盒饭快餐为主，晚餐美味佳肴的饮食习惯，以致蛋白质、脂肪和糖类摄入过剩，而维生素特别是水溶性维生素和钙、铁、锌等矿物质摄入不足，陷入营养危机状态，这是白领族女性亚健康高发的主要原因之一。

为改善女性青年的营养危机，首先应了解和掌握一些营养知识，学会合理搭配膳食，要做到食物多样，谷类为主，多吃燕麦、小米、玉米等粗粮；每天多吃蔬菜和水果，以保证维生素 C、β—胡萝卜素、维生素 B_1、维生素 B_{12}、钙、铁、膳食纤维等营养素的供给；常吃奶类、豆类及其制品，大豆中含有大豆多糖、异黄酮等生物活性物质，具有提高机体免疫力、抗氧化和类雌激素作用，所以女性朋友经常多吃可使美丽常驻；经常吃适量鱼、禽、蛋、瘦肉补充优质蛋白、多种维生素、铁、锌等营养素，以增加皮肤弹性，减少皱纹，保持旺盛的工作精力和标准体重；少吃肥肉和荤油，以防肥胖、高血脂、脂肪肝和动脉硬化等慢性病。

为了解决工作忙、无法保证三餐营养均衡的矛盾，使健康、工作两不误，在三餐之外，可适当食用一些复合营养素制剂、卵磷脂、螺旋藻等保健食品，以此来调节三餐，均衡营养。但切记不能以保健食品或复合营养素制剂代替三餐，因为合理膳食提供给人体的各种均衡营养素是任何保健食品无法替代的，即使是包括多种维生素和矿物质的复合营养素制剂，也代替不了蔬菜和水果中的天然生物活性物质及营养素之间的相互作用。所以合理安排工作与生活，劳逸结合，努力做到平衡膳食、合理营养是留住美丽、增进健康之本。

经前期综合征的营养保健

近年来的医学研究认为，经前期综合征是由于内分泌的不平衡、应激状态及缺乏某种营养素所致。国外研究发现，患经前期综合征的妇女血液中缺乏镁，而吃糖过多容易导致镁的缺乏；肝脏中 B 族维生素缺乏，不能将雌激素分解，导致过量的雌激素存在于血液，也是患经前期综合征的原因之一。维生素 B_6 能帮助微量元素镁转运至细胞，所以补充维生素 B_6 能减轻经前期综合征的症状；高膳食纤维能使雌激素排出，所以对患经前期综合征的女性也有好处。

另有一些研究发现，体内有一种激素样物质即前列腺素 -1，其能减轻经前期综合征中的水分过多症状以及头痛、心跳过速、眩晕与贪食。前列腺素 -1 是由膳食中必需脂肪酸合成，在合成过程中需要镁、锌、维生素 C 和复合维生素 B，如果这些营养素缺乏，前列腺素 -1 合成便不能正常进行。为了预防经前期综合征，月经前半个月的膳食要求是：

（1）减少糖和脂肪摄入量。

（2）增加富含维生素 C、B 族维生素、镁和膳食纤维的绿叶蔬菜、水果、坚果、玉米、燕麦的摄入；增加富含锌的鲜贝壳、麦胚油、动物内脏、红色肉类、酵母的摄入。动物肝脏中含有丰富的维生素 B_2、维生素 B_6、叶酸等 B 族维生素，建议经期前多摄入一些。

（3）减少食盐的摄入，特别是有脚踝或胸部肿胀症状的女性，更应减少盐的摄入，因此应少用或不用含钠较多的味精、酱油、咸鱼、咸肉、咸菜等。

（4）避免喝咖啡，特别是有乳房胀痛及焦虑等症状时。

除注意膳食外，在日常生活中，应适当增加体力活动，避免精神紧张和应激状态，劳逸结合，改善内分泌失调。

痛经饮食与营养保健

大约有75％的妇女会有原发性的痛经。中医学研究发现，大多数痛经患者属虚寒体质，理论上认为，"寒主收引，不通则痛"，其意即为感受寒凉，使血脉痉挛，经血流通不畅，则会引起疼痛。同中药一样，食物也分寒、凉、热、温四性，寒凉性食物容易诱发和加重痛经，而温热性食物则有缓解痛经的作用。女性月经期禁忌和适宜食用的食物如下：

禁忌食物：经期或行经前后应禁食冷饮、雪糕、凉拌菜、梨、香蕉、柿子、西瓜、螃蟹、田螺、金银花、板蓝根等寒冷性食物；一般酸性食物具有收敛、固涩的特性，食用后易使血管收敛，血液涩滞，不利于经血的畅行和排出，从而造成梗阻，引起痛经，因此，酸辣菜、石榴、青梅、杨梅、阳桃、酸枣、柠檬、苹果、橄榄等酸涩食物月经期前后也应少吃或不吃。

适宜食物：温性食物具有祛寒活血作用，有利于经血畅行和排出，所以月经前或行经期，可多摄入一些辣椒、胡椒、姜、葱、蒜、羊肉、狗肉、红糖、胡椒、韭菜等温热性食物。

国外研究发现维生素E能刺激体内产生安多芬，而使痛经得到缓解。镁可以缓解子宫平滑肌和血管的痉挛，所以对轻度痛经有效。月经来潮前10天，可适当补充一些维生素E制剂和富含镁的绿叶蔬菜、粗粮、坚果等食物。

中年女性的营养需求

人到中年，身体呈下降的趋势。肺活量、体力活动与生殖功能，以及脑、肺、肾、脾脏的重量，从30岁开始都开始逐渐下降。许多人患上了这样那样的疾病；还有些人在这一时期身体开始发胖等。这时，要根据中年女性的一些特点，采取相应的对策，来解决这些问题了。

一般地说，中年女性身体发育已经"定型"，不再有特殊的营养要求．只要保持各种营养要素的"收支平衡"就行了，但是，这并不意味着中年女性的营养可以马马虎虎。

热量

中年女性每日补充的热量应与消耗的热量相等。一个体重 55 千克的女性如果从事的是重体力劳动，每天需要补充 3400 千卡热量；如果从事的是中等体力劳动，应补充 2800 千卡热量；从事轻体力劳动的中年女性，每天需要补充的热量是 2400 千卡，如果从事的是极轻的体力劳动，那么每日只需要 2200 千卡热量也就够了。

蛋白质

中年女性每千克体重每天应补充蛋白质 1 克以上，仍以体重 55 千克的中年女性为例，每天应补充的蛋白质就应在 60 ~ 70 克之间。如果运动量大，这个数字也要相应增加。

维生素和矿物质

中年女性还要多吃一些含维生素和矿物质的食物，如新鲜蔬菜和水果、小米、玉米以及鱼、虾、蛋等。除此而外，还应该根据总热量的需求适量地吃些糖类和脂肪类食物. 但也要注意不可摄入过多，以免造成"积压"，导致肥胖，或引起血管硬化、高血压、糖尿病等。

女性更年期宜适当进补

进入更年期，由于多种生理性因素造成人体各系统功能衰弱，出现各脏器虚衰现象，因此，在日常生活中可采取相应食物调理和药物补养，以延缓机体衰老，调和气血阴阳，促使人体内环境在更年期达到一种新的平衡。但补养药也不是万能的，一般一种补药有一二种特殊功效，并不可能对所有患者都有补益作用，因此更年期进补，采用补益药调补，应相据不同的情况，遵循一定的原则，选用适合的方法和药物，否则，非但起不到补养健体作用，相反会出现一些副作用，有损机体健康。

根据个体体质论补

体质是一个人的身体素质，是由人体在生长发育过程中的代谢、功能和结构上的特殊性决定的，其决定着人体对某些病因的易感性、疾病产生的类型及病变转归趋向。更年期女性，一般可常见气虚体质、血虚体质、阳虚体质、阴虚体质、痰湿体质，因此应该根据体质情况选择补益膳食。

（1）气虚体质。多见于内脏下垂者，平时少气懒言，头晕目眩，倦怠乏力，容易感冒等。宜补气，常选黄芪、党参、人参等补益之品。

（2）血虚体质。平时多见面色萎黄苍白，唇甲色淡，心悸失眠，肢体麻木，头晕目花等症状。宜养血，一般选用当阳、龙眼、何首乌等。

（3）阳虚体质。平时惧寒怕冷，尿清便溏，夜尿频多，肤色白嫩，舌体肥嫩等。宜温阳，采用鹿茸、熟地、补骨脂等。

（4）阴虚体质。其人形体消瘦，潮热盗汗，午后颧红、五心烦热，易口渴，但不想喝水。宜滋阴，选用阿胶、生地、枸杞等。

（5）痰湿体质。其人形体肥胖，口甜而黏，头晕身重，痰多，胸闷。宜健脾化湿，选用白术、芡实、赤小豆等。

按季节进补

中医认为，人生活在大自然中，饮食起居要与天地相应。补养也要顺应四时。人们一般习惯于冬令进补，冬季天寒，可选用一些温性的补养药，加人参、鹿茸、桂圆、刺五加等；春天为万物生发的季节，应适当选用枸杞、女贞子、何首乌、山萸肉等一些养肝护肝之品；夏季天气炎热，就应选用一些偏凉或性味平和的补养药，如麦冬、莲子、黄精、银耳等；秋季天气较为干燥，应多选用滋阴润肺的补养之品，如五味子、麦冬、玉竹、石斛等。

补而勿偏、补而勿滥

如上面说的，补养药应针对体质和病情选择用药，不可大剂蛮补，补之太过，反而有害。如补气药常壅滞，应用不当，可致胸闷不畅，腹胀纳呆；养血药性黏腻，过服则损伤脾胃，影响食欲或大便改变；滋阴药甘寒滋腻，多服易损伤阳气；助阳药多温燥，有助火劫阴的作用。

因此，虽然中药补剂一般药性平缓，但更年期运用中药补剂，最好请医生辨证后，在其指导下进行补养，以免补益不当或过食之伤人。

更年期女性宜合理饮食

妇女更年期一般在45～55岁之间，时间的长短因人而异，短者几个月，长者几年甚至更长，主要标志是月经停止，即绝经。绝经前，出现月经周期不规律，出血量减少或增多，月经天数延长或缩短。此外，还表现为情绪不佳，烦躁不安，易怒失眠，乏力困倦等一系列表现，统称为"更年期综合征"。合理的饮食调养，可以缩短更年期，减轻更年期带来的痛苦，使女性顺利度过更年期。

更年期妇女饮食要求

（1）控制热量。妇女进入更年期后，基础代谢降低，活动量减少，热能需要相应降低，如果不注意控制热量，可能导致肥胖，并诱发一系列疾病。

（2）补充优质蛋白，满足机体对氨基酸的需求，以鸡、鸭、鱼、蛋、奶等动物蛋白为主，辅以豆制品、花生等植物蛋白。

（3）注意控制脂肪和胆固醇的摄入。进入更年期的妇女高脂血症及冠心病的发病率明显增高。因此膳食中应选择含不饱和脂肪酸的植物油，少吃动物脂肪。另据研究证明，乳腺癌、子宫癌及直肠癌的发生与脂肪摄入过多有关。

（4）要增加维生素和无机盐，多吃新鲜水果、绿叶蔬菜和粗制米面，改善生理功能，促进新陈代谢，增强机体抵抗力，调节神经系统功能。更年期妇女很容易出现骨质疏松症和由于月经不规律而出现贫血，这时饮食必须提供含钙、铁丰富的食品，如牛奶、鸡蛋、动物内脏等。

（5）注意补充含钙食物。更年期妇女由于性激素水平降低及其他原因易发生骨质增生和骨质疏松症。都与体内钙磷代谢有关，膳食中应增加含钙食物。如多吃虾皮、海带、牛奶、豆制品。还应多晒太阳，促进钙的吸收，并注意钙与磷的摄入比例。

更年期妇女的饮食调理

妇女在更年期有各种不同的反应，故应视情况可安排不同的饮食。

（1）更年期妇女月经失调，有些人经血量增多，有些人出血时间延长，有可能引起贫血。所以，在饮食上应注意选择一些营养价值高的蛋白质食物，如鸡蛋、动物内脏和牛羊肉及瘦肉等。这些食物不仅是人体必需氨基酸的来源，而且含有维生素 A、维生素 B_1、维生素 B_2、维生素 B_{12} 等。同时，还可多吃些含有铁和铜的蔬菜、水果。绿叶菜除含有铁、铜之外，还含有丰富的维生素 C、叶酸。叶酸和维生素 C 均有增强治疗贫血的功效。

（2）更年期由于自主神经功能失调和大脑皮层功能失调，会出现血压升高、心慌头昏、失眠多汗等症状，要求进食 B 族维生素含量丰富的小米、玉米面渣、粗制米面、蔬菜和水果，维持神经的稳定，减少钠盐摄入量，保持血压正常，防止水肿。禁食烟、酒、咖啡、浓茶、辣椒等刺激性食品，多吃桑葚、芹菜、山楂、酸枣等安神降压和红枣、桂圆、莲子、糯米粥等健脾益气补血的食品，来改善更年期症状。

（3）由于代谢功能的改变，更年期妇女常出现骨质疏松、脂肪堆积、身体发胖。所以，要通过饮食来调节和治疗。一般更年期妇女体内代谢以分解代谢为主，故需要含量丰富的蛋白质来补偿组织蛋白质的消耗，但也不宜过多；过多则增加体内胆固醇的合成。同时，更年期妇女的消化功能降低，吃多了会引起消化不良及其他副作用。所以，此阶段更要讲究蛋白质的质量。总之，只要饮食合理，营养充分，妇女完全可以平安地度过更年期。

更年期女性食谱推荐

牛奶米饭、牛肉水饺、鸡蛋炒饭、豆沙包、肉丝黄瓜、炸茄盒、炒柿子椒、西瓜鸡冻、椿芽炒蛋、番茄焖牛肉、油淋白菜、白炖拆骨肉汤、芹菜炒粉丝、豌豆熘鱼片、海带炖鸡、海米烧芹菜、红小豆汤、鲤鱼汤、菠菜猪血汤、猪肝汤、芹菜红枣汤、菠菜粥、芹菜粥、莲藕粥、胡桃粥、扁豆粥、杏仁粥、双花饮、瓜衣饮、萝卜饮。

亚健康女性膳食指南

导致女性亚健康状态的原因，包括现代生活中的环境污染、饮食结构不合理、嗜烟酗酒以及来自社会竞争的各方面压力等因素，其中饮食不合理是最常见的原因。如有些女性仍以传统饮食习惯为主，即机体摄入低蛋白、高热量食物，许多人不重视早餐，甚至不吃早餐，机体经常处于饥饿状态，致使大脑供氧不足，影响肾上腺素、生长激素、甲状腺素等内分泌激素的正常分泌，严重者可产生情绪抑郁、心慌乏力、视物模糊、低血糖等症状。

人们每天都要从食物中摄取蛋白质、糖类、脂类、维生素、无机盐、水和纤维素等必需的营养素，以保证身体健康的需要。所摄取的营养素不仅要种类齐全，而且要充足，相互之间的比例又要适当，否则，就会对人体健康产生不良影响。振奋精神、消除疲劳等亚健康状态依赖于饮食，有助于消除亚健康状态的食物

应富含维生素 B_1、维生素 B_2 和维生素 C，这些维生素可把人体内积存的代谢产物尽快处理掉。

此外，多吃弱碱性的食物也有助于消除疲劳等亚健康状态。因为大多数女性体内环境偏酸，这是容易感觉疲劳的重要原因。食物中的各种营养素都有一定的生理功能，饮食失去平衡亦会发生疲劳等亚健康状态。许多疲劳现象可以通过饮食调节来解决。人体经过剧烈的或大量运动、劳作之后，体内积累较多的乳酸。此时如果摄入过量的酸性食物，也会使亚健康状态加重。所以女性朋友在大量体力消耗之后，除了补充一定的热能，还应多吃些水果、蔬菜，以降低肌肉和血液的酸性，有利于消除疲劳。喝些稍浓的茶和咖啡，可以促进肾上腺激素分泌，有效地抵抗疲倦。此外，应注意多吃一些鱼类、动物肝脏、豆类及其制品、糙米、新鲜蔬菜等食物。

疲劳是亚健康的主要表现，疲劳后注意伴随有消化功能下降，食欲减退。为了促进亚健康的尽快消除，必须设法增进食欲。因此，饮食上必须注意下列几点：

（1）为补充盐分，可喝含盐的美味汤汁或吃咸味的蜜饯等。

（2）可用牛奶、奶粉、猪肝之类的食物补充维生素和铁质、无机盐。

（3）感到筋疲力尽时，可以咀嚼上一些花生、杏仁、腰果、核桃等干果、这类小食品对恢复体能往往有奇效。因为它们含有丰富的蛋白质、B 族维生素和维生素 K、钙、铁以及植物性脂肪，却不含胆固醇。

（4）要选用易消化的食品。动物性蛋白质可吃鸡蛋、鱼等。蔬菜也是理想食品。

（5）在机体疲劳困怠、食欲显著减退情况下，主食可改吃面条、麦片粥之类食品。

（6）不要饮用过多的清凉饮料以及冷水、果汁等。

（7）食品中添加带香味的刺激性调料，以增加食欲。

（8）增加点心、冰激凌、巧克力等食品。

第十七章
老年人膳食指南

老年人的营养素要求

当开始进入老年（一般为 65 岁）起，人体肌肉组织开始趋向萎缩，基础代谢变低，因此对能量的需求相对有所减少，但对多数营养素需要量并不降低。总的来说，人到老年，食物的数量由多变少，而质量要求却并不因此降低。

蛋白质

蛋白质是老年人很重要的营养素，但"量"不宜过多，因老年人消化力减弱，肾功能降低，主要应注意蛋白质的"质"。优质蛋白质，如肉、蛋、奶、豆制品等，有利于体内蛋白质的合成代谢。老年人每日可喝 250 克牛奶，并经常吃点儿豆腐、豆浆、蛋类、瘦肉等食物，以保证一定的优质蛋白的摄入。

脂肪

我们摄入的油脂有两种，一种为动物性油脂，如猪、牛、羊油（含饱和脂肪酸较多）；另一种为植物性油脂，如花生油、豆油、菜籽油等（含不饱和脂肪酸较多）。实验证明，在热量不变的前提下，前者可使血清胆固醇含量增加，后者可使血清胆固醇、甘油三酯下降，因此，老年人应多吃植物油少吃动物油。

老年人脂肪摄入过多会造成高脂血症，目前有不少老年人饮食脂肪摄入过高，约占总热量的 30%，应适当减少。应该使老年人食物中的脂肪含量控制在占总热量的 20% ~ 25%，而其食物中的胆固醇含量则应限制在每天 150 ~ 300 毫克。

碳水化合物

随着年龄增长，老年人对糖代谢耐受力减弱。因此，其摄入的碳水合化物应以谷物为主，要尽量减少甜点心、食品和饮料。总的来说，老年人摄入的碳水化合物宜占总热量的 50% ~ 55%，最高不能超过 60%。

维生素

维生素是老年人十分需要的，因为很多维生素以辅酶形式参与代谢过程的催化反应。老年人的代谢能力下降，而机体老化的种种表现与维生素缺乏有密切的联系。事实上老年人体内维生素的饱和度也较差。所以，老年人要注意补充维生素。

维生素 A 对维持上皮组织结构的完整有很大作用；维生素 E 能防止不饱和脂肪酸的过氧化，又能降低血浆胆固醇，改善皮肤弹性，推迟性腺萎缩；维生素 C 可延缓血管硬化过程，增强抵抗力等。此外，维生素 B_1、维生素 B_2 等 B 族维生素也应注意摄取。新鲜绿叶蔬菜、肝、蛋、奶、豆制品等，可提供各种维生素和无机盐。

无机盐

无机盐中最容易缺乏的是钙。由于老年人钙的吸收率低，对钙的利用及贮存能力差，容易发生钙代谢负平衡。中老年人的多发病——骨质疏松就是饮食中钙供给不足，又缺乏体育运动的结果。所以，应采取综合防治措施。饮食应注意选用钙高且易吸收利用的食品，如大豆制品、牛奶、绿叶蔬菜、虾皮等，同时要晒太阳，以促进体内维生素 D 的合成。此外，老年人也常因铁摄入不足导致贫血。同时，老年人宜保持清淡饮食，应限制食盐的摄入量，最好保持在每天摄入量为 5 ~ 6 克，否则会引起体内水和钠潴留，增加心、肾负担。

纤维素

食物纤维是指植物性食物中不能被消化吸收的那部分物质。如谷皮、麸皮等主要都是由纤维组成的。食物纤维不是人类的必需营养品，但是有些疾病，尤其是老年人的常见病中很多与饮食中长期缺乏纤维有关。如冠心病、糖尿病、结肠癌、直肠癌、痔疮、便秘等。

老年人由于咀嚼和消化功能下降，一般膳食较精细，食物纤维的含量很低。因此，老年人应多吃些纤维食物，食物中的纤维可使摄入的热能减少，在肠道内的营养消化吸收下降，因而减肥；纤维中的果胶可结合胆固醇，木质素可结合胆酸，因此降低了胆固酸，可预防冠心病；纤维中的果胶还可延长食物在肠内停留的时间，降低葡萄糖的吸收速度，有利于糖尿病的改善；纤维素还可促肠胃蠕动，从而防止便秘、预防痔疮和减少致癌物在肠道内停留时间。当然，吃纤维食物也不是多多益善，过多食入可造成肠胀气、腹泻和一些微量元素吸收的降低。

水

人体内水的摄入和排出保持动态平衡。老年人体内的体液逐步减少，70 岁时约比 25 岁时减少 30%。但老年人对缺水耐受性差，应注意保持充足的水分。

老年人的营养侧重点

人到老年，无论是机体的抵抗力和消化能力均有所下降。这样更加速了人的衰老过程。而营养物质的缺乏已引起人们的关注。在日常饮食中，应侧重摄入以下营养元素：

蛋白质

老年人需要素食，但过度素食也会加速肌肉等组织的衰老退化，老年人需要加大蛋白质的摄入。老年人的蛋白质供给量，每日每千克体重 1 ~ 1.5 克为宜。尽管老年人需要较多的蛋白质，但其消化能力弱、肝肾功能差，所以饮食中植物性蛋白质和动物性蛋白质最好持平。

维生素类

一般老年人白细胞中的维生素 E 的浓度几乎是年轻人的 1/2，需每天补充 80 毫克才能持平。而维生素 B_6 的浓度就更低了。当这两种维生素浓度降低时，就预示着人的衰老过程加速了。此外，老年人对于维生素 D 的摄入量也不足。而维生素 B_1、叶酸、维生素 B_{12} 和其他脂溶性维生素等也易引起缺乏。平日可多吃些胡萝卜、鱼肝油、鲜果、猪肝等补充。

无机盐类

老年人常有骨质疏松症，因此饮食中应增加钙，以保持骨骼强健。营养学家建议，老人应保证每日必需的 1000 毫克钙量。由于老年人细胞摄取营养物质的能力降低，表现在摄取锌的能力降低达 40%，也可适当地补些锌。

纤维素

在 60 ~ 90 岁的常食肉类老年人群中，有 30% 的人患有骨质疏松症。而常食素者仅有 18%。所以，在老年人的膳食中适当增加些素食，对增加健康、延缓衰老均是有益无害的。

老年人的膳食平衡

人到老年，应充分考虑其生理特殊性，采取相应的对策，保持老年人的膳食平衡，才能为其健康长寿打下坚实的基础。

调整热能供给

众所周知，老年人的活动量大大减少，因此已不需要过多的热能供应，否则容易引起肥胖而给机体带来一系列的慢性病，给健康带来隐患。一般来说，老年人日常饮食所需总热量在1500～2400千卡。老年人的饮食需要加以调整，以防热量摄入过多，反倒不益健康。

各类食物应占有的比例平衡

（1）粮谷类、薯类，是碳水化合物的主要来源。老年人需要充足的碳水化合物，以维持正常的血糖水平，保证中枢神经系统和身体对能量的需要。

（2）老年人膳食中应注意补充足够的蛋白质食物，每日可食用一定量的豆制品、肉、蛋、鱼、禽、牛奶或豆浆，但应注意不宜过多、否则会增加体内胆固醇的合成。

（3）蔬菜、水果类含有大量的维生素、无机盐和纤维素，对老年人的健康有重要作用。如维生素 A 能增加老年人对传染病的抵抗力；维生素 D 可防治老年人骨质软化和骨质疏松；维生素 E 能防治动脉粥样硬化和心脏病变，促进血液循环，并抗衰老。

（4）油类可延缓胃的排空，增加饱腹感，促进脂溶性的维生素吸收。因此，老年人吃适量的油是必要的，但不宜过多。

（5）水和盐不宜多食用，多了容易引起水肿、高血压及加重肾脏的负担。每日吃盐不宜超过 5 克；饮水（包括饮料）量为1500～2000毫升即可。

酸碱要平衡

人体的各类营养物质中除含有蛋白质、脂肪、糖和水分以外，还含有各种成分的矿物质。当人体吸收后，由于矿物质的性质不同，在生理上有酸性和碱性的区别。含钠、钾、钙、镁的食物，生理上称为碱性食物；含磷、硫、氯的食物，在生理上称为酸性食物。一般说，绝大多数绿叶蔬菜、水果、豆类、奶类都属碱性食物；大部分肉、鱼、禽、蛋等动物性食品以及米面及其制品均属酸性食品。如果我们在饮食时，不注意搭配，容易引起人体生理上的酸碱平衡失调。此外，中老年人易患高血压、动脉硬化；胃溃疡、便秘、龋齿等疾病，更应注意饮食中的酸碱合理搭配，保持饮食中的酸碱平衡。这样，对于预防各种疾病和防止衰老有着积极的作用。

老年人饮食宜注意的要点

由于各器官的衰退、消化功能减弱，抵抗力下降，因此，老年人的日常膳食应着重注意以下几点：

粗细搭配

老年人日常的膳食应以碳水化合物淀粉为主，主食调配应以细为主，粗细搭配。某些粗粮比细粮营养价值还高，粗粮要细做，既可提高营养价值，又可调节口味，增进食欲，提高消化率。小米、玉米面、荞麦面、高粱等应经常调配，充分发挥蛋白质的互补作用，同时要采用好烹调方法，减少营养素损失。

荤素搭配

这是副食调配的重要原则。老年人每千克体重需 1 ~ 1.5 克蛋白质量。一般说平衡膳食中，豆类和动物性蛋白质含量占全部蛋白质供给量的 1/3。老年人基本吃素好。如果老年人嗜好食动物性脂肪或动物内脏，如猪肥肉、脑、肝、肾及羊脑、牛脑等势必使人体摄取的胆固醇增多，从而引起高血压、冠心病、动脉硬化等疾病。所以，少吃荤食，就可降低这些病的发生，最好吃大豆及豆制品。如豆浆、豆腐、香干、豆酱、豆腐乳等。其蛋白质量按同等重量计算均超过肉类和鸡蛋，是名副其实的高蛋白质营养品。其次鱼类、瘦牛肉、鸡肉等也是摄取蛋白质较好的食品，而所含胆固醇低。猪油、羊油等动物油含胆固醇较多，应少食用，最好吃含不饱和脂肪酸多的油，如菜籽油、香油、豆油、花生油等。

糖、脂肪、蛋白质搭配

老人还应适当吃些食糖、蜂蜜或葡萄糖粉。但不宜过多，每天最多不能超过100克。否则会产生胃酸过多、影响食欲，出现腹胀，还可能引起糖尿病。蛋白质是构成机体各种组织的基本成分，是供给热量、维持机体生长发育及修补创伤不可缺少的物质，特别对肝本身的修补和肝细胞的再生尤为重要。

干稀搭配

主、副食最好都有干有稀，避免生硬，应以稀为主。如馒头、锅盔、花卷配玉米粥，凉拌黄瓜配鸡蛋、西红柿等。这样可增加营养，蛋白质可互相补充，易于消化。

适度茶水

老年人每日饮水量不宜过多，以免增强心脏肾脏的负担。有的老年人有大量喝茶的习惯，应有所节制。茶叶中含有单宁、咖啡因、维生素C和鞣酸、芳香油，而单宁味涩，具有收敛和杀菌作用，伤寒菌、霍乱菌和赤痢菌，在茶叶中浸数分钟即失去活动力；咖啡因可作兴奋剂、强心剂和利尿剂，绿茶中还含有维生素C，叶酸有防御坏血症的作用，甚至对减少胃癌发生有益，并有一定的帮助消化作用和医疗效果。但饮茶要适量、适时。如果浓茶喝得太多，会妨碍胃液的分泌，影响消化功能的正常活动。临睡之前最好不喝茶、以免神经中枢因受刺激而失眠。尤其是心脏病和高血压患者更不宜喝茶，以免刺激脑血管扩张而致心跳加速，使病情加剧。

饮食宜忌

（1）宜清淡、忌油腻。多吃些蔬菜、水果、豆制品、奶制品、鱼等。少吃动物油、油炸食品、动物内脏。

（2）宜稀软、忌生硬。多吃粥和发酵的面制品。少吃烤饼、坚硬食品。

（3）宜少食、忌过饱。宜少食多餐，过饱易增加肠胃负担，容易发胖，影响睡眠。

（4）宜杂食、忌偏食。注意全面营养，多吃五谷杂粮、蔬菜瓜果。切忌只吃精米精面、高蛋白、高脂肪。

（5）宜温热、忌冰冷。一年四季，饮食宜温热；忌凉冷，夏季更应注意满头大汗突然饮食冰冷，以防病变。

老年人春季饮食宜养肝

春季是从传统二十四节气的立春开始，经过雨水、惊蛰、春分、清明、谷雨，到立夏的前一天为止。春季，冰雪消融，阳光柔和，万物复苏。然而，春天又是气候多变的季节，环境变化大，许多病毒、细菌繁殖滋生，容易使肝受侵袭而致病。春季是肝炎的高发季节，老年人在饮食上要特别注意养肝。

（1）宜"增甘减酸"。春天是肝旺之时，多吃酸性食物会使肝火偏亢，所以春季宜"增甘减酸"，还应少吃辛辣，多吃些青菜、水果等，可酌情选食蜂蜜、大枣、山药、木瓜、枇杷、洋葱、芹菜、大蒜、莲子等。春季的时令蔬菜有香椿、马兰头、荠菜、春笋等，吃些这类食物，可以养阳敛阴，养肝健脾。绿茶也有保护肝脏的作用，可养肝清头目、化痰除烦渴的功效。但肝病病人不宜饮过多过浓的茶。

（2）补宜清与平。到了晚春时，气温渐升高，这时饮食更要注意清淡，不宜吃羊肉、狗肉、麻辣火锅以及辣椒、花椒、胡椒等大辛大热之物。更不可使用温补药物，即使是体质虚弱的病人，也以清补、平补为原则。

养肝食谱举例

1. 海棠花炒猪肝

用料标准：海棠花 100 克，猪肝 500 克，鸡蛋 2 只，黄酒 50 毫升，葱花 20 克，生姜 15 克，白糖 25 克，味精 2 克，淀粉 10 克，精制植物油、食盐、酱油、胡椒粉各适量。

制作方法：先将鲜海棠花取瓣洗净。猪肝去筋膜，洗净，切薄片，放入盆里加黄酒、食盐、胡椒粉、味精、葱花、生姜末渍入味。取碗打入鸡蛋，加淀粉调成蛋糊。炒锅上火，放油烧热，将挂糊的肝片下锅炸成金黄色，捞出控油。炒锅上火，放油烧热，下葱花、生姜末偏香，倒入猪肝，加入黄酒、酱油、白糖、食盐、胡椒粉、味精，炒匀后撒上海棠花片，稍炒即成。

功效分析：芳香怡人，鲜嫩爽口，解毒生津，养肝明目。

2. 枸杞粥

用料标准：枸杞一份、米三份。

制作方法：用枸杞一份，入米三份，煮粥。早晚服食，常食甚佳。

功效分析：补肾益精，养肝明目。治肝肾阴虚、腰膝酸软、头目眩晕、视力减退、遗精，能消渴。

3. 腐竹炒面

用料标准：面条 200 克，水发腐竹 150 克，黄瓜 100 克，食盐、味精、酱油、醋、葱花、生姜丝、蒜茸、精制植物油各适量。

制作方法：先将面条下入沸水锅内，煮热捞出过冷开水，沥水备用。腐竹洗净切段。黄瓜洗净切片。油锅烧热，下入葱、生姜、蒜煸香，投入腐竹，加入清水、食盐、酱油、味精、醋，烧至入味，下入面条炒熟，撒上黄瓜片炒几下，出锅即成。

功效分析：口味鲜香，补心养肝，除热止渴，清肺消痰。

4. 首乌肝片

用料标准：首乌 20 克，鲜猪肝 250 克，水发木耳 25 克。

制作方法：首乌洗净煎取浓汁备用。猪肝洗净切薄片，和首乌汁、食盐、淀粉搅拌均匀，另把首乌汁、酱油、绍酒、食盐、醋、湿淀粉和汤汁调和成浓汁。炒锅放油，烧至七八成热，放入拌好的肝片滑透，用漏勺沥去余油，锅内剩油约50克，下入蒜片、姜末和木耳，略炒后下入肝片，同时将少许青菜叶下入锅内翻炒几下，倒入已备浓汁炒匀，淋入明油少许，下入葱丝，起锅即成。

功效分析：补肝肾，益精血，明目乌发。适用于肝肾亏虚，精血不足。症见头昏眼花，视力减退，须发早白，腰腿酸软等。本方可作慢性肝炎、冠心病、高血压、高脂血症、神经衰弱患者之膳食。健康人常食，可补肝明目乌发，减缓衰老进程。

5. 芝麻糊

用料标准：黑芝麻120克，粳米60克，山药15克，鲜牛奶200毫升，玫瑰糖6克，冰糖120克。

制作方法：芝麻炒香，粳米水泡沥干后炒香，山药洗净切成小粒。然后将芝麻、粳米、山药和牛奶（适当加点儿清水）拌匀，石磨磨细。滤出细茸。冰糖熔化，纱布滤汁，烧沸后，将芝麻茸慢慢倒入锅内，不断搅动，再加玫瑰糖，搅成芝麻糊后，起锅装盆。每日服一小碗。

功效分析：滋养肝肾，大补气血。适用于肝肾虚衰，气血不足。症见体弱消瘦．须发早白，肌肤不泽，头晕目眩等。常人服食可增强元气。

老年人夏季饮食宜养心脾

夏至之后，我国大部分地区进入盛夏酷暑季节，遍地流火，热浪袭人。此时昼长夜短，暑气灼人，老年人由于耐受力弱，适应性差，生活活动与外界环境平衡易遭破坏，容易中暑而诱发多种疾病，产生不测，故更要安全度夏。

"长夏宜养脾胃"是中医的传统观点。这是因为，夏季是人体新陈代谢最为活跃的时期，活动量也相对增加和增大，加之夏天昼长夜短，因而体内消耗的能量多，血液循环加快，汗出亦多。在这个季节，心脏的负担是很重的，倘若不注意对心脏的保养，很容易使心脏受到伤害。因此，夏季应多注意对心脏的保养。同时，此时肠道传染病发病率最高，所以，也应注重对脾胃的保护。

夏季饮食宜清淡营养。夏令人们消化功能较弱，尤其是老年人消化功能更差。因此，老年人的饮食应有规律，定时定量，以湿软易消化、清淡富营养为宜，适当多吃些新鲜瓜果、蔬菜及鱼、虾、瘦肉、豆制品等，还可经常吃些绿豆、莲子、藕粉、薏苡仁、荷叶粥等，对夏季风热感冒、高血压患者均有益。少吃油条、烧饼、肥肉等厚味之物，以防生痰、生热、生湿。最好戒烟酒，忌过食生冷食物，如冷饮、冰制品、凉粉、冷菜等，以免损伤脾胃，诱发疾病。此外，夏季食物易腐败变质，故必须注意饮食卫生，严防病从口入。

养心脾食谱举例

1. 人参粥

用料标准：人参3克。

制作方法：煮汁放砂锅内加粳米适量，煮烂即可。

功效分析：养心脾之气。心慌气短、大便稀溏、少气懒言、身体虚弱之人均可食用。

2. 荔枝酒

用料标准：鲜荔枝、糯米各2千克，酒曲250克。

制作方法：先将糯米洗净，蒸熟，沥半干，待冷后倒入酒坛。然后将酒曲研成细末，加入坛中拌匀，密封置保暖处，酿21天后，启封榨去酒糟，即可饮用。每日3次，早午晚各1盅。

功效分析：补肝益肾，滋养心脾，益气生血。阴虚火旺者不宜用。

3. 地黄甜鸡

用料标准：生地黄100克，当年嫩母鸡1只（约1千克），饴糖 100 克，桂圆肉 30 克，大枣 5 枚。

制作方法：鸡宰杀去净毛爪内脏，将地黄等物纳入鸡腹内，隔水清蒸，至鸡肉烂，加少许白糖调味，即可服食。每次尽量，不必多服。

功效分析：补养心脾肾，补益气血。适用于心脾肾俱亏，气血不足。对心悸自汗头晕、气乏，腹背痛不能久立，精神恍惚，睡眠欠佳，面色萎黄无华或头发黄燥无泽等症有效。常人亦可服用。

4. 黄芪蒸鸡

用料标准：嫩母鸡 1 只（约 1 千克），黄芪 30 克。

制作方法：鸡宰杀去净毛爪内脏，纳黄花于鸡腹内，加上生姜、葱、花椒、绍酒、盐若干，隔水蒸，至鸡肉熟烂，去黄芪姜葱，食鸡肉与汤，每次适量，不可多食。

功效分析：补脾益气。适用于脾虚气衰。可治体质虚弱、少气懒言、自汗易感冒、头目眩晕、肢体发麻、食少便溏，或久泻脱水、内脏下垂等症。无病常食，强体健身。

5. 八宝饭

用料标准：核桃肉 50 克，桂圆肉 50 克，莲实 50 克，白扁豆 50 克，薏仁米 50 克，红枣 20 枚，糖青梅 25 克，糯米 500 克，白糖 100 克

制作方法：薏仁米、扁豆、莲实温水泡发洗净，莲实去皮除芯，红枣洗净泡发，核桃肉炒熟。糯米蒸熟。大碗内涂上猪油，将青梅、桂圆肉、红枣、核桃仁、莲实、白扁豆、薏仁米，在碗底中摆成喜欢的图案。然后把糯米饭加在下面，上笼蒸 25 分钟，取出，把八宝饭扣入大圆盘内即成，食时加糖调味。每次以适量为限，不可过多。

功效：补元气，健脾胃。适用于体质虚弱，元气不足，脾胃运化功能减弱。症见食少便溏，浮肿少气，精神倦怠等。

6. 猪脾粥

用料标准：猪脾 1 条，熟猪肚 50 克，粳米 100 克，白萝卜

100 克，胡椒粉 1 克，食盐 3 克，味精 1 克，料酒适量，麻油 15 毫升，姜葱末 3 克，清水 1000 毫升。

制作方法：将粳米洗净，沥干水。猪脾清洗后，切成豆粒丁。猪肚、白萝卜也切成豆粒大小的丁。麻油下锅，放入猪脾，猪肚、萝卜炒散，烹入料酒并加上食盐、清水、粳米、葱姜末烧开，煮成粥。调入味精，胡椒粉即可。每日 1 次，佐餐食用。

功效分析：益气健脾，除烦渴。主治神疲乏力，气短懒言，纳少，腹胀，大便稀溏；脾胃阴伤，胃气不足，口干渴烦闷等症。

老年人秋季饮食宜养肺

秋季一到，天气渐渐变凉，发生咳嗽痰喘的病人较多。一些有咳嗽老病的老年患者，也容易在秋季犯病。中医根据季节的变化对人体影响的规律，总结出了秋季易损伤肺气的理论。因此，秋季饮食要注意养肺。

饮食宜温和清润为宜。秋天，气候干燥，饮食调理以防燥护阴、滋肾润肺为准。食品应尽量少用椒、葱、韭、蒜之辛辣热燥之物，多用芝麻、糯米、粳米、蜂蜜、甘蔗、乳品等柔润食物，强调暖食，禁忌生冷，多饮开水、淡茶、豆浆等，以益肺胃而生津液，抵御秋燥之侵袭。很多中老年人经过夏日疏泄之后，身体渐虚，为适应冬季的潜藏，宜进补而培其本，可选用龙眼、黑枣、莲子、核桃、银耳之类进行食补。

养肺食谱举例

1. 沙参心肺汤

用料标准：猪心肺 1 副，南沙参、北沙参、山药各 100 克，玉竹 30 克，葱 25 克。

制作方法：心肺洗净，上述药材清水漂洗装入纱布袋内，扎好口，一同下入砂锅内，加葱注入清水，武火烧沸，去沫，改用文火炮至心肺熟透，去药，加食盐少许。吃心肺喝汤，每次适量，不必多服。

功效分析：补养肺胃。适用于肺胃阴虚。症见燥咳咽干，少津，食少，气乏无力，大便燥结，皮肤干燥不润等。

2. 虫草全鸭

用料标准：冬虫夏草 10 ~ 20 克，老鸭 1 只，绍酒 15 毫升，生姜 5 克，葱 l0 克。

制作方法：老鸭宰杀去净毛爪内脏，冲洗干净。虫草纳入鸭腹内，加入酒、姜葱，隔水清蒸，至鸭熟烂，除去药和姜葱，加食盐少许。食鸭与汤，每次尽量，不必多服。

功效分析：补肺补肾。适用于肺肾两虚。症见咳嗽气喘，短气乏力，自汗盗汗，阳痿遗精。一般体质虚弱的人亦可服食。

3. 水晶桃

用料标准：核桃仁 500 克，柿饼 500 克。

制作方法：将核桃仁、柿饼放入瓷盆内，上笼武火蒸透，时时搅拌，使桃柿融化为一体，然后取出晾冷成冻，用刀切片，装入容器内。每次服 3 ~ 4 块，日服 3 次。

功效分析：补益肺肾，止咳平喘。适用于肺肾两虚。症见咳嗽气喘，腰膝酸痛。

4. 鹿茸虫冬酒

用料标准：鹿茸 15 克，冬虫夏草 10 克，天冬 6 克，低度白酒 750 毫升。

制作方法：先将鹿茸、冬虫夏草、天冬加工成粗末，置容器中，加入白酒，密封，每日振摇数下，浸泡 15 天后去渣即成。

功效分析：酒香味厚，补肾壮阳，养肺填精。

5. 猪胰粥

用料标准：猪胰 1 具、大米 100 克，绍酒 10 毫升，葱花 5 克，盐 5 克。

制作方法：把猪胰（或用羊胰）洗净，切成 3 厘米见方的块；大米淘洗干净。把大米、猪胰放入锅内，加水约 60 毫升，加入葱、盐、绍酒。把盛有原料、调料的锅置武火上烧沸后，再改用文火煮 30 分钟至米烂即成。此粥可每日早餐食用 1 次，每次吃猪胰 30 ～ 50 克即可。经常食用。

功效分析：猪胰味甘，性平。有健脾胃、助消化、养肺润燥之功此粥有清肺热、止消渴之功效，糖尿病患者宜多食。

老年人冬季饮食宜养肾

冬季 3 个月是万物"闭藏"的季节，河水结冰，田地冻裂，到处是阴盛阳衰的现象。中医认为：人体内的阳气发源于肾。因为肾是主管生殖功能的，同时，肾又是贮藏营养精华的脏器，所谓"肾藏精"，就是说肾是机体营养的供给者。当寒冬到来之时，人体需要足够的能量和热量以御寒，倘若肾功能虚弱，自然就会出现"阳气"虚弱的现象。所以，冬季养肾，是中医养生保健的传统思想。

饮食宜进补。冬季寒冷，机体处于封藏状态，是进补的大好时机，中医学素有"虚则补之""寒则温之""药补不如食补"之说。因此，老年人的日常膳食要注意温补肾阳，多吃些瘦肉、禽蛋、鱼类、豆类等高蛋白质食品；多食用牛、羊、狗肉等温热食物。驱寒保暖；多食用含多种维生素的食物，如新鲜蔬菜、水果等，以增加食欲，滋润脏腑和皮肤。但冬季老年人应特别注意忌食生、冷、硬食等。

养肾食谱举例

1. 杜仲腰花

用料标准：川杜仲 10 克，猪腰子 1 对。

制作方法：杜仲洗净，加清水熬成浓汁，加湿淀粉、绍酒、酱油、食盐、白砂糖和味精若干，烧沸备用。猪腰洗净剖开，去筋膜，切成腰花。炒锅在武火上烧热，倒入混合油（猪油、豆油均可），烧油至八成热，放入花椒，投入腰花和葱姜，快速炒散，沿锅边倾下杜仲浓液和醋少许，翻炒均匀，起锅即成。

功效分析：补肝肾，壮筋骨，降血压。适用于肾虚。症见腰痛，腰肌劳损，尿频而清长、高血压、肾炎以及性功能低下等。正常人服之，强腰肾，健筋骨。

2. 人参枸杞酒

用料标准：人参 15 克，枸杞子 100 克，熟地 100 克，冰糖 100 克，白酒 2000 毫升。

制作方法：白酒装入酒瓶内（大量可用酒坛），将人参（切片）、枸杞子、熟地放入酒中，加盖密闭浸泡（夏秋高温季节 5 ~ 7 天，冬春低温季节 15 ~ 30 天；或隔水加温至 30℃），每日摇晃 1 次，泡至药味尽淡，过滤后，加入冰糖，搅拌令溶化，再过滤，至澄清为红黄溶液，静置 10 ~ 30 日即可服用。如浸泡 3 个月后服，则效果更佳。每次 l0 ~ 15 毫升，最大剂量不得超过 20 毫升，每日 1 ~ 2 次，一天最大剂量不得超过 30 毫升。

功效分析：补元气，益肝肾，明目乌发，强体健身。适用于各种虚衰劳损。症见病后体虚，贫血，营养不良，神经衰弱，以及食少气乏，腰酸痛，自汗眩晕等。

3. 补肾地黄酒

用料标准：生地黄 100 克，大豆 200 克，生牛蒡根 100 克。

制作方法：上述药材装入绢袋，放入酒坛，加酒 2.5 升，密封浸 6 天即成。每日 2 次，每次 1 杯。

功效分析：补益肾水，祛风利湿，滋养皮肤。

4. 地黄花粥

用料标准：地黄花 80 克，粟米 100 克。

制作方法：将地黄花阴干，捣碎为末，每次用 50 克粟米煮粥候熟，将地黄花末加入，搅匀，再煮至沸即可。每日 1 次，每次服用 30 克。

功效分析：益脾胃，养肾气，除烦热。主治脾胃虚热，反胃呕吐或脾虚泄泻，烦热消渴，口干等症。

5.荔枝烧葱

用料标准：荔枝 15 克，葱白 150 克，羊肉 30 克，海米、白糖、酱油、蒜、鲜汤、食盐、醋、精制植物油各适量。

制作方法：先将葱白洗净切段，入油锅中炸至金黄色捞出，再入开水中烫一下。羊肉洗净切丝，荔枝去皮核洗净。炒锅上火，放油烧热，下入葱丝、蒜煸香，再放入羊肉丝煸熟，下酱油、食盐、醋、白糖、葱段，翻炒几下，盛出。取碗，葱垫底，放入荔枝、肉丝，上笼蒸 10 分钟取出。炒锅上火，放鲜汤、海米，烧沸后浇葱上即成。

功效分析：鲜嫩可口，健脾养肾。

哪些食品可以帮老人通血管

很多老年人都有不同程度的心脑血管疾病，有很多食物具有通血管的功效，可以有效治疗老年人心脑血管疾病。如能在日常饮食中常食，可以有效预防和治疗老年人心脑血管疾病。

番茄

不仅各种维生素含量比一般水果高很多，而且还含有芦丁，有助于提高机体氧化能力，还能消除自由基等体内垃圾，保持血管弹性，从而达到预防血栓的目的。

玉米

玉米中的不饱和脂肪酸，特别是丰富的亚油酸，能有效促成人体脂肪及胆固醇的正常代谢，从而减少胆固醇在血管中的沉积。

大蒜

大蒜尽管有强烈的刺激气味，但却是预防心脑血管疾病的重要食品。它所含的挥发性辣素，可消除积存在血管中的脂肪，有明显的降脂作用，能有效治疗高脂血症和动脉硬化。

中国居民膳食指南大全

枣

枣含有丰富的维生素 C 和维生素 P（芦丁），其中芦丁能保护人体的毛细血管，防止脑溢血病。

红薯

可供给人体大量的胶和黏液多糖类的物质，能保持动脉血管的弹性。

荞麦

荞麦中的维生素 P 和烟酸具有降低血脂和保护血管的作用，是预防和治疗心脑血管病的良药。另外，荞麦中含有两种人体不可缺少的必需氨基酸——赖氨酸和精氨酸，还含有比较多的油酸和亚油酸，对心血管系统有一定的保护作用。

燕麦

燕麦中含有大量的水溶性纤维素，能降低血液中胆固醇的含量，对防止动脉粥样硬化和冠心病有益。另外，燕麦中还含有丰富的亚油酸、B 族维生素及卵磷脂等，能降低血液中的甘油三酯和脂蛋白，清除沉积在血管壁上的低密度脂蛋白，防治动脉粥样硬化的粥样斑块形成。经常食用燕麦，还可以平衡膳食，均衡营养，对防治高血压和心脑血管疾病大有益处。

茄子

茄子含磷较高，故有保护血管、防止出血作用。所含龙葵碱能抑制消化系统肿瘤的增殖，可作为肿瘤辅助治疗。故出血及肿瘤患者常吃有益。另外，茄子含有极为丰富的维生素 P，尤以茄皮含量高，它可以降低毛细血管的脆性和渗透性，加强细胞间的粘力而防止微血管破裂，对高血压、动脉硬化及脑溢血患者尤为有益。

芹菜

芹菜含维生素 P、维生素 D 和钙、磷较多，有一定的镇静和保护血管的作用。因此，常吃芹菜，对高血压、血管硬化、神经衰弱、咳嗽痰喘等均有良好的治疗作用。

葱

葱对心血管病有一定疗效，它可减少胆固醇在血管壁上沉积，并能防止血液中纤维朊凝结，起到预防血栓形成的作用。

洋葱

洋葱中有一种前列腺素 A，能舒张血管，降低血液黏度，减少血管的压力。此外，洋葱中的二烯丙基二硫化物和含硫氨基酸，能增强纤维蛋白溶解的活性，因此能有效帮助降血脂。

兔肉

兔肉中丰富的卵磷脂具有较强的抑制血小板黏聚的作用，可以保护血管，阻止血栓的形成，抑制动脉粥样硬化的发生与发展。

老年人不宜常吃的 10 种食品

老年人体质脆弱，因此有较多饮食上的禁忌。以下 10 种，老年人只能偶尔吃之，但不能常吃。

油炸类

人到老年，味觉开始减退，多喜欢吃油炸类味道香浓的食品。但是这类食品含脂肪量甚高，一次食入较多的高脂肪食物，胃肠道难以承受，造成消化不良而引发胆、胰疾患，或使这类疾患复发、加重。另外，油炸类食品产热量高，老年人常吃可导致体内热能过剩，引起肥胖，对健康不利。更加重要的是，常吃油炸的食品，还有增加患癌症的危险性。因多次使用的油里含有较多的致癌物质。炸油条的面粉里一般都加入了一定的明矾，而明矾里含有多量的铅，如果老年人常吃油条，可使沿在体内蓄积，对老年人的智能和骨骼均有害。

熏烤类

食物在熏烤过程中，会产生某些致癌物质。老年人本来就比一般人容易患癌症，如果经常吃熏烤类食品，则会增加患癌，特别是胃癌的危险性。熏烤类食物的致癌作用，主要是燃料（松柏枝叶、锯木、炭火、煤火、天然气和液化气等）在不完全燃烧时，产生大量的多环芳烃污染食物所致。如能利用远红外线烤箱烤食品，会增加安全性。

腌渍类

腌渍类食品一般含盐量高，维生素甚低（维生素在腌制过程中，大多被破坏），不适宜老年人经常食用。尤其是一些卫生设备差、操作不正规的食品加工厂所生产的腌渍食品，很容易被病原微生物污染，老年人肠道抵抗力减弱，常吃这类食品，容易引起胃肠道疾病。

酱制品

酱制品包括酱油、大酱和各种酱菜。这类食品普遍含盐量极高，如将这类食品经常摆上老年人的餐桌，会使老年人过多摄入盐类，从而加重心血管和肾脏的负担，对其健康十分不利。

冰镇类

在炎热的夏天，许多家庭常饮冰镇饮料和吃冰镇食物。但是，冰镇食品入胃后，会导致胃液分泌下降，容易引起胃肠道疾病，甚至诱发心绞痛和心肌梗死，对患心血管病的老年患者尤为不利。因此，老年人不宜多饮或常饮冰镇饮料和吃过冷的食品。

甜食类

甜食类含糖量高，老年人多喜欢吃，但糖摄入量过高，可引起老年人肥胖（多余的糖可在体内转化为脂肪），并导致血脂增高，对已有动脉硬化倾向和糖尿病的老人尤为不利。糖类摄入过多，还可引起老年人矿物质缺乏。

动物内脏类

动物脑、肝、肾等含胆固醇甚高，老年人如经常吃，会导致血胆固醇增高，还容易使血脂升高。患动脉硬化、高血压和冠心病、糖尿病的老年人尤其不能吃。

动物血类

许多老年人喜欢吃动物血（猪、羊、鸡、鸭、鹅等），但动物血含胆固醇较高，老年人不可以常吃，只能偶尔吃，且一次量不宜过多。

方便食品

许多老年人图方便，经常吃方便面、糕点等方便食品。殊不知，这类食品含有的维生素营养较少，如将其当作主食来吃，容易出现维生素缺乏症，对老年人的健康十分不利。

过生食品

近年来，进食"天然食品"蔚然成风。未加工的食品，有很多的确更加健康，但并不是所有天然食物都可生食。相反，某些食物生食不仅无法提供营养素，而且还会损害人体健康，对老年人则危害更大。比如，经常大量生吃蔬菜可导致体内锌不足，从而引起老年人味觉和嗅觉功能障碍，以及皮肤瘙痒症，甚至可能加重老年人健忘。

老年人的食谱应当求变

老年人应该吃什么？这是许多人所关心的问题，有人说瘦肉，有人说鱼虾，有人说素食，有人说瓜果蔬菜，总之说法很多。这些说法都有其可取之处，但往往只强调了其中一方面，而忽视了另一方面。其实，只有把各种食物按比例科学搭配起来食用，才最富营养。也就是说，老年人的食谱应该不断有所变化，才有利于健康。

种类求变

安排老年食谱绝不应固守一种模式，而要勤于变化。每天最好安排至少 20 种食物以备选择。如果食物过于单调，不仅影响口味，降低食欲，还会造成某些营养成分的不平衡。

三餐求变

老年人一日三餐不可一成不变，应该各有侧重。早餐应坚持低糖低脂的原则，宜选择禽肉、蔬菜、果汁、低脂奶，再辅以谷物、面食。午餐则应以高蛋白食物为主。晚餐可以高糖、低蛋白食物为主，同时应该控制进食量。

季节求变

一年四季气候变化很大，养生饮食的目的有很大不同，故食谱应有所不同。

春季要"养脾气"，要突出温补阳气类的食物，应选择葱、蒜、韭菜等蔬菜，以及大枣、瘦肉、鱼、禽蛋、豆类等食品。

夏季燥热，要注意补足水分，也要注意摄入钠、钾、钙、镁等矿物质，以及含氮物质及 B 族维生素、维生素 C 等。最好每天进食蔬菜 500 克，豆腐 100 克以上，另可食用 1 个鸡蛋及少量瘦肉。另外，苦瓜等夏季苦味食物值得推荐。

秋季气候干燥，而老年人对秋季气候变化的适应和耐受力较差。饮食要点是养阴润肺，因此宜多食芝麻、蜂蜜、梨、莲子、葡萄、萝卜之类食物。同时要多喝开水、淡茶或牛奶、豆浆，少吃辣椒等食性燥热的食品。同时要禁烟、酒以及辣椒等燥热之品。暮秋时可进食具有滋补作用的食品，有利于改善脏器功能，增强体质。体弱多病的老年人，可适当吃些鸡、鸭、牛肉、猪肝、鱼虾及莲子、大枣之类的食品。还应注意禁食生冷。

冬季天气寒冷，饮食上要"保阴潜阳"，因此可多吃些胡麻仁、龟鳖、莲藕、木耳等。同时增加热量摄入，以加强御寒能力，可适当添加狗肉、羊肉等高热量食物。为防止维生素缺乏，冬天还应多吃胡萝卜、油菜、豆芽菜等新鲜蔬菜。

老年人饮食不要过于清淡

有许多老人喜欢吃粗茶淡饭，也有些老年人因防治疾病的目的而长期食素，这实际上并非明智之举。事实证明，如果长期吃过分清淡的食物，不但于健康无益，反而可能降低体质，使疾病更容易侵袭人体。因此，即使患有某些疾病的老人，也不必强求饮食过于清淡，以免达到适得其反的后果。

人体的健康主要是依靠自身的免疫力来维持。免疫力强的人即使感染病菌后也可以不发病，或者病情较轻；相反，年老体弱者因免疫力下降而容易被病菌侵袭，且病后也不易较快地恢复。而老人免疫力下降的原因，除年龄带来的机体变化，以及原有的疾病外，还多半和饮食欠佳、营养不足有关。

众所周知，蛋白质是构成人体各种抗体的主要成分。如果老年人不能从日常的膳食中摄入充足的蛋白质，那么他们的免疫力就无从谈起。老年人膳食的质量要"精"，每天必须保证优质蛋白质的供应，以鱼类、禽类、蛋类、牛奶和豆制品为主。显而易见，和动物性食物相比，素食中除了豆类含有丰富的蛋白质外，其他食物中蛋白质含量均很少，而且营养价值较低，不易于被人体消化、吸收和利用。也就是说，荤食也是人体摄取营养的重要来源，也不能缺少。

老年人若要构筑健康的生理防线，就必须科学、合理地加强营养，补给和装备自己的免疫大军。其实，人身体健康的主要因素不在于吃荤还是吃素，而在于人体所需的营养成分是不是全、是不是适量。只有从不同的食物中摄取人体生理及生活运作中需要的营养素，才是正确的营养摄取最基本的原则。荤素相间的饮食可有效促进人体的新陈代谢，进而提高机体的抗病能力，并延缓衰老及增进健康长寿。

老年人宜"三低"

人到老年，机体功能逐渐减退衰弱，因此易患各种慢性疾病。引起这些疾病的重要原因之一在于饮食不当。老年人的饮食宜"低盐、低脂肪、低糖"。这就是老人饮食应注意的"三低"。

低盐

盐是人类生活中不可缺少的主要调料，也是人体必需的营养素。它能促进胃液分泌，增进食欲，活化唾液中的淀粉酶并促进唾液分泌。一般来说，如无出汗较多，机体一般不会缺盐。而值得注意的是，食盐过多摄入，也会引起冠心病、高血压等一系列心血管系统疾病。

老年人体重较轻，运动量不大，出汗较少，因此耗盐量相对较低，食盐量不应太多，否则容易引来疾病。一般老年人，摄入食盐每天不宜超过 8 克。高血压、肾炎、肝脏病、心力衰竭等病患者，食盐量还可以减半。为了减少食盐的摄入，最好以天然食物为主，尽量减少或避免用盐或酱油腌渍过的食物（如咸蛋、咸菜等含钠较高的食物）。此外，要吃好的盐、低钠的盐（如无钠食盐、食疗盐等），食盐经过加工后，清除了原盐中含有泥沙杂质，减少污染，更加清洁卫生。

低脂肪

现代医学认为，高热量营养过剩饮食，高脂肪特别是动物脂肪饮食，是引起高血压、动脉粥样硬化等心脑疾病的主要原因，营养过剩者较之其他人发病率要高约 10 倍。统计显示，长寿者大都体格消瘦。高脂饮食，与发生心血管疾病、胆囊炎、胰腺炎的关系密切。另外，老年人活动减少，消耗的脂肪也少，因此更宜少吃。

低糖

糖进入人体后，就变成葡萄糖和果糖。葡萄糖又变成丙酮酸。糖摄入过多，丙酮酸就会迅速增加，使血液显酸性。而人体血液必须保持弱碱性，才能使身体健康。因此，人体就要动用体内的钙等碱性物质去中和过量的酸，这就可能导致人体缺钙。据研究，钙的摄取量跟癌的发病率成反比例，钙愈少，患癌的机会愈多。老人缺钙，能使骨质疏松，脆弱易折。

另外，糖容易变成脂肪贮存起来，变得肥胖，使胆固醇多起来，从而容易引起血管硬化等心血管病。对于患有糖尿病、冠心病、肥胖病的老人，更应控制吃糖，因为糖可以诱发血液中胆固醇、三羧酸甘油酯增高，促进高血压的发展，引起动脉粥样硬化。

老人不宜厚味

老人脾胃一般多虚弱，脾开窍于口，反映到口味上即味觉不灵敏了。这是现代医学所说的，随着年龄的增长，味蕾越来越少，味觉功能的退化，导致味觉日益迟钝，所以，有些老人喜食厚味、浓味。这样很不利于健康。

老年人肾气已虚，脾胃也弱，如果饮食不当，更容易伤身。如多吃浓厚味道的食品，容易使脾胃功能受损，营养成分不能消化吸收。太甜、太酸、太咸、太辣等厚味都有损于健康。比如，现代医学已经研究发现，高血压、动脉硬化、心肌梗死、肝硬化、中风以及肾脏病的增加，与过量食盐有密切关系。因为食盐起着高血压触发剂的作用，如过食咸味，使细胞内盐积聚，就会破坏神经细胞和血管的平滑肌，使血管狭窄，血压升高。此外，人们在日常生活中，若过多食盐，轻则口渴，胃部灼热疼痛，重则呕吐、腹泻，牙龈肿而出血，所以中医认为"咸少促人寿"。吃糖多则可使血脂增高，从而引起糖尿病。多糖饮食还可致肥胖，易引发心血管疾病、胆石症。而太辣、太酸，也都会刺激和损伤胃肠黏膜，引起慢性炎症。以上所述，可见厚味对老年人的害处。

老年人因身体老化而导致的食欲不振，不应用"厚味"来解决。最好的办法，是要多渠道地增强食欲。首先，可以在烹调时将不同颜色、味道的食品加以调配，做到"色美味鲜"。其次，应该改善进食环境，且不酗酒，不吸烟，减少对消化道的刺激。再次，吃饭要定时定量，且不要让主餐之外的零食打乱定时进食习惯，"叨扰"肠胃，导致食欲的减退。最后，每吃一口饭要细嚼慢咽。不少食物需要细嚼，才能体验到其鲜美感。同时还可刺激产生大量唾液，提高口感，有利吸收。

第十八章
体重异常人群膳食指南

肥胖的定义及分类

肥胖的定义

众所周知，人的体重并不是恒定不变，它随着年龄、性别、种族、季节、环境的不同而不断变化，一般情况下从婴儿到老年会逐渐变重，男性重于女性，北方人重于南方人，同一个人在冬季比夏季重，晚上又比白天重。一般地说，对标准体重有一套计算公式：新生儿平均体重约3.2千克；3～5月的婴儿的体重应是出生时的2倍；1岁的孩子体重为新生儿的3倍；两岁以上的幼儿标准体重（千克）为"年龄×2+8"；成人男子标准体重（千克）为"身高（厘米）-100"；成人女子标准体重（千克）为"身高（厘米）-105"。

并不是所有体重超过上述标准的人都是肥胖者。一般而言，人的体重在标准体重10%上下范围内均属于正常。如果超过标准体重10%而又不到20%的，称为超重或偏胖，但还不能称为"肥胖"，只有超过20%者才可能称为"肥胖"。实际上，过去人们对于"肥胖"的认识局限于体重的轻重，实际上这种观点过于片面。所谓"肥"指多脂肪，而"胖"则为肥大，肥胖的真正概念应该是多脂肪而且肥大。因此，测量体内脂肪的多少，也是正确判断肥胖的标准之一。下面介绍家庭测量脂肪多少的两种方法，以供参考。

（1）在测试者的肚脐旁取3厘米腹部皮肤，用食指、拇指轻轻抓起（抓到皮下脂肪层深度），测量两指头之间的宽度，若超过1厘米以上者为皮下脂肪过多。

（2）有条件的家庭可以用皮肤皱褶卡钳来测定。皮下脂肪厚度与人体肥胖程度大体相一致。常测部位三角肌下端肚脐周围等部位。如 30 ~ 35 岁正常成人，三角肌下端皮肤皱褶厚度，男性平均为 12.3 毫米，女性平均为 18.1 毫米；肩胛骨下角部，男性皮肤皱褶平均厚度为 15.1 毫米，女性平均为 13.6 毫米。

判断是否肥胖，要同时考虑体重是否严重超重和体内脂肪是否积累过多。

肥胖的分类

肥胖的分类方法很多，其中最常见、也最简便的方法是根据患者有无明显的内分泌与代谢性疾病的病因，将肥胖分为以下几类：

（1）单纯性或原发性肥胖。这类肥胖主要是由营养过度和遗传因素所引起，约占肥胖者总数的 90%，是各类肥胖中最常见的一类。患者一般全身脂肪分布均匀，没有内分泌或代谢性疾病病史。这类肥胖又可分为：①体质性肥胖症。原因为体内物质代谢较慢，物质合成的速度大于分解的速度。表现为脂肪细胞大而多，遍布全身。②获得性肥胖症（成年起病型肥胖）。患者自成年后由于遗传因素和营养过度等因素，引起躯干脂肪细胞肥大。

（2）继发性肥胖。可分为：①下丘脑病变引起的肥胖：食欲中枢在下丘脑，下丘脑的病变可以影响到食欲中枢，进食异常增多，产生肥胖；②垂体病变引起的肥胖：可以有肢端肥大症，库兴病等。这样的病人都有其独特的表现，临床上不难鉴别；③胰岛病变引起的肥胖，如胰岛素瘤，这类病人由于经常有低血糖发生，就过量进食，产生肥胖；④甲状腺功能减退症：表现为淡漠，怕冷，黏液性水肿等；⑤肾上腺皮质功能亢进症：表现为躯干的肥胖，四肢相对较瘦，同时毛发增多，紫纹等；⑥弗勒赫利希综合征：表现为下肢、大腿、乳房区的肥胖，伴有性器官的不发育；⑦其他原因引起的肥胖。

肥胖的发病原因

造成肥胖的原因是多方面的，前文已经有所提及。综合起来，主要有 4 种因素：

营养过量

糖、脂肪、蛋白质、维生素、矿物质和水是维持生命所必需的，但前 3 种物质的过量摄取却常常是造成肥胖的主要原因。人体内的糖主要是通过日常食用米、面获得，蛋白质要靠禽畜、豆类中提取，而脂肪要从油脂、芝麻、花生、果仁类食物中提出来，所以以上食物食用时应注意适量。

能量消耗过少

人们学习工作、日常生活、娱乐活动、体育锻炼过程中免不了要消耗能量。专家认为 20 岁的男子每天需要 2500 千卡热量，但到 35 岁时却下降为 2000 千卡，50 岁时又要下降到 1800 千卡，若每天活动量不变，饮食上没有多大差异，那么热量消耗势必减少，这是许多肥胖者中年"发福"的重要原因之一。

遗传性肥胖

专家研究发现，后代的身高与周围环境及父母联系不是太大，但肥胖的脂肪细胞确有遗传性。临床统计显示，如果父母都肥胖，子女有 70% 肥胖概率；如果双亲之一肥胖，则子女还会有 50% 肥胖概率。此外，家庭的饮食习惯也对遗传因素的肥胖有作用。

药物性肥胖

不少肥胖的人过去并不胖，后来因病服药造成了人体肥胖。对肥胖有影响的药物有许多，常见的有肾上腺素、甲状腺素等激素类、抗精神病和避孕一类的药物，若经常服用这些药物，易导致肥胖。

不仅如此，人的一生中有几个特殊阶段，特别容易发胖，这主要是：①婴儿期；②儿童期；③青春期（10～20岁以前）；④中年期（35～50岁）；⑤老年期（50岁以上）。其中，婴儿期超过体重标准20%，儿童期体内脂肪细胞增加，那么将很难降低体重。青春期、中年期代谢旺盛，若活动量减少易发胖。老年期性激素功能衰退，脂肪分解能力降低也容易发胖。肥胖者发胖有若干前奏信号，如易累、怕动、爱吃、好睡等，如出现这些肥胖预兆千万要多加注意。

肥胖的危害

肥胖不仅影响形体美，容易给生活带来不便，这些都是肥胖众所周知的危害。更加重要的是，肥胖还很容易引起多种并发症，加速衰老和死亡，是健康长寿的大敌。就健康而言，肥胖主要给我们带来了以下危害：

降低劳动力和生活质量

身体肥胖者，不但在一定程度上丧失了形体美，而且往往比一般人更加怕热、爱出汗、容易疲劳。其下肢浮肿，皮肤有皱褶，且易患皮炎。而严重肥胖的人，行动迟缓，一有较大活动便心慌气短，以致影响正常的生活和工作。肥胖者脂肪过多，还影响到体内性激素的平衡，不同程度地影响其生理能力和状态。

引起诸种并发症

肥胖大大增加了多种疾病的发病率，主要有以下几种：

1. 糖尿病

长期以来，人们认为肥胖病是糖尿病最重要的危险因素。肥胖的人更容易患糖尿病，主要是因为肥胖会造成胰岛细胞长期超负荷地工作，最终衰竭，产生糖尿病。患肥胖病后多久会患上糖尿病，对于每个病人来说时间长短并不一致，一般需要10到20年的时间。所以在青年发生肥胖，如不及时治疗，到中老年后糖尿病发病的机会就会明显地增加。在西方国家，大约有80%的2型糖尿病患者同时伴有肥胖，而肥胖的人群中，又有60%的人糖耐量是异常的，可见糖尿病和肥胖病是密切相关的。

2.高血压

高血压是肥胖病人高死亡率的重要原因。肥胖者较易发生高血压的原因主要有：①肥胖更容易患动脉粥样硬化，动脉粥样硬化是高血压直接的原因；②肥胖会造成心脏负荷的加重，左心室肥厚，血压升高。

3.冠心病

冠心病在肥胖人群中的发病率明显高于非肥胖人群。原因主要有：①肥胖更容易引起冠状动脉粥样硬化；②更容易发生高血压；③心脏负荷加重，心肌耗氧增加。肥胖合并冠心病，治疗上更困难，危险也更大。

4.高脂血症

肥胖者经常有血脂的升高，主要是由于脂代谢紊乱造成的。高脂血症是动脉粥样硬化的重要危险因素。

5.胆石症

肥胖者容易形成胆结石，主要是胆固醇结石。肥胖存在脂代谢的紊乱，胆固醇结晶也易于在胆囊中沉积，从而形成结石。女性肥胖者则更容易发生。

6.骨关节病变

过高的体重会造成骨关节的负荷过重，经常有腰腿痛，到了中老年，行动不便，也容易受伤。

7.X综合征

X综合征指的是同时发生的一组疾病，其中包括肥胖、糖尿病、高脂血症、高血压、冠心病、高胰岛素血症等。这组疾病的关键是高胰岛素血症，而肥胖恰恰可能引起高胰岛素血症。X 综合征目前还没有一个好的治疗方法，但通过减肥治疗可以改善高胰岛素血症。

影响肺功能

肥胖者体重增加，需要更多的氧，徒增肺的工作量。同时，由于肥胖者腹部脂肪堆积，增大了腹腔内压力，横膈抬高又使胸腔压力增高，因此限制了肺的呼吸功能，从而引起嗜睡、发绀、呼吸困难、红细胞增多、右心肥大等症，严重时甚至导致心肺功能衰竭。若不及时治疗，死亡率可达 25%。此外，肥胖病人往往颈短，打鼾，造成睡眠中呼吸道的不畅甚至梗阻。

肥胖易患抑郁症

一般而言，肥胖与抑郁症和其他情绪性失调症都有着密切的关系。在某种程度上，是肥胖导致这些症状的产生。在一般人看来，肥胖往往被看作"非常态"，经常会受到别人的嘲笑，从而加大抑郁症的可能。

肥胖者膳食营养原则

饮食不当是导致肥胖最为重要的原因之一。当人体摄入食物的热量大于体内外活动所消耗的热量时，多余的热量就会转化成脂肪，在体内堆积起来。因饮食不当而引起的肥胖，只要适当控制饮食，减少高热量、高脂肪食物所占的比重，增加优质蛋白食物，如瘦肉、鸡肉、大豆以及含维生素、纤维素丰富的蔬菜、水果等，就能达到减肥目的。肥胖者膳食的营养原则大致如下：

减少饮食中的脂肪

人的胖瘦并不仅仅取决于摄入食物的多寡，关键是热量的来源。热量相同的两种食物，一种脂肪丰富，而另一种则是由蛋白质和碳水化合物构成，那么前者更会让人肥胖。因为脂肪会使新陈代谢减慢。研究证明，如果机体将食入的含 100 千卡热量的碳水化合物转变为脂肪，将消耗掉 23 千卡热量；而将食入的同等热量的脂肪转变为体内脂肪，只需消耗 3 千卡热量就够了。所以，富含蛋白质、碳水化合物的食品比脂肪含量高的食品更能加快人体的新陈代谢。因此，肥胖者应该尽量减少脂肪的摄入。

选择正确的碳水化合物

虽然碳水化合物比脂肪更能"消耗"热量，但并不是所有的碳水化合物都一样。像食糖、蜂蜜等单糖及糖果、小甜饼等单糖制品，则可能成为减肥的破坏者，因为它们热量高、营养差。单糖还会刺激胰岛素的产生，当大量吃糖或糖制品时，胰岛素迅速上升，血糖则迅速下降，结果便引起了饥饿和疲乏。相比之下，多糖食品则是最佳的选择。蔬菜、水果、纯谷物类面包和谷类都是多糖食品，并含有丰富的维生素、矿物质和纤维，应该优先食用。

严格守时用餐

肥胖者多有不按时用餐的习惯。比如，有些人不吃早餐，少吃中餐，却大吃晚餐。实际上，这种无规律进食的后果便是增加体重。实验证明，在日摄入量相同的情况下，把多次的食物一次吃完，比那些少吃多餐者更加容易聚集脂肪。所以，每日三餐守时定量有助于保证正常的新陈代谢。

摄入适量的热量

肥胖者不应该通过过分节食的方法来降低体重。由于本身体重较大，消耗能量较多，不恰当的节食往往会带来相反的后果。严格减食，甚至将每日饮食中热量的摄入降低至身体所需能量的最低标准（900 千卡）以下时，不仅会造成营养不良，而且也会让身体"察觉"到食品缺乏，从而通过放慢新陈代谢来减少能量消耗。热量摄入越少，新陈代谢就越慢。所以，热量极低的饮食会使减肥愈加困难，因为吃得越少，身体消耗的热量也更少。因此，保证每天摄入 1200 千卡热量是需要的。

饮食习惯必须改变

减肥要节食的提法太笼统，易误导人。一般来说，肥胖者的饮食习惯都有不同程度的不当之处，要减肥，应该是有针对性地改正错误的饮食习惯，按照科学合理的饮食习惯进行进食，才能在保持健康的前提下达到减轻体重的目的。减肥者如有下列饮食习惯，需要加以改变：

（1）嗜食脂膏。很多肥胖者都有嗜食脂膏的习惯，喜欢吃如肥猪肉、鸡皮、鸭皮等高脂肪、高热量的食物。以低脂肪、低热量、高营养、高蛋白、富含维生素及纤维素的食品取而代之。这样，即使等量的食品，后者的热量往往低于前者（前者是指嗜食脂膏）就等于节食。所以，关键是改变饮食品种。那种认为挨饿即可减肥的观念是错误的。

（2）狼吞虎咽。有很多肥胖者吃饭习惯狼吞虎咽，往往摄入过量。因此最好延长就餐时间，可以先从延长 5 分钟开始，渐渐增至 20 分钟。减慢进食速度一定程度上有利于减肥，因为大脑食欲中枢到一定时间会发出"停止饮食"的指令，即使饮食量还不够，但由于就餐时间延长，也会有"饱了"的感觉，而不是像狼吞虎咽一样，即使饱了，大脑食欲中枢"饱了"的命令却迟迟到来。

（3）爱好零食。肥胖者大多喜爱吃零食，并且很难戒掉。能戒零食固然很好，但如果戒掉很难，也可以选择一些热量低的食物充当零食，如水果、稍微煮过的蔬菜、爆米花、切成小片的肉类、干果等，但应做到肚子真饿时才吃。

（4）不喜喝水。许多肥胖者不喜欢喝水，其实这是个坏习惯，也不利于减肥，因为水对肥胖者来说，是一个有效的减肥饮料。如果能在饭前 20 分钟饮水，使人有一定的饱感，会在一定程度上降低食欲。

（5）不喜蔬菜。很多肥胖者不喜欢吃蔬菜。实际上，肥胖者应该多食纤维素，吃足够的新鲜蔬菜（每天可吃 500～750 克）与水果（蔬菜与水果之比为 8：1）。体积大、热量低的蔬菜和部分水果是能以最少热量获得饱腹感的食品，如芹菜、葫芦等。但新鲜水果如桃、梨、李子和樱桃、葡萄干、话梅、无花果等水果中的果糖易转化成脂肪，应少吃。

（6）大量吃主食。主食宜微饱，不宜过饱。有很多方法可以帮助食欲旺盛者迅速建立"饱感"。比如，在吃主食前，先喝一些菜汤，吃些拌菠菜、炒豆芽、炒芹菜等，以便少食主食。也可以多吃杂粮、粗粮，如普通面粉做成的面包要比精面粉做成的面包有饱感；杂粮如玉米等，比米饭与面食容易有饱感。

（7）一成不变地用自己喜欢的烹调方法烹煮食物。殊不知有很多烹调方法正是导致肥胖的原因。改善食物的制作及烹调方法也有助于解决低热量与饱腹感的矛盾。在低热量的前提下，减肥者饮食既要保证营养平衡，又要有饱腹感。下述几点务请牢记：①吃猪肉后产生的热量要比等量的鱼、虾、兔高 3～6 倍。②肉丝、肉末，或炖排骨（带骨）、酱汁虾（连壳）要比炖肉、炒虾片显得量多而油少。③ 50 克面粉做成十几个小馄饨或烙成多张薄饼比做成一个小馒头显得量多而饱腹。④茶叶蛋在胃里停留时间要比煮鸡蛋、蒸蛋羹、蛋花汤多一倍，更耐饿。⑥不用油煎或炸食物，尽量采用蒸、炒、凉拌等烹调方法，可以减少热量摄入。

（8）在任意环境下饱食。现代医学已经研究证明，噪声令人易饥而添食，故最好营造一定的背景气氛，播放悠扬的音乐；碗碟的颜色要避免黄色、蓝色或粉红色，因为这些都是刺激食欲易产生饥饿感的颜色，宜用深色图案镶边的盘子。

减肥饮食总原则

饮食减肥法又称食疗减肥，是防治肥胖行之有效的方法。但饮食减肥不是单纯的节食、少吃或者不吃，而是将调整饮食结构、注意饮食方式和适当控制食量三者有机结合起来进行。

调整饮食结构

调整饮食结构为的是在限制热能的范围内合理分配蛋白质、脂肪和糖类所占热能的比值，做到营养平衡，既保证机体正常需要，又达到减肥的目的。首先要减少糖类食物，如含淀粉丰富的米、面等粮食食物、甜食等，使其仅占每日提供机体总热量的50%。其次，限制脂肪摄取量，特别是尽量少吃肥肉、动物油、肥鹅、奶油等高脂肪的食物，控制其占每日总热量的 20% ~ 25%。在此基础上，适当提高蛋白质的摄取量，使之占每日所需热量的20%，可多吃些瘦肉、鱼、蛋、豆制品，多食新鲜蔬菜和水果，补充维生素、矿物质、微量元素和食物纤维，并起充饥作用。

改进饮食方式

如前所述，肥胖者有很多不良的饮食习惯，容易被忽视。最重要的就是要合理分配三餐，要做到"早吃饱，午吃好，晚吃少"。如果早上马虎，中午凑合，晚上丰富，最容易使人发胖。因为人体内促进食物转化为糖与脂肪的各种消化酶是由胰腺分泌的，而人体胰腺分泌夜间高于白天，也就是说消化吸收功能夜间高于白天，加之晚间消耗能量的活动少，如果晚餐过于丰富，就无疑是给体内脂肪储存"增砖添瓦"。故晚上切忌吃过饱和过于丰富，晚餐应清淡一些，正常一日三餐饮食热量分配应 3 ：4 ：3 比例。那么肥胖的人，早餐可以多吃些，将早餐热量摄入由 30% 提高到35%，午餐保持 40% 左右，晚餐应少吃些，由 30% 降到 25%。另外，睡前不要加餐，纠正吃零食的习惯，进食避免过快，少饮酒与咖啡，适量饮茶，少食盐，改进烹调方式，少煎、炒、烹、炸，多拌、卤、煮，减少用油量等，均应加以注意。如果条件允许，不妨采用少食多餐法，每天吃 5 次饭，每次吃的数量要少，时间间隔要均匀，这样就可以起到减肥的作用。但是，要尽量克制爱吃零食的习惯。

适当控制食量

减肥者应该想方设法降低自己的食欲，控制自己的进食，并着重减少高脂、高热量供应，最好能做到使体内热量供求达到负平衡，使得摄入的热量少于需求的热量，从而消耗体内堆积的过剩脂肪。当然，体重减失过猛无益于健康。控制含量不等于禁食，如果摄入糖、脂肪过少，"脂库"中储存的脂肪转化为热量一时难以满足人体的正常活动需要，就会导致低血糖，出现头晕、心悸、乏力等症状。因此，控制饮食既不是禁食，也不能减得过快，而是要逐渐递减。食量控制应以无饥饿感又保持正常活动的精力、体力为宜，一般是逐步降低到正常需要热量的60%～70%为宜。

除了自己调整控制饮食外，目前市场上出售有多种低热量、低脂肪、高蛋白、高纤维的减肥营养食品，既保证了营养的需要，又可辅助减肥，可以试一试。

减肥的饮食误区

肥胖不仅有损形体美，更重要是有害于健康。追求减肥防胖者正与日俱增，越来越受到全社会的关注。可是，由于营养与保健知识的普及跟不上形势的需要，许多人对如何合理调节饮食还知之不多，甚至有不少误解。

误区1：有一些人，并不完全理解减肥的健身意义，特别是一部分年轻女子，只单纯追求苗条的身材，本来体型仅仅丰满一点儿，就大加节食，总以为清瘦一点儿总比胖一点儿好。其实这是一种误解。美国曾有人进行了40次调查，发现身体偏重和偏低者的死亡率是很接近的，而肥胖适度，即超过标准体重10%～20%的人死亡率最低。按照医学上的划分方法，体重超过标准20%以上才算肥胖，这些人才需要减肥，其他人则没有这种需要。

误区2：有些人对脂肪缺乏正确认识，常常严格限食动物肉，不吃肥肉，甚至对植物油也不敢多吃一点儿。须知，脂肪乃三大营养素之一，其供热比等量蛋白质和糖类高1倍。脂肪还可维持蛋白质的正常代谢，溶解和促进机体吸收利用维生素A、维生素D、维生素E、维生素K，且含有人体必需的卵磷脂和胆固醇，是一种有重要营养价值的物质。

脂肪可分为动物性脂肪和植物性脂肪两大类。动物脂肪含饱和脂肪酸甚多，熔点在36℃以上，容易凝固或沉积在血管壁上，易使人增肥和增加胆固醇；植物脂肪主要含不饱和脂肪酸，熔点仅20℃左右，一般不凝固，不但不会增肥，还可降低胆固醇的沉积。脂肪细分又有几十种，其中亚麻酸和丙种亚麻酸在体内不能合成，而必须在食物中摄取。因前者主要储存于植物油脂，而后者在动物脂肪中含量最多。因此两类脂肪都应适量摄入，不能偏废。因此，减肥并不适宜完全不沾脂肪，也不应只吃植物油而不吃动物脂肪，需要的只是在吃用数量比例上要有适当的控制。

误区3：有一些人将猪皮、鸡皮、猪蹄等都当作肥肉，不敢问津。其实，动物的皮除有一点儿脂肪外，还有丰富的蛋白质，而且主要是角质蛋白、白蛋白、球蛋白、弹性蛋白和胶原蛋白，其真皮层几乎全由胶原组成，非一般动物肉所共有。胶原对人的皮肤、筋、软骨、骨骼及结缔组织都有重要作用，对儿童生长发育和中老年人延缓衰老都具有特殊功能，并非食用之后可长肥，吃一点儿倒对身体很有好处。

误区4：身体过重而需减肥的人，往往只知道限制动物脂肪或动物肉的摄入，并不注意少食糖，这也是不对的。因为糖有增强肝脏合成脂类的作用，又可减少脂肪的分解，过多的糖还会在人体内转化为脂肪。据实验测定，正常人吃用高糖饮食3周之后，血清甘油三酯便升高1倍多；如高脂血症病人进食相同的高糖食物，甘油三酯则可增加4～5倍。所以，减肥者在控制脂肪饮食的同时，也应重视少吃糖和甜食。

误区5：也有一些人认为减肥主要是限制脂肪和肉食，而主张饭要吃饱，这又是另一种误解。所谓饭要吃饱，就是主食吃饭或吃面讲求足量，此种吃法，尽管肉类脂肪吃得很少，结果不仅体重减不了，反而可能使人更加长胖，因为米、面等淀粉类食物属于碳水化合物，也属偏高糖饮食。虽然不像食糖那样易被消化吸收，易于转变为脂肪，但其毕竟是糖类之一部分，是我国膳食结构最重要的能量来源。特别是主食吃得饱，产热充足，就不能使机体处于能量负平衡，从而达到消耗体内过多脂肪的目的，所以，减肥者除要注意控制脂肪饮食外，还需合理控制主食的摄入。因蛋白质较多来源于粮食，在限主食的同时，又需注意适量补充蛋白质。

误区6：既然减肥不仅需要限制脂肪的摄入，又要限制食糖和合理控制主食，是否就可以较多地摄取蛋白质呢？诚然，蛋白质是人体最重要的营养支柱，但过多地摄取也是不适宜的，因为如限制其他营养素的摄入，只提高蛋白质的供给量，反会影响蛋白质的正常功能，也不能维持营养平衡，蛋白质过多亦会转化为脂肪。体内任何一种营养成分长期过量或不足，不仅导致相应的病变，还会影响其他营养素的吸收和利用，这些对身体健康都不利。

误区7：有一些人对减肥操之过急，有的实行严格限食，有的每天只吃一点儿蔬菜，而企图在短短的时间内，将体重大幅度减下来。其实，这种应急减食所丧失的体重大部分是水和肌肉，只要补充失去的水，体重很快就会回增，肌肉丢失也无益于健康。同时，由于机体适应不了这种"剧变"，除可见一些身体不适外，还可能孕育某些潜在危险。如最近英国有些研究人员对13名节食者做了快速信息反应和识别奇数、偶数的试验，发现这些节食女士们的反应很慢，记忆很差。尤其是限食时间最长，或体重下降最多的在试验中表现最严重。这些都提示减肥务须循序渐进，切不可求快。

误区 8 : 还有一些人仅仅着眼于限食减肥，并不注意增加体力与脑力活动的积极作用，这也是必须纠正的重要误区。虽然，肥胖的原因可能是多方面的，但其基本因素就是吃得多而活动得少，致使摄入的热量大于消耗的热量，多余的能量物质便转化成脂肪堆积在体内。因此，最有效的减肥方法，便是逐步地均衡控制饮食，同时适量增加脑、体活动，锻炼体格，陶冶精神，以使体重渐渐接近正常标准，身体素质强健起来。这也是最为科学的减肥方法。

儿童减肥的膳食原则

肥胖宝宝是多方因素导致的。由于儿童正值发育期，需要适量的蛋白质、钙质、维生素、矿物质和热量的供应。切忌盲目减肥，以免由于营养摄取不平衡，影响儿童的生长发育。最好在进行饮食治疗之前，记录下孩子近一周的饮食情况，供营养师参考。以下是儿童减肥的膳食原则：

吃饭要定时定量

一天三餐或四餐的时间要相对固定，进食量也要相对固定。早餐一定要吃好、吃饱，并摄入一定的新鲜果蔬，摄入的总热量应为一天的 30%。同时适度减少晚餐的进食量，如孩子睡前有饥饿感时，可让其喝一杯鲜牛奶，这样既不会加重肠胃的负担又有助于孩子的睡眠。正餐之外，要严格控制儿童的零食，尤其是不能额外摄入过多高脂、高糖食物。

放慢进食速度

细嚼慢咽有助于孩子细细品味食物，并提高对饥饿的忍耐性和食欲敏感性，掌握吃饭的自然停止点，避免饮食过量。还可以用游戏的方式，比如比一比谁咀嚼的时间更长，来培养孩子细嚼慢咽的习惯。

增加饮食品种

减少热量供给主要是减少脂肪与碳水化合物摄入量，具体地来说就是减少粮食。但为了满足蛋白质、维生素、无机盐与必需微量元素的供应，要采用多种多样的食物，如豆制品、瘦肉、鱼、鸡、鸡蛋或牛奶来补充蛋白质，用各种蔬菜补充维生素与无机盐、微量元素。脂肪虽不可过多但也不宜过少，应该占总热量的20%左右，以免脂溶性维生素吸收利用不良。粮食要包括各类粗粮、杂粮，从中可以摄取部分维生素与无机盐。儿童减肥期间，最好每日饮用牛奶200克，以保证足够的优质蛋白及钙。蔬菜的品种一定要包括叶菜类、根茎类、瓜茄类和菌菇类，水果则应该有酸味的橘子、橙子等。总之，要想方设法保证蛋白质、维生素、无机盐与微量元素的足量摄入。

拒绝高热量食物

热量高的食物是孩子减肥的"大敌"。一般来说，含糖量高、脂肪类食品都是热量高的食物。因此，像糖果、糕点、巧克力等对孩子来说较具诱惑力的食品，都要尽量让孩子少吃。此外，含脂肪多的肥肉也要少吃，应尽量选择羊肉、鱼肉、鸡肉等脂肪较少的肉类。

烹调口味尽量清淡

食物烹制时，尽量少加入刺激性调味品，食物宜采用蒸、煮或凉拌的方式烹调，让儿童减少食用油的摄入。

减少儿童饥饿感

儿童正处于长身体的关键时期，一般来说不应该控制其食欲。但是，肥胖儿童的食欲一般较为旺盛，因此要稍微控制其食欲。要想让孩子减少饥饿感，以下方法可以一试：

（1）从饮食制度方面让儿童细嚼慢咽，稍延长吃饭时间；不要狼吞虎咽。如果可能，将一日所吃食物匀在五次吃完，使儿童不致饥饿，也不会过饱。

（2）加大副食量。有些儿童不喜欢吃蔬菜，父母必须说服他食用适量蔬菜，同时，适量的豆制品、蔬菜与鱼、肉等可延缓胃内排空时间，也应该让孩子尽量食用。

（3）以空热量食品为替代品。如用无热量的琼脂（俗称洋粉、吉利片）熬成冻品，不加糖而用甜野菊或蛋白糖，使它有甜味而无热能，或用低热能的魔芋代替一部分普通面粉．也可用能吃的黄瓜、西红柿、胡萝卜解除饥饿感。

总之，儿童减肥需要父母高度重视，其方法一定要科学适当，要"多管齐下"，务必做到既不影响儿童身体正常发育，也要达到有效减肥的目的。

有利减肥的食品

海藻

海藻是产于淡水的单细胞植物绿藻，繁殖力强，含有丰富的蛋白质。日本食品科研人员在研制一般海藻食品的基础上，进一步研究发现：海藻和绿藻纤维经粉碎、搅拌等多道工序均匀混合后制成的新型食品，具有减肥、美容的显著功效。试验证明，肥胖者一个月吃 2 ~ 3 千克这种海藻食品即能达到理想的减肥效果。

马铃薯

马铃薯，又叫土豆、山药蛋，是一种营养丰富的低热量食品。每百克马铃薯中含蛋白质 2.1 克，脂肪 0.1 克，碳水化合物 25 克，热量 113 千卡、粗纤维 0.5 克，还含有丰富的维生素和微量元素。与等量的粳米相比，马铃薯提供的热量不到粳米的 1/3，所以是一种理想的减肥食品。马铃薯中粗纤维的含量是粳米的 2.5 倍。粗纤维对降血脂、降血糖和促进排便有很好的作用，所以马铃薯对预防心脑血管病、糖尿病、肠癌等"现代病"十分有益。马铃薯中还含有丰富的维生素 C 和 B 族维生素，它们能预防贫血，增强血管和皮肤的弹性，防止皮肤粗糙和色素沉积，有利于皮肤健美。马铃薯中含的蛋白质不论营养价值还是保健功能，均优于大豆蛋白。马铃薯的脂肪仅占 0.1%，是所有食物中含量最少的，这无疑对减肥健美大有裨益。

高纤维素食物

被称为人体第七营养素的纤维素，在减肥中具有不容置疑的作用，这是因为：

（1）纤维素营养价值低，即使大量摄入，所产生的热量也很少；

（2）纤维素不易咀嚼，因而咀嚼次数增加，下丘脑的"饱食中枢"得到足够的刺激，食欲降低；

（3）纤维素不容易消化，在胃内停留时间长，因而有饱腹感；

（4）纤维素能抑制餐后血糖上升和胰岛素的分泌，使脂肪合成低下；

（5）纤维素能刺激肠蠕动加快，排便通畅。

所以，美国学者认为，最有效的减肥食品是高纤维素食物。日本学者也主张把食物纤维素疗法作为减肥的一种辅助疗法来应用。

哪些食物含纤维素多呢？各种干、鲜豆类、全麸谷类、全麦面粉、杏、枣、梅、香蕉、苹果（带皮）、梨、葡萄、红果、各种蔬菜、土豆等，都富含纤维素，减肥就要多吃这些食品。

月见草油

月见草油是从植物月见草（夜来香）的种子中提炼出来的。与一般食用油，如豆油、菜油、麻油相比，月见草油的独特之处是其所含的脂肪酸中，有一种 γ—亚麻酸，而一般食用油含的是 α—亚麻酸。γ—亚麻酸有降脂、溶栓等功效，其降胆固醇的作用为 α—亚麻酸的 163 倍，是国内目前治疗高脂蛋白血症的良药。同时发现，它还能使一些肥胖病人降低体重，其减肥效果与用药时间长短有关，服用时间越长，减肥效果越好。

豆腐渣

日本科学家认为，常吃豆腐渣对防治糖尿病、肥胖症有好处。因为糖尿病的发生与体内胰岛素不足有关。豆渣中含有丰富的纤维素，常吃豆渣可使食物中的糖附着在纤维素上使其吸收变慢，血糖含量则相应降低，即使体内胰岛素稍有不足。也不至于患糖尿病。同时纤维素本身还具有抑制胰高血糖素分泌的作用，亦可使血糖浓度降低。

辣椒

辣椒素有减肥作用。一个新鲜辣椒的维生素 C，其含量远远超过一个柑橘或柠檬，并含有维生素 A。营养学家认为，一个人每天吃两个辣椒就可以满足人体维生素 C、维生素 A 的正常需要。利用辣椒减肥，是应用辣椒配合蜂胶、柏树芽等各种植物提炼而成的减肥系列用品。通过扩大毛细血管，涂抹辣油及辣椒素，使药液由表及里渗透，结合电脑仪治疗，能促使多余脂肪细胞稀释、软化，排出体外，无创伤，无须节食。

不易引起肥胖的进食方式

流食法

进食者须在 16 个星期或更长一些时间内完全不吃固态食物，每天只喝几杯调味的蛋白质液体——总热量为 400 ～ 800 千卡的流食。

早食法

在感到饥饿之前进食是一种有效方法。因为在饥饿之前进食，可以控制胰岛素的分泌。而胰岛素不仅可以调节体内糖类的吸收，对食物的转化和脂肪的积累也具有一定的调控作用。此外，在正餐之前进食——早食，还可以使正餐时食欲大减，因而减少摄入量。

利用进餐时差进食法

人体的新陈代谢高峰是上午 8 ~ 12 时。因此，肥胖者只要不在这段时间内进餐，就能达到减肥目的。

进食辣味食物法

辣椒素的调味作用能促进脂肪的新陈代谢，避免脂肪在体内积存。同时，辣食中可溶性纤维是一种很好的淀粉阻滞剂，有阻止食物中碳水化合物吸收的作用。而且纤维在胃内吸水膨胀，可形成较大的体积，使人产生饱感，从而有助于减少食量，控制体重。

分食法

进食者在一餐中不同时进食某些食物。比如，人们在进食高蛋白、高脂肪的肉、鱼、蛋类荤食时，可以配食蔬菜，但不能喝啤酒、吃面包等高碳水化合物食品。因为体内的脂肪是由多种营养素组成的，碳水化合物是形成脂肪的重要成分。如果在食用高蛋白、高脂肪食物的同时不摄取碳水化合物，人体脂肪增加就会大大减少。

提前进食法

吃饭时间的选择，对于体重的增减，要比人体摄入食物的数量和质量更重要。因为，人在一天中，其新陈代谢速度是不同的。一般来说，人在起床后新陈代谢逐渐旺盛，上午 8 ~ 12 点达最高峰。所以减肥者只要把吃饭时间提前，比如早饭 6 点以前吃，午饭 10 点左右吃，即可达到较好的减肥效果。

食前闻味法

采用"食前闻味"的方法，有助于减肥。其做法是：让减肥者先闻味 341 秒钟，食物散发出的强烈气味可以使食欲得到部分满足，这样在正式进餐时就可以减少进食，从而达到减肥的目的。

第三编

疾病患者营养膳食指南

第十九章
高血压病

血液在血管内流动，无论在心脏的收缩或舒张时，都对血管壁产生一定的压力，这种压力叫血压。当左心室收缩时，大动脉里的压力最高，这时候的血压叫作收缩压，通常情况下，收缩压平均在90～140毫米汞柱。当左心室舒张时，大动脉里的压力最低，这时候的血压叫作舒张压，通常情况下，舒张压平均在60～90毫米汞柱。收缩压与舒张压之差，叫作脉压。

高血压，是就全身循环（大循环）的动脉内的血压升高而言。高血压可以分为原发性和继发性两大类。继发性高血压多由肾脏炎、甲状腺功能亢进、肾盂肾炎、肾上腺肿瘤、肾动脉狭窄症，以及内分泌病、妊娠毒血症、主动脉狭窄等疾病继发引起。这种高血压称为症状性高血压，又叫继发性高血压，它只占高血压病人的20%～30%，其余70%～80%的病人，检查不出血压升高的原因，叫作"原发性高血压"或"原因不明性高血压"，因为它是独立的一种疾病，所以临床上通常称为高血压病。

病因与病机

中医古代文献无高血压病名，根据高血压病的临床表现和病程演变，可归属于中医学的眩晕、头痛、肝风等病症范畴，并与中风、心悸、水肿等病症有联系。中医历代医籍有关本病的论述很多，如《内经》所述"诸风掉眩，皆属于肝""髓海不足，则脑转耳鸣"，是高血压发病与肝肾有关的最早认识。后世医家对本病病因有进一步认识，如金元时代刘完素认为"非外来之风，由于将息失宜而心火暴盛"，朱丹溪则提出"无痰不眩""无火不晕"的观点，明代张景岳更认为本病的发生"皆内伤积损，颓败而然"，并指出饮食、起居、七情、酒色等在本病病因学上的意义。

根据中医学理论，高血压病的病因病机，主要是由于情志失调、饮食不节、劳逸过度、禀赋不足与体质偏盛偏衰等因素，导致人体脏腑阴阳失衡，气血失调，气机升降失常，风火内生，痰瘀交阻而发病。病位主要在肝、肾，其次是心、脾。肝、肾阴阳失调是本病的病机重点，而其病机要点可概括为虚（肝肾阴虚）、火（肝火、肝阳）、风（肝风）、痰（痰湿）、气（气逆、气滞）、血（血瘀）等六个方面。

情志失调

中医学将情志活动归纳为七情，即指喜、怒、忧、思、悲、恐、惊七种情志变化。过激的情志变化则称情志失调或情志刺激。长期持久的情志刺激，可使人体气机紊乱，脏腑阴阳失衡、气血失调，导致高血压的发病。情志失调可直接伤及内脏，《内经》认为："怒伤肝""喜伤心""思伤脾""忧伤肺""恐伤肾"。情志刺激对脏腑功能的影响，从高血压的发病来说，以肝、心、脾功能失调最多见。如思虑劳神过度，导致心脾两虚，出现神志异常和脾失健运的症状；恼怒伤肝，肝失疏泄，血随气逆而引起头痛、眩晕，甚则中风；肝郁日久化火，肝火可挟痰、挟风上扰清窍，这些均可导致高血压的发病。

情志失调最重要的是影响脏腑气机，导致人体气机升降失常。在情志因素影响脏腑气机升降失调而引起高血压的病理机制中，"怒则气上"最常见。过度的气恼、愤怒，使肝主疏泄功能失职，产生肝气郁结、肝气上逆，引起肝气横逆上冲，导致血压急剧升高，这种状况在高血压病患者中很多见。不少高血压病人在情绪激动之后常出现血压升高、头痛、面红目赤，甚则中风卒倒。

饮食不节

饮食不节可损伤脾胃，导致脾胃气机升降失常，脾不运化，则聚湿、生痰、化热而引起血压升高。饮食不节包括饥饱失常、饮食偏嗜两个方面，与高血压的发病关系密切。

（1）饥饱失常：过饥则摄食不足，气血生化之源缺乏，气血得不到足够补充，久之则气血衰少。过饱则食物摄入过量，超过脾胃消化、吸收和运化能力，久之则损伤脾胃，脾失健运，湿浊内蕴，蕴久化火，炼津为痰，痰火上扰清窍，导致血压升高，表现头痛、眩晕等症。

（2）饮食偏嗜：进食肥甘厚味，或过度饮酒，可损伤脾胃，引起运化失常，痰湿内生，蕴久化热，痰热上扰，导致血压升高；或嗜食咸味，过量食盐，可使血脉凝滞，耗伤肾阴，致肾阴亏虚，肝失所养，肝阳上亢，亦可使血压增高。

劳逸过度

劳逸过度包括过度劳累和过度安逸两个方面，都是引起人体内脏阴阳、气血失调的重要因素，从而导致高血压病的发生。其发病机制如下：

（1）过度劳累：指劳力过度易伤脾气，而聚湿生痰，上扰清窍，导致血压升高；劳神过度则暗耗阴血，房劳过度则耗伤肾阴，均可导致肝肾阴虚，肝阳上亢，引起血压增高。

（2）过度安逸：指缺乏运动和锻炼。《内经》有"久卧伤气，久坐伤肉"之说。过度安逸可使人体气血运行不畅，脾胃功能减弱，痰瘀湿浊内生，郁久化火，痰火上扰，亦可导致血压升高。

禀赋不足与体质因素

人体禀赋来源于先天。"肾为先天之本"，"肾气"的强弱受之于父母，所以禀赋不足即指肾气不足。高血压病的发生与先天禀赋有关，这与现代医学高血压发病机制中的遗传因素相似。"肾气"又可分阴、阳两端，肾阴主濡养一身之阴血，肾阳主温养一身之阳气。如禀赋偏于肾阴不足，则因阴阳失衡，而易产生阴虚阳亢的病机变化，表现为心肾不交、肝阳上亢或肝风上扰等证；若禀赋偏于阳虚阴盛则脾肾无以温化，导致阴寒水湿停留的病机变化，表现为痰湿中阻、阳气虚衰等证。

高血压的发病又与体质因素有关。中医学认为，人的体质有阴阳偏盛、偏衰的区别。阳虚体质的人，一般以脾肾阳虚为多见。这一类型体质的人，机体阳气亏虚，脏腑功能减退，脾胃运化功能降低或失调，容易导致痰饮湿浊内生，故有"肥人多阳虚痰湿"之说。痰湿蕴久不化，则易生热化火，阻于脉络，蒙蔽清窍而导致血压升高。因此，身体偏肥胖的阳虚体质的人患高血压病，多与痰湿内热有关。阴虚体质的人，一般以肝肾阴虚为多见。这类型体质的人，体内阴液亏虚，精血津液等营养滋润物质不足，身体偏消瘦，易导致阴不制阳，阳热内生，故有"瘦人多阴虚火旺"之说。肝阳偏亢，日久则化热生火而上扰清窍，引起血压升高。故身体偏瘦的阴虚体质的人患高血压病，多与阴虚阳亢有关。

宜食食物

高血压同时伴有动脉硬化的病人，容易并发脑血管病，如脑出血、脑血栓形成。单纯用药物治疗高血压及脑血管病变，很难控制其恶性发展。如能坚持减少食盐及脂肪的摄入量，加上多吃有防治高血压、动脉硬化及脑血管病变的食物，那么对病人的康复大有帮助。

芹菜

芹菜，又名芹、旱芹、药芹菜、兰鸭儿菜等，是伞形花科旱芹属中以肥嫩叶柄供食用的二年生草本植物。起源于地中海沿岸及瑞典等地的沼泽地带，我国由高加索传入。芹菜依叶柄的颜色分为青芹和白芹。青芹植株高大，叶柄较粗，叶色较深，纤维多，香气浓；白芹植株较矮小，叶柄较细，叶色淡，品质好。依叶柄粗细可分为本芹（中国本土原有的芹菜）和西芹，本芹叶柄细，西芹叶柄粗。

芹菜鲜叶柄中含水分、碳水化合物、蛋白质、脂肪、胡萝卜素、维生素 C、钙、铁，以及较多的矿物盐和维生素类等营养物质，另外还含有具芳香气味的芹菜油。芹菜叶中含有的营养物质比叶柄中的高，食用时不要弃掉。芹菜的食用方法有爆炒、凉拌、烩菜等。

以常吃芹菜来防治高血压，真可谓历史悠久，广为民间流传。用现代医学观点分析其防治高血压，也是有根据的。芹菜中富含钙、磷和维生素 C，这 3 种成分可保护血管、避免血管硬化和降低血压。另外，钙和磷还可以缓解病人由于过度精神紧张而造成的血压突然升高。临床观察发现，吃芹菜后约半小时，就可出现情绪稳定、血压开始缓慢下降的现象。另外，芹菜中还富含纤维素。纤维素可以阻止胆固醇被肠道吸收，这样可减缓动脉硬化，有利于高血压的防治。

吃芹菜防治高血压，以煮熟后凉拌效果最好，但应注意，不要长时间煮，以免降低防治效果。

茄子

茄子古称酪酥，品种有白茄、紫茄、青茄 3 种，论其质量要以白茄、紫茄为好。茄肉质软嫩且清淡，稍加烹调味道就很爽口，所以在蔬菜旺季，它是许多家庭喜食的蔬菜之一。

众所周知，钠离子在体内蓄积过多可引起机体内的水钠潴留，使周围血管阻力增加，导致高血压的发生。茄子在防治高血压病上有其作用，茄子含有大量的钾离子，钾离子在维持人体细胞渗透压的同时，可进行钾—钠交换，促使多余的钠离子排出体外，从而减轻了心血管系统的负担，使血压下降。

近年来，大量的流行病学调查，发现饮食中钙的摄入量与高血压的发病率、血压水平存在"负相关"的关系。换句话说，就是人体钙摄入量越多，其发生高血压病的危险性就相对越低，血压就会控制得相对较好。茄子中含有丰富的钙离子，因此高血压病人常食用茄子是有好处的。同时维生素 P 可使血管壁保持弹性和生理功能，防止动脉硬化，也有利于降血压。对高血压、动脉粥样硬化的病人以及广大中老年人来说，茄子是一种理想的保健蔬菜。

茄子的吃法很多，不管是炒、烧、蒸、煮，还是油炸、凉拌、做汤，都能烹调出美味可口的菜肴来，荤素皆宜。吃茄子建议不要去皮，茄子皮里面含有 B 族维生素，B 族维生素和维生素 C 是一对很好的搭档，我们机体需摄入充足的维 C，而摄入维生素 C 的代谢过程中就需要 B 族维生素的支持。高血压病人最好不要吃油炸茄子。油炸茄子不仅会造成维生素 C 的降解，还会使维生素 B_1 和维生素 B_2 损失惨重，导致总体的营养价值大打折扣。再者，茄子在油炸过程中非常"吃油"，经常食用油炸茄子会让人发胖，就更增加了高血压病人患病的危险性。因此高血压病人应当尽量避免吃油炸茄子。建议高血压病人每次食用茄子的量为 100 ~ 200 克。

香蕉

香蕉，又名甘蕉、弓蕉，有"智慧之果"的美称。香蕉是四大南果之一，具有独特的风味。一般市场上卖的品种主要有香蕉、粉蕉和芭蕉。

每 100 克香蕉可食部分含水分 77.1 克，蛋白质 1.2 克，脂肪0.6 克，碳水化合物 19.5 克，粗纤维 0.9 克，热量 368.4 千焦，钙 9毫克，磷 31 毫克，铁 0.6 毫克，钾 472 毫克，钠 0.6 毫克，镁 45.2毫克，胡萝卜素 0.25 毫克，维生素 $B_1$0.05 毫克，维生素 $B_2$0.05 毫克，维生素 C6 毫克，维生素 $B_3$0.7 毫克。

常吃香蕉所以能防治高血压、预防脑血管病的发生，生要是因为香蕉进入人体后能提供3种有降压和防治脑血管病的主要成分，如香蕉中含有钾，钾在与能升高血压的钠进行竞争的过程中，可以有力地抵消钠对血管的破坏作用。临床上也观察到，吃香蕉后，即可见尿中钾含量上升，同时血压会下降。香蕉中含有的维生素P同茄子中的含量差不多，作用也相同，可以降低毛细血管脆性和溢出性，防止脑出血。更重要的是香蕉中还含有一种能控制血压升高的成分—血管紧张素转化酶抑制物。研究证明，只要这种物质的浓度在血液中保持一定，血压就可维持在正常范围内。目前认为，防治高血压及脑出血，每天只要吃3个香蕉，就有可能收到实效。

花粉

花粉被营养学家们誉为"全能营养食品""运动员的最佳食品"。现代科学研究表明，花粉是由近百种物质组成的天然混合物。在蜜蜂采集的各种花粉中，都含有蛋白质、脂肪、糖、维生素、酶、微量元素、激素和核酸等8种主要营养物质。可见花粉的确是一座微型营养库。

临床应用花粉的实践证明，花粉的确具有良好的营养和保健功能。不同种类的花粉有不同的疗效，如洋槐花粉中含有的成分具有软化血管、防止动脉粥样硬化和预防高血压的作用；油菜花粉中的原花青素和荞麦花粉中的芸香苷，能增加毛细血管强度、降低胆固醇和甘油二酯，有防止脑溢血的作用。因此，高血压和动脉硬化的病人，可以经常食用洋槐花粉，油菜花粉及荞麦花粉，或常食含有这些花粉的食品。

海带

海带为一种海里多年生的褐藻，其中富含褐藻酸、碘质。此外，还含有糖类、糖蛋白、维生素C和维生素B_1、维生素B_2、维生素B_3、胡萝卜素以及钾、钙、铁等多种矿物质成分。常吃些海带能降低血压。

海带中的钾、钙，具有对抗钠对血管产生的损害及降低血压的确切效果。另外，海带中所含有的褐藻酸，其降压效果与钾、钙相比毫不逊色。曾有人用海带根干品治疗高血压，可使约半数以上的高血压病人的血压降至接近正常水平。从海带淀粉中制取的褐藻淀粉硫酸脂，还有显著的降低血液胆固醇的效果，所以，更适于高血压伴有动脉硬化的病人食用。

海带淀粉中含有的脂肪量虽然不多，但含有亚油酸和亚麻酸等必需脂肪酸，其中不少是二十碳五烯酸。二十碳五烯酸是高度不饱和脂肪酸，有防止血栓形成的作用。海带中含有大量的糖，此糖不仅能提供热量，而且其中所含的岩藻多糖是海带中独特的黏液成分。岩藻多糖具有类似肝素的活性，有阻止动物细胞凝集反应的作用，使其不能形成血栓，可阻止因血液黏增大而引起的血压上升。因此，常吃海带不但能降低血压、软化血管，而且也能防止脑栓塞的发生。

为防治高血压，预防脑血管病的发生，每日可吃海带 1 次或每日食干品 25 克，连续吃 1 周就可见效，以后可以每隔 2 ~ 3 天吃 1 次，就能达到维持量。

为了保存海带中防治高血压的有效成分，吃前应先洗净再浸泡，然后将浸泡的水与海带一起下锅做汤或菜，这样溶于水中的钾、钙、褐藻酸等有效成分便可充分被人体利用。

鹌鹑肉和鹌鹑蛋

鹌鹑一向被列为野禽上品，民间有"要吃飞禽，还数鹌鹑"的说法。我国烹食鹌鹑的历史相当悠久，远在周朝时期，就有以鹌鹑为食的记载。

鹌鹑肉鲜味美，营养丰富肉中蛋白质的含量高达 24%，比鸡肉还高。此外还有脂肪和多种维生素（维生素 A、维生素 C、维生素 D、维生素 E、维生素 K），维生素的含量比鸡高 1 ~ 3 倍，是典型的高蛋白、低脂肪、低胆固醇的食物。鹌鹑肉非常容易消化和吸收，所以特别适宜产妇、老人和病人食用，是人人皆宜的滋补佳品。鹌鹑肉具有很高的医补价值。中医一般认为，鹌鹑肉有补益五脏、清热利湿的功效，适用于脾胃虚弱的食欲不振，肝肾不足的筋骨酸软、身体瘦弱、怕寒怕热，湿热所致的腹泻、痢疾、小儿疳积等症。

鹌鹑肉中含有卵磷脂，卵磷脂是构成神经组织和参与脑代谢的重要物质，它可生成溶血磷脂，具有抑制血小板凝聚的作用，可以阻止血栓形成，保护血管壁，防止动脉硬化，在降低血压的同时，预防脑血栓的形成。另外，鹌鹑蛋对防治高血压及脑血栓的形成，也与鹌鹑肉一样同具效力。也就是说，两者可以互相代替。

现在许多农家已把饲养鹌鹑作为一项家庭副业，所以鹌鹑肉及鹌鹑蛋已不难在市场上见到，这为多食鹌鹑肉或鹌鹑蛋以防治高血压及脑血栓形成提供了物质保证。

牛奶

牛奶是利用率高、既经济又安全的营养保健食品，含有人体所必需的一切营养成分，这些营养成分的质量和构成比例都非常适合人体的需要。它含有人体需要的必需氨基酸，牛奶中的蛋白质是优质蛋白质，其含量为 3.5%，高于人奶。牛奶中的脂肪占 3.4%~3.8%，而且牛奶的脂肪熔点低、颗粒小，呈高度分散的胶体状态，容易消化吸收；脂肪中还含有必需的脂肪酸和少量的卵磷脂、胆固醇，牛奶中的胆固醇含量要比畜肉和蛋类低很多。牛奶中糖的成分主要是乳糖，约含 4.6%，乳糖可刺激肠蠕动和消化腺分泌，有利于乳酸菌的生长，能够抑制腐败菌。

牛奶中所含的矿物质主要有铜、钾、钠、镁、铁、锌、硒等，以碱性元素为主，因而牛奶是碱性食品，可以调节人体的酸碱平衡。体内环境的稳定是防病抗病的基础，也是抗疲劳、延缓衰老的基础。牛奶中几乎包含了所有已知的维生素，包括维生素 A、维生素 D、B 族维生素、维生素 E 和胡萝卜素等。在夏天，牛奶中所含的维生素 A、维生素 D、维生素 B_2 更高。

近来发现，经常适量饮用牛奶，对防治高血压有明显的作用，其因在于：①牛奶的蛋白质中富含蛋氨酸，有抑制交感神经的作用。现代研究证明，交感神经活动的增强是高血压的始发因素，所以抑制交感神经可预防高血压。②蛋白质有清除血钠的作用，由于过量钠是引起高血压病的重要原因，所以减少体内钠的含量，确实能预防高血压病的发生。③牛奶中的蛋白质还能防止血管硬化，有助于保持血管的弹性。牛奶中的脂肪没有升高血压的作用，而且可以防治脑溢血。④牛奶中的钙和钾也都有防治血压升高的作用。因为已经证明，钙或钾缺乏，都容易使血压升高。

总之，只要每天喝上 1 瓶牛奶，就有助于预防高血压病和脑溢血。

低钠盐

目前已知，人体内钠长期过多，是患原发性高血压及继发脑血管病变的主要因素之一。为此，国内有关科研部门，研制生产出了一种比普通精制盐含钠低的食用盐，即低钠盐。

低钠盐是按照人体正常生理活动对钠、钾、镁离子的需要量配制而成，通过这种物理搭配，使盐中各种离子起到相互调节的作用，这样咸味浓度基本不变，而钠的含量却比食用的精制盐中钠的含量少近 40% 左右。

对于高血压病人来说，如长期吃低钠盐，可以调节人体矿物质的摄入量，从而防止比例失调，起到平衡血压的作用。对原发性高血压或家族遗传性高血压都有预防和辅助治疗的作用，可以大幅度地降低脑血管病的发病率。

临床还观察到，高血压病人食用低钠盐降压效果明显，有效率可达 90%，血液中胆固醇水平也明显下降。高血压程度较为严重的重病人，吃低钠盐可以减少降压药的用量，而且降压效果更好。许多高血压病人感到，吃低钠盐几个月后，因高血压引起的头晕目眩的情况少了，头脑清醒了。正常人食用低钠盐，对体内其他物质的平衡和生理功能也没有影响，而且可以预防高血压。因此，可以认为低钠盐是防治高血压的良好辅助剂。

对于高血压病人来说，低钠盐作为食盐的代替品，需长期食用，时间越长，降压效果越明显。对于青少年来说，食用低钠盐也大有裨益。

橄榄油

橄榄油是食用植物油中的一种，较其他食用植物油不同的是除含有大量不饱和脂肪酸外，还富含维生素 A、维生素 D、维生素 E 等，对防治动脉硬化及脑血栓形成强于其他食用植物油类。

常吃橄榄油不会增加血液中胆固醇的含量，而能提高高密度脂蛋白的含量，减缓血管硬化的进程。另外，橄榄油中的其他物质还能有效地阻止血小板的聚合，防止动脉血栓形成，因此可用来预防脑血栓病。据研究，喜食橄榄油的病人而因脑血管病造成的死亡是十分少见的。可见常食橄榄油，对防治高血压及脑血栓形成，其效果十分可靠。

茶叶

我国有句古谚："每日 1 杯茶，饿死卖药家。"可见饮茶对防治疾病有重要作用。饮茶防治疾病的范围极其广泛，其中防治高血压及脑血管疾病也在此列。

饮茶后，茶叶中富含的防治高血压及脑血管病的成分——儿茶素被吸收进入血液。儿茶素同维生素 A 的作用相似，具有增强血管壁弹性的作用。茶叶中的氨茶碱有扩张血管之功能，可使血压降低。茶叶中含有的维生素 P，有利于提高微血管的弹性，可以预防因血压升高而致的脑溢血。有人曾用茶来治疗高血压病，发现饮茶 5 天后，血压趋于正常，血液中的胆固醇也明显下降。绿

中国居民膳食指南大全

茶的作用优于红茶。

当坚持每日饮茶，用以防治高血压及脑血管病时，还应注意以饮用较淡的温茶为宜，时间以早上及午饭后最好，这样可以清理肠道，帮助消化，促进新陈代谢。而要获得较为理想的效果，关键在于坚持。

饮食禁忌

在高血压患者中，患原发性高血压者占一半左右。调查他们的情况后发现，太胖或者吃咸东西过量时，症状都加剧。注意饮食，就可以在某种程度上防止高血压再升高。

忌酒

酒精已被公认是高血压的发病因素。饮酒可使心率增快，血管收缩，血压升高，还可促使钙盐、胆固醇等沉积于血管壁，加速动脉硬化。大量、长期饮酒，更易诱发动脉硬化，加重高血压。因此高血压患者应戒酒。

美国研究结果发现，饮酒量与血压水平呈正相关，也就是说喝酒越多者，血压水平就越高，男性持续饮酒者比不饮酒者，4年内发生高血压的危险增高40%。在我国，也有人进行过对照研究，结果发现饮酒者血压水平高于不饮酒者，特别是收缩压。

忌浓烈红茶

高血压病患者忌饮浓茶，尤其是忌饮浓烈红茶。因为红茶中所含的茶碱最高，可以引起大脑兴奋、不安、失眠、心悸等不适，从而使血压上升。而饮清淡绿茶则有利于高血压病的治疗。

忌狗肉

高血压病病因虽多，但大部分属阴虚阳亢性质，狗肉温肾助阳，能加重阴虚阳亢型高血压的病情。其他类型的高血压，或为肾阳虚，虚阳上扰，痰火内积，瘀血阻络等，食用狗肉或躁动浮阳或加重痰火或助火燥血，均于病情不利。所以，高血压病人不宜食用狗肉。

忌多盐

我们知道，摄取盐分过量直接会引起高血压的。这是因为当人体摄入过多盐分后，会自发地调动身体里的水分，以稀释盐分的浓度，进而使血液增加，引起高血压。腌肉、咸鱼、梅干、咸菜等都含有很多盐分，也在应忌食之列。这些食品中的盐分比例，前面已经谈过了。此外还有因为味道清淡，往往放松警惕的汤菜、大碗盖饭等。

忌辛辣、精细食物

辛辣和精细食物可使大便干燥难排，易导致大便秘结，患者排便时，会使腹压升高，血压骤升，诱发脑出血，所以高血压患者禁用辛辣和精细食物。

忌高热能食物

高热能食物（葡萄糖、蔗糖、巧克力等）可诱发肥胖，肥胖者高血压发病率比正常体重者高。高血压患者多合并有超重或肥胖。所以，高血压患者饮食上应限制高热能食物。首先要控制能量的摄入，提倡吃复合糖类，如淀粉、玉米，少吃葡萄糖、果糖及蔗糖，这类糖属于单糖，易引起血脂升高。

忌动物性脂肪

动物性脂肪不仅热量高，而且容易在体内变成胆固醇。过量后，积存在动脉血管的内壁，缩小血管的孔径，也能成为动脉硬化的原因。在这方面，植物性脂肪却能防止胆固醇的积累，建议大家多吃些。

高血压病的食疗

橘粉红米糕

用料标准：橘红粉 30 克，白糖 200 克，米粉 500 克。

制作方法：将橘红粉与白糖混匀，做馅备用。将米粉用水湿润，撒在蒸笼的屉布上，盖好盖，用武火蒸 20 分钟左右，冷后再摊在洁净的屉布上，用刀压平，撒上橘红馅，上面再撒一层米粉，压实成糕，切成长 4 厘米、宽 3 厘米的小块即成。

功效分析：养胃健脾，祛痰化浊，对痰浊中阻型高血压有较好作用。

冰糖香白莲

用料标准：白莲子 500 克，冰糖 100 克，纯碱 10 克。

制作方法：莲子和适量纯碱置于不锈钢锅内，注入清水拌匀，以淹没莲子为宜，置武火上加热直到莲子能搓去表皮为止。取小竹签插去莲心，然后用适量开水，将莲子下锅稍漂洗，迅速起锅，盛于碗中。将冰糖用温开水溶化和莲子装入碗盆内，上蒸笼于武火上蒸约 30 分钟，至莲子烂熟即成。

功效分析：香甜鲜脆，具有清心安神、补肾涩精之功效，对高血压并冠心病和老年人肾精不足者，效果尤佳。

芝麻藕粉糊

用料标准：黑芝麻 50 克，藕粉 50 克，脱脂奶粉 30 克，白糖适量。

制作方法：黑芝麻淘沙洗净、沥干、炒香。藕粉和奶粉和匀，取适量温净水，置碗盆边搅动，调成清糊状。锅下用文火，置清糊于锅后，边搅边加入芝麻，最后加入白糖，烧成透明糊状即可。

功效分析：该糊有滋养肝肾、抑脂、止血的作用，高血压并高血脂者及眼底出血时均可服食，尤以脑血栓形成者为宜。

玉竹燕麦片

用料标准：玉竹 30 克，燕麦片 100 克，蜂蜜适量。

制作方法：玉竹用水泡发后洗净，冷水煮沸 20 分钟，沥汁，再净水煮沸 20 分钟，沥出汁。将 2 次玉竹汁混匀，加入麦片置砂锅内，文火熬煮成稠厚粥状，加入适量蜂蜜，调匀即成。

功效分析：香甜可口，具养阴滋液、清热息风功能，对高血压伴动脉硬化、冠心病及心功能衰竭者均为适宜。同时，常服可防治中风及眼底出血。

大豆粳米饭

用料标准：大豆 50 克，粳米 100 克，猪骨汤 500 毫升。

制作方法：大豆洗净，在净水中浸泡 2 小时，待发即取。粳米淘净与大豆和匀，与猪骨汤一起置饭锅内，武火煮沸后，再用文火慢煮香熟，即成。

功效分析：营养充足，益气养生，经常服食有益于降低血脂。

荞麦绿豆饭

用料标准：荞麦 50 克，绿豆 50 克，粳米 150 克，大枣 10 枚。

制作方法：选择净衣荞麦清水洗净。绿豆浸泡 15 分钟后净衣。大枣洗净去核。先将粳米与绿豆煮沸，再入荞麦与大枣，煮至香味甜熟为度。

功效分析：味香可口，开胃宽肠，具有养心气利血脉之功，从而起到调理血压的作用。

蚌肉炒丝瓜

用料标准：蚌肉 180 克，鲜嫩丝瓜 300 克，花生油 60 毫升，酱油、味精、陈醋、食盐、生姜、葱白各适量，猪骨汤 100 毫升。

制作方法：蚌肉用清水揉搓净白，以无浊液为度，沥干水分待炒。丝瓜去皮用水冲净，切成薄片。用武火将蚌肉爆炒至半熟时，放入陈醋再加丝瓜，文火炒至丝瓜变青绿色添上拌料，即可出锅。

功效分析：色、香、味俱全，清淡而不腻，滋养而不燥，适宜各类证型高血压。

天麻蒸鱼头

用料标准：鳙鱼头 500 克，天麻 20 克，花生油 30 毫升，盐、黄酒、葱、姜、胡椒粉、味精各适量。

制作方法：取鲜活鳙鱼一条，从头部斜向鱼肚部斜切，去鱼鳃洗净、剖开，均匀撒上适量食盐微擦，洒上黄酒腌 20 分钟左右。天麻（切成薄片）用清水先蒸至半熟，再与鱼头共置于砂锅内加盖蒸至上气 10 分钟（见鱼眼暴出为度），出锅时放入胡椒粉、姜葱、味精。

功效分析：味纯鲜淡、清香可口，常服能起到调养肝脾，熄风镇痛的作用。

荸荠炒肉片

用料标准：荸荠 150 克，精瘦肉 150 克，花生油 50 毫升，洋葱 30 克，食盐、味精、豆豉各适量。

制作方法：荸荠去皮洗净，切成薄片。猪瘦肉切成小薄片。洋葱洗净，切成丝。将油置锅烧至六成热，瘦肉与荸荠同时倒入，用武火翻炒数遍，放入洋葱，待洋葱放出香味后，即将盐、味精投入，豆豉先用少许清水磨几下后即放入锅内，待豆豉水沸透几遍即可。

功效分析：甜脆爽口，滋生津液，具有清泻肝热，利导小便的功效，是高血压、糖尿病患者的佳肴。

凉拌马齿苋

用料标准：鲜马齿苋 250 克，蒜末 15 克，香油 15 毫升，食盐、味精、酱油各适量。

制作方法：择去马齿苋杂质及老根洗净，切成约 2 厘米小段，用沸水烫透后沥干水分，置于盆内。大蒜捣成蒜泥状。将盆中马齿苋摊放拌匀食盐，加入蒜泥、酱油、味精、香油，再次拌匀，待马齿苋变软即可。

功效分析：清凉甘酸，健脾开胃，马齿苋田园野生、采挖方便，适宜各类证型高血压。

苦瓜炒兔肉

用料标准：苦瓜 150 克，兔肉 250 克，植物油 80 毫升，猪肉汤 150 毫升，食盐、辣椒油、黄酒、陈醋、酱油、味精各适量。

制作方法：苦瓜洗净后剖开分两半，挖出瓜内子瓤，切成小片，撒上少许食盐搅匀置于盆内。将兔肉剁成小块状，放入碗中，加入食盐、黄酒、陈醋、酱油腌渍 15 分钟左右。用武火把油烧沸至七成熟，放入兔肉爆炒至七成熟（兔肉呈白色）铲出置盆内。将苦瓜用手挤出腌后的水分，放入油锅用文火炒几遍后，放入兔肉、辣椒油、生姜，翻炒几遍，待香味至浓时放入猪骨汤，待汤沸收干，兔肉呈深棕色即可出锅。

功效分析：营养丰富，香嫩鲜美可口，是高血压并脑动脉硬化、冠心病患者的理想肉类食品。

第二十章

冠心病

冠心病的全称是冠状动脉硬化性心脏病，也称缺血性心脏病。世界卫生组织对冠心病的定义是：由于冠状动脉器质性病变或功能性改变引起的冠状动脉血流和心肌需求之间不平衡而导致的心肌损害。通常认为，冠心病是冠状动脉粥样硬化导致心肌缺血、缺氧的一种心脏病。

那么，什么是冠状动脉呢？我们知道，心脏主要是由心肌组成，是人体血液循环的中心，是血液循环的动力，由于它的收缩和舒张，推动血液运行至全身各部的器官和组织中，将氧、各种营养物质、酶、激素等供给各组织，又将组织代谢废物运走，从而保持身体正常新陈代谢，维持生命活动。心脏的血液主要从主动脉运往全身各部，冠状动脉是从主动脉根部首先分出的两条又粗又大的动脉，它的主干都镶嵌在心脏的表面，并环在其顶部，形状类似于皇冠，因此称其为冠状动脉。它的功能十分重要，主要是输送血液，供给心脏本身所需营养和氧气。

那么，什么叫冠状动脉硬化呢？说得通俗一点儿，正常情况下，动脉血管壁内侧既光滑又结实，因而血液能畅通无阻。但是随着年龄的增长，胆固醇等脂质沉积物开始黏着在冠状动脉血管的内壁上，就像水管内壁沉积了一层水垢或生了水锈一样，通道逐渐变窄。结果使血管内膜表面凹凸不平，有的还伴有钙质沉着及纤维化形成。如果把具有这种病变的动脉纵行剖开，可以见到胆固醇沉着处，就像灰白色的粥状斑块一样，故称粥状硬化。这就会使冠状动脉狭窄或阻塞以及血栓形成，造成管腔闭塞，导致心肌缺血缺氧或梗死，形成心脏病。由于这种心脏病是冠状动脉粥样硬化所引起的，所以就称为冠状动脉粥样硬化性心脏病，简称冠心病。

冠心病一般可分为五型：

（1）隐性冠心病（也称隐匿性冠心病或无症状心肌缺血）。当冠状动脉粥样硬化的程度较轻，心肌缺血病变范围较小时，病人可无任何不适的感觉，心肌无组织形态的改变。仅心电图检查才发现 S～T 段压低或 T 波倒置等心肌缺血的改变。

（2）心绞痛：心绞痛是由于心肌供氧的需求失衡所致。有发作性胸骨后的疼痛，多在 3～5 分钟内消失，为一过性心肌供血不足所致，心肌多无组织形态的改变。

（3）心肌梗死：心肌梗死是由心脏冠状动脉的一种，因动脉硬化，管径狭窄、堵塞，使供应这部分心肌的血液中断所致。临床上，可持续出现时间大于 15～30 分钟剧烈的胸部压榨样疼痛，有时放射至肩部或上腹部。它是冠心病中比较严重的一种，如不及时诊断和处理，可危及生命。

（4）缺血性心肌病：长期心肌缺血，导致心肌逐渐纤维化或心肌硬化，可引起心脏扩大、心律失常和心力衰竭。此型的主要表现形式为：①心律失常：所谓心律失常是指心律起源部位或心搏频率与节律或冲动传导等任意一项出现了异常，包括心跳过决或过慢，心跳不规则，期前收缩（早搏）等；②心力衰竭（心功能不全）：它可造成静脉系统瘀血、动脉系统供血不足，致使身体重要器官如心、脑、肺、肾、肝、胃、肠等严重缺血、缺氧，因此而引起一系列病理变化。

（5）猝死：它是指在原有冠状动脉粥样硬化的基础上，在没有任何先兆的情况下。发生未能预料的突然死亡，也就是猝不及防的骤然死亡。从发病到死亡的时间很短，一般在 1 小时以内，有的甚至仅 30 秒钟，最长的也不超过 24 小时。根据 WHO 规定，从症状到体征出现后 6 ~ 24 小时内死亡者称为"猝死"。

病因与病机

医学调查：引发冠心病的因素有 200 多种，但主要与高血压、高血脂、糖尿病、肥胖体质、吸烟、过量饮酒、性格、精神遗传等因素密切相关。

高血压

血压增高与冠心病关系密切。冠状动脉粥样硬化患者 60% ~ 70% 有高血压病，高血压病患者患冠心病者较血压正常者高 3 ~ 4 倍。收缩压和舒张压增高都与冠心病密切相关。

血压增高与冠心病关系密切的原因是长期高血压使血管内压持续增高，血流对管壁冲击力量显著加大，结果使血管内膜发生机械性损伤。血管内膜一旦损伤，胆固醇、甘油三酯等很容易渗入血管壁，并在那里积聚，以致形成微血栓又不断吸引血脂增加沉积。患高血压时，血管长期处于痉挛状态，使管壁营养不良，也易于吸引胆固醇等脂质沉着。还应指出的是，老年高血压病患者尤易发生动脉硬化，其原因除了上述情况促发外，老年人多有动脉血管壁黏多糖代谢紊乱，使脂质更容易在动脉管壁上沉着，从而加速动脉硬化的过程。

高脂血

众所周知，冠心病是一种多因素疾病，其中最重要的是高脂血症。在正常情况下，部分血脂可透过动脉内膜渗入动脉管壁，再由动脉外膜的淋巴管排泄出去，不会沉积在动脉管壁内。但当血脂含量长期处于高水平时，机体对血脂的代谢调节作用便会发生紊乱。此时，如果在精神紧张、情绪剧烈波动、血压升高及吸烟过多等因素的作用下，导致动脉内膜损伤，使本来不能渗入动脉管壁内的血脂成分渗进了动脉管壁之中，并逐渐在那里堆积起来。同时，由于动脉内膜损伤，血小板在损伤处附着聚集，形成微小血栓。

这些变化的结果，导致了动脉内粥样斑块的形成。这些斑块逐渐增大，向管腔内突出，使管腔逐渐变窄，血流受限，且动脉管壁弹性降低，质地变硬，便形成了动脉粥样硬化。

动脉粥样硬化主要见于大、中动脉和心脏的冠状动脉。一旦发生这种病变，冠状动脉几乎必被累及。明显的冠状动脉粥样硬化，势必造成不同程度的心肌缺血，从而产生心绞痛、心肌梗死、心律失常及心力衰竭等一系列病理变化，这就是冠状动脉粥样硬化性心脏病，简称冠心病。

医学统计资料证实，大多数冠心病患者都有不同程度的高脂血症，说明高脂血症是导致冠心病的重要原因之一。因此，注意调整饮食结构，加强体育锻炼，适当服用降脂药物，对预防冠心病是十分必要的。

糖尿病

糖尿病患者中冠心病发病率较无糖尿病者高 2 倍，冠心病患者糖耐量减低者颇常见。

糖尿病患者之所以易患冠心病，主要原因是脂质代谢紊乱。由于胰岛素分泌量明显不足，作为机体主要能量来源的葡萄糖大量流失，遂反射性、代偿性地刺激对激素敏感的脂酶活性增高，分解脂肪供给能量，使大量甘油三酯、胆固醇及游离脂肪酸等进入血液。同时，脂肪合成能力减弱，低密度脂蛋白水平升高，脂肪分解产物滞留于血液中，从而为动脉粥样硬化和糖尿病微血管病变提供了条件，促进了冠心病的发生与发展。

糖尿病患者的内分泌功能及血小板功能紊乱和肾脏血管的损害，也可促发动脉粥样硬化和冠心病。另外，糖尿病患者血液中胰岛素、胰高血糖素、性激素、生长激素及儿茶酚胺等激素和介质水平的异常，加速了动脉粥样硬化的发生与发展。糖尿病较重时，糖化作用使血小板功能异常，易于聚集成堆附着在动脉内膜损伤之处，形成微血栓，也促进了冠状动脉粥样硬化病变的发展。糖尿病合并的肾脏血管损害，后期常导致肾病，也可造成血中胆固醇等脂质水平增高，成为动脉粥样硬化和冠心病的促发因素。

肥胖

超标准体重的肥胖者，尤其是体重迅速增加者，冠心病的发病率较高。

肥胖者为什么易患冠心病呢？这是因为过度的体重增加，使心脏负荷加重和血压上升；由于过多地食入高热量食物，使血脂、血压水平增高，冠状动脉粥样硬化形成并加重；肥胖后体力活动减少，又妨碍了冠状动脉粥样硬化病变者侧支循环的形成。

吸烟

吸烟者与不吸烟者比较，冠心病的发病率和病死率增高 2 ~ 6 倍，且与每日吸烟的支数呈正比。医学家们通过流行病学调查、动物实验及临床观察的统计表明，吸烟是促发冠心病的主要因素之一。吸烟既可单独促发冠心病，又可协同高脂血症、高血压等因素促发冠心病。

卷烟的烟雾中，含有 3000 多种有害物质，其中危害最大的是煤焦油、尼古丁、一氧化碳、一氧化氮、氰氢酸和丙烯醛等。一氧化碳与血红蛋白的结合力比氧气与血红蛋白的结合力约大 250 倍，吸烟后进入血液的一氧化碳，抢先与血红蛋白结合，形成碳氧血红蛋白，严重地影响了氧与血红蛋白的结合，导致血液携氧量明显减少。碳氧血红蛋白可引起动脉内壁水肿，形成水泡，妨碍血液流过。如此一来，胆固醇就易于沉积，血小板易于附着，从而为动脉粥样硬化奠定了基础。尼古丁则可兴奋交感神经节和肾上腺髓质，使之分别释放儿茶酚胺和肾上腺素，引起心率加快、动脉血管痉挛，久而久之，导致动脉内膜损伤，又为胆固醇、甘油三酯的沉积和血小板的积聚提供了条件，加快了动脉粥样硬化的发展。

烟雾中的有害物质也可破坏维生素 C 和对细胞膜有明显保护作用的维生素 E，从而间接加剧动脉粥样硬化病变。还可引起动脉长期痉挛，导致高血压。高血压又可促进动脉粥样硬化，动脉硬化又反过来加重高血压，从而形成恶性循环。

不良情绪

科学家们研究发现，持久的心理紧张状态，是引起血脂增高和冠心病的主要原因，且生活紧张程度越高者，冠心病发病率越高。通过生物化学资料研究表明：紧张情绪能使体内的肾上腺等生物活性物质的分泌明显高于正常人。肾上腺激素是人体的一种重要激素，参与体内代谢，使神经系统兴奋，并与心脏血管和其他器官的功能有密切关系。这类激素的增多可使血管收缩，血小板增加，血液凝固时间缩短，进而引起动脉粥样硬化和冠心病。

遗传因素

家族中有在较年轻时患冠心病者，其近亲得病的机会可 5 倍于无这种情况的家族。常染色体显性遗传所致的家族性高脂血症常是这些家庭成员易患冠心病的原因。

冠心病的病理变化基础是冠状动脉粥样硬化，而动脉粥样硬化与内分泌功能失调、饮食结构不当及家族等因素有关。医学家们在动脉粥样硬化患者的染色体上，找到了一种名叫"脱脯基脂蛋白 A"的基因缺陷，证明它与动脉粥样硬化发病有关，而且可以传给下一代。虽然已经发现这种遗传基因缺陷，但还不能肯定冠心病是遗传性疾病，而只能说明发病与遗传因素有关，或者说发病与家族因素有关。事实上，冠心病患者的后代中，也只有一部分到中年以后罹患冠心病，而且这些发病患者中，还有很多其他的致病因素。

性别

根据世界各地的统计资料显示，冠心病的患病率男性高于女性，男女比例约为 2：1，并且男性发病年龄早，病变程度也较重，女性患病常在绝经期之后，这是因为雌激素起了十分重要的作用。

雌激素通过对血脂的影响，增加了高密度脂蛋白的含量，加速乳糜微粒和低密度脂蛋白的清除，抑制了动脉粥样硬化的形成过程，从而明显减少了女性冠心病的发病率。动物实验也证实，给家兔注射大量雌激素，可抑制动脉粥样硬化的形成和降低血脂。临床上用己烯雌酚治疗冠心病，也可改善症状和纠正血脂代谢紊乱。

女性在绝经期以后，由于雌激素分泌减少，这种保护作用明显减弱。因此，冠心病的发病率迅速上升。统计资料表明，女性在 50 岁以后，血清胆固醇增多，尤其是低密度脂蛋白增高更为明显，而作为血管清道夫的高密度脂蛋白反而减少，使得血脂沉积在血管内膜上，加速了动脉粥样硬化的形成。

另外，由于男女两性在职业、环境、不良嗜好、工作竞争性、精神紧张程度等诸多方面存在着很大差异，也是男性冠心病患病率明显高于女性的原因。

饮食

常进食较高热量、含较多动物性脂肪、胆固醇、糖和盐者，冠心病的发病率明显提高。

胆固醇和甘油三酯是心血管病发病最具有临床意义的两种血脂。其来源是从饮食中摄取和体内合成。如果为了一饱口福，经常食用动物脂肪、动物内脏等富含饱和脂肪酸和胆固醇的动物性食物，这些物质在体内经胆汁和胰脂肪酶消化后，分解为甘油三酯、游离脂肪酸及胆固醇而被吸收进入血液。机体内代谢过程中产生的甘油和脂肪酸，在肝脏的作用下，又可将这些分解产物合成为甘油三酯，还可将机体内碳水化合物和脂肪的代谢产物转化为胆固醇。因此，血脂中的甘油三酯和胆固醇可随进食量的增加而增加。也就是说，不论进食脂肪类食物过多，还是进食碳水化合物类食物过多，都可使血脂含量增高。在正常情况下，碳水化合物类食物的主要功能是为机体提供热量，但进食过量后未被作为热量消耗掉的部分，便被肝脏转化为脂肪储存在体内。血脂增高必将促进动脉粥样硬化的形成和发展，导致冠心病的发生。

饮食和饮水中微量元素对冠心病的发病与发展也有举足轻重的作用。如果饮食中缺乏钴、硒、锌及铬等元素或铁含量过高，都会引发或加重冠心病。近年来，美国学者进行的一项关于水硬度与冠心病关系的调查研究证明，饮用钙、镁等含量较低的软水，冠心病发病率就高，而饮用钙、镁含量较高的硬水，冠心病发病率就明显降低。

营养膳食要点

冠心病人要注意减少膳食中的热量以控制体重，减少脂肪摄入总量及饱和脂肪酸和胆固醇的摄入量，增加多不饱和脂肪酸的摄入量，并适当地摄入精制糖、无机盐与维生素。

控制食量

根据国内科学家的研究，减少热量的摄入，供给足够的水果、蔬菜和适量蛋白质有助于健康长寿。相反，过量的摄入，造成体内热量过剩，脂肪蓄积可导致肥胖，而肥胖又是冠心病的高危险因素。据调查，动脉硬化心脏病的患病率，胖人为瘦人的2.03倍。

自古所传"未饱先止"之说，颇具科学道理。因为过饱时，会使血液大量集中于胃肠部，导致供给心脏和大脑的血液减少、心肌缺血、缺氧，故冠心病患者往往于饱餐后发病。

一般来说，食入量以维持正常体重为宜，如有超重，应减少热量摄入以降低体重。肥胖患者体重下降后，血压、血脂与冠心病症状皆能减轻。理论上热量每减少28千焦，体重即降低1克，如每日减少2510～3347千焦热量，一个月则能降低体重3千克。

食用脂肪的选择

冠心病的发生，与饮食构成和习惯有着密切的关系，尤其是大量摄入脂肪含量高的食物，会使血液里的胆固醇、血浆脂肪、血浆脂蛋白的含量升高，这是导致冠心病发生的重要原因。

评价一种食物对冠心病患者是否有益，仅以胆固醇含量多少判优劣还不够，更主要的是看该食物所含脂肪的品质。一般来说，多数食物中脂肪含量均比胆固醇含量高得多。所谓脂肪的品质，主要是脂肪分子中脂肪酸碳链长短及饱和程度上的差异。饱和脂肪酸可使胆固醇增高，而多不饱和脂肪酸可使血胆固醇降低。据营养学家计算，每进食1克饱和脂肪酸至少还需要进食2克多不饱和脂肪酸，才能使饱和脂肪酸提高的胆固醇含量得到抵消。多不饱和脂肪酸与饱和脂肪酸的比值，在营养学上的用P/S值表示。P/S值越高，对人体越有益。大多数植物油的P/S值均比动物油高。所以正确的做法应该是设法控制动物性的"荤油"，而适当地食用植物性的"素油"。

合理食用蛋白质

由于动物性蛋白质的氨基酸组成接近人体，而植物性蛋白质则往往缺少亮氨酸、蛋氨酸等必需氨基酸，故一般多强调进食动物性蛋白质。但动物性食物又有饱和脂肪酸过多之弊。故应充分利用蛋白质的互补作用。适量从植物性食物中摄取蛋白质，尤其是多食用豆类，使混合的植物性食物氨基酸模式符合人体需要。豆类还有降低血胆固醇的作用，这是因为豆类植物胆固醇较多，有利于胆酸的排出，胆酸被重吸收的量减少，胆固醇的合成随之减少。

食不厌杂

研究证明，维生素的摄入对预防冠心病的发生很重要。据研究，大剂量维生素 B_3 有降脂作用，大剂量的维生素 C 有降低血胆固醇作用。经动物试验证明维生素 C 还具有改善冠状循环，保护血管壁，使高脂饮食所引起的血管壁病变减轻的作用。摄入不饱和脂肪酸较多时应增加维生素 E 的摄入量。维生素 E 和维生素 P 也有降血脂的作用。无机盐与微量元素对心脏也有影响。有些金属离子对心脏功能有利，如：钙、镁、铬、锰、钒、矽等。体内铬等含量的降低与食用缺少铬的精制糖、盐和精制面粉有关。此外，饮食物中的粗纤维内的木质素可以和胆酸结合限制其重吸收，有降低胆固醇生成的作用。

因此，提倡"食不厌杂"，主食中要多食用五谷杂粮。因为谷类中含有大量的蛋白质、糖分，多种维生素、矿物质等。蔬菜和水果中，品种要多样化，以摄入各种不同的营养素。为了达到营养合理，摄取多种蛋白质、维生素等营养物质，就应当提倡荤素混食、粮蔬混食、粗细混食，多食水果和经常"调换花样"，而避免"偏食"。

注意饮水

饮水有助于排便，而便秘往往是冠心病患者的大敌。由于便秘，必然要用力从而增加心脏的负担，加之用力后腹压增加而使膈肌上移，压迫心脏。在临床上，可以看到许多患者由于用力大便，造成心绞痛发作，甚至心肌梗死而死亡。所以，经常饮水，使肠道内含有足够的水分，粪便柔软容易排出，是冠心病患者必须注意的事项。

适当限盐

盐，不仅是人类膳食中不可缺少的重要调味品，也是维系人体正常生理功能的不可缺少的物质之一。盐中主要成分是氯化钠，每 100 克食盐中含钠 40 克。而每个成年人每日需要钠 3 ~ 5 克，相当于 7.5 ~ 12.5 克食盐中钠的含量。

食盐摄入量过高是导致高血压病的高危险因素，这已被科学所证明。世界卫生组织在关于预防冠心病、高血压病的建议中提出，每人每天摄入食盐应在 5 克以下。这个限度也为我国医药界用来作为指导心血管病人低盐饮食的参考标准。

少食甜食

食物中糖的含量与本病的关系，越来越被人们所重视。过多的糖类可转变为脂肪贮于体内，影响血脂水准。有人认为糖与冠心病的关系比脂肪更重要，特别是蔗糖和果糖。高脂低糖食物可通过 β-脂蛋白增加而引起高胆固醇血症，而低脂高糖食物可通过前 β-脂蛋白的增加而引起高甘油三酯血症。最近美国心、肺及血液研究所给美国人推荐冠心病的饮食措施中，已限制精制糖的摄入量。值得提出的是，红糖中含有铬和铁，因而对心血管病人来说，食红糖较精制白糖有利。

宜食食物

玉米

玉米又称苞谷、苞米棒子、玉蜀黍、玉荗、玉麦、珍珠米等。

从玉米的营养成分来看，是一种极适合冠心病患者食用的有益食物。根据分析检测，每 100 克玉米中含蛋白质 8.5 克，脂肪 4.3 克，糖类 72.2 克，能产生 1398.4 大卡的热量，并含钙 22 毫克，磷 120 毫克，铁 1.6 毫克，还有维生素 B_1、维生素 B_2、维生素 E、维生素 A 原（胡萝卜素）、维生素 B_3 和微量元素硒、镁等；其胚芽中含不饱和脂肪酸，是精米精面的 4 ~ 5 倍；玉米油富含维生素 E、维生素 A、卵磷脂及镁等，含亚油酸高达 50%。

玉米中所含的营养物质能降低血液中的胆固醇含量，防止动脉硬化和冠心病的发生。天然维生素 E 可增强体力及耐抗力，中老年人常吃玉米可延缓衰老。玉米所含的 B 族维生素超过大米，尤其超过精米。科学实验证明，B 族维生素对心血管有保护作用。玉米所含的维生素 B_1 是大米的 2 ~ 4 倍。美国《心脏病杂志》曾经报道说，通过饮食补充 B 族维生素特别是维生素 B_1，能降低冠心病心绞痛及心肌梗死的发病率，而且还有抑制动脉粥样硬化的作用。

玉米中还含有 18 种氨基酸，氨基酸是合成蛋白质的基本原料。玉米中还含有卵磷脂、多种微量元素，能降低血清胆固醇，防治冠心病、高血压和糖尿病。除了患有肝豆状核变性疾病的人之外，玉米适宜于一切人食用。但玉米不宜与富含纤维素的食物经常搭配食用，因为玉米本身已含有较多的木质纤维素。刚熟的青玉米棒宜煮食而不宜烤食，烤食易产生多种有害物质。另外用土法膨化的玉米爆米花含铅很多，青少年过量食用会影响身体和智力的发育。

在煮玉米粥时，可放入少量食碱（占粥的 0.6%），这样既吃不出碱味，又能保存玉米中的维生素 B_1 和维生素 B_2。一般的大米和面粉没有降胆固醇和防治冠心病的作用，所以在冠心病患者的日常生活中多吃一些玉米制品是有好处的。一般食谱上一周可安排 1 ~ 2 次，主食也最好用玉米代替大米或面粉，每天能吃一次。玉米面的食用方法很多，除做成玉米粥、窝窝头、玉米饼子外，还可做出玉米羹、玉米饭、玉米发糕、玉米馒头、炒嫩玉米、煮鲜玉米棒子等多种花样。

大豆与豆制品

大豆既可食用，又可榨油，是数百种天然食物中最受营养学家推崇的食物。大豆中所含的脂肪，大部分是亚油酸等不饱和脂肪酸，此种不饱和脂肪酸中所含的前列腺素物质，能扩张血管、降低血压。大豆中所含的前列腺素又称为长生不老物质，是颇为重要的物质。大豆的另一种特殊成分是皂苷，它可以溶化于水及油质，能像洗涤剂一般清洁体内，且能分解胆固醇，从而使血液的循环趋于通畅。因此患有心脏病及高血压者应常吃大豆。

中医认为大豆性平，味甘，无毒，有宽中益气、利大肠、清热解毒、利水消肿之功效。现代医学认为，大豆可以预防动脉硬化，抑制人体发胖，防止缺铁性疾病，补充儿童和中老年人的钙质，减少胆固醇在体内的积存，增强脑细胞发育，增强记忆力，降低糖尿病和癌症的发病率。

一般所说的豆制品是指大豆制品，如豆浆、豆腐、煮黄豆或煮黑豆之类的食品。豆浆所含的植物雌激素又是牛奶缺乏的。雌激素可降低低密度脂蛋白（血脂的一种），提高高密度脂蛋白，能有效地防治动脉粥样硬化。女性雌激素水平高于男性，所以冠心病患者男性多于女性。但妇女在中年以后雌激素水平降低，所以提倡男喝牛奶，女喝豆浆。调查研究也表明，男子中年后长期喝牛奶冠状动脉被血栓堵塞的危险比不喝牛奶的小很多，而且喝牛奶的男子身材苗条，精力充沛。中年女性长期喝牛奶这种效果就不明显，而长期喝豆浆就可减少女性冠心病的发生、发展，还能调节女性的内分泌紊乱。豆腐等其他豆制品也都主要含优质植物蛋白质和人体易于吸收的钙。所以，对于冠心病患者来说，食谱中最好是天天安排一定量的大豆制品。

竹笋

竹笋产于我国南方，品种极多，常见的有楠竹笋、慈竹笋、斑竹笋、荆竹笋等。宋代高僧赞宁写了《竹谱》一书，竹达84

种，竹笋也有 84 种之多。竹笋是竹初冒出土的嫩茎苗。春天冒出土的称为"春笋"，冬天冒出土的称为"冬笋"。冬笋肉厚，可做成干笋片，如著名的玉兰片。春笋肉嫩，凉拌、炒食、煮食皆宜。冬笋多是毛竹（楠竹）的幼苗，在冬天破土而出。

竹笋味道鲜美，营养丰富，除蛋白质、脂肪、糖三大营养素齐全外，还富含多种维生素和微量元素，尤其含有对防治冠心病有利的 B 族维生素和维生素 C、维生素 E。竹笋还含有一般蔬菜含量极少的微量元素硒，硒能改善心肌营养，能防治冠心病等心脏病引起的心力衰竭。另外，竹笋的一大特点是：低脂肪、低糖、多纤维，可以促进肠蠕动，帮助消化，去积食，防便秘，是减肥的佳品。

生姜

生姜又名地辛、百辣云，为姜科多年生草本植物的根茎。初生嫩者色微紫，名紫姜或子姜，宿根谓之母姜。其根茎肥大，呈扁平不规则块状，灰白或黄色，折断面稍现筋脉。地上茎高 60 ~ 70 厘米，叶披针形，排成两列。花下有绿色苞，层层包围，花被橙黄色，唇瓣紫色，散布白点。生姜原产印度尼西亚，我国有三千多年栽培历史。生姜作为调料，将辛辣芳香融入各种菜肴，使之更加鲜美。如鸡、鸭、鱼、肉，无论煮煨蒸炖放姜片，还是热炒凉拌入姜丝，既去膻解腥，又醇香开胃。吃螃蟹、醉虾之类，还可借助姜醋祛凉暖胃。若将冰冻的肉类、家禽、海味、河鲜加热前，用姜汁浸泡，可起返鲜的妙用。

现代医学研究发现，生姜除含有蛋白质、脂肪、糖类、粗纤维、胡萝卜素、维生素、钙、磷、铁外，还含有挥发油、姜辣素、天门冬素、酪氨酸、丝氨酸、甘氨酸等，挥发油中又含姜酚。生姜除了同一般的蔬菜和调味品一样含有一定量的蛋白质、脂肪、各种维生素和矿物质外，其最大的特点是含铁量特别丰富。对于冠心病患者来说最为重要的一点是，生姜中的油树脂物质，在人体肠道内可阻止机体对胆固醇的吸收，加速胆固醇的排泄，降低人体血清胆固醇的水平。而生姜中的姜辣素对人体心血管中枢、心脏及呼吸中枢等均有兴奋作用，可以使心跳速度加快，血管扩张，血流量加大，有利于改善心肌供血，是心血管系统的有益保健品。

银耳

银耳又称白木耳、白耳子、雪耳等。干品以色白微黄，朵大体轻，有光泽，胶质厚为佳品，为传统的食药两用品。

银耳营养丰富。据分析，100克干银耳中含蛋白质 5 ~ 6.6 克，脂肪 0.6 ~ 3.1 克，碳水化合物 68 ~ 78.3 克，粗纤维 1 ~ 2.6 克，灰分 3.1 ~ 5.6 克，钙 380 ~ 463 毫克，磷 250 毫克，硫胺素 0.002 毫克，维生素 B_2 0.14 毫克，维生素 B_3 1.5 毫克，乳酸 2 毫克，草酸 2 毫克，琥珀酸 36 毫克，富马酸 2 毫克，苹果酸 104 毫克，柠檬酸 232 毫克，还含有 20 种氨基酸，其中人体必需的 8 种氨基酸均有。特别重要的是，必需氨基酸中很多食物缺乏的色氨酸在银耳中具有，且含量很高，在椴木栽培的银耳中色氨酸含量达 1.16%，对平衡人体营养有极为重要的作用。

银耳能稀释血液，降低血液的黏稠度，能抑制血小板的凝聚和黏附，是治疗高黏血症的佳品。高黏血症比高脂血症更易导致冠状动脉粥样硬化性心脏病，所以常吃银耳，对冠心病有一定的防治效果。银耳食用前和木耳一样，要经过开水发泡，除去硬根、杂质和灰尘后，可蒸、凉拌、炒食、煮食和炖食。不同的食用方法可收到不同的功效。将银耳与冰糖、红枣、龙眼共蒸，呈胶水状后食用，可治神经衰弱、精神倦怠、体质亏损、智力欠缺、发育迟缓及腰膝酸软等症，同时有滋养皮肤、美容养颜的作用。如果将银耳配芹菜炒食，则是冠心病患者的理想吃法。还要注意的是，银耳一旦变质，表面呈褐黄色或黑色，有异味，有粘手感时，千万不要食用。

空心菜

空心菜含有一般蔬菜都有的蛋白质、糖类、脂肪、钙、磷、维生素 C 等，尤其富含纤维素。纤维素有刺激肠蠕动、通大便的作用，能将多余的胆固醇、脂肪排出体外，从而起到降胆固醇、降甘油三酯和减肥的作用。空心菜所含纤维素还有一部分是可溶解于水的，这种可溶性纤维能与人体胆汁酸结合，就像海绵一样吸收胆固醇，然后一同排出体外，从而减少冠状动脉粥样硬化性心脏病的发生发展。可溶性纤维还能提高患者对胰岛素的敏感性，从而降低糖尿病的发病率。

近来科学家还发现紫色空心菜中含有胰岛素样的成分，能降低血糖，对糖尿病的预防有一定好处，是糖尿病患者的佳蔬。对冠心病合并糖尿病或糖尿病合并冠心病者来说，常吃空心菜可谓有益无害。

圆白菜

圆白菜原名甘蓝，又叫包菜、包心菜、莲花白、西土蓝、洋白菜，属十字花科二年生草本。叶片肉质肥厚，倒卵圆形或长圆形，如牡丹花瓣层层重叠，心叶密集抱合成球，呈黄白色，外部的叶片常为淡绿色，叶柄很短。春季开淡黄色花，总状花序。长角果呈圆锥形，种子很小。我国各地均有栽培，喜冷凉湿润气候，耐贮藏，为蔬菜家族中的重要组成部分。

圆白菜中含有 2% ~ 5% 的糖分，主要是葡萄糖和果糖。另含有较多的微量元素钼和锰，钼可抑制亚硝胺的合成，因而有抗癌作用，锰是人体中酶和激素等活性物质的主要成分，能促进代谢，对儿童成长发育有利。卷心菜中还含有钾、钠、砷、硼、铜、锌等微量元素和矿物质，其中钾、钠的含量高于一般蔬菜，它们能阻止人体内液体的滞留，对高血压患者极为有利。因圆白菜中含有较丰富的维生素 C、胡萝卜素，有降胆固醇、降血脂、防治动脉粥样硬化的作用。

红小豆

红小豆，又名赤豆、赤小豆、红豆、红饭豆、米赤豆等，因皮层为红色而得名。在我国的许多地方民间，每遇有吉庆的场合便要食用红小豆。现代科学分析其成分之后发现，红小豆具有与高丽参相同的药效。红小豆不仅含有丰富的蛋白质，而且含有丰富的皂角苷、钾和纤维素。皂角苷能化解脂肪，降血脂胆固醇。由于每 100 克红小豆含有钾 1500 毫克，因而具有很好的利尿、降压、保护心血管的作用。红小豆中含有丰富的膳食纤维素，因而有通大便、排胆固醇的作用。所以，红小豆是高血压合并冠心病或冠心病合并高血压患者的理想食物。

中医认为红小豆性平，味甘酸，无毒，有滋补强壮、健脾养胃、利水除湿、和气排脓、清热解毒、通乳汁和补血的功能。不仅可用于跌打损伤、瘀血肿痛，且对于一切痈疽疮疥及赤肿（丹毒）也有消毒功用，特别有利于各种特发性水肿病人的食疗。

红小豆通利水道，尿频者忌食。

土豆

美国加利福尼亚大学有位学者曾做过一次有趣的实验。他用缺乏维生素 B_6 的饲料喂养猴子，一个时期后，猴子变得行动迟缓，表情呆板。但性情却一天比一天暴躁。实验结束后，将这些猴子解剖，发现猴子的动脉变硬、变脆，出现了老化性的动脉硬化。该项研究指出动脉硬化和维生素 B_6 不足有一定的关联。

土豆含有极其丰富的维生素 B_6、维生素 B_1、泛酸等，每百克土豆中维生素 B_6 的含量高达 0.5 毫克，而等量的大米和面包中仅分别含 0.15 毫克和 0.05 毫克。土豆还含大量的优质纤维素。这些纤维素在人体肠道内被微生物消化后还可生成大量的维生素 B_6。所以实际上土豆能供给人体维生素 B_6 的量是大米或面包的 5 ~ 10 倍，足见土豆是预防动脉硬化的优良食品。土豆含有的泛酸也是十分可观的，泛酸是制造乙酰胆碱的原料，泛酸量充足，则体内乙酰胆碱量正常，副交感神经功能健全，血压就比较稳定。从这一角度来看，土豆也是防治动脉硬化的一味珍品。

红薯

红薯又名甘薯、白薯、番薯、红苕、地瓜。现在人们几乎把它看得一钱不值，但红薯在明朝时是从美洲漂洋过海引进来的食品。初在我国种植时，由于产量少，身价很高，当年是向宫廷进贡的贡品。红薯由于易于栽种，不久就在我国的东西南北普及开来，产量又极高，所以价格便宜。

每100克红薯中约含蛋白质1.8克，脂肪0.2克，糖类29.5克，粗纤维22克，钙18毫克，磷20毫克，铁0.4毫克，维生素A原（胡萝卜素）0.04毫克~0.91毫克，维生素$B_1$0.12毫克，维生素D0.04毫克，维生素C30毫克，可供给热量531.7大卡。中医认为红薯可补脾胃，益气力，强筋骨，养容颜，清热解毒。现代营养学家认为红薯是"天下第一食品""长寿食品"。

其所含糖类主要是麦芽糖和葡萄糖，性质温和，易于吸收。其所含蛋白质量虽较低，但氨基酸组成与大米相似，比较符合人体的需要。红薯中胡萝卜素的含量远远超过其他粮食、蔬菜。胡萝卜素在人体内可转成维生素A，可维持人体各器官、皮肤等组织的正常分化，有防止癌变的功能。现代研究表明，胡萝卜素还有抑制低密度脂蛋白和降低血清总胆固醇的作用。如前所说，低密度脂蛋白和胆固醇是血液里的血脂。这两种东西在血液里过多，就会形成引起动脉粥样硬化的高脂血症，而冠状动脉粥样硬化就会形成冠心病。红薯中脂肪的含量很低，加上另含的大量胶原体物质，能保持人体动脉血管的弹性，避免过度肥胖。红薯有明显的软化血管、防止动脉硬化的作用。红薯中所含的维生素C，在所有的芋类中含量最多，而维生素E的含量是糙米的2倍，钾含量也颇为丰富。

红薯的最大优点在于其所含纤维素很高，能在肠内大量吸收水分，增加粪便积累，不仅有预防便秘的特殊功效，能减少癌症的发生，而且有助于防止血液中胆固醇的形成，预防冠心病的发生。

不仅如此，红薯所含的黏蛋白能黏附肠道中的胆固醇和脂肪，通过大便排出体外。这说明红薯防治动脉粥样硬化有多方面的途径，所以效果更加显著。至于红薯所含的"长寿素"，科学家已提取做成注射液，通过动物实验也证实了它的抗衰老、延寿命的作用。因此，对于冠心病患者来说，吃红薯就成了最佳选择。冠心病、血脂高而又便秘的中老年人，最好隔一天吃一次红薯，每天吃一次更好。

饮食禁忌

冠心病病人每天饮食的总热量和饱和脂肪类含量，均应限制，含糖分较多的饮食尽量少吃。平常多吃粗粮、杂粮，避免暴饮暴食，尤其是晚餐以七分饱为宜，最好饭后散散步。对于以下一些食品应适当限制。

忌食糖类

对于血压偏高而又肥胖的冠心病患者来说，在日常的饮食中应少吃糖或含糖高的各种食品，如糖果、糕点、甜饮料之类。因为糖是高热能食物，它除了供给热能外，不能供给其他营养素。此类食物吃得过多，会使人体摄入的热能过剩，从而导致身体更加肥胖，这对冠心病患者而言是大忌。

忌食辛辣

辛辣性质的食物不仅富于强烈的刺激性，而且食后会使体内燥热升躁，能助阳生火。中医认为，冠心病患者大多阳有余而阴不足，辛辣燥热不但耗阴，且能动阳，使亢奋的阳气更加张扬，可导致病情恶化，或使药物的效果减低，不利于冠心病的治疗。

忌食胀气食物

冠心病患者因消化吸收能力差，易引起腹胀气短或腹泻。因此，应不吃或少吃胀气的食物，如黄豆、红萝卜等。

忌喝含咖啡因饮料

茶叶中含有咖啡因，一杯浓度中等的茶中约含 100 毫克咖啡因，已与医生治病所用的治疗剂量相差无几。过多咖啡因进入人体后，可以引起身体兴奋、不安、失眠、心跳过速和心律不齐，从而增加心脏负担。另外，浓茶中含鞣酸较多，容易引起便秘。这些因素对于冠心病患者来说均十分不利。尤其是空腹或晚上喝浓茶则更容易使冠心病患者的病情加重，诱发心绞痛或心律失常。因此，冠心病患者饮茶宜清淡，最好选用含咖啡因少的绿茶，且晚上或清晨空腹时不宜饮用。

咖啡（包括可可）中所含的咖啡因比茶叶要多，作用也更为强烈。饮咖啡不仅可以引起兴奋、失眠、心跳加快和心律不齐，从而诱发冠心病突然发作，而且还有促进血中胆固醇升高的作用。国外调查资料表明，饮咖啡与冠心病有一定关系。美国的医学家，对饮咖啡与冠心病的关系进行了长达 19～35 年的追踪观察，结果发现每天饮咖啡的人，患冠心病的危险性为不饮咖啡者的 2.8 倍。日本的研究也证明，咖啡能加速动脉粥样硬化以及冠心病的发展进程。因此冠心病患者或有潜在因素时最好不要饮用咖啡。

忌饮酒

据报道，嗜酒者的心血管疾病发病率竟高达 59%；嗜酒者比一般人的死亡率高 2～3 倍以上，其中 30%～50% 的人死于心血管病。

酒精对于人体的危害是多方面的，对于动脉硬化患者来说，更是危害极大。酒精可使心跳加快，增加心脏的氧消耗和负担，使已患有冠状动脉硬化的心肌进一步缺血，容易诱发心绞痛、心肌梗死及引起心律失常，导致功能较差的心脏发生心力衰竭。若长期饮酒，还会引起心肌的脂肪组织增厚，心脏功能减弱，心脏扩大。

冠心病的食疗

香菇芹菜

用料标准：芹菜400克，香菇50克，食盐、醋、淀粉、酱油、味精、植物油各适量。

制作方法：芹菜择去叶、根后洗净，剖开切成3厘米长的段，用盐拌匀，约10分钟后漂洗，沥干。香菇切片。锅内放油，烧热后下入芹菜，煸炒2～3分钟，投入香菇片继续翻炒，加各种调料炒匀即可。

功效分析：芹菜除含有蛋白质、碳水化合物、脂肪等少量物质外，还含有较丰富的矿物质铁分子，是供给人体铁的重要来源，另外芹菜中所含的黄酮类物质、甘露醇、维生素B_2、钙、磷等物质，可镇定神经和降低血压。香菇含有种氨基酸，是一种高蛋白、低脂肪、易消化的保健食品，含有的核酸类物质，可抑制胆固醇的生成，并降低血清胆固醇。所以，香菇与芹菜搭配，最宜冠心病患者食用。

注意事项：如果使用新鲜的香菇需要择洗干净，去净菇蒂；如果是干香菇则需要用水浸泡至回软，浸泡时注意不要使用热水，应使用冷水或温水，以免破坏所含的营养成分。

鲜地瓜叶粥

用料标准：新鲜地瓜叶200克，玉米粉100克，食盐少量。

制作方法：将新鲜地瓜叶洗净，切成细丝；玉米粉加少量清水，拌成湿粉。锅内加清水、盐烧开，下入湿玉米粉搅拌均匀，先用旺火烧开，加入地瓜叶丝后再用小火加热5～6分钟即可。

功效分析：此粥具有益气生津、宽肠胃、通乳汁、健脾胃、降血压等功能。因为玉米粉中含有较多的不饱和脂肪酸，可以有效降低胆固醇；玉米中还含有较多的镁，镁可以帮助血管舒张，增加胆汁，使机体内的脂质废物排出。地瓜叶含有大量的维生素以及黏液蛋白质，这是一种多糖和蛋白质的混合蛋白质物，可以保持心血管壁的弹性，并使皮下脂肪减少，避免出现血液黏稠和肥胖。所以此粥适合所有的冠心病患者食用。

注意事项：新鲜地瓜叶一定要洗涤干净；玉米粉的结缔组织和质地较硬，需在锅内用小火煮焖至熟。

干椒炒圆白菜

用料标准：圆白菜300克，干辣椒10克，水发木耳20克，葱姜10克，花椒10粒，食盐、酱油、米醋各适量，植物油10毫升。

制作方法：将干辣椒去籽，切成细丝，圆白菜一剖为二，去根蒂切成细丝，水发木耳切成丝，葱姜切丝。勺内加植物油、辣椒和花椒小火炸成黄色，加葱姜烹锅，加圆白菜丝翻炒，烹入酱油、米醋，翻炒，加食盐拌均匀即成。

功效分析：此菜具有止痛生肌、开胃化湿等功能。圆白菜又称卷心菜，质脆味鲜，其中所含的维生素C，比人工合成的维生素C效果好，加之含有丰富的胡萝卜素，因而具有降胆固醇、降血脂和防止动脉粥样硬化的作用。圆心菜中的纤维素，有通便、排出肠道内多余的脂肪和胆固醇的作用。辣椒、葱、姜等原料，可刺激食欲，增强消化能力，也有降脂的效果。

注意事项：辣椒入锅适于小火浸炸出香味，过火会变色、变味；圆白菜可直接烹炒，不需入沸水锅炸烫，以保持清脆的口感。圆白菜甘平，辣椒辛温，适合中年人进食，老年人食用时，应尽量少加辣椒。

党参天冬粳米粥

用料标准：党参、天冬各30克，粳米100克。

制作方法：天冬、党参去浮灰装入纱布袋内，扎紧口，放入锅内加水适量，烧沸后用文火煮20分钟，留药汁去纱布袋。粳米淘洗净，放入药汁锅内，加水适量，先用旺火烧沸，再用慢火熬煮至米烂成粥食用，早晚各服1次，连服7～10天。

功效分析：本粥软糯，滑润可口。功用为养阴益气，补虚调神。用于冠心病心绞痛、气阴两虚证、舌质红胖、苔薄或光、脉细弱或细数等症。

羊肉包子

用料标准：鲜羊肉 500 克，葱白 250 克，五香粉 2 克，盐、酱油、香油、碱各适量，面粉 1000 克，鸡清汤 700 毫升，槐花 800 克。

制作方法：将羊肉剔净筋皮，洗净，再将鲜槐花洗净，各分别剁成碎末，放入盆内，分 3 次加入酱油，每次加入后要拌匀，倒入鸡清汤、葱白末、五香粉、香油，最后与槐花末、羊肉末拌匀作馅。面发好后，兑碱揉匀，稍醒。将面团搓成约 2 厘米粗的长条，揪成 30 克一个的面块，擀成中间稍厚边缘稍薄的圆皮，包上 25 克左右重的馅心，捏出 16 ~ 18 个褶，捏好直接放入蒸笼内，静置 1 ~ 2 分钟后，上笼用旺火蒸 12 分钟左右即成。分次酌量食用，连食 10 ~ 15 天。

功效分析：本品松软香滑，馅满汤多，味鲜美。功用为扶阳，通痹，强心。用于冠心病心动过缓、寒凝气滞证、舌质淡红或暗红、苔薄白、脉紧、手足寒冷等症。

荷叶玄胡菖蒲饮

用料标准：荷叶 10 克，石菖蒲 20 克，玄胡索 15 克，红糖少许。

制作方法：将玄胡索放入砂罐内，加水适量，烧沸后用文火煮 20 分钟，再加入荷叶、石菖蒲煎 15 分钟，取汁液 200 毫升，分 2 ~ 3 次服，服时可加少许红糖。每日 1 剂，连服 7 ~ 10 天。

功效分析：本品饮汁甜润，可口。功用为辟浊涤痰，祛瘀止痛。用于痰瘀闭阻型冠心病、胸闷窒痛（时轻时重，日久不愈）、心烦易怒或咳唾痰涎等症。

丹参红花鸡蛋

用料标准：丹参、红花各 15 克，桃仁 10 克，鸡蛋 4 只。

制作方法：将丹参、红花和桃仁放入锅内，加水适量，煎熬 30 分钟，停火冷却，放入鸡蛋再起火同煮。蛋熟去壳，再放入锅继续煮至蛋清变成紫红色即可取出，去蛋黄食蛋白。每日 2 ~ 4 枚。

功效分析：本品蛋白药味清香，味美。功用为活血祛瘀，生新止痛。用于冠心病、心脉瘀阻、心痛彻背、舌质有瘀点而暗红、苔白腻或厚腻、舌下血脉青紫而宽大、脉涩或弦滑、痰瘀闭阻等症。

麦冬人参五味子饮

用料标准：人参 3 克（或党参 15 克），麦冬 10 克，五味子 6克，红糖适量。

制作方法：将人参、麦冬、五味子去浮灰，放入砂罐内加水适量，煎煮 20 分钟，取药汁 1 次，再加水煎煮，共 3 次，汁液过滤，合并用文火浓缩至 200 毫升，加红糖少量，搅拌服饮，分2 ~ 3 次口服。

功效分析：本品饮汁甘润，味美可口。功用为益气养心，滋阴补心肺。用于心气虚型冠心病、心胸满闷、隐痛阵阵、多汗气短、倦怠乏力、失眠、血脂高、气虚等症。

黄芪炖乌骨鸡

用料标准：生黄芪 30 ~ 50 克，乌骨鸡 1 只（约重 1000 克），猴头菇 50 克，黄酒、葱、姜、食盐、味精各适量。

制作方法：乌鸡宰杀后，沥净血，用 90 ℃热水，加 1 匙盐，烫鸡去毛、嘴尖、脚上硬皮及爪尖，开膛除内脏，洗干净。将黄芪塞入鸡腹内，锅烧热后加入清水、姜片，烧沸，放入乌鸡、葱结、黄酒煮沸，用中火炖焖煮至酥烂，放入猴头菇，煮沸，放食盐、味精适量，调好口味，用小火焖片刻，即可起锅食用，分次吃肉喝汤，连服 7 ~ 10 天。

功效分析：本品鸡肉酥烂，气香味鲜。功用为益气养阴，退汗止汗，补虚固表。用于心气虚型冠心病、伴心肾两虚、自汗盗汗、舌质淡红、舌边有齿痕、苔薄白、脉虚、细弦或结代等症。

茯苓莲子糕

用料标准：白茯苓、莲子（去心）、麦冬（去心）各 15 克，桂花5克，粳米250克，红糖10～30克，芝麻油适量。

制作方法：粳米淘洗净沥干。白茯苓、莲子、麦冬分别洗净，晒干，用火焙至酥脆、熟香，用磨、研、筛，制成细粉。锅烧热放入芝麻油，油至六成热时放入制成的各种细粉拌匀，加入红糖、桂花，拌匀后放入木制的模型内压紧，制成糕饼即可。酌量分次食用，每日1～2次，连服7～10天。

功效分析：本品糕香味甜，爽口。功用为宁心健脾，补虚清心热。用于心阴虚型冠心病、心胸闷痛或灼痛、心烦不寐、头晕头痛、健忘、口干、大便不爽等症。

黄豆芽炖排骨

用料标准：黄豆芽500克，猪大排200克，葱、姜、大料、酱油、食盐、味精、料酒各适量，植物油少量。

制作方法：把黄豆芽漂洗干净，拣去豆瓣皮，排骨剁成大块，葱姜大块拍松。勺内加清水烧开，放入猪排骨烫去血污。另起油锅烧热，加大料、葱、姜煸出香味，烹入料酒，加入清汤、酱油、食盐烧开，加排骨炖至五成烂时，加黄豆芽焖至熟烂即可。

功效分析：此菜具有滋补、益气、清热、利湿等功能。排骨和黄豆芽均可提供较多的钙、磷等矿物质，钙具有良好的阻止胆固醇吸收的作用。黄豆芽有"涤清肠，漱清肌"的作用，就是可以清除体内多余的脂质。一般来说，黄豆芽更适合体质虚弱的冠心病患者食用。

注意事项：排骨在入锅炖制前经水锅氽制去血污，撇净浮油，可保证汤清鲜，味不腥；黄豆芽不能与排骨同时下锅，排骨提前下锅可使营养成分特别是骨骼中的钙、磷元素充分地溢出。黄豆芽甘寒，排骨肉甘咸，适合所有中老年人食用。

三鲜汤

用料标准：虾仁30克，水发海参50克，鲜蘑30克，黄瓜、味精、酱油、食盐、姜汁、水淀粉、清汤各适量。

制作方法：将虾仁放入碗内，加食盐、水淀粉搅拌均匀，备用；海参从中间顺剖一刀，切成片；把鲜蘑先用开水焯透，捞出，控干水分，再用冷水泡上，刮去根上的泥沙，洗净，切成长3厘米的段。黄瓜洗净后切成片。炒勺置旺火上，加清水烧开后将虾仁手捻下勺，以防粘连，滚开后捞出，控干水分。勺再置旺火上，加清汤，加入虾仁、海参、鲜蘑、黄瓜片，放入味精、食盐、姜汁、酱油，烧开后，撇去浮沫，盛入大碗中即成。

功效分析：虾仁、海参不仅含有丰富的优质动物蛋白质，而且还含有丰富的钙、磷等矿物质，能够阻止体内胆固醇的吸收，起到降低胆固醇的作用。黄瓜、蘑菇均含有抗氧化维生素及丰富的食物纤维，对于保护血管、去脂清浊、利尿解毒具有较好的效果，因而适合冠心病患者食用。

注意事项：海参应发制得硬软适度，除净体内污物杂质；虾仁上浆不宜太浓，以保持虾仁嫩为度；汤烧开后应用手勺撇净浮沫。

黑鱼芪菇汤

用料标准：黑鱼1条（约重500克），黄芪20克，香菇300克，葱、姜、盐、料酒、味精、清汤、香油各适量。

制作方法：黑鱼去鳞、鳃和内脏，洗净，切成鱼片。黄芪去浮灰。香菇用温水闷发透捞出。葱洗净切段，姜洗净切片。黑鱼片用料酒、盐渍10分钟。锅内加入清汤、葱、姜、黄芪、香菇、盐、料酒、黑鱼片，烧沸后转用小火煮20分钟，加入味精，调好口味，淋入香油即可食用。每日1次，连服10～15天。

功效分析：本品鱼鲜肉嫩，汤浓味美。功用为补气养阴。用于气阴两虚证型冠心病、胸闷心悸、思睡乏力、咽干头晕、下肢浮肿、慢性心衰等症。

银耳冬瓜羹

用料标准：银耳20克，鲜冬瓜100克，胡萝卜10克，清汤、食盐、味精、水淀粉、香油各适量。

制作方法：将银耳放入大汤碗内，倒入热水浸泡回软，用清水漂洗干净，撕成碎块。鲜冬瓜削皮去瓤，切成约1厘米见方的小块。将银耳、冬瓜分别放入烧沸的开水中焯一下，捞出控净水分。胡萝卜切成碎末。汤锅内加清汤、食盐、味精烧开，放入银耳、冬瓜稍煮片刻，用水淀粉勾成薄芡，滴上香油，撒上胡萝卜末点缀即可。

功效分析：银耳，既是名贵的营养滋补佳品，也是扶正强壮的良药。早在清朝就有人称其为"独有麦冬之润而无其寒，有玉竹之甘而无其腻，诚种润肺滋阴之要品"。冬瓜，具有"清热养胃生津"的功能，所含丙醇二酸、尿素等有效成分，能降血脂。故两物配伍制羹，滋补食疗效果不言自明，是冠心病患者的有益佳品。

第二十一章
贫血

　　血液是由血浆及血细胞组成，血细胞包括红细胞、白细胞、血小板等。血浆约占血液的 55%，是水、糖、脂肪、蛋白质、钾盐和钙盐的混合物。血细胞组成血液的另外 45%。正常人血液的比重是 1.050 ~ 1.060，由其中的细胞数量（主要是红细胞）和蛋白质等物质的浓度所决定。血液中的细胞数量越多、血浆蛋白含量越高，血液的比重就越大。血液的主要功能是：运输氧气和各类物质；保持体内环境及酸碱度的稳定；防御和保护的功能。

　　红细胞是在骨髓内生成的。在婴儿和儿童时期，全身的骨髓腔内都充满了红骨髓，担负着造血（包括红细胞、白细胞和血小板等）的任务。随着年龄的增长，骨髓腔内的红骨髓含量逐渐减少，造血功能和红细胞的生成逐渐降低。成年以后，长骨（即股骨和胫骨）的红细胞生成降低到极低的水平，只有脊椎骨、胸骨、肋骨、骨盆及颅骨的骨髓才产生红细胞。

　　正常红细胞的主要成分是血红蛋白（约占红细胞干重的90%），故红细胞的功能也就是血红蛋白的功能，主要是运输氧气。血红蛋白可以把肺部吸入的氧气送到全身各组织中，同时再将细胞代谢后产生的二氧化碳运到肺部呼出。当贫血时，血红蛋白的浓度降低，不能将肺部吸入的氧气运到全身组织，导致组织细胞缺氧，可以引起一系列的临床症状。

　　贫血通常是指外周血中血红蛋白浓度、红细胞计数和（或）血细胞比重低于同年龄和同性别正常人的最低值，其中以血红蛋白浓度低于正常值最重要。世界卫生组织（WHO）诊断贫血的血红蛋白标准（按氰化高铁血红蛋白法测定值）为：成年男性＜130克／升，成年女性＜120克／升，孕妇＜110克／升；而国内诊断标准则是：成年男性＜120克／升，成年女性＜110克／升，孕妇＜110克／升。

病因与病机

贫血的病因很多，归纳起来可分为红细胞生成减少和消耗过多两大类。

红细胞生成减少

1. 食物质量低下

在发展中国家的一些贫穷地区，由于许多人经常处于饥饿或半饥饿状态，饮食质量低下，常产生营养不良，使必要的造血物质缺乏，由此引起的贫血相当多见。在发达国家或发展中国家的相对富余地区，尽管不存在上述问题，但由于不良饮食习惯和偏食引起的贫血也比较常见。

食物中的蛋白质和铁质是合成血红蛋白必不可少的造血物质。铁缺乏、铁利用障碍均可影响正铁血红素的合成，从而影响血红蛋白的合成。临床上常见的小细胞低色素性贫血，多为缺铁性贫血。维生素 B_{12}、叶酸、抗坏血酸等是细胞核酸代谢和核蛋白合成所必需的物质，缺乏时可造成细胞发育成熟障碍，产生巨幼红细胞。巨幼红细胞寿命短且易被破坏，因而产生贫血。这种贫血称为巨幼红细胞性贫血。

2. 胃肠道吸收功能障碍

胃肠道吸收功能障碍也是产生造血物质缺乏，进而引起贫血的重要原因之一。如萎缩性胃炎、胃癌、胃切除、慢性腹泻、小肠吸收不良综合征等，均可影响铁、维生素 B_{12} 及其他一些造血物质的吸收而产生贫血。

3.造血功能障碍

造血功能在各种不利因素的作用下，可在多个环节和多个层面上发生功能障碍，甚至出现造血器官的器质性损害，从而导致贫血产生。引起造血器官及其功能受损害的原因有以下因素：

（1）化学因素，如苯的衍化物、重金属、某些药物（如氯霉素、合霉素、抗甲状腺药、抗癌药、镇痛剂等）使用不当时，均可对造血系统产生不利影响，成为继发性再生障碍性贫血的主要原因。

（2）物理因素，如放射性同位素、各种放射线等。

（3）功能因素，如白血病、骨髓硬化症、骨髓瘤等。

（4）生物因素，如各种慢性感染等。

红细胞消耗破坏过多

正常情况下，血液中的红细胞既有消耗也有破坏，被消耗和破坏的红细胞缺量，通过骨髓造血而得到弥补。如果红细胞消耗破坏过多，超过了骨髓代偿性造血的能力，就会产生贫血。消耗和破坏过多大致有以下两种原因：

1.失血

大量急性失血和小量长期慢性失血均可引起贫血。如伤寒肠出血、肝硬化食道静脉曲张破裂出血、消化性溃疡出血、肝脾破裂出血等急性出血和月经过多、痔出血、钩虫病等小量慢性出血，都是引起贫血的常见病因。

2.溶血

溶血分为红细胞本身因素和血浆因素产生溶血两种情况。红细胞本身因素如地中海性贫血、阵发性睡眠性血红蛋白尿等。这些病人的红细胞寿命相对较短且易被破坏，出现典型的细胞因素溶血过程。血浆因素溶血如血浆内产生了凝集素、溶血素、细菌毒素等使红细胞破坏而产生溶血。无论是由于以上因素的哪一种或二者兼有而产生溶血，只要其溶血速率超过了骨髓的代偿性造血能力即产生贫血。

营养膳食要点

血液是我们的生命之源，我们每个人都离不开血液。血液在我们的血管中循环流动，运送人体所需的营养物质，带走人体新陈代谢所产生的有害或无用的物质，维持人体内环境的稳定性，从而使我们的生命活动得以延续。生成血液所需要的物质，大多数是人们通过饮食所获得的。所以，一个人的饮食习惯的好坏直接影响着造血原料的丰富与否。

贫血的饮食疗法原则应注意如下几点：

（1）以正常膳食为基础、供给足量的热量，并注意多选用营养丰富、容易消化而含有适量蛋白质的食品。鱼、动物肝脏、牛奶、鸡蛋、瘦肉、烤馒头片、饼干、青菜、水果、藕粉、豆浆等都是很好的优质蛋白质食品。

（2）供给丰富的维生素。因维生素 A 可增加机体的抵抗力，B 族维生素可促进贫血患者的食欲，维生素 C 可促进铁的吸收和增加机体的抵抗能力。因此，应多选用动物性食物以及胡萝卜、圆白菜、新鲜的黄绿色蔬菜和水果等。

（3）应根据不同病因选用不同的饮食疗法：如营养性贫血患者，以每日增加含铁、维生素 B_{12}、叶酸等造血原料为主的食物，而阵发性睡眠性血红蛋白尿则不适合食用含维生素 C 较多的酸性食物。对于葡萄糖 –6– 磷酸脱氢酶缺乏症所引起的溶血性贫血患者应忌食蚕豆类食物。

（4）要根据病情适当的注意饮食。如患者出现腹泻或消化不良时，应采用低脂肪饮食，以半流质或软饭为宜。如有水肿，应采用低盐饮食，但不宜过分限盐，以免降低患者的食欲。

（5）适当地补充微量元素。在进行食物搭配时，要首选含铁、铜、锌、钴等微量元素含量高的食物，尤其是铁，铁是人体必需的微量元素中含量最多的一种，也是最容易缺乏的一种。铁参与合成血红蛋白，与红细胞的形成和成熟有关；参与体内氧和二氧化碳转运及交换，在组织呼吸中起重要作用；参与抗体的生成以及药物在肝脏的解毒等；参与酶的构成。缺铁可导致缺铁性贫血，这是我国主要公共营养问题之一，尤其是儿童、青春期少女、孕妇、乳母，主要是由于摄入不足、需要量增加所致。

（6）避免不良的饮食习惯，人体内的每个器官的工作都有其规律性，肠胃也不例外。如果一个人的三餐饮食毫无规律，在该正正经经吃饭的时候却无法保证食物的摄入，日子久了，会严重影响食欲，使营养物质的摄入受到妨碍，尤其是对儿童更不利。吃零食是一种不良习惯。这样会使人的胃肠始终处于一种工作的疲劳状态，易产生功能失调，日子久了会引起消化不良，影响营养物质的吸收。有些人因为怕胖等原因，长期素食或极少吃荤食，还有些人偏爱肉食，极少吃绿色蔬菜等，这种不平衡的饮食习惯会出现营养失调的表现，导致一些人体必需的物质如蛋白质、铁、维生素 B_1、维生素 B_2、维生素 C、维生素 B_{12} 和叶酸等的缺乏，影响造血，诱发贫血。

（7）在进行食物的烹制时最好用铁锅。专家认为，铁锅不仅是良好的炊具，还是一种重要的补铁来源。

（8）在烹饪方法的选择上，应选择贫血患者适宜的蒸、煮、炖、煲汤、熬、烩等，尽量少用煎炸、熏烤等制作方法，注意营养成分的保存。

宜食食物

黄花菜

黄花菜又名黄花、金针菜、萱草、忘忧草、疗愁、漏芦，原产亚洲，我国有悠久的栽培历史，南北各地都有，有黄花萱草、黄花菜等两种类型。

黄花菜的营养极其丰富，尤其蛋白质、碳水化合物、粗纤维以及各种矿物质和维生素在蔬菜中都居首位。此外，黄花菜中还含有谷氨酸、赖氨酸、酪氨酸、精氨酸等氨基酸及天门冬素、琥珀酸、备甾醇、秋水仙碱等，花粉中还含有海藻糖酶。

黄花菜一般以干品食用，耐贮藏和运输，经浸泡发胀后，可以烧肉片、炒肉丝、烧鸡蛋汤、豆腐或单味金针汤等，味道可口，营养丰富。黄花菜也可以鲜食，鲜食时沸水焯的时间要长些，再用水浸，使秋水仙碱溶于水中，以免中毒。

黄花菜以干花蕾、根入药，性凉味甘，入脾、肺二经，花蕾能健脑、抗衰、解忧，根能利水、凉血、宽胸膈。据《本草纲目》记载，黄花"味甘而气微凉，能去湿利水，除热通淋，止渴消烦，开胸宽膈，令人心平气和，免于忧郁。"据《本草图经》记载，黄花可"安五脏，利心志，明目。"《分类草药性》记载，黄花可"滋阴补神气，通女子血气，消肿，治小儿咳嗽。"

黄花菜的丰富营养已如上述，对于人体健康，特别对胎儿生长发育甚为有益，有止血、消炎、利尿、健胃、安神的功能，故是孕妇、产妇、贫血患者的较好食品。

黑豆

黑豆有矮型和蔓型，株高40～80厘米，根部含根瘤菌极多，叶互生，小叶卵形或椭圆形，花腋生，蝶形花冠，小花白色或紫色，种子的种皮为黑色，子叶呈黄色或绿色。黑豆入肾经，为"肾之谷"。

黑豆是大豆的一种，具有高蛋白、低热量的特性。其含较丰富的蛋白质、脂肪、碳水化合物以及胡萝卜素、B族维生素、维生素E等营养物质，并含少量的大豆黄酮苷和染料术苷。黑豆中蛋白质含量为36%～40%，大约相当于肉类的2倍、鸡蛋的3倍、牛奶的12倍；黑豆中维生素E含量约为17.36%，远高于肉类；黑豆中含有18种氢基酸，特别是人体必需的8种氨基酸；黑豆还含有19种油酸，其不饱和脂肪含量达80%，吸收率高达95%以上；黑豆中微量元素如铁、锰、锌、铜、镁、钼、硒、氟等的含量都很高，而这些微量元素对延缓人体衰老、降低血液黏稠度等非常重要。黑豆中粗纤维含量高达 4%。黑豆叶中含维生素 A、维生素 B_2、维生素 B_6、亚油酸及类胡萝卜素等。黑豆衣含果胶、乙酰丙酸和多种糖类。

黑豆具有高蛋白、低热量的特性，且黑豆基本不含胆固醇，只含植物固醇，而植物固醇不被人体吸收利用，又有抑制人体吸收胆固醇的作用。因此，常食黑豆不仅可以满足人体对脂肪的需要外，还能软化血管，降低血液中胆固醇含量，尤其是对贫血、高血压、心脏病患者有益。黑豆含有丰富的维生素，其中 B 族维生素和维生素 E 含量最高，它们能清除体内自由基，减少皮肤皱纹，保持青春健美。我国古人虽不知道黑豆含有较多的维生素 E，却从实践中得知它是一种美容食品。如古代药典上曾记载黑豆可驻颜、明目、乌发，使皮肤白嫩等。

黑豆烧熟后热性较大，多食易上火，故不易多食。生黑豆中含有细胞凝素，可使血液异常凝固，严重者可引起血管的阻塞，而加热可以破坏细胞凝素，所以黑豆及其豆制品须经过充分加热煮熟后才能食用。

发菜

发菜又名毛菜、净菜、地毛菜，为念珠藻科野生藻类植物。发菜藻体细长，黑绿色，成毛发状的群体。由多数球形或椭圆形的细胞连接成丝状，每条细丝长 10 ~ 20 厘米，最长可达 50 厘米，细丝的直径仅有 0.1 ~ 0.2 厘米，由一种多糖胶状物质包裹着。

发菜味甘性凉，可清热解毒，化痰止咳，解积腻，清肠胃，助消化，用于贫血、高血压、肥胖症、儿童佝偻病、慢性气管炎、月经不调等病症。发菜营养价值极高，每 100 克发菜含蛋白质 20.3 克，碳水化合物 56.4 克，钙 2.56 克，铁 0.2 克，碘 11 毫克，还含有藻胶、藻红元等营养成分。发菜有降低血压，排出人体内有害毒物的功效，还有调节神经功能的作用，因此，贫血患者、高血压、佝偻病患者食之有益。手术后的病人，多食用发菜可以促进手术伤口的早日愈合。

阿胶

阿胶又名阿胶珠、驴皮胶、力胶，产于山东聊城、东阿，浙江杭州、宁波，以山东东阿所产最为著名。阿胶在唐以前由牛皮熬制，宋、明代用牛皮和驴皮熬制，至清代只用驴皮熬制。

阿胶含有丰富的胶原蛋白（明胶原、骨胶原）、氨基酸、肽类、硫酸皮肤素和生物酸，另外含多种微量元素，如铁、锌、钾、钠、钙、镁、铜、铝、锰、铬、铂、锡等，其中阿胶当中的铁元素是其他元素的10倍多，铁本身就是组成血红蛋白、肌红蛋白的成分，还参与细胞色素及细胞色素酶的合成。阿胶中的锌元素仅次于铁。

阿胶味甘性平，为血肉有情之物，长于补血，为治血虚证的要药，尤宜于心肝血虚和血虚失眠等证。因其滋补黏腻之性，善于凝固脉络，故为良好的止血剂，用治出血诸证，如肺阴虚咯血可配养阴药；痰热咯血可配清热化痰药；胃热呕血可配清胃热止呕药；血热便血可配凉血止血药；虚寒便血可配温牌止血药；肾虚崩漏可配补肾药；湿热尿血可配清利湿热药等。阿胶作为补血养阴药有其一定的实验依据，如能迅速恢复失血动物的血红蛋白和血细胞水平，促进肌细胞再生，防止进行性肌变性症的发生，具有对抗衰老的作用。阿胶能增强机体免疫，延长负癌动物的生命期，对抗出血性休克，使血压恢复正常并延长其存活期，还有降低耐缺氧、抗疲劳、提高机体适应力等作用。

桂圆

桂圆又叫龙眼，早在汉代就被列为海南贡品。栽培则更早，迄今已有二千多年的历史。历代医家对龙眼颇多赞美，李时珍说："食品以荔枝为贵，而资益则龙眼为良"。王士雄则誉龙眼为"果中神品"。

祖国医学认为，龙眼肉性味甘温，有益智宁心，开胃益脾，补气养血之功，治虚劳羸弱，失眠健忘，惊悸怔忡诸病。《随息居饮食谱》中的"玉灵膏"，即以龙眼肉加白糖蒸制而成，此膏"大补气血，力胜参茂，产妇临盆，服之尤妙"。民间至今沿用不息。现今分析，龙眼营养价值很高，果肉中含有 3.95% 的蛋白质，20% 左右的糖分。每百克肉含维生素 C68.7 ~ 144.8 毫克，并含有一定数量的维生素 A、B 族维生素以及铁、磷、钙等矿物质成分，对贫血、心悸、失职、健忘、神经衰弱及病后产后身体衰弱有良好治疗作用。

面筋

将面粉和水后的面团在水中揉洗，最后得到一块淡黄色的胶状物，这块胶状物就是面筋。面筋的主要成分是麦胶蛋白和麦谷蛋白，两者约占面筋量的 80%，面筋含有大量 B 族维生素、精氨酸、蛋白质等，营养价值很高，历朝历代深受人们的喜爱。

每 100 克水面筋含有蛋白质 23.5 克、脂肪 0.1 克、粗纤维 0.9 克、硫胺素 0.1 毫克、维生素 $B_1$0.07 毫克、维生素 $B_3$1.1 毫克、维生素 E0.65 毫克、钙 76 毫克、磷 133 毫克、钾 69 毫克、钠 15 毫克、镁 26 毫克、铁 4.2 毫克、锌 1.76 毫克、硒 1 微克、铜 0.19 毫克、锰 0.86 毫克。

面筋性甘，凉、解热，和中。《医林纂要》一书中提到面筋："解面毒，和筋养血，去瘀"。它属于高蛋白、低脂肪、低糖、低热量食物，作为主食，可以搭配很多菜种，可作为贫血患者经常食用的必备食物之一。

猪肝

猪肝为狸科动物猪的肝脏，全国各地均产。

猪肝营养非常丰富，每 100 克猪肝中含水分 70.7 克，蛋白质 19.3 克，脂肪 3.5 克，碳水化合物 5.0 克，灰分 1.5 克，维生

素 A1972 微克、B 族维生素 2.29 毫克、维生素 C20 毫克，维生素
E0.86 毫克，钠 68.6 毫克，钾 23.5 毫克，锰 0.26 毫克，镁 24 毫
克，钙 6 毫克，锌 5.78 毫克，铁 22.6 毫克，磷 310 毫克，硒 19.21
毫克，铜 0.65 微克。

　　猪肝味甘、苦，性温，归肝经，补肝明目，益气养血。适用
于：①肝阴血虚：证见两目干涩、视物昏花、视力减退、夜盲等。
多见于维生素 A 缺乏症、弱视、屈光不正等。②气血亏虚：证见
面色无华、唇指色淡、疲乏无力、面浮足肿等。多见于贫血、营
养不良、维生素 B_1 缺乏症、慢性肝炎、神经衰弱、脱肛等。③用
于慢性肾炎、肾病综合征，癌症等病症，出现气血亏虚证候者。

番茄

　　番茄为茄科草本植物番茄的成熟果实，又名西红柿、番李子、
金橘、番柿、六月柿。全国大部分地区均有栽培。夏季采收。现
以温室栽培，一年四季均可收获。

　　番茄含有丰富的维生素和微量元素。每 100 克番茄中含有维
生素 $B_6$0.06 毫克、蛋白质 0.9 克、脂肪 0.2 克、碳水化合物 3.3
克、叶酸 5.6 微克、粗纤维 1.9 克、维生素 A63 微克、铁 0.2 毫克、
锌 0.12 毫克、胡萝卜素 375 微克、维生素 $B_3$0.49 毫克、维生素
$B_2$0.01 毫克、维生素 C14 毫克、维生素 E0.42 毫克、硫胺素 0.02
毫克、钙 4 毫克、磷 24 毫克、钾 179 毫克、镁 12 毫克、钠 9.7 毫
克、碘 2.5 微克、铜 0.04 毫克、锰 0.06 毫克。

　　番茄味甘、酸，性凉，归胃、肝经，可滋阴润燥，生津止渴，
健胃消食。适用于：①热伤胃阴：证见热病后期虚热烦渴，夏日
中暑、壮热汗出、烦渴欲饮等。多见于急性感染发热疾病恢复期、
中暑等。②肝阴亏虚：证见入夜视物不清、双目干涩、两眼昏花
等，多见于维生素 A 缺乏症等。③脾失健运：证见食欲缺乏、神
疲乏力等。多见于多种疾病恢复期等。番茄用于贫血、高血压病、
冠心病、高脂血症、眼底出血、维生素缺乏症的保健食疗。

桑葚

桑葚为桑科植物桑的果穗，又名桑葚子、桑实、桑果、乌葚、黑葚、文武实等。主产于江苏、浙江、湖南、四川、河北，全国其他大部分地区亦产。4～6月间桑葚呈红紫色时采收。

桑葚除含糖分较高外，还含有多种维生素，如维生素 B_1、维生素 B_2、维生素 C，还含有胡萝卜素及苹果酸、鞣酸及桑葚油等。桑葚油的脂肪酸主要为亚油酸，还有少量的硬脂酸和油酸等，对人体健康有利，尤其对贫血、冠心病、神经衰弱、失眠等均有治疗作用。

桑葚性寒，味甘，归心、肝、肾经。滋补肝肾，养血润燥。适用于：①肝肾阴虚：证见头晕目眩、须发早白、腰膝酸软等。多见于神经衰弱、高血压病等。②心血亏虚：证见健忘失眠、少寐多梦、面色少华等。多见于神经衰弱、贫血等。③胃阴亏虚：证见虚热烦渴、口干咽燥或口渴多饮等。多见于急性感染发热疾病恢复期，糖尿病等。④大肠液亏：证见大便干燥秘结，排便困难，六七日甚则十余日一次等。多见于习惯性便秘、肠神经官能症等。⑤用于中风后遗症、肺结核、淋巴结核等病症，出现肝肾不足证候者。

鲜桑葚可洗净后以凉开水冲洗生食，也可泡酒、晒干备用。但是桑葚甘寒滑肠，脾胃虚寒便溏者忌用，加工过程中忌用铁锅煎煮。

樱桃

樱桃，又名莺桃、牛桃、荆桃、含桃、黄桃、牛樱及牛果。现在我国栽培的樱桃主要有四大种类：中国樱桃、毛樱桃、甜樱桃和酸樱桃，又尤以中国樱桃和甜樱桃为主要栽培对象。中国樱桃的果实呈球形，果肉甜中带酸。樱桃萌芽、开花物候期早，其"先白果而熟"，被人称之为"春果第一枝"。

樱桃肉质鲜美，甘甜爽口，色泽鲜红，营养丰富。现代营养学的研究发现，樱桃中含有丰富的铁质，每100克中约含有6毫克，是柑橘、苹果、梨等水果含铁量的20倍以上。此外，每100克樱桃中还含有能量46千焦，水分88克，蛋白质1.1克，食用纤维0.3克，维生素A210毫克，维生素$B_1$0.02毫克，维生素$B_2$0.02毫克，维生素$B_3$0.6毫克，维生素C10毫克，维生素E2.22毫克，钙11毫克，磷27毫克，锌0.23毫克，以及果酸、脂类、葡萄糖等物质。

樱桃味甘、酸、性温，有滋养肝肾、涩精止泻、益脾养胃、祛风除湿等功能，可治疗身体虚弱、遗精腰酸、四肢不仁、风湿腰痛等症。经常食用樱桃，对人的健康大有裨益。樱桃含铁质较多，因其有促进血红蛋白再生的作用，所以对补肝肾颇有好处，此外还有防治贫血的作用。经期过后的年轻女子吃些樱桃，既能补充失去的血液，达到健康的目的，又能使皮肤变得美艳动人。另外，脾胃虚寒导致的消化不良者，可在饭后食用几个樱桃，效果较好。研究发现，樱桃中有一种叫作花青素的物质，可以减少炎症。专家认为，吃20粒樱桃比吃阿司匹林更有效。有报道指出，长期面对电脑工作的人会有头痛、肌肉酸痛等毛病，也可以吃樱桃来改善状况。

葡萄

由于葡萄中含有丰富的铁质，有改善贫血症状的作用，所以产后的妇女饭后吃些葡萄或葡萄酒，既可帮助血液循环，又可增加身体中的白色素。体质虚弱、血压偏低、贫血、体瘦者，在饭后吃些新鲜葡萄、葡萄干、葡萄酒，都可以起到强身健体的作用。葡萄具有消除疲劳，补气养血的功能。葡萄中所含的葡萄糖、果糖，进入人体内后会迅速转化成能量，可增强体力，有效消除肉体的疲劳。葡萄干含糖和铁质的量相对多些，是儿童、妇女及体弱贫血者的滋补佳品。葡萄酒中富含维生素B_{12}，对治疗恶性贫血有益，对人体也能起到营养强壮的作用。葡萄还有美容效果，常吃可使肤色红润，秀发乌黑亮丽。新鲜葡萄除含较多的糖类外，还含有许多果酸，能帮助消化，适量吃些可以健胃消食。此外，葡萄中又含人体所需的多种矿物质、维生素及氨基酸，所以常吃葡萄对神经衰弱和过度疲劳也有一定的补益作用。

果农们为使葡萄顺利生长、结果，在栽培阶段常会大量的喷洒农药，故生食葡萄时务必清洗干净，以避免中毒。

饮食禁忌

忌生冷不干净的食物。因为贫血有寄生虫引起的可能，而未经煮熟的食物中容易携带寄生虫进入体内，所以饮食必须将食物煮熟。

控制食盐的摄入量。如果贫血病人出现水肿现象，就要限制食盐的摄入量，每日的食盐量尽量控制在 5 ~ 8 克之间，最多不要超过 10 克。

忌食高脂肪食物。食用过多的脂肪，会抑制人体的造血功能，因为脂肪过多对贫血病人的消化和吸收都有影响。

控制碱性食物的摄入量。如果人体处在碱性环境中，会不利于铁质的吸收，缺乏胃酸会影响食物中铁的游离和转化，所以贫血患者应该尽量少吃碱性食物，如：荞麦面、馒头、高粱面等。

忌煎炸食品。油煎炸的食品会破坏食物中的营养，而且也会影响人体的消化吸收，造成肠道功能的紊乱，不利于贫血病人健康的恢复。

忌浓茶。在使用铁剂治疗时应该忌喝茶，因为铁会被茶叶中的鞣酸沉淀而不能吸收。

另外，蚕豆能够引起一种血溶性贫血，一般不宜食用。

贫血的食疗

菠菜猪肝汤

用料标准：菠菜 50 克，猪肝 100 克。

制作方法：加水 500 毫升煮沸，加入猪肝、菠菜煮汤食用。

功效分析：补血。适用于治疗各类贫血。

豆腐猪蹄汤

用料标准：豆腐 500 克，香菇 50 克，胡萝卜 100 克，猪蹄 1 只，姜丝、食盐、味精适量。

制作方法：将香菇以水泡后洗净，胡萝卜洗净切片，猪蹄洗净剁开。先将猪蹄入锅中，加水适量煮 10 分钟，再加入香菇、胡萝卜、姜丝、食盐，炖至熟烂离火，调入味精即成。

功效分析：补血，益气，通乳。适用于治疗妇女产后流血过多、乳汁不下。

韭菜炒羊肉丝

用料标准：净羊肉 250 克，嫩韭菜 150 克，黄酒、食盐等适量。

制作方法：先将羊肉洗净，切成粗丝，放在碗内，加黄酒、食盐拌匀备用。将嫩韭菜切成段待用。加植物油烧热后煸炒韭菜片刻，放入羊肉煸炒至熟。

功效分析：适用于治疗贫血造成的畏寒肢冷、腹满腹冷。

枸杞煲乌龟

用料标准：枸杞子 20 克，玉米须 60 克，乌龟 1 只。

制作方法：先将玉米须洗净，放入纱布袋，扎紧袋口备用。将乌龟放入沸水中焯一下，以排尽尿液。取出后去内脏洗净，放入砂锅，加水适量，先以大火煮沸，撇去浮沫，加入料酒，加入玉米须及洗净的枸杞子，改用小火煨煲 1~5 小时，待乌龟肉与甲板完全松脱，呈稠烂状时加葱花、姜末、食盐、味精适量。再煲片刻即成。佐餐当菜，当日吃完。

功效分析：补气血。适用于治疗贫血造成的阴虚、五心烦热、盗汗、腰膝酸软。

栗子猪肉羹

用料标准：栗子 250 克，猪肉 250 克，白糖适量。

制作方法：将栗子去皮，与猪肉一起放入锅内，用大火烧沸，再转用小火煮至熟烂，加入白糖，调匀即成。

功效分析：适用于治疗病后体弱、腰腿无力、小便频数、泄泻、吐血、衄血、便血。

黄芪猪肝

用料标准：猪肝 200 克，黄芪 50 克。

制作方法：猪肝曝腌备用。用黄芪煮水，以此水煮已腌制过的猪肝，至半熟，取出，晾干。食用时再蒸熟。

功效分析：补气血。适用于治疗气血虚弱。

鱼肚炖猴头菇煲

用料标准：鱼肚 1 个，猴头菇 200 克，黄酒 50 毫升，葱花、姜末、食盐、味精、五香粉、香油适量。

制作方法：供食用的鱼肚为大黄鱼等鱼之鳔，且为干品。先将其放入温水中浸泡至软，反复洗净后，入沸水锅中焯透，捞出，清水冲凉，切成细条状备用。将猴头菇用温水浸泡 15 分钟，挤净水，切成薄块状，与鱼肚条同放入砂锅，加适量水，大火煮沸，撇去浮沫，倒入黄酒，改用小火煨炖 1 小时。待鱼肚熟烂如酥时放入葱花、姜末、食盐、味精、五香粉，拌匀，再煮至沸，淋入香油即成。

功效分析：补血，健脾。适用于治疗久病气血两虚，兼有脾胃虚弱、不欲饮食。

桑葚膏

用料标准：鲜桑葚子 600 克，蜂蜜 300 克。

制作方法：鲜桑葚子绞取汁液，煎熬成稀膏，加蜂蜜 300 克，一同熬至稠厚，待冷备用。每次 10 克，以沸水冲，温热服。

功效分析：滋阴补血。适用于治疗阴亏血虚之眩晕、耳鸣、失眠、须发早白。

山药骨脂炖紫河车

用料标准：淮山药 30 克，补骨脂 15 克，红枣 5 枚，生姜 3 片，新鲜紫河车 1 具，盐、白酒、姜各适量。

制作方法：将紫河车洗净，盐擦，入开水中烫煮片刻，再用冷水漂洗多次，切成块，入锅加白酒、姜汁炒透，再移至砂锅内，加水及诸料，隔水炖熟食。每日两次。

功效分析：健脾养胃，补肺益肾，益精血。适用于治疗咳喘日久、动则喘促、腹胀、食欲不振、大便不整、入冬畏寒。

莲子龙须猪肉

用料标准：莲子50克，腐竹100克，龙须菜50克，猪瘦肉100克，少许食盐、味精。

制作方法：将腐竹、龙须菜水发后，切成细段，猪瘦肉洗净切成片，连同莲子入锅中，加水煮熟，调入食盐、味精即成。每日分两次食完，连续服用20～30天。

功效分析：适用于治疗身体虚弱、气血不足。

合欢花蒸猪肝方

用料标准：合欢花干品10克（放水中加水浸泡），新鲜猪肝150克（切片），食盐少许。

制作方法：将上二味入锅隔水蒸熟即可。每两日服1次。

功效分析：适用于治疗阴虚、五心烦热。

黄芪枸杞驴肉汤

用料标准：黄芪50克，枸杞子30克，驴肉100克。

制作方法：驴肉洗净切块，于开水中煮沸两分钟，除去水面浮沫，加入黄芪、枸杞子，煮至肉烂，随口味加入调料。空腹饮用。

功效分析：补血，益气。适用于治疗劳损、风眩、心烦等。

黄豆猪肝羹

用料标准：黄豆、猪肝各100克，枸杞子30克。

制作方法：黄豆加水煮至八成熟，再将猪肝切片，与枸杞子、黄豆共煮熟，加适量盐、味精调味即成。分两次1日食完。

功效分析：补肝，养血。适用于治疗贫血、浮肿、小儿营养不良。

党参豆腐汤

用料标准：党参30克，豆腐400克，植物油30毫升，黄酒5毫升，酱油10毫升，香油2毫升，食盐2克，味精、湿淀粉各适量。

制作方法：将锅内倒入水，豆腐切块，同党参一起入锅，加入食盐、味精煮沸，淋上香油即成。

功效分析：补中益气，生血。适用于治疗月经不调、吐血、痔血、便血等。

八仙茶

用料标准：粳米、粟米、黄豆、绿豆、赤小豆各750克，芝麻375克，细茶500克，炒晶盐30克，干姜30克，花椒75克，小茴香150克。

制作方法：先将豆、米炒香熟，然后上十一味共制细末，混匀。另取小麦面粉适量，炒黄熟，与上十一味细末等份拌匀，瓷罐贮藏。服用时，大枣、胡桃肉、松仁、白砂糖之类，均可随意加入。每次取上末9克（3匙），白开水冲服。

功效分析：益气养血，健脾补肾，温中行气。适用于治疗气血不足、脾胃虚衰所致的倦怠乏力、形体消瘦、皮肤燥涩、纳差腹胀、腹痛腹泻以及命门火衰、肾气不足引起的畏寒肢冷、腰膝酸软、易感冒等。

白术山药蜜膏

用料标准：白术10克，山药30克，蜂蜜适量。

制作方法：上二味加水适量浸泡透，加热煎煮20分钟，倒出汁液，加水再煎，连续3次，汁液合并。再用文火煎至膏状，倒入蜂蜜1倍，煎至沸时关火，冷却后倒入瓶中。每次1匙，用沸水冲化顿服。每日1剂，以30天为一疗程。

功效分析：健脾益气。适用于治疗纳呆、腹泻。

山楂鸡蛋糕

用料标准：山楂糕600克，琼脂20克，白糖100克，鸡蛋3个。

制作方法：将琼脂放在盆内，加水浸泡两小时，洗净，去水，放入锅内，加水 700 毫升烧开。待琼脂溶化后加白糖溶化，然后离火，过滤，再倒入锅内保温备用。将山楂糕切成长条。把鸡蛋清放入干净的蛋糕桶内，抽打成泡沫，再慢慢地倒入琼脂，边倒边搅。搅匀后分成两份，1 份稍凉后倒入长方盘内摊平，把山楂糕条排好，再将另 1 份倒入摊平，待完全凉后先切成条，再切成斜块即成。

功效分析：适用于治疗贫血造成的脘闷纳呆、舌黯红、瘀斑。

玉菟糕

用料标准：面粉 500 克，酵母 1 块，食碱 5 克，玉竹粉 30 克，菟丝子粉 50 克，白糖 200 克，葡萄干、青梅各 30 克。

制作方法：将酵母用温水调匀，倒入盆内，再加入面粉及适量水，和成面团发酵。待面团发起后加碱揉匀，再加入玉竹粉、菟丝子粉和白糖，揉均匀，然后擀成 3 厘米厚的四方形面片待用。将面片逐个擀好，先面朝上放在屉上，将青梅、葡萄干均匀地撒在上面，稍按一下，用大火蒸 30 分钟即熟，取出凉凉，切成块。

功效分析：适用于治疗贫血造成的脾肾阳虚、腰膝酸软、畏寒肢冷、易汗、便溏。

鸽子鳖甲汤

用料标准：鸽子 1 只，鳖甲 30 克，山萸肉 12 克，黄精 12 克，童子益母草 15 克。

制作方法：将山萸肉、黄精、童子益母草、鳖甲打碎后放入鸽腹中，加葱、姜、盐、黄酒及适量水，煮至鸽肉酥烂，取出药袋。喝汤吃鸽肉。

功效分析：滋阴益气。适用于治疗低热、手足心热、盗汗、舌红少苔、脉细数。

当归羊肉羹

用料标准：当归 15 克，黄芪 25 克，羊肉 500 克，葱、生姜、料酒、味精各适量。

制作方法：羊肉洗净，当归、黄芪、党参装入纱布袋内，扎好口，与葱、姜、盐、料酒一起放入铝锅，加水适量。置武火上烧沸，再用文火煨炖，直至羊肉熟烂即成。食用时加味精。喝汤吃肉，早晚各食 1 次。

功效分析：养血补虚，温阳散寒，温中和胃，补气生血。适用于治疗畏寒肢冷、神疲乏力、脘腹胀满、不欲饮食、舌体淡白胖嫩或边有齿印、脉沉弱。外感发热、咽喉肿痛、牙痛者不能食用。

羊骨大枣汤

用料标准：羊胫骨（四肢长骨）500 克，大枣 100 克。

制作方法：羊胫骨砸碎，煮 1 小时后加入大枣，同煮至软熟。喝汤，分 2 ~ 3 次服食，15 天为一疗程。

功效分析：补血。适用于治疗再生障碍性贫血、血小板减少紫癜。可帮助促进骨髓造血功能的恢复。

枸杞羊骨黑豆汤

用料标准：羊骨 250 克，枸杞子 15 克，黑豆 30 克，大枣 20 枚。

制作方法：羊胫骨砸碎，加水煮一小时后加入其他原料炖至烂熟。调味服食。隔日 1 次，可长期服用。

功效分析：滋阴补血，填精生髓。适用于治疗再生障碍性贫血，促进骨髓造血功能的恢复。

参芪鸡汤

用料标准：黄芪 15 克，炮姜 6 克，党参、仙鹤草各 10 克，母鸡 1 只。

制作方法：将母鸡杀后去杂，洗净。余药一并装入鸡腹内，加水适量炖鸡，至鸡肉酥软，汤成加少许食盐调味。吃肉喝汤，早晚各 1 次。

功效分析：适用于治疗气血两虚型贫血之面色苍白无华、神疲乏力、呼吸气短、头晕眼花、心悸少眠、牙龈出血、皮下紫斑、舌质淡白、脉细数而弱。

猪肤茅根汤

用料标准：猪皮 500 克，白茅根 60 克（布包），冰糖适量。

制作方法：将猪皮去毛洗净，用煎好的白茅根药汁炖煮，至黏稠后再调入冰糖拌匀。分 4 ~ 5 次食完，每日 1 剂，连服数日。

功效分析：滋阴养血，止血。适用于治疗阴血亏虚的鼻衄、齿衄及皮肤紫斑。

山药糯米粥

用料标准：山药粉 12 克，薏苡仁 15 克，荸荠粉 3 克，大枣 15 克，糯米 75 克，白糖 75 克。

制作方法：洗净薏苡仁，煮至开裂时放入糯米、大枣共煮至烂，撒入山药粉，边撒边搅，煮 20 分钟后，撒入荸荠粉，搅匀后停火，加入白糖即可。每日分 3 次服用。

功效分析：健脾益气，利湿止泻，生津止渴。适用于治疗脾胃虚弱、病后体虚、营养不良、贫血、水肿等。

鸡血藤红枣粳米粥

用料标准：鸡血藤 30 克，红枣 20 枚，粳米 100 克。

制作方法：将鸡血藤、红枣分别洗净，鸡血藤晾干切片，放入纱布袋中，扎紧袋口，与红枣以及淘净的粳米同放入砂锅，加适量水，大火煮沸，改用小火煨煮 30 分钟，取出药袋，滤尽药汁，继续用小火煨煮成黏稠粥。早晚分服。

功效分析：适用于治疗气血两虚之骨髓抑制、白细胞减少等。

苡仁莲子粥

用料标准：薏苡仁 100 克，莲子 30 克，红枣 20 枚，粳米 50 克。

制作方法：先将薏苡仁、莲子、红枣洗净，红枣放入温水中浸泡片刻，去核后待用。再将薏苡仁、莲子同放入砂锅，加足量水浸泡，大火煮沸，加入红枣肉，改用小火煨煮 1 小时，调入淘净的粳米，继续用小火煨煮至薏苡仁、莲子熟烂、粥稠即成。分数次服食，当日吃完。

功效分析：适用于治疗气血两虚、身体虚弱、浮肿乏力、大便溏泻。

首乌木耳肝片

用料标准： 鲜猪肝 250 克，制何首乌 20 克，水发木耳 75 克，青菜心 50 克。

制作方法： 先将制何首乌洗净，烘干切片后放入砂锅，加适量水，浓煎 40 分钟，提取浓缩液 20 毫升备用。再将猪肝洗净，剖条，切成薄片。水发木耳择洗干净，掰碎。青菜心洗净，入沸水锅中氽一下。将木耳、青菜心、葱花、蒜片、姜丝、黄酒、酱油、食盐、味精、醋、湿淀粉以及制何首乌提取液同放入大碗内，加少量鸡汤勾成芡待用。炒锅置火上，加花生油烧至六七成热，加入猪肝片，急火炒，加入黄酒，炒透后倒入漏勺；锅留底油，用大火烧至九成热，将猪肝片再回锅，同时将芡汁倒入，搅匀，翻炒片刻，淋入少许香油即成。

功效分析： 滋阴补血。适用于治疗阴血两虚型头晕目眩、两目干涩、头发脱落。妇女闭经者尤为适宜。

当归黄芪鳝鱼羹

用料标准： 当归 10 克，黄芪 30 克，黄鳝 500 克。

制作方法： 先将当归、黄芪洗净晾干，放入纱布袋中，扎紧袋口备用。再将黄鳝宰杀，用温开水略烫一下，从鳝背脊处剖开，除去骨、内脏、头、尾，清水洗净后切成鳝鱼丝。锅置火上，加油烧至六成热，加葱花、姜末煸炒出香后下入鳝鱼丝，急火熘炒，加入料酒，翻炒至鳝鱼丝八成熟时捞出，盛入碗中待用。锅中加适量清水，放入当归、黄芪药袋，大火煮沸，改用小火煮 30 分钟，取出药袋，取汁，加葱花、姜末、酱油、食盐，视汤液量可酌加适量清水。煮沸后倒入鳝鱼丝，再用小火煨 30 分钟，加味精，以湿淀粉勾芡成羹。佐餐服食，当日吃完。

功效分析： 适用于治疗气血两虚之倦怠食少、腹中冷气。

当归咖喱烩饭

用料标准： 当归 10 克，胡萝卜半根，牛肉 50 克，番茄 1 个，青豆 15 克，葡萄酒适量，米饭 125 克，咖喱粉适量。

制作方法：将牛肉切片，与当归一起倒入锅内，加水，文火焖至肉酥，连肉带汤盛入碗中。番茄切块，萝卜切丁，煸炒后备用。猪油熬热后放入适量咖喱粉再炒几下，倒入冷饭加盐炒至饭黄、咖喱喷香，加糖、牛肉、当归汁以及煸炒过的番茄、萝卜丁，把葡萄酒倒入锅内拌匀，并加水焖烩，闻及香味后撒入青豆，略煮片刻。

功效分析：养血补血，可促进红细胞和血红蛋白的生长。适用于治疗各种贫血。

芝麻花生核桃糊

用料标准：花生 50 克，核桃仁 30 克，黑芝麻 30 克，山楂 30 克，红糖 10 克。

制作方法：将花生洗净晾干，入锅内小火翻炒至出香味后备用。将黑芝麻拣净，入锅内小火炒香。将核桃仁洗净晾干，将山楂洗净切片，去核后晒干，与花生、核桃仁、黑芝麻等拌匀，共研为细末，调入红糖即可。用温开水调匀，隔水蒸至糊状，早晚分服，当日吃完。

功效分析：适用于治疗贫血偏体虚乏力、便秘。

双耳大枣粥

用料标准：黑、白木耳各 10 克，大枣 10 枚，粳米 100 克，冰糖适量。

制作方法：将黑木耳、白木耳放入温水中泡发，洗净，撕成瓣状。将粳米淘洗干净，大枣洗净，与黑木耳、白木耳一同放入砂锅内，加水适量，将锅置武火上烧开，移文火上炖熟，至木耳极烂。粳米成粥后加入冰糖，稍煮即成。每日两次，经常食用。

功效分析：清热养血。适用于治疗面色无华、头晕目眩、口干咽燥。

参精炖乌鸡

用料标准：人参、黄精各 20 克，乌鸡 500 克，姜、葱、盐、香菇适量。

制作方法：乌鸡去毛及内脏洗净，放入沸水锅中烫几分钟后捞出，装入砂锅，加入人参、黄精及其他调料，盖好上笼蒸3小时即可。

功效分析：健脾益气，滋阴补肾。适用于治疗肺肾两虚之咳喘、喘促不宁、面色萎黄、腰膝酸软、身体消瘦。

芹菜月季花汤

用料标准：芹菜350克，红枣100克，月季花15克，少许冰糖。

制作方法：将前三种食材洗净共煎成汤，加冰糖。分次温服。每日1剂。

功效分析：活血养血。适用于治疗头痛且有血瘀。

香附川芎煮乌鸡

用料标准：香附5克，川芎5克，乌鸡1只。

制作方法：乌鸡去毛和内脏，用半只切成块，加水适量，与香附、川芎同煮，待鸡熟后调味。每日1剂，10～14天为一疗程。

功效分析：补益之中行气活血。适用于治疗气血亏虚、气滞血瘀、胁肋胀痛或刺痛。孕妇忌食。

芎归鹌鹑汤

用料标准：川芎10克，当归尾10克，鹌鹑1只，食盐、味精、葱、生姜各适量。

制作方法：将鹌鹑去毛及内脏，切成小块，放入砂锅中，加适量清水，大火煮开，撇去浮沫，加入川芎、当归尾、葱、生姜，改以小火煮至肉烂汤稠，调入食盐及味精，略煮片刻即可。

功效分析：养阴活血。适用于治疗面色晦暗、唇赤口干、五心烦热、少寐乏力。

桃仁红花粥

用料标准：桃仁30克，红花6克，粳米100克，红糖适量。

制作方法：将桃仁去皮，洗净，与红花一起放入砂锅中，加适量清水，用小火煮30分钟左右，取汁去渣。将汁放入砂锅中，加入淘洗干净的粳米，用大火烧开，再用小火熬煮，待粥将成时调入红糖。早晚分服。

功效分析：活血止痛。适用于治疗胁痛如刺、肝脾肿大、舌黯有瘀斑。

芡实乌骨鸡

用料标准：芡实 30 克，乌骨鸡 1 只，盐、味精、黄酒各适量。

制作方法：乌骨鸡去毛及内脏，洗净，将芡实纳入鸡腹内，加水炖熟，加盐、味精、黄酒调味服用。每日 1 次，每周服 2 ~ 3 次。

功效分析：补肺益肾，益气补血。

芝麻鸭

用料标准：光鸭 1 只，熟冬笋丝 25 克，熟火腿丝 15 克，芝麻仁 5 克，鸡蛋 2 个，葱、生姜、食盐、黄酒、花椒、椒盐、淀粉、精制植物油各适量。

制作方法：将鸭从背部剖开，取出内脏，去掉头、脚、翅膀，洗净沥水。用食盐把鸭子全身擦一遍，再用葱、生姜、黄酒、花椒腌半小时。将鸭子装到盆里，上笼蒸约 90 分钟取出，去掉骨头，将鸭子改成正方形，鸭膛朝上，装到盘里。把鸡蛋、淀粉调匀成糊，均匀地抹到鸭膛内，将冬笋、火腿撒到鸡蛋糊上，再抹一层鸡蛋糊，撒上芝麻。炒锅上中火，放油烧至七成热，将鸭子下锅炸至金黄色时倒入漏勺沥油，改成骨牌块，整齐地码到盘里，撒少许椒盐即可。

功效分析：补虚润燥。适用于治疗慢性肾炎、肾病贫血。

黑米锅巴海参

用料标准：水发海参 250 克，黑米饭 500 克，笋片 20 克，香菇片 20 克，熟鸡片 25 克，火腿片 20 克，油菜心 20 克，葱花、大蒜各 15 克，味精 2 克，食盐 5 克，酱油 15 克，鲜汤 400 毫升，湿淀粉 25 克，精制植物油 500 毫升。

制作方法：将海参洗净，切成均匀的长条。将黑米饭压成薄饼，在火上烤干，用手压成不规则的小块。炒锅上中火，加油烧至五成热，下黑米锅巴炸至刚浮出油面，捞出备用。炒锅上大火，放油烧热，下葱花、大蒜片煸香，下入海参、笋片、香菇片、鸡片、火腿片、菜心、食盐、酱油、鲜汤翻炒，再加味精，用湿淀粉勾芡，盛入碗内备用。炒锅上火，放油烧至八成热，放入锅巴炸至微黄，装入汤盘内，浇上25毫升热油，与海参碗一同上桌，迅速将海参浇在锅巴上，发出响声即可。

功效分析：适用于治疗慢性肾炎、肾病贫血。

山药花生烧兔肝

用料标准：山药、花生米、桂圆各20克，鲜兔肝200克，大枣20枚，鸡汤100毫升，食盐1克，猪油、葱、姜、蒜、酱油、味精各少许。

制作方法：将兔肝洗净，斜切成长条，用猪油煸炒，装盘内，山药（切片）、大枣（去核）、花生米、桂圆（去核）放入锅内，加鸡汤、葱、姜、蒜、酱油烧熟，再倒入已炒好的兔肝，加食盐、味精调味。每日1次，佐餐食用。

功效分析：适用于治疗慢性肾炎、肾病贫血伴食少乏力、面色萎黄、大便溏薄。

第二十二章

高脂血症

血脂是血液中所含脂类物质的统称。它的组成相当复杂，主要包括胆固醇、甘油三酯、磷脂及游离脂肪等。血脂中主要成分是胆固醇和甘油三酯。胆固醇主要用于合成细胞膜、类固醇激素和胆汁酸等，而甘油三酯则参与人体内的能量代谢。

脂质不溶或微溶于水，必须与蛋白质结合以脂蛋白形式存在。胆固醇又分为高密度胆固醇和低密度胆固醇两种，前者对心血管有保护作用，通常称之为"好胆固醇"；后者偏高，冠心病的危险性就会增加，通常称之为"坏胆固醇"。血液中胆固醇含量每单位在 140～199 毫克，是比较正常的胆固醇水平。

根据超速离心及纸上电泳等分析，依据脂蛋白颗粒大小和密度的高低，可将脂蛋白分为四类：高密度脂蛋白、低密度脂蛋白、极低密度脂蛋白和乳糜微粒脂蛋白。四种脂蛋白的化学组成不同，发挥的作用也不相同。乳糜微粒脂蛋白：主要携带外源性甘油三酯，即从食物中摄取的甘油三酯；极低密度脂蛋白：主要携带内源性甘油三酯，即体内自身合成的甘油三酯；低密度脂蛋白：主要携带胆固醇，并将其送到全身的各个组织；高密度脂蛋白：主要吸收外周组织中多余的胆固醇或者其他脂蛋白中的胆固醇，集中送到肝脏，在肝脏被加工成胆汁酸排出体外。

从它们的作用不难看出，只有高密度脂蛋白的水平升高，体内胆固醇的含量会降低，其余三种任何一种或两种以上的水平升高，体内胆固醇、甘油三酯的含量都会增加，发生动脉粥样硬化的危险也会随着增大，因此高密度脂蛋白被称为"好蛋白""有益蛋白""冠心病的保护因子""长寿因子"，而其余三种都被称为"坏蛋白""有害蛋白"。

高脂血症是指由于脂肪代谢或运转异常使血浆中一种或多种脂质高于正常的病症，具体讲，是指血中胆固醇＞220毫克/dl和/或甘油三酯＞150毫克/dl或高密度脂蛋白胆固醇＜35毫克/dl或低密度脂蛋白胆固醇＞140毫克/dl。如果血脂过高，血脂可在血管壁上沉积，逐渐形成动脉粥样硬化斑块，"斑块"增多、增大可使血管管径变狭窄，堵塞血管或使血管内血栓形成致使血管破裂出血。这种情况可引起冠心病、心肌梗死、脑梗死、脑出血等严重后果。

高脂血症根据其病因不同分为原发性和继发性两大类。所谓原发性高脂血症是指有遗传性或家族史证据的高脂血症或目前原因尚未查明的高脂血症。继发性高脂血症是继发于某些疾病或某些因素可以使血脂升高，如某些药物等。其中继发性高脂血症占少数，绝大多数高脂血症是同遗传基因缺陷或与环境等因素相互作用所引起（原发性高脂血症）。

病因与病机

高脂血症属中医"血污"证范畴，散见于"肥人""痰浊""中风"及"胸痹"等病的记载中。中医虽无血脂之名称，但有膏脂的认识。《灵枢·卫气失常》说："人有脂、有膏、有肉"，又说："五谷之津液和合而为膏者，内渗于骨腔，补益脑髓，而下流于阴股。"其意为，人食五谷，化生津液，再变成膏，它可以渗透到骨腔，补髓充脑或沉积于大腿。膏脂过多则体形肥胖，称为"膏人"或"脂人"。根据"津血同源"的理论，津液与血液都来自水谷，而且可以相互化生，作为津液成分之一的膏脂也应能与血相互化生。现将高脂血症中医病因病机归纳如下。

饮食不节

高脂饮食与高脂血症的发生有直接的因果关系，这与《素问·通评虚实论》中指出的"甘肥贵人，则高粱之疾民"之病机一致，过食肥甘膏粱厚味，腻脾碍胃，致运化不利，水谷难以随食随化，则成为痰瘀，发于本病。

痰浊不化

饮食不节，过食肥甘厚味，加之脾失健运，水谷难以化生为精微，反聚为痰，痰之为病，无处不到，流聚于血脉则为血污病症，类似于高脂血症；进一步阻于脉道，可致瘀血证，类似于动脉粥样硬化症。

瘀血阻滞

痰浊之邪停聚于血脉之中，阻碍气机的运行，气滞则血瘀；脾为气血生化之源，脾虚则多气虚，气虚则行血无力，亦可致血瘀，瘀血内阻，气机不畅，痰浊内生，流于血脉而致本病。此外，痰湿久聚，郁而化热，日久伤阴，血脉空虚，血流迟涩，瘀血内生，痰瘀互阻于脉，则可加重本病。

肝肾阴虚

肝肾阴亏，肝阴不足，阴不制阳，易致肝阳上亢；而肾水不足，水不涵木，也常肝阳上亢。阳热之邪亢扰日久，必炼津为痰，致发本病或加重本病。

肝失疏泄

肝主疏泄，一主疏泄人体气机，以利气血津液的运行，二主疏土畅脾，以利脾精的运化，三主疏利胆汁，以利痰浊的排出。若肝失疏泄，气机不畅，气逆犯脾，健运失职，津液代谢失常，可内生痰浊。同时气机不畅，常致血瘀。肝胆相表里，肝失疏泄，胆汁积聚凝练成石，阻塞胆道，则降低净浊化脂功能，终成本病。

脾失健运

脾主运化，饮食入胃后，其消化吸收过程虽然是在胃和小肠内进行的，但必须依赖于脾的运化功能，才能将水谷化为精微，再经脾的转输和散精功能把水谷精微"灌溉四旁"，布散全身。另一方面，脾还可运化水液，对水谷精微中的多余水分能及时转输至肺和肾，通过肺的宣发和肾的气化功能，化为汗液和尿液排出体外。说明水谷精微的输布无不依赖于脾主运化的功能。若脾失健运，水谷精微输布失常，聚而成痰，痰流滞于血脉，则为血污证。

肾气衰亏

本病中老年后发病率明显增加，女性多在更年期后，男性患者多中年后发病，正与中医肾虚理论不谋而合。一方面，年老肾精始亏，精血不足，血脉不利，血行稽迟而为瘀。另一方面，肾为先天之本，肾气对各脏腑组织器官功能起着推动温煦作用。同时，肾阳又主司一身之水液蒸化，如若肾阳虚衰，进而可导致五脏功能的减退，致使水液的输布失常，水液化为痰饮水湿，发为本病。

营养膳食要点

饮食疗法的总目标就是要降低已升高的血脂水平，同时还要维持营养上的合理需要。也就是说要逐步减少饱和脂肪酸和胆固醇的摄入，并通过减少或控制过多的总热量，并适度增强体力活动，做到强化体质、促进代谢来逐步减轻体重，使之调节控制在正常范围之内。以下就高脂血症的食疗方法作一介绍：

采用低热能饮食

高脂血症患者体重过重者，应节制饮食，采用低热能饮食，凡含热量较高的营养物质应尽量少吃，每日每千克体重约需热量 104.6 ~ 146.41 千焦。肥胖就是脂肪过剩，也是动脉粥样硬化的外在标志。肥胖的人不仅对各种应激反应的能力下降，抗感染的能力下降，而且易患高脂血症、动脉粥样硬化、冠心病、高血压、糖尿病、胆石症、肠癌等疾病。有人是脂肪集中在外周，肚子不大，臀部和大腿粗，虽然肥胖，但得心血管疾病的概率较低。而有人是脂肪集中在腹部，肚子大，得心血管疾病的概率较高。但患者要注意的是，不宜采取饥饿疗法来减轻体重、降低血脂含量。

选择低胆固醇食品

吃家禽去皮，以选瘦肉为宜；避免吃动物内脏、肥肉、虾、蟹及鱿鱼等亦不宜多吃；少吃奶油甜品，用植物油替代奶油、黄油；不吃烧烤食物，可吃全麦面包和其他谷类。总之，每日食物中的胆固醇总量在 300 毫克以下即可。如果属于较严重的高胆固醇血症，膳食中胆固醇的含量应限制得更加严格，每日胆固醇总量在 200 毫克以下。

限制高脂肪食品

尽量用植物油烹调，但也不宜用得过多。甘油三酯高的患者还应尽可能避免甜食并适当控制碳水化合物。糖摄入过少，可致机体生长发育迟缓，体重减轻；摄入过多，可转化为脂肪。因此，有些吃素食的人，多余的糖转化为脂肪，仍然会发胖。糖摄入过多还可以造成血中甘油三酯增高，易引起动脉粥样硬化。

选择含维生素多的食品

维生素 C 和维生素 E 有抗氧化作用，可阻断氧化的低密度脂蛋白形成，减少其对动脉壁的损伤。在一些水果和蔬菜中存在的胡萝卜素对防治高脂血症亦有作用，可适当多吃。这类食物大多含丰富的类黄酮，这是天然的抗氧化剂，可抑制低密度脂蛋白过度氧化，如苹果、葡萄及山楂等。苹果含有可溶性纤维——果胶，可促进肝内胆固醇向胆汁酸转化，从而降低血胆固醇；其所含的大量苹果酸和柠檬酸更可帮助脂肪消化，避免血中高脂状态。猕猴桃虽然不含类黄酮，但其所含的维生素 C 是苹果的五倍，刺梨所含的维生素 C 更为水果之冠，两者均有较好的降血脂作用。

适当补充含微量元素多的食品

碘可减少胆固醇酯在血管壁上的沉积，镁可降低血胆固醇，铬也可降低血胆固醇，锰可促进脂质代谢，长期缺铜可使胆固醇水平上升，含钾丰富的食物可阻止胆固醇在血管壁上沉积。故宜适当选用含上述元素丰富的食物，如香蕉、橙子（含钾丰富），海蜇、紫菜（含碘），玉米、黄豆（含铜），酒酿、松子、葡萄、核桃（含铬）以及粗米、面和坚果类（含锰）等。

选择多纤维素食品

膳食纤维可通过渗透作用增加粪便中的脂肪排出，起到了减少体重的效果，对于控制肥胖症有一定的作用；还可通过吸附作用稀释肠道有害物质的浓度，影响肠道内细菌代谢，调节脂质代谢，降低血糖。临床上应用多纤维食品证明能降低血脂水平，防治心血管疾病和糖尿病。每天要吃不同类型的富含膳食纤维的食物，如粗粮、杂粮、豆类、蔬菜、水果等，真正做到粗细搭配。

忌偏食

提倡混合饮食，以广泛吸收维生素及微量元素。维生素 C、维生素 B_1、维生素 B_2、泛酸、硫酸锌，对预防和治疗冠心病有辅助作用。在全谷类、豆类及坚果中，含有铬、锰，能预防动脉硬化。碘能减少脂质在动脉壁上沉着，多吃海带对预防冠心病有好处。大蒜、洋葱等有良好的降血脂作用。因此，切忌挑食及单吃加工精制的食品。

宜食食物

糙米

糙米属于粗粮，而且是粗粮之冠。糙米是稻壳加工时，仅仅脱去壳皮，而保留住胚芽和大部分的米糠层的米粒。吃糙米不但能使人免受脚气病之苦，而且对高脂血症、糖尿病均有疗效，对维持人体的血糖平衡起着很重要的作用。糙米是高纤维食品，它富含的纤维素能协助消化器官及时地排出废料。另外，纤维素给人以饱腹的感觉，却不增加热量，利于降脂减肥。糙米中含有大量的 B 族维生素、维生素 E，能减少高血压、心脏病、癌症等病的发生。吃糙米对美容也有效。用糙米粉制成面膜，对暗疮、黑斑、皱纹等有一定的效果。

韭黄

韭菜，亦称起阳草、草钟乳、扁菜、温生长韭和壮阳菜等，性温味甘辛，是百合科多年生草本植物的一种，其叶、花茎及子实均可食用或药用。韭黄又称黄韭、韭白、黄韭菜和闽韭等，是韭菜的软化栽培品种，生产于温室之中，于冬季上市。因不见阳光，所以呈黄白色。韭黄富含钙、磷、铁、维生素和维生素 A 原，宜作菜肴的配料，亦可炒食、拌食、衬底、制馅。传统中医学认为韭菜入肝、肾、胃经，具有温中行气、健胃提胃、益肾壮阳、暖腰膝、散瘀解毒、活血止血、止泻和调和脏腑等功效。

现代医学研究表明，韭黄富含食物纤维，能增强肠胃蠕动，将肠道的胆固醇、脂肪排出体外。另外，韭黄含有化解挥发性精油，能化解多余的油脂；所含有的硫化物能降低胆固醇和甘油三酯，因此对高血脂和冠心病的预防有好处。中医认为韭黄、韭菜性热壮阳，有高血压特别是阴虚阳亢、虚火较大的高血压患者不宜食用。但对无高血压而有高脂血症的冠心病患者则是适宜的佳蔬。

莴苣

莴苣又名莴笋、生菜。通常食用的莴苣，在品种方面有白莴苣、花叶莴苣、尖叶莴苣、紫叶莴苣等。有专门食用叶子的品种，如结球莴苣、黄油头莴苣、长叶莴苣、散叶莴苣等。由于叶用莴苣多生吃，故名生菜。

莴苣含有丰富的维生素 A、B 族维生素、维生素 C 和微量元素钙、铁、磷等成分。还含有乳酸、苹果酸、琥珀酸、莴苣素、天冬碱等成分。100 克莴苣含锌约 2.4 毫克，与菠菜的含量基本相同。莴苣叶的维生素比莴苣肉质高 5 ~ 6 倍，其中维生素 C 含量高 15 倍。莴苣的汁液，稍带苦味，但味道清新，可增加胃液胆汁和消化酶的分泌，并刺激胃肠道平滑肌的蠕动，可以刺激食欲、帮助消化和通大便。由于莴苣含铁、钙多，故能补筋骨，通血脉。儿童常吃莴苣，对换牙、长牙有帮助。莴苣嫩茎折断后流出的白色浆液有安神催眠作用。莴苣中含有丰富的钾，其钾离子是钠盐的27 倍，有利于体内水盐平衡，能维持心脏节律、促进排尿、调节神经传导。

经常吃莴苣，对高血压、冠心病、高脂血症等症大有好处。莴苣含糖量低，但含维生素 B_3 较高。维生素 B_3 被视为胰岛素的激活剂，因此，很适合糖尿病人食用。莴苣的水分高、热量低，人们如果为了减轻体重，需要减少热量摄入时，可以在食谱中加入大量莴苣来缓和饥饿感，以达到降脂减肥的目的。

绿豆

绿豆又叫青小豆，是一种豆科蝶形花亚科豇豆属植物，原产印度、缅甸地区。绿豆的营养价值很高，含蛋白质、碳水化合物、钙、磷、铁、胡萝卜素以及 B 族维生素等，绿豆中的多种维生素、钙、磷、铁、无机盐等都比粳米多，其食用价值堪称谷豆中的佼佼者。每 100 克绿豆中含蛋白质 21.8 克，脂肪 0.8 克，碳水化合物 59 克，粗纤维 5.2 克，钙 155 毫克，磷 417 毫克，铁 6.3 毫克，维生素 A 原（胡萝卜素）0.18 毫克，维生素 $B_3$2.4 毫克，热量 1297.9 千焦。绿豆中的蛋白质比大豆要少，但比大米和小米要高出 1 ~ 2 倍。因此，它不仅有良好的食用价值，还具有非常好的药用价值，被李时珍盛赞为"济世良谷"。

中医认为绿豆味甘，性寒，功能消暑止渴，清热解毒，利水消肿。李时珍称其能"解诸热益气，解酒食诸毒，治发背痈疮肿，汤火灼伤。……水调服，解诸菌毒"。在酷热的夏季，人们常常用它来熬成绿豆粥以消暑解渴。夏季受热中暑或在高温环境工作的人出汗多，水液损失很大，钾的流失量多，体内的电解质平衡遭到破坏，人体会出现咽喉肿痛、大便干结、心烦躁渴症。用绿豆煮汤来补充是最理想的方法，能够清暑益气、止渴利尿，不仅能补充水分，而且还能及时补充无机盐，对维持水液电解质平衡有着重要意义。

绿豆球蛋白被实验证实有降低血清胆固醇的作用，绿豆中含有的植物甾醇结构与胆固醇相似，植物甾醇与胆固醇竞争酯化酶，使之不能酯化而减少肠道对胆固醇的吸收、并可通过促进胆固醇异化或在肝脏内阻止胆固醇的生物合成等途径使血清胆固醇含量降低。如常吃绿豆，还可降血压，清心火。绿豆与黄豆一同煮食，可用于治疗流行性腮腺炎；捣研为末，用米泔水调和后外用，适用于小儿疥疮。绿豆磷脂中的磷脂酰胆碱、磷脂酰乙醇胺、磷脂酰甘油、磷脂酰丝氨酸、磷脂酰肌醇和磷脂酸有增进食欲作用。绿豆的皮称"绿豆衣""绿豆壳"，有抗菌作用，其清热解毒作用与绿豆相同。晒干做枕，名"绿豆枕"，可明目、清脑、治头痛，夏季用可预防小儿头面部热毒疔肿。

绿豆不宜煮得过烂，以免使有机酸和维生素遭到破坏，降低清热解毒功效。

丝瓜

丝瓜为葫芦科一年生攀缘状草本植物的果实。本品长老后则筋丝罗织，像人的经络，故名丝瓜。丝瓜原产印度，可能在唐代末期引进我国，因为《本草纲目》中谓，在唐宋以前没有丝瓜。

中医认为，丝瓜性味甘，凉，无毒。功能清热，化痰，凉血，解毒。主治身热烦渴，痰喘咳嗽，肠风痔漏，崩带，血淋，疔疮，乳汁不通，痈肿。现代研究认为，丝瓜所含的营养成分很丰富，每百克丝瓜中含蛋白质1.5克，钙28毫克，磷45毫克，铁0.8毫克，维生素C8毫克，均高于黄瓜和冬瓜。其他尚含有淀粉、胡萝卜素、维生素A、B族维生素、维生素 B_3、脂肪、木聚糖、瓜氨酸。除一般营养成分外，丝瓜中还含有皂苷、丝瓜苦味质、多量黏液、木胶等。

现代药理研究认为，丝瓜中含有干扰素的诱生剂，能刺激人体产生干扰素，起抗病毒、抗癌的作用。丝瓜有利尿、除热作用，故可用于浮肿的治疗。丝瓜中的黏液、瓜氨酸和木胶，对人体具有化痰功效。中医认为，丝瓜中含有老后形成丝瓜络的因素和成分，故能通经络，利血脉，治疗筋骨酸痛。丝瓜中的皂苷，据认为具有化痰止咳的作用。用丝瓜煮猪蹄汤能治产妇缺乏乳汁之症；若用丝瓜络炖猪蹄，内加黄芪6克、白芷3克、当归9克、穿山甲6克同煮，饮汤食肉，效果极佳。生丝瓜汁内服，治咽喉肿痛。因丝瓜中含有丰富的钙和磷，食用丝瓜能促进人体对钙的吸收。丝瓜与含维生素D的食物同食，如虾皮、鱼肝油、奶油、猪肝等，可促进机体对钙的吸收，对防止小儿佝偻病有效。丝瓜最好与肉类同食，因大部分肉类属热性，而丝瓜性凉，以求凉热适中的效果，不至于因食丝瓜而泄泻损阳。丝瓜是著名的美容食品。我国历代本草中均记载丝瓜有"通经络、行血脉、去垢腻"的功能。日本医学家认为：丝瓜汁液中所含的多种营养成分，具有活血、通络、祛瘀、清热、解毒、消炎、利水、润肤、养颜、疏通经络、防止日晒的功能。所以，常食丝瓜，不仅能够有效预防高脂血症、高血压等疾病的形成，而且还有消炎解毒、润肤美容等功效。

猕猴桃

猕猴桃为猕猴桃科植物的果实，又叫毛桃、藤梨、白毛桃、毛梨、毛梨子、猕猴梨、木子、毛木果、布冬、阳桃、狐狸桃、几维果与奇异果等。浆果椭圆形或圆形，长 2.5 ~ 5 厘米，果皮黄褐绿色，密布棕色硬毛；果肉绿色，柔软多汁。因其形如梨，其色如桃，而猕猴喜食，故名猕猴桃。猕猴桃产于我国中部、南部至西南部，于秋冬果熟时采收。选购时，以个大饱满、汁多甘美，有香蕉味者为佳品。鲜果可生食，入药多用干果。

猕猴桃是一种营养价值极高的水果，其可溶性固形物含量为 14% ~ 20%，含有亮氨酸、苯丙氨酸、异亮氨酸、酪氨酸、丙氨酸等十多种氨基酸及鞣酸、柠檬酸等。而且还含有丰富的矿物质，每 100 克猕猴桃果肉含蛋白质 1.6 克、磷 42.2 毫克、钙 34 毫克、铁 1.2 毫克、钾 14.5 毫克，镁 19.7 毫克，还含有胡萝卜素、多种维生素和猕猴桃碱等，其中维生素 C 的含量达 100 毫克 ~ 300 毫克，是柑橘的 5 ~ 10 倍，苹果等水果的 15 ~ 30 倍，因而在世界上被誉为"水果之王"。

猕猴桃味甘而微酸，性寒，具有清热生津、利尿通淋等功效。适用于烦热口渴及热淋、石淋、小便涩痛等症。猕猴桃外皮除含有丰富果胶，可降低血中胆固醇，更包含猕猴桃中 80% 的营养，因此食用其外皮为最佳选择。猕猴桃中所含纤维有 1/3 是果胶，特别是皮和果肉接触部分。果胶可降低血中胆固醇浓度，预防高脂血、高血压、冠心病等疾病。猕猴桃汁可抑制黑色素瘤和皮肤癌的发生；猕猴桃果实中含有精氨酸，可改善血液流动和阻止动脉血中血栓的形成。猕猴桃中含有叶黄素，可防治前列腺癌和肺癌。

猕猴桃忌与牛奶及其他乳制品同食。因为猕猴桃富含维生素 C，易与奶制品中的蛋白质凝结成块，不但影响消化吸收，还会使人出现腹胀、腹痛、腹泻。另外，猕猴桃性寒，不宜多食，脾胃虚寒者应慎食，腹泻者不宜食用，先兆性流产、月经过多和尿频者忌食。

饮食禁忌

高脂血症表现为高胆固醇血症、高甘油三酯血症，或两者兼有，是由于脂肪代谢或运转异常导致血浆中一种或几种脂质高于正常的病症，血脂的长期增高最终可导致动脉粥样硬化，引起冠心病、脑血管病等。高脂血症既是冠心病的主要易患因素，又是冠心病的常见并发症，因此，合理的饮食营养对高脂血症的综合治疗非常重要。不少高脂血症是由于饮食不当引起或继发于糖尿病、肾病综合征、肝病等疾病，如能及早进行饮食控制可预防其发生发展。饮食控制是治疗本病的基本措施，应当长期坚持。

忌食动物内脏

一些动物的内脏是不少人的喜爱食品，如爆腰花、熘肥肠等。从营养学的角度来说，动物内脏含有比较丰富的营养素如蛋白质、维生素和微量元素。但是，动物的内脏也含有大量的脂肪和胆固醇。以猪肉及其内脏为例，不同部位的猪肉，其胆固醇和脂肪的含量各不相同。一般来说，猪肉越肥，其胆固醇和脂肪含量越高，例如，肥猪肉的胆固醇和脂肪比里脊肉高得多，猪内脏器官的胆固醇和脂肪又比猪肉高；猪肝中脂肪和胆固醇分别达到 9.8 克 /100 克和 2.5 克 /100 克，比猪肉高得多。经常食用动物内脏很可能引起高脂血症，而如果本来就患有高脂血症，则是"雪上加霜"。所以，尽管动物内脏的菜肴味道鲜美，还是远离为好。

忌饮咖啡

咖啡既香浓味美又能提神解乏，已成为很多人喜爱的饮品。据测定，咖啡含有蛋白质、脂肪、粗纤维、蔗糖、咖啡因等多种营养成分。但因咖啡的主要成分是咖啡因，它可刺激血脂及血糖增高。1杯咖啡中含咖啡因 100～150 毫克。有人研究发现，长期习惯于喝咖啡者，如1天喝2杯以上，其血胆固醇水平及冠心病发病率比不喝咖啡或每天喝1杯以下者明显增高。即使喝咖啡量很小，也可引起血胆固醇成分比例失调。此外，咖啡可帮助消化，可使体重增加，这些对高脂血病人都是不利的。因此，提倡高脂血病人最好不饮咖啡，特别是浓咖啡。

忌过多食用甜食

糖、脂肪和蛋白质是人体不可缺少的三大营养素，人体所需热量的50%以上是由糖类提供的。糖虽然是人体不可缺少的营养素，但不可以多吃，尤其是高脂血病不宜多吃。我们传统的饮食结构是以米、面为主食。这类食物中含有大量淀粉。淀粉经消化以后即可转化为人体需要的葡萄糖。从数量上说，通过正常饮食摄入的糖类已足够人体代谢的需要。如果过量地摄入食糖会在体内转化成过剩的脂类，造成体脂过多和血脂增高，并进一步引起动脉粥样硬化、冠心病、脑血栓、高脂血病等。进食过量的糖不仅可使血脂增高，还能加剧高脂血病老年人的骨骼脱钙和骨质疏松，容易发生骨折。有高脂血病的老年人胰腺功能降低，糖耐量下降，过多吃糖可引起糖代谢紊乱，血糖升高，诱发和加重糖尿病。而糖尿病又可加重脂代谢紊乱和加速动脉粥样硬化。所以，要严格限制食糖的摄入。

忌多吃猪瘦肉

人们都认为肥肉脂肪中含有大量饱和脂肪酸，对人体有害，常食肥肉会使人发胖，使血清胆固醇升高，从而引发高血脂、动脉粥样硬化、脑出血等心血管疾病。因此，很多人只吃瘦肉，对肥肉采取完全抵制的态度。研究表明：多吃瘦肉对人体健康的危害更甚于肥肉，虽然瘦肉脂肪中的饱和脂肪酸低于肥肉的含量是无疑的，但不能笼统地讲瘦肉都是低脂肪的。营养学家对各种动物肉的脂肪进行测定，以 100 克重量为例：兔肉为 0.4 克，马肉为 0.8 克，瘦牛肉为 6.2 克，瘦羊肉为 13.6 克，而猪瘦肉却高达 28.8 克，若把猪瘦肉作为日常膳食结构中主要的食物来源，也会发生高血脂、动脉粥样硬化、脑出血等心血管疾病。

忌浓茶

饮用清茶可以提神醒脑、助消化，但浓茶恰恰相反，茶叶中的鞣酸与蛋白质相结合，会生成具有收敛性的鞣酸蛋白质，使人的消化系统、排泄通道不适，大、小肠道蠕动减慢，粪便在肠道的滞留时间延长，这是产生便秘的因素之一，也会增加有毒物质和致癌物质被人体吸收的危险。

忌饮酒过量

我们知道少饮酒对人体有利，多饮有害。酒的热量高，多喝加重肥胖。适量饮酒，特别是葡萄酒，可以软化和扩张血管，减轻身体的应激反应，减少心肌缺氧，从而减少疾病的发生，所以提倡适量饮酒。然而如果饮酒过量会使人血脂升高，对人体有百害而无一利。研究表明，适量饮酒可使血清中高密度脂蛋白明显增高，低密度脂蛋白水平降低。饮用高度酒或大量饮酒极易造成热能过剩而导致肥胖，会明显增加心脑血管疾病的发病率。

高脂血症的食疗

油豆腐炒油菜

用料标准：油菜 200 克，油豆腐 50 克，酱油 10 毫升，湿淀粉 2 克，植物油少许，白糖适量。

制作方法：油菜择洗干净，切成 3 厘米长的段，梗叶分置；油豆腐切成块。锅置火上，加入油，待油热后先煸菜梗，加盐，再下菜叶煸炒。然后将油豆腐放入一同炒，加酱油和少量水烧开，再加入糖。最后将湿淀粉加水和匀，倒入锅中，调成薄芡即成。

功效分析：此菜能生津润燥、清热解毒、散血消肿。本品含蛋白质 17.5 克、脂肪 21.2 克、碳水化合物 12 克、热量 1170 千焦、钙 358 毫克、磷 210 毫克、铁 7.5 毫克、胡萝卜素 6.3 毫克、维生素 C102 毫克，非常适合高脂血症病人食用。

蘑菇炖土豆

用料标准：鲜蘑菇 100 克，土豆 150 克，植物油、葱丝、胡椒粉、盐适、香油、味精适量，香菜少许。

制作方法：把鲜蘑菇择洗干净，用开水烫一下，切成块；土豆削皮，洗净，切成块待用。锅置火上，注油烧热，放入蘑菇和葱丝煸炒几下，放入土豆块、盐、胡椒粉、香菜，加水烧开后，用中火炖至土豆熟烂后，取出香菜不要，淋入香油，撒入味精即可。

功效分析：蘑菇对人体有补气健脾、和胃益肾的作用，其中的麦角固醇在人体内可转变为维生素 D，具有抗老年骨质疏松症的作用。蘑菇还能降血脂，适合高血压、冠心病、糖尿病等病人食用，久食必收良效。土豆中含有丰富的 B 族维生素，其中维生素 B_1、维生素 B_6 及泛酸对人体神经、血管系统起着关键的作用。因此，本品是高脂血症病人的理想佳肴。

三丝白菜汤

用料标准：白菜心 4 个，火腿丝 50 克，香菇丝 40 克，冬笋丝 40 克，盐、味精适量。

制作方法：将白菜心洗净，在尾部切十字花刀，下开水中焯透待用。锅中放入清汤，烧开后放入白菜心，并放入盐、味精调味。将火腿、香菇、冬笋三丝放入开水中焯一下捞出。将调好的汤装入汤盆中，撒上三丝即可。

功效分析：大白菜是人们食用最多的叶菜类蔬菜，素有"当家菜"之称。大白菜含钙量相当丰富，在维持人体神经肌肉正常活动和促使血液凝结等方面起着重要作用。大白菜所含的维生素属水溶性，尤以 B 族维生素及维生素 C 含量较高，可阻止亚硝胺的形成，有抗癌作用，同时也可作为高脂血症病人的常用食物。

酸辣洋葱

用料标准：洋葱 600 克，辣椒 20 克，植物油 50 毫升，醋 25 毫升，食盐 5 克，味精 4 克，白糖 75 克。

制作方法：将洋葱剥去老皮，洗净后切成菱角形小丁，辣椒洗净后也切成菱角丁。油锅上火烧热后，将辣椒倒入炒香，再放入洋葱炒片刻，放入食盐、白糖、味精略炒后烹入醋，翻炒均匀即可出锅。

功效分析：洋葱又名葱头，与大蒜有相似的辛辣味，化学结构也相似，是人们喜食的蔬菜之一。古时希腊、罗马部队常给士兵吃大量洋葱，认为洋葱有治病保健的功用。中医学认为，洋葱有杀虫除湿、温中消食、化肉消谷、提神健体、降血压、消脂肪等功效，可治疗腹中冷痛、宿食不消、高血压、高血脂、糖尿病等病症。

绿豆芽炒韭菜

用料标准：绿豆芽 300 克，韭菜 75 克，植物油、食盐、味精适量。

制作方法：绿豆芽去根，洗净；韭菜择洗干净，切成 3 厘米长的段。锅置火上烧热，放入油适量，绿豆芽和韭菜同时下锅，稍炒后，放食盐、味精，炒熟即可。

功效分析：绿豆芽含有丰富的蛋白质、脂肪、维生素、胡萝卜素、维生素 B_1 及钙、铁、钠等。绿豆芽属于碱性食物，常吃有益人体健康，而且营养价值高。绿豆芽味甘性平，无毒，能解酒毒、热毒，利三焦，食之能清胆养胃、解暑止渴、利小便、止泻痢，常食绿豆芽对于高血压、糖尿病、胆固醇和血脂过高、胃功能不良、癌症等疾病有所帮助。韭菜含有挥发性精油及含硫化合物的混合物，以及丰富的纤维素。现代医学已经证明这些物质对高血脂及冠心病病人十分有益。因此本道菜非常适宜高脂血症病人食用。

冬笋三丝

用料标准：熟冬笋 100 克，水发冬菇 50 克，白菜心 150 克，植物油、料酒、食盐、味精、姜末、湿淀粉适量。

制作方法：将熟冬笋、冬菇洗净，切成丝；白菜心洗净，切成同样大小的丝。锅置火上，注油烧热，下入冬笋丝、冬菇丝、白菜丝煸炒，加入料酒，转用中火焖烧几分钟，放入食盐、姜末、味精，用湿淀粉勾芡，淋上明油，装盘即可。

功效分析：冬笋不仅是佳蔬，还是一味良药。中医学认为，冬笋味甘性凉，有利九窍、通血脉、化痰涎、消食积等功效。冬笋所含的纤维素丰富，能促进肠道蠕动，既有助于消化，又能预防便秘和结肠癌的发生。冬笋是一种高蛋白、低淀粉食物，对高脂血症、肥胖症、冠心病、高血压、糖尿病和动脉硬化等病人有一定的食疗作用。它所含的多糖物质还具有一定的抗癌作用。用冬笋制药膳，食之既可饱口福，又能健身疗疾。

回锅胡萝卜

用料标准：胡萝卜1500克，豆豉20克，青蒜20克，豆瓣酱、植物油、盐适量。

制作方法：胡萝卜去皮洗净，切成滚刀块，放入屉中蒸熟；豆瓣酱剁细；豆豉压茸；青蒜择洗干净，切段。锅置火上，注油烧热，下入豆瓣酱、豆豉炒酥，倒入胡萝卜炒匀，加少许汤，投入盐、青蒜，炒匀即可。

功效分析：胡萝卜含有丰富的维生素 A、维生素 B_1、维生素 B_2、维生素 C 等，还含有蛋白质、脂肪、碳水化合物、钙、磷、铁等营养物质，可改善微血管的功能，增加冠状动脉血流量，降低血脂，具有降压、强心的效能，还可降低血糖，同时也有杀菌作用，对眼睛疲劳和皮肤粗糙的人有明显的疗效。

鸡茸竹荪汤

用料标准：鸡脯肉100克，水发竹荪400克，香菜叶10克，豆苗叶20克，黄瓜皮20克，胡萝卜20克，水发香菇30克，鸡蛋清20克，高汤、盐、猪油适量。

制作方法：把鸡脯肉去筋切成细条，然后把它加工成茸泥，紧接着加盐、鸡蛋清搅匀。把水发竹荪剪开，切成象眼片状；胡萝卜切成末；黄瓜皮切成细丝；香菇切成花瓣的形状。取小杯子10只，抹上一点儿猪油，把鸡茸放到里面抹平，上面用香菜叶、豆苗叶、胡萝卜末、黄瓜皮丝、香菇装饰，上笼蒸 3 ~ 4 分钟取出备用。把竹荪焯一遍，用高汤氽一下放入汤盆内，再把蒸好的鸡茸放进汤中即可。

功效分析：鸡肉含有蛋白质、脂肪、无机盐（如钙、磷、铁等），以及维生素 B_1、维生素 B_2 和维生素 B_3 等。它的营养特征是：含蛋白质较多，含脂肪少，并且多为不饱和脂肪酸，故鸡肉是老年人、高脂血症病人、心血管疾病病人较好的蛋白质食品。竹荪被人们称为"真菌之花""菌中王后"。竹荪营养丰富，香气浓郁，味道鲜美，自古就被列为"草八珍"之一。竹荪味鲜，因含有较多的氨基酸，还含有蛋白质、碳水化合物、无机盐和维生素等营养物质。竹荪有防食物腐败的作用，在炎热的夏季做菜煲汤时，置少许竹荪入内，可防止酸腐、延长存放时间。它还是食疗佳品，能减少腹壁脂肪，还具有镇痛、补气、降低血压的作用。两菜合为一汤，适合高脂血症病人食用。

烩土豆

用料标准：土豆 250 克，冬笋 25 克，水发黑木耳 25 克，植物油、葱、姜、盐、味精、湿淀粉、鲜汤适量，香油少许。

制作方法：土豆洗净去皮，切象眼块；冬笋切片；水发黑木耳洗净，切成片；葱、姜切成末。锅置火上，注油烧热，下入葱、姜炸出香味，加入土豆块煸炒，再加入鲜汤适量，放入冬笋片、水发木耳片，用旺火烧开，转用小火焖 20 分钟，放入盐、味精，然后用湿淀粉勾芡，烧开后淋入香油，出锅装盘即可。

功效分析：从营养角度来看，土豆除含有碳水化合物外，还含有一定量的蛋白质和其他微量元素，特别是每 100 克土豆中含有缬氨酸、亮氨酸各 113 毫克，赖氨酸 93 毫克，还有丰富的胡萝卜素和维生素 C 等多种维生素，再加上营养丰富的冬笋及木耳，进一步弥补了马铃薯中缺少的营养成分。因此，这是一道用料普通、营养全面的菜肴。从食疗功效上看，土豆味甘性平，可补中和血、益气、生津、宽肠胃、治便秘。现代研究表明，土豆可降血糖、治便秘，同时还具有减肥、润肤、美容之功效。

熘地三鲜

用料标准：茄子150克，土豆100克，青椒50克，葱5克，植物油、白糖、酱油、花椒水、味精、姜、蒜、湿淀粉适量。

制作方法：土豆、茄子刮去皮，切成滚刀块；青椒去籽，切成小块；葱、姜、蒜切成末。将酱油、花椒水、味精、白糖、湿淀粉添点儿汤兑成汁。锅置火上，注油烧热，把茄子、土豆倒入锅内炸软出锅。锅内放入少量油，烧热后先把辣椒倒入炒下，接着把土豆、茄子倒入锅内翻炒几下，然后把兑好的汁烹入，颠翻几下，出锅装盘即成。

功效分析：土豆富含钾元素，可以有效地预防高血压，能减少老年人发生脑卒中的危险。土豆中的维生素C除对大脑细胞有保健作用外，还能降低血液中的胆固醇，使血管弹性增加，从而防止动脉硬化。茄子含有多种维生素、钙、铁、磷、蛋白质等。茄子还含有维生素B_3，它可以柔和血管壁，增加弹性。适当吃茄子对防治高血压、脑出血有一定作用。

第二十三章

哮喘

呼吸系统是人体的重要组成部分，由呼吸道和肺组成。呼吸道包括鼻、口腔、咽喉、气管，是气体出入的通道。肺则主要由肺泡构成，是人体与外界气体交换的场所。不仅如此，人的语言功能也是由气流在通过喉部时，震动声带，经过口型的变化和舌头的调节形成复杂的语音而实现的。气体在通过呼吸道时还可由鼻黏膜湿润干燥的空气，加热冷空气，并阻挡空气中的尘土等的进入，气管表面的纤毛和黏液可湿润空气和将吸入空气中的颗粒状物质变成痰液经过咳嗽排出体外。肺、支气管和上呼吸道有丰富的血管、神经、淋巴分布，与心血管系统、神经系统和免疫系统有密切关系。

呼吸就是人体内外的气体交换，即吸入氧气并呼出二氧化碳，是呼吸系统的主要生理功能。人体组织细胞不断新陈代谢，随时从外环境摄取代谢所消耗的氧，氧化代谢产物二氧化碳则向外排出。呼吸功能与血液循环功能密切配合，肺循环与外环境之间的气体交换称为外呼吸，体循环与组织细胞之间的气体交换称为内呼吸。外呼吸过程包括肺通气、换气、呼吸运动、血液运输、呼吸节律的控制和调节通气。

从广义来研究，哮喘的临床表现是由许多不同程度的病理生理变化而形成的综合征，如支气管平滑肌痉挛、气道黏膜水肿、黏液分泌增多、黏膜纤毛功能障碍、支气管黏膜肥厚、支气管黏液栓塞等，根据各种病理生理变化程度不同即可导致临床上不同程度的哮喘症候群。重者表现为急性严重的哮喘持续状态，轻者仅感胸闷，某些则是以咳嗽为主。一般所讲的支气管哮喘则是指狭义的哮喘，是一种独立的疾病。支气管哮喘是由于各种刺激（包括外源性和内源性）使支气管的反应性增高，支气管平滑肌痉挛，黏膜水肿及分泌物增加，导致广泛的气道狭窄所引起的发作性症状。临床表现为气急、呼吸困难、咳嗽、咯痰和肺内可闻哮鸣音，尤其在呼气时哮鸣音特别明显。医学上把这种反复发生的发作性疾病叫作支气管哮喘。

哮喘是呼吸系统疾病的常见病，哮喘患者约占人口的 2%。任何年龄都可以发生，但约有半数在 12 岁以前发病，其中部分于青春期后可缓解。也有在缓解若干年后再现者。另有 1/3 的病人在 40 岁以前发病。儿童期发病的预后明显优于中年发病者。哮喘的性别差异在儿童时期较明显，男女发病的比例是 1.5 ~ 3.3 : 1，而成人以后无性别差异

病因与病机

哮喘的发病原因很多，错综复杂，一般是由多种因素综合作用，如遗传因素、体质因素、内分泌和精神因素，以及外界环境、过敏物质、病毒和细菌感染、药物、饮食等。

家庭多发与遗传

经研究证明，哮喘病人大多有家族多发和遗传倾向。当母亲患有支气管哮喘，其子女患病的可能性在 30% 左右；当父母双方都患有哮喘病，其子女患病遗传率增加到 60% 以上；但父亲患病，其子女患病遗传率大约只有 20%；这表明，患病母亲遗传率要比父亲更大。有人观察发现，如果母亲患有哮喘病，其单卵双胞胎可能同时患有哮喘病。这进一步表明，哮喘病的发生与遗传有关。

过敏体质与过敏性反应

　　过敏体质多和遗传因素有关，如父母患有特应性疾病，如荨麻疹、过敏性鼻炎、过敏性咽炎、异位皮炎、皮肤湿疹、支气管哮喘等疾病，其子女也会出现过敏体质，对一些物质出现高反应状态，接触或食入一些物质就会引发一些过敏性疾病。这种过敏性反应，医学上称为变态反应。在呼吸道的变态反应，就是哮喘病。

　　医学上把一些可引起过敏反应的物质叫过敏源，哮喘病的根本原因是支气管对过敏源产生一系列过敏反应。呼吸道的高反应性，形成过敏性炎症，出现一系列的反应状态，使支气管黏膜分泌黏液增多，支气管痉挛，出现哮喘症状。过敏体质的病人，当吸入或摄入花粉、尘埃、尘螨、昆虫脱屑代谢物、动物皮毛、羽毛屑、刺激性气体、细菌、病毒、霉菌等过敏源（变应原），人体内就会产生一种免疫球蛋白，也称作抗体。它对支气管黏膜下的一些细胞，如肥大细胞有特别的亲和力，它黏附在这些细胞的表面，这些细胞就处于高过敏状态。当下次再接触这些物质，细胞就会发生一些反应，释放出一些具有使生物体内发生活性反应的物质，这些物质引起支气管平滑肌收缩、痉挛，支气管黏膜发生炎症反应，如水肿、充血、分泌物增加、嗜酸性粒细胞浸润，造成支气管相对狭窄，引起哮喘发作。而支气管黏膜炎症又会诱发气道高反应性，形成了恶性循环。

支气管的高反应状态

　　支气管哮喘是支气管黏膜的慢性炎症和呼吸道的高反应性所引起的，这种高反应性是指人的呼吸道对各种刺激，包括物理（冷热）、化学（含苯的香水、油漆等）、药物（如阿司匹林）等所表现出的非过敏性的高反应。即使是对正常人无影响的刺激，都可以引起病人支气管的强烈收缩，而使哮喘发作。哮喘病人对各种刺激的高反应性可能是正常人的几十倍、几百倍，甚至上千倍，而这种高反应性和人体的遗传因素、气道内的慢性炎症、过敏体质、神经、精神状态等多种因素相互作用有关，其中任何一个环节的异常都可造成气道的高反应状态。

精神状态与体液控制对哮喘的作用

病人的精神状态和情绪变化与哮喘的发病有着密切的关系，如强烈的精神刺激、大喜大悲、恐惧、激动、大笑，都可能引起哮喘病发作。这主要是由于精神刺激影响了病人体内脏运动的自主神经，使自主神经的兴奋性增强，产生了一些神经介质，这样就导致了神经体液变化，进一步影响支气管的舒张和收缩。如果主要影响了使支气管收缩的这部分神经，产生一些使支气管收缩的体液物质，再作用到支气管平滑肌上，就会使支气管进一步收缩和痉挛，引起哮喘发作。一般来说，精神因素大多是在哮喘首期反复发作的基础上起作用，也有的是过敏体质与精神紧张和其他因素同时存在，大多数哮喘病人在多次发作之后，或多或少的都会受精神因素的影响。如某人对菊花过敏，若再看到菊花，或是塑料菊花，也可引起哮喘发作；有的病人病情已经缓解，可以不服药，但他心理上害怕复发，一定要服药，若不服药则会发作，但在其不知情的情况下给予维生素服用，也可以使哮喘不发作。由于精神因素在哮喘病的发作、发展或治疗中有一定的作用，因此，有人把哮喘病列为心因性（心理）疾病，对病人进行心理治疗可以减少或缓解病情发作。

工业污染与化学物质

大中城市和工业发达地区哮喘病发病率高于偏远农村和山区，其主要原因是大气中的工业污染和人接触到的化学物质，都可成为过敏物质而引起哮喘。如工业烟雾、化学烟雾、汽车尾气、工业中的有机尘和无机尘、塑料、油漆、橡胶、化工产业工人所接触的甲苯二异氰酸脂、乙二胺、苯二胺、硫酸、盐酸的挥发物、制药工业的铂复合盐，电镀、电池工业中的镍盐、铬盐，染料工业中的钴盐，粮食、食品工业的谷尘、面粉、甘蔗尘及各种水解蛋白酶，矿山粉尘、翻砂尘埃、雕塑、打磨加工产业的粉尘等都可诱发哮喘。

呼吸道病毒和细菌感染

病毒进入呼吸道，造成呼吸道病毒感染，诱发气管和支气管炎症，一方面炎症使呼吸道黏膜上皮遭到破坏，呼吸道黏膜失去了完整性，降低了气道对一些刺激物的防御能力，诱发气道高反应性；另一方面炎症使支气管黏膜充血、水肿、分泌物增加，同时由于炎症刺激和气道的高反应性引起了支气管痉挛，形成了哮喘，这种情况以婴幼儿和儿童哮喘最常见。

细菌感染，也是由于细菌感染造成呼吸道黏膜破坏，形成炎症，引起气道反应性增加，或细菌感染本身就成为一种过敏源，造成支气管痉挛并引起哮喘发作。细菌感染诱发哮喘远不如病毒感染严重。

食物过敏

食物过敏是诱发儿童哮喘的一个重要因素。当病人摄入某些食物，对其中一些特异的蛋白质或其他一些成分过敏时，就会引起呼吸道的变态反应性炎症，造成支气管痉挛，诱发支气管哮喘发作。如：面粉、鸡蛋、牛奶、各种海产品及水产品、各种肉类、豆类、芝麻、花生、巧克力、各种蔬菜、水果，都可能是过敏源，但在生活中接触越多，时间越长，身体渐渐对这些物质适应了，达到了脱敏，所以随着年龄的增长食物过敏者越来越少。由于病人气道的高反应性，食入物过甜、过咸、过酸、过辣均是诱发哮喘的常见因素。

药物诱发哮喘

有些病人对某些药物过敏，接触后可直接引起哮喘发作。最常见的是阿司匹林、青霉素、磺胺类药物，各种蛋白制剂、血清、疫苗等，还有酒精、碘酒、普鲁卡因等都可引起过敏，诱发哮喘。有些药物本身就可引起支气管痉挛而使哮喘发作。

运动诱发哮喘

过量运动可以诱发哮喘，这在哮喘患者中非常多见，这是由于运动过度换气，冷空气大量反复进入呼吸道，使呼吸道热量损失较多，气道内环境变冷，诱导肥大细胞释放炎性介质。在这些介质的作用下，遇到冷空气或热损失后的支气管平滑肌痉挛，诱使哮喘发作。

妇女经期与妊娠期的哮喘

临床上经常可以发现有的女性患者在月经期或妊娠期发生哮喘。患者在月经来潮前或月经期中哮喘发作，叫经期哮喘。发生的原因主要是由于女性在月经期体内黄体酮水平下降和内源性前列腺素增加，以及妊娠期体内的多种内分泌激素水平变化幅度较大，对支气管收缩有明显的影响，因而诱发哮喘发作。

营养膳食要点

在哮喘缓解期以及发作期，如能合理、科学地把药物治疗和食物治疗结合起来，也能达到防治的目的。选择食疗时，必须认真仔细、力所能及、耐心服用，最好在医生的指导下正确应用，切不可半途而废。

宜熟食不宜生食

一般而论，煮熟的食物较少引起变态反应。例如，鸡蛋中的卵蛋白是一种常见的过敏源，但煮熟后可使中等程度的过敏病人的临床反应减轻。小麦的过敏源活性，在加热到 120℃ 时即被降低。蔬菜生吃，过敏源的致敏作用较强，但煮过以后，怕热的过敏源常常彻底变性。水果中的许多过敏源也是怕热的，浆果、桃和苹果之类做成罐头就不再引起症状，亦是加热使过敏源失去活性的明证。当然，并不是所有的食物煮熟后，其过敏源就失去活性，譬如鱼、虾、贝类、坚果类食物都含有较多的过敏源物质，但对热大都有抵抗力，熟食对这些高敏食物的致敏性几乎无影响。但是，无论怎样，对大多数的食物，熟食只会降低某些食物的致敏性，而绝不会增加其致敏性（烹调过程中的污染除外）。所以，哮喘病人当以熟食为宜。

宜淡食

哮喘病人的饮食当以清淡为主，内容包括两方面，一是调味要淡，二是选料要淡。哮喘病人无论是平时的预防，还是发作时的控制，都应限制食盐摄入量，应该忌食咸肉、咸鱼及盐腌菜。哮喘病人食用味精易诱发哮喘发作，故哮喘病人饮食调味亦当注意少用或不用味精。

膳食选料要淡是指饮食中应少用肥厚油腻食品。按中医学对哮喘病的认识，其病理因素以痰为主，如金元时期名医朱丹溪即说："哮喘专主于痰"。痰的来源固然是在脏腑阴阳失调的基础上，附加其他诸因形成，而饮食失于清淡，嗜食肥厚油腻，甘湿生痰是一重要因素。另外中医还认为痰为哮喘发作的"夙根"，所谓"夙根"，似与现代医学所称"变态反应素质"相类。内源性变态反应原，与"痰"的病理因素有一定关系。这样内源及外源性因素相互影响则导致哮喘发作，所以，哮喘病人的饮食应以清淡为宜。

多食含镁量丰富的食物

含镁食物之所以有促进支气管哮喘病人康复的作用，是因为镁离子可激活体内某种物质，从而解除支气管平滑肌痉挛，缓解哮喘的发作。此外，镁能舒张由缺氧而致痉挛的毛细血管与小动脉，改善微循环，降低心脏负担，减轻肺瘀血，从而间接地改善呼吸，纠正缺氧，对支气管哮喘的治疗也有很好辅助作用。所以，患哮喘病期间选择含镁食物是有益的。日常食物中的海带、芝麻、大豆、糙米、玉米、小麦、核桃、花生及绿叶蔬菜等含镁较多。

喝点儿咖啡

研究证明，哮喘发作期饮用咖啡具有缓解作用。咖啡里的咖啡因能缓解支气管痉挛，舒张气管，从而使患者的呼吸得以恢复正常。若是哮喘患者一天喝 3 杯咖啡，所产生的扩大支气管作用，相当于施用氨茶碱的标准用量。因此，哮喘患者即便平时亦可适量饮用咖啡，有一定预防作用。

宜食食物

核桃

核桃又称胡桃、姜桃，为胡桃科胡桃种，作果品供食，味甘美，具有较高的经济价值。其营养物质很丰富，常食能使人延年益寿，故又有"百岁子""益智果""大力士食品""长寿果"之美誉。每 100 克核桃中，含脂肪 58.8 克，核桃中的脂肪 71% 为亚油酸，12% 为亚麻酸。每 100 克核桃中含蛋白质为 15.1 克，碳水化合物 9.6 克，糖类为 10 克，还含有丰富的镁以及钙、磷、铁、胡萝卜素、维生素 B_2、维生素 B_6、维生素 E、胡桃叶醌、磷脂、鞣质等营养物质。

中医学认为，核桃仁性味苦、甘、平，入肝、肺、大肠三经。苦能泄降导下以破瘀，甘能和畅气血以生新，然破瘀之功胜于生新，故为活血化瘀通经常用之药。主治瘀血不行、经闭腹痛、产后瘀血、肪痛肠痛、跌打损伤之症。核桃仁富含油脂，可润燥滑肠，治大肠血燥便秘。所含的苦杏仁苷与杏仁的药理作用相似，能止咳平喘，用于治疗气逆咳喘。核桃仁的镇咳平喘作用十分明显，对慢性气管炎和哮喘病患者疗效极佳。身体较虚弱者常伴有不同程度的头晕、失眠、健忘、食欲不振、腰膝酸软、全身无力等症状，每天早晚吃 1 至 2 个核桃仁，可起到滋补保健及治疗作用。现代营养学研究发现，核桃仁中的脂肪含丰富的不饱和脂肪酸，其中不饱和的双键具有与其他物质相结合的能力，可促进胆固醇代谢，从而提高大脑功能。由此可见，它是一种能益智健脑的美味食品。

核桃仁虽为一宝，但用之不当，能使血下不止，损伤真阴，反而为害。中医特别强调妊娠妇女要忌用或慎用核桃仁。另外，它所含的苦杏仁苷，因酸或酵素的作用，易产生氢氰酸，故而一次食用量过大能麻痹延髓呼吸中枢，引起中毒，应引起注意。

西瓜

西瓜，又名寒瓜、夏瓜、更瓜等，也称"天生天虎汤"。西瓜原产于非洲，约在汉代从西域传入我国，故名西瓜。西瓜呈圆形或椭圆形，皮色有浓绿、绿、白或绿色中夹蛇纹等。瓤多汁而甜，呈浓红、淡红、黄或白色。

西瓜是一种营养丰富的瓜果。西瓜中含水分约94%，糖类、蛋白质、苹果酸、游离氨基酸、枸杞碱、食用纤维、维生素 A、维生素 B_1、维生素 B_2、维生素 B_3、维生素 C、钙、镁、磷、铁等营养成分。西瓜中含有的镁是防治哮喘病的重要成分。在哮喘发作期出现低镁状态，细胞内低镁可导致前列腺素合成增加，提高组胺的释放量，从而引起黏膜充血水肿、支气管平滑肌痉挛，以致气道高反应和激发哮喘的发作。

需要提醒大家的是，不能只看到西瓜清凉解暑的优点，而不考虑其可能产生的副作用。凡是脾虚、阳气不足的人，不宜吃西瓜，所以李时珍就明确指出："西瓜性冷，世俗认为醍醐灌顶、甘露洒心，取一时之快，不知其伤脾助湿之害也。"由此可知，凡食欲差、消化吸收功能差、大便易泄泻（都属脾虚的表现）的人不宜过量食用西瓜。

西瓜皮，又名西瓜翠衣。取西瓜皮去尽肉质部分，用 50 ~ 100 克煮汤待冷，加白糖少许，当饮料饮用，甚佳。亦可取西瓜皮去肉质及外层硬皮，切碎加盐渍后，吃时用冷开水洗后加味精、香油凉拌，清脆爽口，不失为价廉物美的凉拌菜。

梨

梨，又名密父、快果、玉乳，素有"百果之宗"的美称。梨肉嫩多汁，香甜适口，品种众多，有的梨摘下后即可食用，如鸭梨、秋白梨、雪花梨、香水梨等。有些梨要经过后熟方好食用，如京白梨、广梨、子母梨、烟台梨、红肖梨等，后熟使这些梨由质地坚硬变得柔软芳香，多汁可口。

梨是营养丰富、食用价值较高的水果之一。除含有80%以上的水分外，还富含苹果酸、柠檬酸、葡萄糖、果糖、蔗糖、蛋白质和脂类。每100克梨可食部分含水分83.3克，蛋白质0.1克，脂肪5克，磷6毫克，镁8.8毫克，铁0.2毫克，钾115毫克，钠0.7毫克等，还含有丰富的维生素和胡萝卜素等。

梨性凉，味甘、微酸，有生津止渴、宽胸除烦、滋阴降火、泻热化痰、润肺止咳等诸多功效。特别是阴虚火旺的人常吃些鲜梨很有益处，可大大提高健康水平。梨对于肺阳上亢或肝火上炎型高血压尤为相宜，经常吃些梨，可滋阴清热，使血压下降，减轻头昏目眩。对肝炎病人也有保肝、消食、促进食欲的良好作用。吃梨对哮喘、麻疹、猩红热、慢性支气管炎、脑血栓患者均有益处。梨果中因含有苷及鞣酸等成分，所以对肺结核病人尤为适宜。冰糖炖梨，对嗓子有养护作用，可治疗咳嗽、急性气管炎等咽喉病症，也是从事声乐、播音者的滋养佳品。

梨虽作用很多，但其性凉，多食宜伤脾胃，助生湿邪。故平素脾胃虚寒、呕吐清涎、大便溏泻、腹部冷痛者，或寒痰咳嗽者及产妇应当慎食。

枇杷

枇杷，又名金丸、芦橘、芦枝、腊兄等，是继樱桃之后登市的初夏佳果。古时枇杷被视为"珍异之物"，与杨梅、樱桃并称为初夏佳果，是江南特有的水果。枇杷果实长椭圆形，橙黄色，果皮外布满茸毛，果肉内藏有 2 ~ 3 个子。味酸甜多汁，芳香可口。

枇杷有很高的营养价值，其中糖类约占 1 成，另外还有胡萝卜素、纤维素、蛋白质、脂类、有机酸以及钙、磷、铁、钾等物质。特别是枇杷中的胡萝卜素含量很高，每 100 克果肉中含量高达 1.52 克，居群果的第三位，仅次于杧果和黄杏。维生素 C 和维生素 B_1 的含量也很丰富。每 100 克枇杷可食部分含水分 91.6 克，脂肪 0.1 克，蛋白质 0.4 克，碳水化合物 6.6 克，粗纤维 0.8 克。

枇杷味甘、酸，性凉，有清热润肺，止咳化痰，和胃止呕，生津利咽诸功能，可治咽干口渴、咳嗽咯血及呕逆诸症。枇杷中含有丰富的有机酸、维生素 C，能刺激消化腺的分泌活动，故有增进食欲、帮助消化吸收及止渴等功能。枇杷的叶也是良药。枇杷叶味苦、性微寒，归肺、胃经，有清肺止咳的作用。枇杷叶，加鲜果汁、冰糖，用文火熬制的中成药枇杷膏，具有"清肺、宁咳、润喉、解渴、和胃"之功效，主治慢性支气管炎、咳嗽等症，疗效显著。另外，用新鲜枇杷叶包糯米粽子，蒸熟后食用，每日一次，连服 3 ~ 4 天，可治自汗、盗汗、产后多汗。还有，从秋天起，每日用枇杷叶煎水，当茶饮有预防感冒的良好作用。购买枇杷时，应选果实硕大丰富，果皮深橙黄色，果皮明显可见白色茸毛者为佳品，如果果实小，果皮颜色浅黄、光滑者为不良品。品质好的枇杷味道香甜，果肉脆而多汁；不良品的果肉坚硬且汁少。

食枇杷时要注意以下几点，脾胃功能差者，不宜多食。吃枇杷的时间，应在上午 8 ~ 9 点之间及中午饭后，午睡后吃最好；晚饭后，特别是睡前，不宜吃枇杷。一次不宜多食，多食会伤脾胃。

花生

花生，又称落花生、落地生等，民间俗称长生果。花生原产于南美洲一带，世界上栽培花生的国家有 100 多个，我国南北方广大地区都有种植，是重要的经济作物。是一种营养丰富的家常食品。

每 100 克花生中含蛋白质 27.6 克、碳水化合物 23 克、脂肪 41.2 克、维生素 0.35 毫克、铁 2 毫克、胡萝卜素 0.1 毫克、磷 39.9 毫克、钙 71 毫克。此外，花生中、含有大量的脂肪油，以及丰富的维生素和卵磷脂。每 100 克花生仁相当于 150 克猪瘦肉的营养价值。

花生性平，味甘，有润肺，健脾和胃，养血止血，催乳，利尿润肠通便的功效，可用于燥咳、反胃、脚气、贫血及出血症、产后乳汁不足、肠燥便秘、妇女带下、水肿等诸多症状。花生中含有大量的脂肪油，榨取后的花生油是常用的食用油，其中不饱和脂肪酸占 80% 以上，具有降低胆固醇、滋润肌肤的功能。另外，花生仁中含有维生素 E，有抗衰老的功效，维生素 B_1 能营养神经纤维，卵磷脂对大脑有补益作用，且可协助降低胆固醇。钙、铁对儿童、孕妇、产妇有益。花生衣含有大量的甘油酯和甾醇脂，具有良好的止血作用，对血小板减少性紫癜、过敏性紫癜、再生障碍性贫血、肝病出血、外伤出血等都有较好的疗效。花生衣中还含有槲草素，具有降血压和降血脂的作用。故民间有"常吃花生能养生，吃了花生不想荤"的谚语，并把花生称为"长生果"。花生富含油脂，故体寒湿滞、肠滑便泻者不宜食用。花生仁存放时易霉变，产生黄曲霉毒素，有致肝癌的作用，即使经过搓洗和高温蒸煮，也不能完全除掉黄曲霉毒素，故在选购和食用时应注意是否发生霉变。有霉变的切勿食用。

豇豆

豇豆籽粒营养丰富，蛋白质含量 18% ~ 30%（平均 23% 左右），脂肪 1% ~ 2%，淀粉 40% ~ 60%。豇豆籽粒蛋白质的氨基酸组成比较齐全，富含人和动物不可缺少的 8 种必需氨基酸，特别是赖氨酸（2% 左右）、色氨酸（0.2% 左右）和谷氨酸（5% 左右）含量高。还含有丰富的矿物质，如钙、磷、铁等。维生素 A、

维生素 B_1、维生素 B_2 含量也比较高。而豇豆有毒物质、抗代谢物（如胰蛋白酶抑制剂、细胞凝集素和肠胃胀气因素）含量很少，故在许多地方，特别在非洲豇豆是最受欢迎的豆类作物。

豇豆是一种具有良好药用价值的作物。中医学认为豇豆性味甘、咸、平，乃豆中之上品，用处最多。古农书《群芳谱》记载：豇豆性甘，咸，平，无毒，理中益气，补肾健脾胃和五脏，调营卫，生精髓，故可入药，健脾补肾，主治脾胃虚弱、泻痢、吐逆、消渴、遗精、白带、白浊、小便频数等。还有资料报道豇豆对治疗脚气病、哮喘和心脏病也有一定的疗效，这是由于豇豆种子里含有大量的淀粉、脂肪、蛋白质、B 族维生素，尤其是维生素 B_1、维生素 B_2，鲜豆含维生素 C 等营养元素有关。

白果

白果，又名灵眼、佛指甲、鸭脚子、公孙果、银杏，是银杏树的种子而不是果。白果形似小杏，果壳与果肉洁白如玉，故而得名。

白果营养极为丰富，是一种高级滋补品。据分析，它的主要营养成分是蛋白质、脂肪、碳水化合物、维生素 A、维生素 B_1、维生素 B_2、维生素 B_3、多种氨基酸以及钙、磷、铁等多种矿物质。每 100 克白果含蛋白质 6.4 克，脂肪 2.4 克，碳水化合物 35.9 克，钙 10 毫克，磷 218 毫克，铁 1.5 毫克，维生素 $B_2$0.05 毫克，维生素 $B_3$13 毫克，胡萝卜素 0.38 毫克，硫胺素 0.22 毫克。所含有营养素较全面。此外，还含有银杏酸、果酚、白果醇、氢化白果酸、氢气白果酚等有毒物质。

白果味甘、苦、涩，性平，有小毒，可起到敛肺气、定咳喘、止带浊，缩小便等功能，可用于治疗哮喘、咳嗽、白浊、眩晕等症。《本草纲目》中也说它有温肺补气、镇咳祛痰和杀虫的作用。现代医学及药理学的研究证明，白果中的银杏酸等物质是一些细菌和真菌的抑制剂，如结核杆菌、葡萄球菌、大肠杆菌、白喉杆菌、炭疽杆菌、链球菌、枯草杆菌、皮肤真菌等。所以，对结核病人、肠炎病人来说，白果是一种理想的佳果和辅助治疗品。此外，特别值得一提的是，白果叶子中含有黄酮类化合物等大量生物活性物质，含有丰富的抗衰老素，经临床实验证明，用白果叶子的提取物制成的口服液和银杏剂，对于哮喘、心肌梗死、动脉硬化、脑血栓、心绞痛和老年性痴呆等病都有明显疗效。

白果宜煮熟后食用，不宜生吃，吃时将胚芽去掉。白果有小毒，多食会中毒。大多发生在入秋白果成熟季节，炒食或煮食过量所致。中毒量小儿 7 ~ 150 粒不等，成人 40 ~ 300 粒。中毒时间在食后 1 ~ 12 小时不等。症状以中枢神经系统为主，表现为呕吐、昏迷、嗜睡、恐惧或神志呆钝、体温升高、呼吸困难、面色青紫、腹痛、腹泻等。年龄愈小中毒可能性愈大，中毒程度也愈重；服食量愈高，体质愈弱；则死亡率也愈高。解救方法可用生甘草 60 克，煎服；或用白果壳 30 克，煎服；或麝香 0.3 克，温水调服。

饮食禁忌

忌食可诱发哮喘的食物

一些食物常常容易引发哮喘，包括麦类、蛋类、牛奶、肉类、番茄、巧克力、鲜鱼、虾、蟹等都可以引起哮喘。因此，哮喘患者平时要注意了解诱发哮喘的是哪一种或哪几种食物，一旦发现并证实某种食物确实会激发哮喘发作，就应尽量避免食入。但是也不是说哮喘患者不能吃任何与它有关的食物，对那些不引起哮喘的食物应照常食用。如果每一样都忌，就会造成食物的单调乏味，长此以往，会引起营养不良，导致身体的抵抗力下降，这样对哮喘本身并没有任何好处。

忌食含异体蛋白较多的食物

这类食品对一些哮喘患者有诱发的过敏作用，那么这一类患者就不要再饮食含异体蛋白较多的食物了，但应注意蛋白质的补充，可以饮食含其他蛋白质的食物。含异体蛋白较多的蛋类和乳品包括鸡蛋、鸭蛋、牛奶和羊奶等。当然，含异体蛋白较多的食物可能不会激发另一些患者的过敏作用，但是这类患者也要注意不过度饮食。

忌食含草酸盐较多的蔬菜

含草酸盐过多的蔬菜在人体内易合成不能溶解吸收的草酸钙，不利于机体对过敏源的抵抗。菠菜、苋菜等是含草酸盐较多的绿叶蔬菜，不可服食。

忌食含味精多的食物

当患者摄入添加过多味精的食品后，有可能诱发患者严重的哮喘，这是因为味精被人体吸收之后，可影响中枢神经活动，于是便导致哮喘发作。如果在空腹时吃含味精的食物，就更容易发作。因此，哮喘病人应尽量避免食用含味精多的食物。

忌辛辣食品和浓茶

辛辣类食物主要指葱、蒜、辣椒、韭菜、酒类等，这类食物刺激性强，可诱发哮喘病的发生，会加剧患者的病情。

忌腌制食品

现代医学研究证实，高钠盐饮食能增加支气管的反应性，从而导致支气管对致病原的刺激反应过度，加重了哮喘的症状。因而哮喘患者应避免食用腌制食品和含盐多的食品。

忌食含过敏源的食物

有过敏性体质的人，吸入或接触外源性过敏源后，常表现为反复发作带有哮鸣音的呼气性呼吸困难，伴有胸闷、咳嗽和咳痰等症，其持续时间有时很短，严重时可延续数周，或呈反复发作的慢性过程。一般说来，可发生于任何年龄，但半数以上从12岁以前犯病。忌食含过敏源的食物，对于消除症状、控制病情发展、预防复发均有较好的效果。但在具体确认某种过敏源性食物时比较困难，一则因为食物中含过敏源的广泛性；二则因为对食物过敏性哮喘的病人，可能不止对一个过敏源有反应，往往对几种食物有过敏反应，或与吸入性过敏源及其他因素合并发病；三则因为约95%的食物变态反应表现为周期型，当病人再度服用有关食物时，并不立即出现症状，称为"掩盖期"，因而在食物与症状之间很难找到因果关系。当病人连续服用有关食物后，病人发生适应，甚至需反复摄取些食物，以控制其症状，成为"依赖性"。在停服这种食物一段时间后，再度摄入此食物则再出现症状，病人的症状在一天内呈周期型的波动。典型病人，在清晨症状最明显，早餐后减轻，午餐以后，又开始轻度增加，深夜又明显出现，显示进食后的掩盖作用，这样不易确定引起哮喘的有关食物或抗原。因而给确定忌食某种具体食物带来困难。当然，也有一些固定型的，在每当进食某种食物后，总是引起哮喘，食物和症状之间有比较明确的因果关系，这就容易确定忌食的范围，也有较好的疗效。哮喘病人在未确定具体过敏性食物时，应忌服含有大量水杨酸和苯甲酸的食物，如番茄、柑橘、辣椒、黄瓜、杏、桃、各种干果等。还可以采用排除膳食法，即在发病时，调整食谱，把可能的食物过敏源加以排除。在此期间可食用大米、面粉、牛肉、鸡肉、猪肉、胡萝卜、芦笋、红头萝卜、芹菜、红薯、梨、香蕉、菠萝、花生油、鲜蜜、蔗糖等。

哮喘的食疗

山药炒肉

用料标准：猪肉、山药各 50 克，桔梗 12 克，调料适量。

制作方法：猪肉及山药、桔梗洗净切片，起油锅，入葱、姜，再下肉。炒熟后，小火收汤，入味精、食盐调味，佐餐食用。

功效分析：散寒，止咳，补益强身。适用于治疗老年体弱、喘咳日久。

熟附煨姜炖狗肉

用料标准：狗肉 1000 克，熟附片 10 克，老姜 150 克，植物油及调料适量。

制作方法：将狗肉洗净，切成小块，老姜切成片与狗肉一同煨至熟，取出狗肉。另起一锅，放入熟附片，加水适量，以武火烧沸后，用文火煮约 2 小时，加入狗肉、蒜、植物油、葱、盐，炖至狗肉烂熟。

功效分析：温肾散寒。适用于治疗咳喘偏于肾阳虚，见畏寒、四肢不温等。

杏仁牛奶汁

用料标准：杏仁精 2 滴，牛奶 100 毫升，琼脂 2 克，白糖适量。

制作方法：将琼脂洗净沥干，切成 3 段。汤锅上火，加水 300 毫升，放入琼脂煮沸，用手勺搅动。待琼脂溶化起黏时加白糖，烧沸离火，倒入牛奶、杏仁精，再用勺搅动，起锅倒入汤筛碗内过滤，冷却，放入冰箱凝冻。食时从冰箱内取出，用刀划成菱形小块，放白糖水碗内即成。

功效分析：润肺止咳。适用于治疗肺虚有痰。

黑豆红枣猪尾汤

用料标准：黑豆 200 克，红枣 10 枚，猪尾 1 条，陈皮 5 克，食盐适量。

制作方法：将黑豆放入铁锅中，炒至豆衣裂开，再用水洗净，晾干。猪尾去毛洗净，切成段，放入沸水中煮 10 分钟捞出。红枣、陈皮分别洗净，红枣去核，加水适量，用旺火烧沸，下入黑豆、猪尾段、红枣、陈皮，转用中火继续炖约 3 小时，加入食盐即成。

功效分析：健脾，补肾。适用于治疗短气、吸气不利、腰酸腿软、畏寒肢冷。

止咳喘茶

用料标准：满山红 12 克，广地龙、紫菀各 6 克。

制作方法：将上三味药研末，置于热水瓶中，以沸水冲至大半瓶，盖闷 10 多分钟即可。当茶饮用。1 日内作数次饮完，弃去沉渣。

功效分析：止咳平喘，清热。适用于治疗咳嗽、气急、痰鸣喘息之热哮。

百合核桃粥

用料标准：百合 50 克，核桃肉 15 克，大红枣 10 枚（去核），粳米 50 克。

制作方法：上四味共煮粥。早晚餐服食。

功效分析：滋阴生津，滋补肺肾，止咳化痰。适用于治疗肺肾亏虚之老年咳喘症。

雪梨燕窝汤

用料标准：燕窝 3 克，雪梨 1 个，冰糖 10 克。

制作方法：梨洗净，去核切片，燕窝发好洗净，与冰糖一起放入碗内，隔水蒸熟服用。每日 1 剂，分 1 ~ 2 次服。

功效分析：养阴润燥，益气补虚，止咳化痰。

百合枇杷藕羹

用料标准：百合（鲜）30 克，枇杷 30 克（去核），鲜藕 30 克（洗净切片），淀粉适量，白糖少许。

制作方法：先将百合、枇杷果肉和鲜藕片同煮，临熟时加入适量淀粉和少量白糖，调匀成羹。

功效分析：补气养阴，润肺止咳。枇杷味甘、酸，性凉，有清热润肺、止咳化痰、和胃止呕、生津利咽诸功能，可治咽干口渴、咳嗽咯血及呕逆诸症。百合富含黏液质，具有润燥清热之效。藕，又名莲藕、莲根，其性寒，味甘，归心、脾、胃经。藕含糖类、蛋白质、淀粉以及维生素 C 等营养物质，具有清热润肺、凉血止血、健脾和胃、利尿止带等作用。主要用于治疗肺热咳嗽、咯血、急性胃肠炎、便血、小便不利、白带、产后出血及副鼻窦炎等病症。三者合为一粥，相辅相成。

核桃甜酪

用料标准：糯米 100 克，核桃仁 200 克，红枣 50 克，白糖适量。

制作方法：取核桃仁用开水稍泡片刻，剥去皮，用刀切碎。取糯米淘洗干净，用凉水浸泡 1 小时。取红枣，洗净放入碗内，加入少许水，放入笼内蒸烂取出，擦成细泥（皮核不要）。把切碎的核桃仁同糯米合在一起，加入清水磨成浆，然后过箩去渣，取干净大砂锅或搪瓷桶（如用铁锅一定要刷净油污），加适量清水烧开，加入白糖，再把核桃仁、米浆倒锅内煮制，边煮边用勺搅动。快开时，把枣泥加入水溶开，倒入锅内搅匀同煮，待刚刚要开，表面还未起来大泡时即离火盛入碗内。

功效分析：糯米是糯稻脱壳的米，在中国南方称为糯米，而北方则多称为江米。糯米含有丰富的蛋白质、脂肪、钙、磷、铁、维生素 B_1、维生素 B_2 和维生素 B_3 等，具有补中益气、健脾养胃、止虚汗之功效。核桃仁具有镇咳平喘的功效。红枣具有补脾胃、益气血的功效。此菜具有香甜细腻的特点，食之回味无穷，是哮喘患者恢复健康的佳肴。

鸡蛋牛奶香蕉汁

用料标准：鸡蛋 2 个，牛奶 240 毫升，香蕉 180 克，蜂蜜 30 克。

制作方法：将香蕉去皮，切成小段。牛奶置于搅拌器中，打入鸡蛋，搅拌 30 秒钟，取出入锅，煮沸后加入香蕉和蜂蜜，搅匀即成。

功效分析：润肺，补肾。适用于治疗劳累后哮喘易发或畏寒肢冷、自汗。

桂花虾饼

用料标准：虾仁 150 克，猪肥膘肉 50 克，鸡蛋 6 个，火腿肉末 20 克，味精 1 克，黄酒 2 毫升，食盐 5 克，干淀粉 10 克，湿淀粉、鲜汤、麻油各适量。

制作方法：将虾仁洗净，与猪肥膘肉分别剁成蓉，放碗内，加鸡蛋清、食盐、味精、黄酒、干淀粉，搅成虾仁末。取鸡蛋黄放碗中搅匀，倒在涂油的盘内，上笼蒸熟，切成桂花形状。将虾仁末分为 20 份，挤成球状，蘸上一层鸡蛋黄末，用手揿扁成虾仁饼，将火腿肉末点在虾仁饼中间，放在盘内，上笼蒸约 2 分钟取出。将炒锅上火，放入鲜汤，加食盐、味精烧沸，用湿淀粉勾芡，加麻油起锅，浇在虾仁饼上即成。

功效分析：补肾益气。适用于治疗平素短气息促、吸气不利、劳累后哮喘易发、面色苍白、颧红、烦热、汗出粘手。

鳗鱼粥

用料标准：鳗鱼 1 条，粳米 200 克，食盐、小麦、葱白各适量。

制作方法：将鳗鱼自腹剖开，去除内脏及鳃，洗净，切成小块。粳米淘洗干净，与鳗鱼肉一同放入锅中，加入食盐、生姜、葱白和水适量，用旺火烧开，转用小火熬煮 30 分钟左右，至米粥烂熟即成。

功效分析：益肾补虚。适用于治疗短气、呼吸急促动则尤甚。

核桃粥

用料标准：核桃仁 30 克，粳米 100 克，冰糖适量。

制作方法：将粳米淘洗干净，与核桃仁一同放入砂锅，加水1000 毫升，先用旺火烧开，再转用小火熬煮成稀粥，加入冰糖稍煮即成。

功效分析：补肾，止咳定喘。适用于治疗心慌、脑转耳鸣、劳累后哮喘易发、畏寒肢冷。

半夏糖姜片

用料标准：半夏 120 克，白矾 60 克，生姜、红糖各 250 克。

制作方法：半夏、白矾研末混匀。生姜切片平铺在蒸笼里，撒上药末，隔水蒸，使药末渗透入生姜片内，渗完再撒药末再蒸，如此反复八九次，直到将药末撒完为止。蒸后的生姜片晾干研末，入红糖混匀备用。成人每次 6 克，5 岁以下儿童每次 0.6 ~ 1.5 克，早、晚各服 1 次，可连续服至哮喘痊愈。

功效分析：益气和中，燥湿化痰，散寒止咳，平喘。适用于治疗脾虚型哮喘。

苡仁猪肺

用料标准：猪肺 500 克，大米 100 克，薏苡仁 50 克，调味品适量。

制作方法：猪肺洗净切块，加水适量煮至七成熟，捞出切成丁，大米、薏苡仁、猪肺丁一起入锅，加水及葱、姜、食盐、味精置武火煮沸，改用文火煨熬至米熟烂即成。每周 2 ~ 3 剂。

功效分析：益气，健脾，养肺。适用于治疗脾虚纳呆。

第二十四章

肺气肿

阻塞性肺气肿是指细支气管因炎性变化所引起的通气阻塞，简称"肺气肿"。本病发病缓慢，病情轻重不同，以咳嗽、咳痰为主要症状，并有气急或胸闷。有部分病人在慢性病程中，表现出乏、体重减轻、上腹部疼痛和胀满。如病情严重则有发绀、头痛、心动过速、嗜睡、精神恍惚，最后可导致自发性气胸、呼吸衰竭、心力衰竭和肺源性心脏病等严重病变。

现代医学认为阻塞性肺气肿病与尘肺、慢性支气管炎、支气管哮喘、纤维化空洞型肺结核、支气管扩张、肺纤维化、吸烟以及各种有害化学气体等有关。经研究表明和遗传因素也有关。

肺气肿按发病原因分为老年性、代偿性、间质性等。老年性肺气肿是由于年老身体组织衰退、肺泡弹性减退而膨胀引起的；代偿性肺气肿是指部分肺组织损坏或肺切除后，剩余肺膨胀所致；间质性肺气肿是因剧咳、肺泡破裂，空气进入肺间质形成。阻塞性肺气肿是最常见的病种，多见于男性老年人，主要症状是呼吸困难逐渐加重。

肺气肿的主要诊断依据是慢性咳嗽、咳痰和肺功能测定。体检早期仅有呼吸延长，病程发展则胸廓前后径增宽，呈桶状胸，语颤音减弱，听诊呼吸音降低或两肺底有哮鸣音及干湿罗音。X线检查，早期肺气肿不明显，或肋间隙增宽，中重度时两肺透亮度增加、下降，严重时心影前沿离开胸骨。呼吸功能测定肺容量、肺内气体分布，通气功能均有一定的变化。

现代医学对本病的治疗主要采用抗菌、解痉药物和康复治疗，并发呼吸衰竭者，应积极抢救。

病因与病机

肺气肿的病因很多，由于这些因素的长期相互作用而引起发病。一般将此病因分为外因和内因两大类。

（一）外因

呼吸道是对外开放器官，外界有害物质常随呼吸进入体内，损伤气管、支气管、肺组织，并可引起发炎。外因是肺气肿的主要致病原因。

1. 吸烟

据现代医学研究，烟雾中含有多种有害物质，其中主要有焦油、一氧化碳、一氧化氮、氰氢酸、丙烯醛和尼古丁6种。动物实验证明，吸入烟雾后，神经兴奋性增加，支气管平滑肌痉挛；呼吸道黏膜纤毛运动能力减弱；支气管黏膜下腺体细胞增多、肥大，分泌黏液过剩，减弱了呼吸道自身清洁作用；支气管黏膜充血、水肿，肺泡中吞噬细胞功能减弱，容易导致病菌侵入感染。同样，经常吸烟的人，支气管黏膜上皮纤毛脱落，黏液腺增生，支气管痉挛，易受病菌感染。尸体解剖发现，所有吸烟者都有小支气管改变，主要表现为支气管黏膜损伤，管壁发炎，尤以小支气管发炎突出。黏膜水肿、纤维性变，分泌黏液的腺体细胞增多。长期吸烟可形成气管炎、肺气肿；相反，戒烟则可使气管炎、肺气肿病情减轻，甚至逐渐痊愈。

2. 大气污染

大气中有害物质侵入呼吸道，也和吸烟一样可以引起气管发炎。有资料表明，空气中二氧化硫浓度超过每立方米1000微克，气管炎急性发作显著增多；硫酸烟雾对呼吸道的慢性刺激也可引起气管炎；长期低浓度吸入氟化氢、氯气、二氧化氯及粉尘（开采矿石、制作陶瓷、耐火材料等），均可造成支气管黏膜糜烂，纤毛脱落，腺体分泌增多，甚至发生支气管痉挛，形成气管炎。所以，接触工业刺激性粉尘和有害气体的工人及居住在工厂林立大气环境治理差的城市居民，气管炎患病率远比其他地区为高。空气污染是气管炎发病的重要原因。

3. 寒冷

气管炎及肺气肿的发生与加重，与气候的冷暖变化关系很密切。气管炎发病和加重常常在严冬和秋春寒冷时节，高山地区患病率比平原多，我国北方较南方多，这与天气寒冷有关。冷空气进入呼吸道产生刺激作用，能减弱上、下呼吸道的"盾牌"作用，使其易受致病因子如病毒、细菌的侵袭，造成病菌下行，引起气管炎发作；寒冷还可引起支气管平滑肌抽筋痉挛，导致喘息；寒冷可致黏膜小血管收缩，使吸入的气体湿化不足，温度愈低，含水愈少，使支气管分泌物干黏，排出困难。这种环境很有利于病菌生长繁殖，因而可造成气管炎发作、加重，咳嗽、咯痰或喘息明显。

4. 过敏因素

带喘的气管炎病人，有过敏史者很多。如对某些花粉、食物、尘埃、病菌、化学气体等过敏，可引起咳嗽、咯痰与喘。有的病人一居住在阴暗潮湿环境中就犯气管炎，改换住地，气候稍干燥，病情就好转。经检查发现，这与潮湿环境中的霉菌有关。

5. 感染因素

需要指出的是，气管炎、肺气肿的形成和发展，关键的原因是病原微生物的侵入。常见的微生物有病毒、细菌和支原体。据了解，病人第 1 次发病和以后反复犯病，受凉感冒为诱因者占80%。感冒时，病毒可直接损伤鼻、咽、喉部黏膜，破坏上呼吸道防线，病菌可乘虚而入，直达下呼吸道，导致气管炎犯病。常见的病菌有肺炎球菌和流感杆菌，病情严重者多由绿脓杆菌和金黄色葡萄球菌引起。

总之，吸烟、有害气体、粉尘、过敏、寒冷和感染，都是引起肺气肿形成和加重的外因。

（二）内因

同样在上述环境中生活，有的人得了气管炎、肺气肿，而大部分人并未患病。这就是说，气管炎、肺气肿的发病除外界因素之外，还有机体内在原因在起作用。

1. 呼吸道防御功能减低

正常人呼吸道具有完善的防御功能，对吸入的空气滤过、加温、湿润；气管、支气管纤毛摆动以及咳嗽反射，可以排出异物和过剩的分泌物；支气管和肺泡中的吞噬细胞能够消灭入侵的病菌。因此，呼吸道的"盾牌"作用是很强的，可以使下呼吸道始终保持无菌状态。全身和呼吸道防御能力减退，免疫功能下降，则是气管炎发病的内在条件。老年人气管炎患病率高，就是因为老年人的呼吸道组织老化，免疫球蛋白减少，免疫功能减退，吞噬细菌能力下降，以及肾上腺皮质激素（肾脏上边的一个小腺体分泌的物质）减少，导致全身和呼吸道局部抵抗力减低。

2. 神经因素

有些人的呼吸道神经反应特别敏感，即使对正常人不起作用的外界有害物的微弱刺激，也可引起这些人的支气管平滑肌抽筋、收缩，分泌黏液增多，产生咳嗽、咯痰与喘，反复多年就会形成气管炎。另外，有些人在外因作用下，情绪波动也会促使气管炎、肺气肿的发生和发展。

3. 上呼吸道病灶

有一部分青壮年气管炎、肺气肿患者，和上述原因关系并不密切。他们不吸烟，居住环境也很好，但经仔细检查可以发现，这些人的上呼吸道中存在着病灶，例如慢性鼻炎、鼻塞炎、咽炎、扁桃体炎等。这些病灶反复犯病，又未及时治疗，病灶感染物下行，进入下呼吸道而引起发炎。如此反复发作，天长日久就能形成气管炎、肺气肿。

4.遗传因素

最近国外研究发现，家族遗传因素与气管炎、肺气肿的发病和加重有关。尤其是肺气肿，它的发生与血液中一种酶的含量减少或缺乏有关。这种酶一旦缺乏，就会使肺组织遭受溶解破坏而发生肺气肿。

综合以上介绍，一般认为在机体抵抗力降低，气管、支气管存在不同程度敏感性的基础上，有一种或多种外因长期反复刺激，可以引起气管炎。如长期大量吸烟损害呼吸道黏膜，加上病菌反复感染，可以发生气管炎，进而又可发展成阻塞性肺气肿，甚至肺心病。

营养膳食要点

饮食调养对于肺气肿患者的功能恢复和健康长寿都有十分重要的意义，但必须注意的是不能简单地依赖某些营养药品或补品来代替合理的饮食营养调理。

谨防营养不良

有些肺气肿患者营养不良，究其原因往往是饮食调理不当。对此许多人觉得难以理解，他们提出质疑："我的胃纳不差，与家人一起进餐，为何会发生营养不良？"其中的原因固然是多方面的，例如胃肠道功能障碍，影响消化吸收；呼吸急促，影响进食等。但据对一组肺气肿患者日常饮食习惯进行的调查，结果观察到他们每天饮食中热量和水溶性维生素、微量元素的含量仅能达到一般公认的标准饮食要求。这当然是不够的，因为肺气肿患者呼吸肌耗氧量提高，基础代谢亦增高，对总能量和蛋白质的需求明显高于普通健康人。因此即使每天的饮食量不低于健康人，仍然会有能量和蛋白质等营养素的相对摄入不足。进一步分析他们每天的食谱构成，并结合做血清氨基酸谱测定，更发现许多患者的日常饮食结构不够合理，即碳水化合物所占比例过高，而蛋白质的摄入明显不足；血清中许多具有重要生理功能的氨基酸，如支链氨基酸类的含量也都偏低。所以，肺气肿患者往往容易发生蛋白质—能量型营养不良。

摄取高脂肪低碳水化合物膳食

肺气肿大部分是慢性支气管炎及支气管哮喘的并发症，其病理特点是广泛的支气管发生了部分阻塞。阻塞严重时，人体代谢产生的二氧化碳不能顺利地由肺脏排出，造成过多的二氧化碳滞留于体内，从而造成呼吸性酸中毒等一系列的病变。

人体所需的能量来自脂肪、碳水化合物和蛋白质，这三种营养物质完全氧化后，每产生一卡能量所生成的二氧化碳的量各不相同。其中脂肪生成的二氧化碳最少，每产生一卡能量比碳水化合物要少生成 0.0481 升的二氧化碳，体重 60 千克的人每天所需要的能量如果有一半以上由脂肪供应，每天生成的二氧化碳就要减少 30 ~ 40 升。由此可知，肺气肿患者摄取高脂肪低碳水化合物膳食可减少滞留于体内的二氧化碳量，有助于减轻呼吸性酸中毒等一系列病变。

合理安排膳食结构

据医学专家认为，在肺气肿病情比较稳定或进行康复治疗的阶段，对日常的食谱结构要考虑数量充足、质量合理，并根据饮食习惯的口味，合理安排膳食。一般每日所需要的总热量应超过习惯饮食的 30% 左右，每日总热量达到 30 ~ 40 千卡 / 千克体重，其中蛋白质（氨基酸）如鱼、肉和蛋等比例应达到 15%，其余脂肪占 35%，碳水化合物（糖）占 50%。平时，要充分注意维生素A、维生素 B_1、维生素 B_2、维生素 C、维生素 D、维生素 K 和微量元素锌、钙、铜、铁和硒等的合理补充，应适当多吃水果、蔬菜和富含各种维生素和微量元素的食物。倘若有消化功能障碍、胃纳减退，还应注意饮食方法的调节。例如采用软食或半流质饮食，或以少量多餐的方法进餐。进食前后适当休息和吸氧，有助于进食和消化。

增加营养供应

当发生呼吸道感染和呼吸衰竭等急性并发症时，由于发热、气促、咳痰等因素，使机体代谢增加，尤其蛋白质分解代谢增加；另一方面饮食量减少，尤其消化呼吸功能减退，因此营养供应要大大增加，否则就会迅速出现营养状态的变化。这时每日总热量需达到 50 千卡 / 千克体重。每天必需氨基酸达 10 ～ 20 克。如果病情较重，则往往需要由医生安排鼻饲或静脉营养治疗。

肺部急性并发症后的恢复期，通常大病初愈、体质虚弱，营养状态明显较发病前差，而且不容易恢复到发病前状态。同时还会因反复发生肺部急性并发症而导致营养状态越来越差，使病情迅速恶化。因此在呼吸道感染或呼吸衰竭控制后，宜早进行饮食营养调理，以稳定病情、加快康复。

宜食食物

百合

百合又名百合蒜、强瞿、番韭、中逢花、重迈等，为百合科植物百合、细叶百合、麝香百合及其同属多种植物的肉质鳞片。百合于秋季茎、叶枯萎时采挖，洗净，剥去鳞片，用沸水烫过后烘干。购买百合时，选择鳞茎饱满、白色的为好。百合以炒食和做粥为主。

百合含有丰富的淀粉、蛋白质、脂肪及钙、磷、铁、维生素 B_1、维生素 B_2、维生素 C、泛酸、胡萝卜素等营养素。它不仅有良好的营养滋补之功，还有很好的医疗功效。中医认为，百合味甘、微苦、性平偏凉，归肺、心经，具有清心安神、祛痰止咳之功，适用于心烦失眠、口干、咳嗽吐血、肺结核、肺气肿等属于心肺胃阴虚患者的治疗和日常保健。

另外，百合鲜品富含黏液质及维生素，有益于皮肤细胞的新陈代谢。百合在体内能促进和增强单核细胞系统的吞噬功能，提高人体的免疫力，对癌症有较好的防治效果。

饴糖

饴糖为米、大麦、小麦、粟或玉米等粮食经发酵糖化制成的糖类食品，又名胶饴、饧糖、软糖。饴糖有软、硬两种：软者为黄褐色黏稠液体；硬者为软饴糖经搅拌，混入空气后凝固而成，为多孔之黄白色糖块。其成分含大量麦芽糖及蛋白质、脂肪、维生素 B_2、维生素 B_3、维生素 C。

饴糖味甘，性温，入脾、胃、肺经，可以滋阴生津，润肺止咳，补虚缓中，健脾和胃。适用于：肺阴亏虚，证见干咳少痰、日久不愈、口干咽燥、声音嘶哑等，多见于慢性支气管炎、慢性咽喉炎等；脾胃虚寒，证见胃脘冷痛、喜温喜按、纳食不香、神疲乏力等，多见于慢性胃炎、胃溃疡、十二指肠球部溃疡等；用于百日咳、小儿哮喘、习惯性便秘、先兆流产等病症，出现阴液亏损证候者。并能解乌头、附子毒。

海松子

海松子，又名松子、松子仁、新罗松子等，为松科植物红松的种子。

据《中药大辞典》载，松子含脂肪油 74%，其中主要为油酸酯和亚油酸酯等不饱和脂肪酯，对人体十分有益。每百克松子仁还含 16% 左右的蛋白质，10% 左右的碳水化合物。此外还含有钙、磷、铁等矿物质。

中医学认为，松子性温，味甘，入大肠、肝、肺经，具有养液息风、益肺、滑肠等功用，可以用来治疗风痹、头眩、燥咳、吐血、便秘等。松子的功用有四：一是滋阴润肺：用于肺阴虚所致的咳嗽，痰少或干咳无痰，咽干，皮肤干燥等；二是润肠通便：用于阴虚肠燥之便秘，以及老人便秘；三是养肝：用于肝血不足之眩晕；四是祛风通络：用于久患风痹不愈的治疗。松子由于有益肺、润肺的作用，所以用于秋季进补十分适宜，又由于它能养肝血，中医学认为目受肝血而视。所以，它也是电视消闲的食养佳品。对电脑工作者来说，也十分有益。

松子的食用方法，既多又方便，可以直接像花生、瓜子样炒食，又可熬粥、做汤，还可做菜肴。

橄榄

橄榄又名青榄、青果、青子、橄榄子等，为橄榄科植物橄榄的果实，呈纺锤形，不论成熟与否，都呈青色，初食略有酸涩，久嚼后味转清甜，满口生津，余味无穷。青果成熟于冬季，为春季稀有上市果品。橄榄味甘、涩、酸，性平。营养丰富，含有蛋白质、脂肪、糖类、钙、磷、铁、维生素 C 等，其中维生素 C 的含量是苹果的 10 倍，梨、桃的 5 倍，含钙量也很高，且易被人体吸收。中医认为，橄榄具有润肺止咳、解毒生津的作用，适用于痢疾、误食鱼肉中毒及酒毒等患者。现代研究表明，橄榄有收敛、消炎及减少渗出的作用，有益于溃疡面的恢复。

罗汉果

罗汉果又名拉汗果、假苦瓜等。罗汉果含有丰富的葡萄糖、蛋白质、脂肪酸、油酸、棕榈酸、硬脂酸、油脂、多种维生素等。每 100 克罗汉果中含维生素 C400 毫克左右，对防治坏血病有意义。罗汉果比甘草口感好，体质虚弱、多病早衰者应常服用本品。据现代研究，罗汉果含有一种甜性物质，甜度比糖高 300 倍，但它又是非糖物质，所以糖尿病患者宜服用此茶。中医认为，罗汉果味甘、性凉，归肺、脾经，具有清肺止咳、利咽止渴、润肠通便、解毒的作用。史志记载："罗汉果大如柿，椭圆中空，味甜性凉，治劳咳。"适用于痰火咳嗽、气管炎、哮喘、咽炎、口干渴、百日咳、糖尿病、大便燥结不下等属于肺胃热盛者的治疗和日常保健。罗汉果可预防声音嘶哑，种仁还可防治血管硬化和冠心病。

草莓

草莓又称洋莓、红莓等，因营养丰富，故有"水果皇后"之美誉。草莓含有糖、蛋白质、脂肪、钙、磷、铁、果胶、纤维素及B族维生素、维生素C、鞣酸等物质。其纤维素可促进胃肠蠕动，改善便秘，预防痔疮、肠癌的发生；其所含的胺类物质，对白血病、再生障碍性贫血有一定疗效。还能有效地预防感冒，防治皮肤黑素沉着、痣及雀斑。中医认为，草莓味甘、性凉，归脾、胃、肺经。具有润肺生津、健脾和胃、利尿消肿、解热祛暑的作用，适用于肺热咳嗽、食欲不振、小便短少、暑热烦渴、牙龈出血、便秘等患者。草莓中丰富的维生素C可以预防坏血病，对动脉硬化、冠心病、心绞痛、脑溢血、高血压、高血脂等都有积极的预防作用。将草莓汁与牛奶混合后涂于皮肤，能清除皮肤上的油腻，使皮肤洁白。

饮食禁忌

中医将肺气肿分为寒邪伏肺、痰热壅肺、肺脾气虚、肺肾阴虚等类型。具体来说，寒邪伏肺型指的是咳嗽、气短，痰稀而色白且多泡沫，喉中有痰鸣音，畏冷，冬季发作较剧等；痰热壅肺型指的是咳嗽气喘、喉中痰鸣、吐痰黄稠、咯吐不爽、胸中烦热、口渴、喜饮、发热等；肺脾气虚型指的是平素畏冷、易于感冒、咳嗽痰稀白、气短，声低、动则喘甚、食少、便稀、肢体倦怠等；肺肾阴虚型指的是咳嗽阵作、干咳少痰、烦热、盗汗或有低热、手足心热、舌红而瘦等。

总体来说，肺气肿患者忌暴饮、暴食，忌过食肥甘厚味、辛辣之品；忌服或慎用腻滞、峻补之品；避免服用破气之药，如青皮、枳实、皂荚等。但四个类型又各有各的不同忌食食物。

兼寒邪伏肺者

忌食或少食猪肉、鸭肉、鳖、鳜鱼、柿子、生菱角、黄瓜、银耳、蜂蜜，冰镇的冷饮、冷食，丝瓜、茭白、苋菜、空心菜、葫芦、榧子等性质偏凉之品。饮食宜清淡利气之品，可以进食杏仁霜、薏米粥、茯苓粉、莱菔子散、苏子粥等化痰逐饮之物，以辅助治疗。

寒证或有湿痰者还应忌服或慎用前胡、栝楼、竹沥、黄精、熟地、桂圆、百合、阿胶等性凉腻滞、助湿生痰之药，以及避免长期服用含有此类药物的中成药。

兼痰热壅肺者

忌食或少食羊肉、狗肉、牛肉、鹅肉、鹅蛋、田鸡肉、鲚鱼、带鱼、黄姑鱼、鲟鳇鱼、蚶、比目鱼、黄米、糯米、核桃仁、桂圆、饴糖、白糖、芥菜、茴香菜、川椒、辣椒、胡椒、葱、姜、蒜等肥腻温热之品。饮食宜甘凉、平淡之品，可以进食鸭梨、冰糖、荸荠、鲜芦根水等清热化痰之物，以辅助治疗。

忌服或慎用白豆蔻、吴茱萸、人参、大枣、鹿茸、桂枝、紫苏、羌活、白芷、细辛、升麻、柴胡、天南星、白芥子、前胡、石菖蒲、苏合香、肉桂、干姜、高良姜、川椒、荜拨、荜澄茄、威灵仙、五加皮、白术、巴戟天、淫羊藿、仙茅、肉苁蓉、补骨脂、益智仁、杜仲、葫芦巴、海狗肾、海马、阳起石等性质温热、渗利、升散、助阳、生热之品，以及避免长期服用含有此类药物的中成药。

兼肺脾气虚者

忌食或少食河蟹、鸡蛋、鸭蛋、马肉、牛奶、羊奶、兔肉，海蜇、螺蛳蛏、蚌、牡蛎、黑芝麻、香蕉、冬瓜、菠菜、绿豆芽、梨、枇杷果、猕猴桃、山楂、生菱角、丝瓜、葫芦、苦瓜、莼菜（水葵）、茭白、芹菜、小白菜、苋菜、银耳、空心菜、紫菜、百合及冰镇的冷饮、冷食等性质阴凉、壅滞、损气之品。饮食宜甘平、补益之品，可以进食百合、核桃仁、山药、生薏米粥、柿霜饼、生芡实米粥等补益脾肺之气的饮食物，以辅助治疗。

忌服或慎用麻黄、紫苏、细辛、白芥子、马兜铃、葶苈子、威灵仙、玉竹等耗损阳气之品，以及避免长期服用含有此类药物的中成药。

兼肺肾阴虚者

忌食或少食驼肉、鹿鞭、猫肉、狼肉、原蚕蛾、核桃仁、蒿子秆、榨菜、丁香、花椒、辣椒、胡椒、茶、酒等性温助热、辛辣伤阴之物。饮食宜甘凉滋养之品，可以进食天门冬粥、麦门冬粥、田鸡肉、银耳、花生、生怀山药饮等滋阴润肺之物，以辅助治疗。

肺气肿的食疗

桔梗北杏酿梨

用料标准：桔梗 20 克，北杏 20 克，雪梨 6 个，白砂糖 300 ~ 350 克，糯米 100 克，瓜条 100 克，白矾适量。

制作方法：桔梗切块装入纱布袋内，扎紧袋口。北杏用开水略泡片刻，剥去外面红衣，洗净剁成粒，用凉水泡上。糯米蒸成米饭。瓜条切成黄豆大小的粒。白矾砸碎用凉水溶化。梨去皮，由蒂把处切下一段（不宜过多，以能伸进小勺为准）。用咖啡的小勺挖出梨骨、核，浸没在白矾水内，以免变色。

用开水将梨烫一下，捞入凉水内冲凉，捞出滤去水分。糯米饭、杏仁、瓜条加入 100 克白糖拌匀，装入梨内，盖上梨把，放入碗内，用沸水旺火蒸烂。锅内放入清水 500 克，将纱布药袋放入锅内，煮沸 10 分钟后去药袋，加入白糖溶化制成糖水。取出梨摆在盘内，浇入糖水即可食用。

功效分析：本品软、烂、香、甜，味美。功用为清热生津，润肺平喘，祛痰止咳。用于燥咳、慢性支气管炎咳嗽、肺气肿、口干咽喉痛、便秘等病症。

燕窝汤

用料标准：燕窝 3 克，冰糖 30 克。

制作方法：燕窝放入盘内，用 50℃的温水浸泡，燕窝松软时，用镊子拣去燕毛，捞出，用清水漂洗干净，沥干水分，撕成细条，放入干碗待用。锅中加入清水 250 克，放入冰糖，文火煮沸溶化后，撇去浮沫，滤去杂质，放入燕窝煮沸后即可食用。

功效分析：本品甜香软滑。功用为补虚润肺。用于肺气肿虚热、肺燥干咳、气虚痰咳等症。

参杞羊头

用料标准：羊头 4000 克，荸荠 60 克，山药 24 克，枸杞 10 克，党参 18 克，陈皮 10 克，火腿肉 30 克，鸡蛋壳 3 只，麦草 60 克，艾草 30 克，鲜汤 500 毫升，盐 5 克，味精 3 克。

制作方法：将党参、山药分别洗净后，用温开水闷软再切成片，枸杞拣净杂质。羊头皮面用火燎去绒毛后，放入温水内刮净毛及杂质，劈成两半，取出羊脑，洗净血水，放入锅内加麦草、鸡蛋壳、艾草，水煮沸至熟时，取出洗净。将洗净后的羊头放入锅内，加清水、陈皮、火腿肉、荸荠，用武火烧沸，撇去浮沫，转用小火炖至酥烂，将羊头取出拆去骨后，切成条状。将荸荠、火腿肉切成片，放入搪瓷盆内，羊头肉块放在荸荠上，党参、山药、枸杞洗净后放在上面，加原汤或上汤，加盖上笼蒸约 1 小时后取出，加入盐、味精调匀即成。

功效分析：本品特味鲜香，酥烂、汁浓、鲜美爽口。功用为补脾健肾，益气暖中。用于脾肾阳虚证型痰饮、阻塞性肺气肿、虚劳羸瘦、眩晕耳鸣、腹虚腹泻、脘腹喜温畏冷、消瘦等症。

二仁三子米粥

用料标准：杏仁、薏苡仁各 10 克，苏子、白芥子、莱菔子各

5 克，粳米 300 克。

制作方法：苏子、白芥子、莱菔子淘洗干净，装入纱布袋，扎紧口，放入锅内，加清水适量，煮 20 分钟，滤取药汁，去纱布袋。杏仁去皮尖洗净，薏苡仁淘洗净，用水浸泡至米心发软。粳米淘洗净，倒入锅内，加入杏仁、薏苡仁、药汁、清水适量，旺火烧沸，转用文火煎煮至米烂成粥，每日早晚食用。

功效分析：本粥糯润、可口。功用为清降肺气，化痰止咳。用于气急、咳唾引起胸胁疼痛、咳逆不能平卧等症。

葶苈汁煮鸡蛋

用料标准：葶苈子 15 克，鸡蛋 2 只。

制作方法：葶苈子放入锅内加水煎汁，去药渣。将鸡蛋打入汁内煮熟，吃蛋喝汤。连服 5 天。

功效分析：本品鸡蛋药香可口。功用为滋肺祛痰。用于肺气肿、咳嗽痰饮等症。

拌鲜莴苣笋

用料标准：鲜莴笋 250 克，生姜 30 克，食盐、黄酒、米醋、味精适量，麻油、酱油少许。

制作方法：鲜莴笋去叶，洗后削去皮和老根，切成旋刀小块，加盐拌匀，放 1 小时后将盐水沥去，放入盆内。生姜削去皮切片，剁成姜末放入盆内，拌匀，加入黄酒、味精、米醋、酱油拌匀，淋入麻油即可食用，分数次佐餐食完。

功效分析：本品清香、微辣、爽口。功用为温肺化痰消肿。用于肺气肿、喘急咳唾、痰多白沫、舌淡苔白、脉弦紧等症。

人参胡桃饮

用料标准：人参 3 克，胡桃肉 4 克。

制作方法：将人参、胡桃肉均放入锅内，加足水文火煎煮 1 小时，煎汁约 150 毫升，饮服汤后，将人参、胡桃肉嚼食。

功效分析：本品清香甜润。功用为大补元气，补肺益肾，生津润肺。用于肺气肿、咳嗽气短、痰清稀薄、面色苍白、动则汗出、体虚无力等症。

玉露糕

用料标准：天花粉、葛根、桔梗各 10 克，绿豆粉 500 克，白糖 250 克。

制作方法：将天花粉、葛根、桔梗切片烘干后研成粉末，和绿豆粉、白糖加水适量拌匀制成糕状。铝质饭盒用熟油涂抹后，将生糕放入饮盒内，上笼，用沸水、旺火蒸约 30 分钟，至熟透。将饭盒内糕取出，用刀切成重约 25 克的小块食用。

功效分析：本品甘润，香甜可口。功用为清肺降浊，生津润肺。用于肺气肿虚热症、咳声不扬、气急喘促、口咽燥渴、形体消瘦等症。

贝母陈皮粳米粥

用料标准：川贝母 5 克，陈皮 7 克，粳米 100 克，白糖适量。

制作方法：川贝母、陈皮洗净，去杂质，烘干研成末。粳米淘净。粳米放入锅内，加清水适量。用武火烧沸后，转用文火煮，至米烂成粥时，加川贝母和陈皮粉末、白糖调匀，再煮沸片刻即成。每日 1 次，作晚餐食用。

功效分析：本粥糯软滑，可口。功用为滋阴润肺，化痰止咳。用于胸闷气急、慢性气管炎、痰咳气喘等症。

苓术八珍糕

用料标准：茯苓、白术、芡实、山药、薏苡仁、扁豆、杏仁、胡桃仁各 30 克，米粉 500 克，花生油、红糖各适量。

制作方法：将上述前八种药物除杂质洗净，研成粉末，炒香。加入米粉、红糖，混匀。加温水适量，拌匀揉成团，搓成均匀长条，分为 15 个面团。锅烧热加入花生油，油至七成热时，将生坯按扁后逐个放入油中炸成金黄色，捞出后温食。

功效分析：本品香甜，色泽金黄，口感糯滑。功用为温养肺肾，化痰消食。用于痰饮征、胸胁痞闷、背寒、呕吐清水痰涎、食少、消瘦、脾肾阳虚等症。

山药蛋炸猪肺

用料标准：猪肺 300 克，山药 100 克，干淀粉 100 克，鸡蛋 4 只，生姜 10 克，葱 15 克，食盐 6 克，料酒 10 毫升，味精 1.5 克，花椒粉 2 克，胡椒粉 5 克，芝麻油 5 克，花生油适量。

制作方法：山药去皮煮熟打成粉泥。猪肺用清水漂洗成白色，切成块。姜、葱洗净，姜切片，葱切段（部分切葱花）。打散鸡蛋放入碗内，加入湿淀粉、山药粉泥，调成糊状。猪肺放入碗内、加葱、姜、料酒、胡椒粉、食盐、味精腌后，再用蛋糊上浆拌匀。

锅烧热倒入花生油，待油至六成热时，把猪肺逐块放入，待炸至金黄色时捞出，炸完后，再复炸一遍。另取一锅烧热，放入猪肺翻炒，加入葱花、花椒粉，淋入芝麻油，装盘即可食用。

功效分析：本品鲜、香、脆，爽口。功用为健脾益肺，温化痰饮。用于补肺止咳、散寒化饮、咳嗽、痰饮等症。

紫蔻陈皮烧鲫鱼

用料标准：大鲫鱼 2 条（约 750 克），紫蔻 7 克，陈皮 8 克，胡椒末 3 克，生姜 12 克，葱白 17 克，食盐 5 克，酱油、料酒各少许，白糖 5 克，清汤 750 毫升，湿淀粉 15 克，熟猪油 75 克。

制作方法：将鲫鱼去鳞、鳃及内脏，洗净，放入沸水内略焯，捞出。陈皮、紫蔻切碎混匀，分成两份，分别放入两条鲫鱼腹内。锅烧热倒入猪油，油至六成热时放入姜片、葱段，略煸后倒入清汤，加食盐、料酒、白糖、胡椒末，烧沸后放入鲫鱼，转用文火煎煮 15 分钟，捞起放入盘内。再将湿淀粉放入锅内，略煮片刻待汁稠，起锅浇在鱼面上即成。

功效分析：本品鲜香，可口。功用为健脾和胃温肺，化痰利湿降浊。

蘑菇炒猪瘦肉片

用料标准：猪瘦肉 120 克，鲜蘑菇 250 克，花生油 25 毫升，料酒、盐、葱、姜、胡椒粉各适量。

中国居民膳食指南大全

制作方法：猪瘦肉洗净，切成长3厘米、半厘米厚的薄片。姜、葱洗净，姜切片，葱切段。鲜蘑菇切片。锅烧热倒入花生油，油至六成热时放入葱姜，煸出香味时，放入肉片煸炒，再放入鲜蘑菇片煸炒，加入料酒、盐、胡椒粉、味精调好口味炒熟食用。

功效分析：本品功用为温肺化痰，理气消食。用于肺阻塞、痰液留于肺胃、气喘、咳逆、胸胁疼痛等症。

第二十五章
肺结核

肺结核病是结核杆菌引起的一种慢性传染疾病。全身各个脏器都可染上结核病，但以肺结核最多见。病的初期有轻微咳嗽或咯痰，或有四肢结节性红斑。部分病人表现为胸痛、咯血、全身不适、精神萎靡、易倦乏力、性情烦躁、心悸、食欲减退、体重减轻、盗汗、不规则低热、两颧潮红、妇女月经不调等。也有患者无明显症状，仅在胸部 X 线健康检查时才被发现。在慢性病程中，病性恶表现为高热、畏寒、发绀气促、肺萎缩、肺气肿、渗出性胸膜炎、胸膜增厚等。

常见的肺结核类型：原发型肺结核、血行播散型肺结核、浸润型肺结核、慢性纤维空洞型肺结核等。

本病的病因与结核杆菌感染因素有关。结核分枝杆菌简称为结核杆菌，是分枝杆菌属中的主要病原菌，对人类致病的主要是人型和牛型结核分枝杆菌。本菌菌体细长或略带弯曲，有分枝生长的趋势。对一般染料不易着色，一旦着色，则能抵抗盐酸乙醇的脱色作用，故又将结核分枝杆菌称为抗酸分枝杆菌。结核分枝杆菌为专性需氧菌，对营养要求高，生长缓慢，在特殊培养基上培养，才有可能出现肉眼可见的菌落。

病因与病机

肺结核属于中医肺痨范畴，祖国医学对此论述甚为详尽，例如《素问·玉机真藏论》生动描述了肺痨的一些主症。《中藏经》

《肘后方》等都明确记载本病具有传染性，《肘后方》更认识到本病的传染性及变化很多，并与一般的"虚痨"区分开来，《古今医统》强调体质虚弱，抵抗力低下（怯弱之人）最易罹病。《医学正传》提出："一则杀其虫以绝其根本，一则补其虚以变其真元"的两大治疗原则，迄今仍为临证医者所推崇。结核病是由抗酸杆菌属中人型结核菌感染而发病的，过去还包括牛型结核菌所致者，但极其少见。结核病以上罹患于肺，即所谓肺结核，肺外结核病也约半数在肺内可见有结核病灶。

病因

1.病原体

结核菌属分枝杆菌，涂片染色具有抗酸性，因此又称抗酸杆菌。其生长缓慢，在改良罗氏培养基上培养需 4 ~ 6 周才能繁殖成明显的菌落。引起人结核病的结核杆菌有两种，即人型结核菌和牛型结核菌。肺结核大多数是前者引起。结核菌对外界环境的抵抗力较强，在阴湿处可生存 5 个月以上，在烈日暴晒下 2 小时，与 5% ~ 12% 来苏接触 2 ~ 12 小时，与 75% 酒精接触分钟，或煮沸 2 分钟，能被杀灭。将痰吐在纸上直接烧掉是简易的灭菌方法。

2.传播途径

肺结核主要通过呼吸道传播。传染源主要是排菌的肺结核病人，尤其是痰涂片阳性，未经治疗者。病人的痰干燥后随尘埃飞扬，带菌的尘埃以及病人咳嗽、打喷嚏时喷出带菌的飞沫，被易感者吸入后可引起感染。次要途径是经消化道进入体内。

3.人体的反应性

人体对结核菌的免疫力有两种：一种是自然免疫力（先天性免疫力）是非特异性的，一般比较弱。另一种是经接种卡介苗或结核菌感染后所获得的免疫力（后天性免疫力），具有特异性，一般比较强，能将入侵的结核菌杀死，制止其扩散，使病灶愈合。结核菌侵入机体后 4 ~ 8 周，身体组织对结核菌及其代谢产物产生敏感反应，即变态反应，此时用结核菌素做皮肤试验，呈阳性反应。

总之，感染后结核病的发生、发展与转归，取决于入侵的结核菌的数量、毒力以及机体的反应性。若抵抗力低下，结核病容易发生发展；抵抗力强，感染后不易发病，即使发病也比较轻且容易痊愈。

病机

肺结核的基本病理变化为渗出、增殖和干酪坏死，三种病变多同时存在，但以一种为主；又可因身体的免疫状态不同和治疗效果的差异，呈吸收好转、硬结钙化或浸润进展、溶解播散等病理转归。

（1）渗出性病变：表现为充血、水肿和白细胞浸润。渗出性病灶内含结核菌。渗出性病变多出现在结核炎症的早期或病灶恶化时，亦可见于浆膜结核。病情好转时，可完全吸收消散。

（2）增殖性病变：发生于免疫力较强者。类上皮细胞聚集成团，中央可有多核巨细胞，周围有较多的淋巴细胞聚集，形成典型的结核结节。结核结节内不易找到结核菌。当机体免疫力进一步增强时，结节可纤维化或钙化。

（3）干酪性病变：常发生在渗出或增殖性病变的基础上。当机体的免疫力降低或细菌过多，变态反应过于剧烈时，渗出性病变和结核结节连同原有的组织发生凝固性坏死，似干酪状，故称干酪样坏死。

营养膳食要点

肺结核是一种慢性的消耗性疾病，我们应该从整体出发，扶正固本，药疗与食疗兼顾。目前，国内外有许多专家提出了肺结核的综合防治措施，包括提高生活水平、工作环境、改善营养、住房条件、文化娱乐等，特别提出了营养在肺结核的发生与发展中的重要作用。饮食疗法的重点就是供给肺结核患者充足的营养，以补偿疾病的消耗和增强机体的抗病能力。

要供给患者充足的热能

肺结核为消耗性疾病，结核病人长期的发热、盗汗等增加了热能消耗，热能供给超过正常人，病人多出现消瘦的症状，如果病人有严重毒血症还会影响消化功能，应根据病人的实际情况，循序渐进地提供既富含营养又易消化的饮食。因而膳食要有足够的热量和营养素，宜选有补益作用的食品进食，主要为补气养血。但要注意，肺结核病人对脂肪的摄入要适量，每天最好以80克为佳，且以植物性脂肪为最好。因为脂肪过多会影响病人的食欲反而不利于病人对其他营养素的摄入。有补益作用的食品主要有乌龟、甲鱼、猪肝、猪肺、母鸡、母鸭、鸡蛋、燕窝、白木耳、海蜇、荸荠、山药、梨、百合、果汁、牛奶、豆浆等，常食这些食物，可培养正气，扶正祛邪。

多吃高蛋白食物

肺结核在长期消耗过程中，蛋白质分解代谢显著增强并发生代谢改变，甚至导致恶液质的出现，因此患者在营养上应以增加富含蛋白质的食品为主。蛋白质每天供给量是每千克体重1.0 ~ 2.0克，奶类、蛋类、鱼虾、动物内脏、瘦肉及豆制品等食物可以作为蛋白质的来源。牛奶中含酪蛋白及钙质较丰富，是肺结核患者比较理想的营养食品。

多吃富含维生素的食品

维生素和肺结核病人的恢复有密切关系，实验证明，在受结核菌感染的过程中，人体内抗坏血酸的水平变得非常低，同时抗坏血酸的排泄量也降低。在活动期的结核病中，特别能看到维生素的含量降低，而且发现它是和疾病的严重程度成比例的。肺结核是一种消耗性疾病，病人的身体会随着病程的延长难以及时补充各种维生素，出现维生素缺乏现象，对身体极为不利。所以肺结核患者在治疗过程中，应大量摄取维生素，将抗坏血酸水平维持在"饱和"点附近。这对于抵抗疾病，恢复健康是非常必要的。因而肺结核病人要多吃富含各种维生素的食物，以满足身体对维生素的需求，富含各种维生素的食物主要有新鲜蔬菜、水果和动物肝脏等。

要供给适量矿物质和水分

反复咯血的肺结核病人很容易出现缺铁性贫血的现象，因此，患者要注意补给含铁丰富的食物，肉类、动物肝脏、蛋黄、绿叶蔬菜等都含有丰富的铁。长期发热、盗汗的肺结核病人，导致身体的矿物质钾、钠和水分都有很大的缺失，因而还要及时的补充钾、钠和水分。含钾丰富的食物主要有香蕉、柑、橙、山楂、桃子、韭菜、番茄、蘑菇、鲜橘汁、油菜、海带、榨菜、冬菜、豆类及其制品等。含钠丰富的食物主要有乳酪、虾蟹贝类、家禽、肉类、鱼类、蛋类、海带、胡萝卜、芹菜、紫菜和奶类等。

食物尽量多样化

肺结核病人的食欲一般较差，而身体所需的营养和热量都比较高，所以此时应当尽可能地改善患者口味以提高食欲。饮食必须做到多样化，讲究科学的烹调方法，使饭菜的色、香、味、形俱佳，来刺激患者的食欲。肺结核病人体质属阴虚，膳食应注重于滋阴、甘平，甘凉性味的食品及果蔬为主要选择，例如枸杞子、百合、无花果、枇杷果、苹果、胡萝卜、番茄等。切忌损伤中气的过寒食物。肺结核疾病在发展过程中，病情易扩散，必须及早积极预防，如病菌侵入颈部会导致颈部淋巴结结核，侵入肠道会导致肠鸣、包块，侵袭骨会引起骨关节结核病。肺结核病人的治疗的一个要点是杀虫，用药不仅是抗结核，且要进食有杀虫作用的食品，如大蒜、白果、獭肝等。故在膳食中宜酌加些能化痰软坚散结、益肺健骨强筋的药用食品，如排骨、海参、对虾、紫菜、海带、牡蛎等，应在病症未扩散前就服食有预防作用的食物或药膳。

以上几点决定了肺结核病人的膳食在符合高热量、高蛋白质、丰富的维生素和微量元素的要求下应尽量多样化。

宜食食物

鳗鱼

鳗鱼为鳗鲡科动物鳗鲡的肉或全体，又名白鳗、白鳝、鳗鲡鱼、青鳝、河鳗、青鳝、风鳗、日本鳗。

鳗鱼有"水中人参"之称，其肉细嫩、味道鲜美。鳗鱼含蛋白质、脂肪、钙、磷、铁、维生素A、维生素B_1、维生素B_2和维生素B_3。据科学测定，100克鳗鱼鱼肉中，含水分67.1克，蛋白质18.6克，脂肪10.8克，碳水化合物2克，灰分2克，维生素E3.67毫克，维生素$B_3$3.8毫克，钾207毫克，钠58.8毫克，钙42毫克，镁34毫克，铁1.5毫克，锌1.15毫克，铜0.18毫克，磷248毫克，硒33.66微克。

古今中外都认为鳗鱼有滋补强身作用。我国医学认为，鳗鱼味甘，性平，归肝、肾经。鳗鱼具有补虚赢、祛风湿作用，常食可治虚痨、风湿、痹痛、痔漏等慢性病，并对脚气病和男女虚弱症有一定疗效。另外，鳗鱼适用于：肺肾阴虚，证见潮热盗汗、喘息无力、心烦少寐、手心常热，多见于结核病等；虚劳诸证，证见心悸失眠、头晕目眩、身倦纳呆、消瘦乏力、腰酸膝软、声低语怯等，多见于身体素虚、多种疾病后期等。还用于关节炎、小儿营养不良、功能性子宫出血、下消化道出血、外科体表感染等病症，出现虚损证候者。

凡病后脾肾虚弱，泄泻痰多者不宜食用本品。

冬虫夏草

冬虫夏草为麦角菌科植物冬虫夏草菌的子座及其寄主蝙蝠蛾科昆虫蝙蝠蛾等的幼虫尸体的复合体，即带菌座的干燥虫体，又名虫草、夏草冬虫。冬虫夏草是一种昆虫的幼虫和真菌的结合体，虫是虫草蝙蝠蛾的幼虫，草是一种虫草真菌。夏季，虫草蝙蝠蛾将卵产于草丛的花叶上，随叶片落到地面。经过一个月左右孵化变成幼虫后，便钻入潮湿松软的土层，土层里有一种虫草真菌的子囊孢子，它只侵袭肥壮、发育良好的幼虫。幼虫受子囊孢子侵袭后钻向地面浅层，子囊孢子在幼虫体内生长，幼虫体内充满菌丝，变成一个躯壳，埋藏在土层里。经过一个冬天，至第二年春天来临，菌丝开始生长。到夏天时长出地面，长成一根小草，即为真菌子座。这样，幼虫的躯壳与子座共同组成了一个完整的"冬虫夏草"。

冬虫夏草是纯粹的自然产物，不仅具有神奇的结构，而且具有神奇的药用价值。据现代科学分析，冬虫夏草含有水分 10.84%，脂肪 8.4%，粗蛋白 25.32%，粗纤维 18.53%，碳水化合物 28.9%，虫草酸 7%。其中蛋白质可水解为 16 种氨基酸，并以赖氨酸、精氨酸、谷氨酸含量最多。另外还含有脲嘧啶、虫草酸、有机酸、腺嘌呤，以及钾、钠、钙、镁、磷、铜、铁、锌、硒等。

冬虫夏草味甘，性平，归肺、肾经，滋补肺肾，益精壮阳，平喘止咳。冬虫夏草中的粗蛋白可水解为谷氨酸、苯丙氨酸、脯氨酸、组氨酸、丙氨酸、D-甘露醇，具有抑菌、平喘、镇静、抗肿瘤、加强肾上腺素作用，并能对晚期恶性肿瘤有一定治疗作用。冬虫夏草有很强的抗菌作用，特别是对结核杆菌有抑制作用，并有抗肿瘤、抗血栓形成、降血压作用，对动脉硬化、冠心病及某些脑血管疾病有治疗功效。另外冬虫夏草具有增强机体免疫力、提高抗病力的作用，以及一定的雄性激素样作用。特别是冬虫夏草中含有的锌、硒等多种微量元素，也具有重要的抗衰老功效。

燕窝

燕窝为金丝燕在产卵前用其喉部发达的黏液腺分泌的黏液凝固后所筑的巢。燕窝中含有丰富的蛋白质，天然燕窝含蛋白质

57.4%，水分 10.4%，脂肪微量。燕窝水解后可分解为多种人体必需氨基酸，其中精氨酸占 19.35%、胱氨酸占 3.39%、赖氨酸占 6.22%、组氨酸占 2.46%，并含有氨基己糖、黏蛋白，以及多种微量元素如钙、磷、钾、硫等。食用时，先用清水刷洗一遍燕窝再放入 80℃ 热水中浸泡约 3 小时，使膨胀松软。然后将燕窝轻轻地捞出来，放入装有清水的白色瓷盘中，再用尖头镊子轻轻地将燕白、杂质和腐烂变质部分挑拣干净，注意千万不能弄乱燕窝的形状和弄断燕丝。拣尽后，用清水洗净，冷水浸泡备用。如果当时不用，可以保存在冰箱内或阴凉处，每日换清水 1～2 次。

中医认为，燕窝性平，味甘，为补虚圣药，有滋阴补肾、生精益血、强胃健脾、止带治泻等功效，可用于肺阴虚、肺结核所致的潮热、盗汗、干咳或咳血，以及胃阴不足所致的噎嗝反胃、盗汗等症，亦可用于久痢久疟等症。有研究报道，燕窝具有良好的提高机体免疫功能，提高机体抗病能力，具有防衰抗老之功，凡久病体虚、羸瘦乏力、气怯食少、老年气弱，均可作为滋补食疗之用，且效果颇佳。

凡脾胃虚寒所致的胃部冷痛、大便溏泄和湿痰内盛所致的胸闷痰多、呕吐、舌苔厚腻者忌用本品。凡有表邪者也忌用本品。

天门冬

天门冬，又名天冬，为百合科植物天门冬的块根。始载于《神农本草经》，列为上品，以身干肥壮、黄白色半透明，无须者为佳。天门冬含天门冬素、5-甲氧基-甲基糖醛、葡萄糖、果糖、β-谷甾醇、黏液质、甾体皂苷等成分，近年来从块根抑制肿瘤有效成分中分离出 4 种多糖：天门冬多糖 A、天门冬多糖 B、天门冬多糖 C、天门冬多糖 D。

天门冬味甘、苦，性寒。归肺、肾经。滋阴润燥，清肺降火。主治燥热咳嗽，阴虚劳咳，热病伤阴，内热消渴，肠燥便秘，咽喉肿痛。天门冬的药理作用有：降血糖，用于糖尿病，可改善口渴多饮等症状；镇咳、祛痰，天门冬素有镇咳、祛痰作用；抑菌，天冬煎剂对金黄色葡萄球菌、溶血性链球菌、肺炎双球菌、白喉杆菌、绿脓杆菌、炭疽杆菌等有抑制作用；抗白血病，煎剂体外试验对急性淋巴细胞性白血病、慢性粒细胞性白血病及急性单核细胞性白血病患者白细胞的脱氢酶有一定抑制作用，并能抑制急性淋巴细胞性白血病患者白细胞的呼吸；引产，将天冬置产妇宫颈内，可软化扩张宫颈，收缩子宫；本品尚有增强免疫功能的作用。天门冬临床上用于治疗糖尿病、支气管炎、肺结核、百日咳、便秘、性功能亢进、乳房肿瘤、功能性子宫出血及其他子宫出血、引产等，以及热性病后期，耗伤津液之口渴、咽干、舌燥唇裂，有脱水征象者。

猪肺

猪肺为猪科动物猪的肺。全国各地均有出产。熟食，煮汤饮，煮粥食。

猪肺含蛋白质、脂肪、糖类、钙、磷、铁等。每100克猪肺中含有水分83.1克，蛋白质12.2克，脂肪3.9克，碳水化合物0.1克，灰分0.7克，维生素A10微克、维生素E 0.45毫克，维生素B_3 1.8毫克，钾210毫克，钠81.4毫克，钙6毫克，镁10毫克，锰0.04毫克，锌1.21毫克，铁5.3毫克，铜0.08毫克，硒10.77毫克，磷165微克。

猪肺味甘，性平，归肺经。滋阴润肺补虚。适用于：肺阴亏虚：证见咳嗽痰少、日久不愈、咯血、气短等。多见于肺结核、支气管炎、支气管哮喘等。

猪肺不宜与饴糖、白花菜同食。

海蜇

海蜇又名水母、海蛇。属海生的腔肠动物，隶属腔肠动物门，钵水母纲，根口水母目，根口水母科，海蜇属。海蜇体呈伞盖状，通体呈半透明，白色、青色或微黄色，海蜇伞径可超过45厘米、最大可达1米之巨，伞下8个加厚的（具肩部）腕基部愈合使口消失（代之以吸盘的次生口），下方口腕处有许多棒状和丝状触须，上有密集刺丝囊，可分泌毒液。

海蜇每100克含水分65克，蛋白质12.3克，脂肪0.1克，碳水化合物4克，灰分18.7克，钙182毫克，磷微量，铁9.5毫克，硫胺素0.01毫克，维生素B_2 0.04毫克，维生素B_3 0.2毫克，干重1000克含碘1320微克。

海蜇味甘咸，性平，归入肝、肺经。能软坚化痰，润肺清热，消积润肠。用于痰咳，哮喘，便秘，妇女劳损，崩漏白带，小儿痰积食滞，风热丹毒等。现代研究认为，从海蜇中提取出的水母素，具有很强的抗癌效应。常用于治疗肺结核、高血压，甲状腺肿大，淋巴结核等。

贝母

贝母为最著名的止咳祛痰药，是中医临床常用品种之一。目前，临床所用的品种主要分为两类：一是川贝母、为百合科多年生草本植物川贝母、暗紫贝母、甘肃贝母或棱砂贝母的地下鳞茎。鳞状茎呈类圆锥形或近球形，表面白色，少有淡黄色者，外层鳞叶瓣，大小悬殊，大瓣鳞叶紧抱小瓣鳞叶，习称"怀中抱月"。药材是以质坚实、粉性足、色白而个小者为佳。二是浙贝母、为百合科多年生草本植物浙贝母的地下鳞茎。鳞茎的个较川贝为大，习称"大贝"，而其中个较小者，习称"珠贝"。大贝的鳞茎外层的单瓣鳞叶，一面凸出，一面凹入，略呈新月形，外表面类白色至淡黄色，有时有淡棕色瘢痕，内表面类白色或淡黄色，质硬而脆。珠贝为完整的鳞茎，呈扁圆球形，直径1~1.5厘米，表面类白色，外层鳞叶瓣，肥厚，互相抱合。药材是以鳞叶肥厚、质坚实、粉性足、断面色白者为佳。

现代研究表明，川贝母主要含川贝碱等多种生物碱，有镇咳、祛痰、降压、解痉、兴奋离体子宫等多种药理作用。但大量川贝碱能使神经中枢系统麻痹，呼吸抑制，血压降低，心搏变慢。浙贝母含浙贝碱等多种生物碱，有镇咳、降压、兴奋子宫及扩瞳等药理作用。

川贝母性味苦、甘，微寒；浙贝母苦，寒。入肺、心经。功能化痰止咳，清热散结。在临床上，常用于肺虚久咳，痰少咽燥，以及外感风热咳嗽，或痰火郁结，咯痰黄稠等症。川贝与浙贝都能清肺化痰而止咳，均可用于痰热咳嗽。常与知母同用，如二母散，但川贝性凉而甘，兼有润肺之功，多用于肺虚久咳，痰少咽燥等症，可与沙参、麦冬、天冬等养阴润肺药配伍；浙贝苦寒较重，开泄力大，清火散结作用较强，多用于外感风热或痰火郁结的咳嗽，常与桑叶、牛蒡子、前胡、杏仁等宣肺祛痰药同用。还可用于瘰疬疮痈肿毒及乳痈、肺痈等症。川贝、浙贝皆有清热散结的功效，浙贝较优。治疗瘰疬常与玄参、牡蛎等配伍，即消瘰丸；治疮痈、乳痈，常与蒲公英、天花粉、连翘等配伍；治肺结核，可与鱼腥草、鲜芦根、薏苡仁等同用。此外，近年来又以浙贝用于甲状腺腺瘤，常配合夏枯草、海藻、昆布、莪术等品应用。

甲鱼

为鳖科动物中华鳖的肉，又名团鱼肉、甲鱼肉、脚鱼肉、元鱼肉、水鱼肉等。宰杀后，取肉用。

甲鱼含蛋白质、脂肪、碳水化合物、钙、磷、铁、维生素 A、维生素 B_1、维生素 B_2、维生素 B_3、碘、角蛋白等，既是美味佳肴，又是滋补上品。

甲鱼味甘，性平，归肝、归肾经。现代研究发现鳖具有降低血胆固醇、降低血压作用，可用于治疗高血压、冠心病。并对脱肛、子宫出血、发热、肝脏病、肺结核、贫血、慢性腹泻、痔疮及营养不良等均有疗效。

甲鱼的浑身都是宝，通常所说的甲鱼的背甲药用称为鳖甲，含有动物胶、角蛋白、维生素D，以及钙、锑等。鳖甲具有调节免疫功能、促进骨髓造血功能、保护肾上腺皮质功能、防止癌细胞突变的作用。另外，还具有抑制结缔组织增生、增加血浆蛋白的作用，可消除结块、改善贫血症等。可用于癌症特别是肝癌及肝病所致的贫血等。鳖头烧灰后，内服或外敷，可治疗脱肛和子宫脱垂。鳖肉具有滋阴凉血作用。鳖血外涂可以治疗口眼、斜、脱肛。鳖卵盐水浸泡煮熟食，可治疗久泻不愈。

甲鱼含有大量组氨酸，易分解产生组氨，特别在甲鱼死后，分解更快。组氨酸具有毒性，对人体有害。故食甲鱼须活鲜者，死甲鱼万不可食，否则会引起食物中毒。另外，甲鱼与苋菜、芹菜是相克的，故不可同时进食，以免中毒。

黄精

为百合科多年生草本植物黄精或多花黄精的地下根状茎，又名黄芝，土灵芝等。黄精按形状不同分为两类：前者为姜形黄精，后者为鸡头黄精。

黄精味甘，性平。归脾、肺、肾经。补脾润肺，生精止渴。《抱朴子》中说："黄精甘美易食，凶年可与老少代粮食，谓之米餔，亦称作"余粮""散穷""救荒草"。我国古代道教、气功类书籍曾记载：道家、气功家常有辟谷的修炼方法。他们隐居深山，不食五谷，单饮泉水，采集黄精、茯苓、松子、柏子仁等食用，认为这些仙草、仙果，长久服用后可以轻身延年，长生不老，甚至还能成仙得道。成仙得道当然是不可能的，但服用黄精确能防病治病，延年益寿。黄精以块大、肥润、色黄，断面角质透明者为佳。

黄精中含有黏液质、淀粉、糖分以及天门冬氨酸、高丝氨酸、洋地黄糖苷和多种蒽醌类化合物。黄精具有增强心肌收缩力、降血脂、降低血压、降低血糖等作用，对糖尿病、高血压、肾性高血压有治疗作用。可防止动脉粥样硬化及预防脂肪在肝脏内沉积，并对结核菌有明显的抑制作用。综合各项功效，黄精为滋补佳品，具有较好的强身健体、轻身保健、抗衰老的作用。另外，黄精还有抗病原微生物作用，对结核病有防治功效，其抗结核菌作用近乎异烟肼；对真菌、抗酸菌均有一定的抑制作用。不过对金黄色葡萄球菌的抑制作用不明显。黄精的这一系列作用对人体起到了保健防衰、滋补防病的作用。

黄精入药安全性好，未见有毒副反应的报道。黄精质润滋腻，易助湿邪。如用于脾失健运、胃口欠佳、口淡泛涎、素体湿盛痰多者则会加重湿象。

乌龟

乌龟为龟科动物乌龟的肉。现代研究：乌龟肉主含蛋白质、胶质、动物胶、脂肪、糖类，另含有 B 族维生素、钙、铁、磷等。药理研究表明，乌龟肉有良好的提高机体免疫功能，增强机体抗病力，其抗衰老作用是很多动植物所不及。临床上常用于调治血虚体弱、阴虚骨蒸劳热、久咳咯血、久疟等症，其效明显。祖国医学认为，乌龟肉味甘、咸，性平，有补睛益血、滋阴清热等功效，可用于治疗瘰疬咳嗽、阳痿早泄诸症；乌龟壳（龟板）味咸，性平，有滋阴潜阳、益肾健骨等功效，可用于治疗腰脚萎弱、惊悸失眠及小儿囟门不闭诸症。药用功能十分广泛，是一高级滋补强身、延年益寿之珍品。

吃龟肉时有一大禁忌，那就是不能同时喝酒。吃龟肉时，也不宜食用苋菜与水果。

饮食禁忌

肺结核病是一种慢性消耗性疾病，病人需要高蛋白、高脂肪、高维生素等营养丰富的食物。特别是肺结核病人服异烟肼、利福平等抗结核药物时，饮食方面更要慎重，一般要注意以下几点：

忌食肥腻及辛辣刺激性食物

结核病人食欲较差，过食肥腻，会加重脾胃负担，影响营养物质的消化吸收；辛辣刺激性食物，如葱、姜、韭菜、辣椒、辣油、芥末、羊肉等，多属温燥之品，过食必生内火，进一步灼伤阴液，对肺结核阴虚火旺之体，如火上浇油，易诱发咯血。大蒜虽具有很好的健胃杀结核杆菌的作用，因其性味辛温，不宜过量服用，以免助火伤阴。

忌偏食、暴饮暴食及食过热食物

偏食，特别是长期偏食，不能摄取足够的必需营养素，不利于肺结核的康复。暴饮暴食，可损伤脾胃，造成营养吸收障碍。食过热过烫食物，可刺激血管诱发出血，肺结核患者，特别是咯血病人不宜食过热食物。

忌某些鱼类

可引起肺结核病人过敏的鱼类一般是无鳞类的和不新鲜的海鱼、淡水鱼。无鳞鱼类有金枪鱼、竹荚鱼、鱿鱼、鲐鲅鱼、马条鱼、沙丁鱼等。不新鲜的海鱼如带鱼、黄花鱼等。淡水鱼如鲤鱼等。在用异烟肼治疗结核病过程中，食用这些鱼容易出现过敏症状，轻者头痛、恶心、头晕、皮肤潮红、结膜轻度充血，重者颜面潮红、心悸脉快、灼热感、口唇和面部麻胀感、恶心、呕吐、腹泻、腹痛、荨麻疹样皮疹、呼吸困难、血压升高，甚至会出现高血压和脑出血的危险情况。

忌多吃菠菜

菠菜是一种营养丰富的蔬菜，有利于人体健康，但是肺结核病人却不宜多吃菠菜，因为菠菜含有丰富的草酸。草酸进入人体后，非常容易与钙结合生成不溶性草酸钙，不能被吸收，造成人体缺钙，从而延缓疾病痊愈。因此，肺结核病人应该少吃或不吃菠菜。若一定要吃它的话，可以先把菠菜放在热水里汆一下，使部分的草酸溶于水里，然后再把它捞出来食用，这样可以减少草酸的摄入量。

忌饮酒

饮酒过量，会导致酒精中毒，可使支配咽喉部的吞咽喉神经和迷走神经功能发生障碍，出现吞咽困难，误将口腔内的分泌物吸入呼吸道，引起肺部感染。此外，饮酒会损害肝脏，肺结核患者所使用的抗结核药物如异烟肼、吡嗪酰胺、利福平、对氨基水杨酸钠等对肝脏就有损害，如果再饮酒的话，会加重肝脏的损害，因此肺结核患者应该忌酒。

肺结核的食疗

火腿燕窝

用料标准：干燕窝5克，火腿50克，鸡清汤200毫升，鸡油、碱、淀粉、葱、姜、食盐、味精等调料适量。

制作方法：将燕窝放入碗中，加温水泡发（约15分钟），轻轻捞出，用镊子择去燕毛和根，用净水冲2～3遍（切不可揉搓），以洗净灰土为准。然后将水沥尽，把碱放入燕窝中，加入适量的开水，用筷子慢慢拌匀，待燕窝发胀，沥去碱水，再用开水冲2～3次（以去碱味），随即用干净布挤去水分，备用。火腿洗净，切丝。把发好的燕窝放在漏勺内，用清汤200毫升汆一下，用干净纱布挤去水分，摆在盘内，把火腿丝撒在上面，再把鸡清汤90毫升烧开，加入味精、料酒、食盐适量，湿淀粉10克勾汁浇上，最后淋上鸡油即可。

功效分析：滋阴补肺，健脾强身。燕窝为名菜之一，营养丰富，味道鲜美。燕窝性味甘、平，有养阴润燥、益气补中功效。火腿有健脾开胃、生津益血作用，故火腿燕窝有较好的滋阴补肺、健脾强身功效，适用于潮热盗汗、干咳少痰、肺结核等。健康人食用能养阴健身，但肺胃虚寒、湿痰停滞及有表邪者勿食。

五香酱牛肉

用料标准：瘦牛肉 500 克，食盐、味精、白糖、酱油、葱、姜、料酒、茴香、桂皮等调料适量。

制作方法：将瘦牛肉洗净、切成大方块，擦上少许盐。锅内加水适量，用旺火烧开，投入牛肉块，上下翻动几次，捞出刷洗干净。锅底先放锅垫，垫上放牛肉块，加入茴香、桂皮、葱结、姜片、料酒、白糖、酱油，在大火上烧开。至牛肉变红色时，再加入白汤淹没牛肉，加盐适量，用文火焖煮 2 小时左右。牛肉熟烂时捞出，冷透后，按其肌肉纤维横向切片即成。

功效分析：健脾益气，养血益精。牛肉营养价值很高，为滋补强壮食品。中医认为牛肉善健脾益胃，理虚弱，益气血，强筋骨。健康人食用能强身防病，是肺结核患者很好的补品。

杏贝蒸鸡

用料标准：母鸡 1 只，杏仁 15 克，贝母 30 克，葱、姜、食盐、料酒、味精等调料适量。

制作方法：鸡去毛、内脏及头脚，洗净。葱切段，姜切片。杏仁和贝母洗净后用纱布包好放入鸡腹内。然后把鸡放入钵内，加葱、姜、料酒、盐、适量清水，隔水蒸 1 ~ 2 小时即可。

功效分析：健脾益气，润肺止咳。适用慢性气管炎、肺结核等患者。杏仁功能止咳降气定喘，主要用于咳嗽气逆、喘促等，不论风寒、风热都可配用。贝母有止咳化痰、清热散结功效。鸡能益气健脾补虚。二味配伍烹调，使本药膳补中有攻，攻补兼施。对肺结核患者久病体虚、并有咳嗽多痰或伴喘促者更为适宜。

萝卜鲫鱼

用料标准：鲫鱼 1 条（250 克左右），萝卜 200 克，调料适量。

制作方法：鲫鱼去鳞及内脏，洗净。萝卜洗净，切成小块，起油锅下鱼，待鲫鱼煎透，加料酒、清水、葱、姜、盐适量，并加入萝卜同煮，最后加味精少许即可。

功效分析：健脾益胃，化痰止咳，适用于肺结核病人虚热咳嗽、痰中带血之症。萝卜有消食、醒酒、顺气除胀、化痰止咳、解表、散瘀、利尿、生津止咳等作用。鲫鱼能补脾胃、培土生金，配以化痰止咳之萝卜，具有较好的行水作用。故食用萝卜鲫鱼汤对肺结核患者有益。

玉竹猪瘦肉汤

用料标准：玉竹15克，猪瘦肉100克，生姜、食盐、味精各适量。

制作方法：玉竹洗净，生姜切片备用。猪瘦肉切成薄片，放入锅中加水适量，用旺火烧开撇去浮沫，加入玉竹、生姜片，用文火烧汤，煮至猪肉熟烂。出锅时调入食盐、味精即成。

功效分析：本品养阴润肺，止咳，适用于肺阴虚证，临床证见咳嗽无痰或痰少而黏、形体消瘦、潮热、盗汗或声音嘶哑、痰中带血，可见于慢性咽喉炎、肺结核、白喉等。健康人常服可抗老防衰。

杏仁川贝水鱼汤

用料标准：水鱼1条，重约500克，南杏仁10克，川贝母10克，知母10克，食盐少许。

制作方法：将南杏仁、川贝母、知母用温水浸软，过凉水洗净，待用。把水鱼宰杀，去除内脏，放入沸水锅里烫一下，捞出。过凉水洗去血腥，用刀斩成小块，待用。将煮锅洗净后，把全部用料一起放入锅内，加清水适量。武火煮沸后，改用文火煮3小时，点入食盐即可。

功效分析：本品滋阴降火，化痰止咳，适用于慢性支气管炎、肺气肿、肺结核属肺肾阴虚者，证见午后潮热、手足心热、颧红盗汗、咳嗽咯血、咽干口燥、腰酸耳鸣等。但脾胃虚寒、消化不良者，不宜饮用本汤。

冬虫夏草乌骨鸡

用料标准：乌骨鸡1只（700～1000克），冬虫夏草15克，山药 30 克，料酒、盐、味精、鸡清汤、白糖、葱、姜各适量。

制作方法：将山药去皮，洗净，切块。虫草用温水先洗两遍，再用少许水浸泡胀，捞出（原泡水经沉淀后留用），洗净泥沙。葱姜洗净，葱切段，姜切片。乌骨鸡宰杀后，除毛和脚爪，从背上开刀去内脏，洗净，放入沸水锅内烫一下，捞出用凉水洗净，放入盆内，用食盐、料酒把乌骨鸡全身里外搓匀。将冬虫夏草放入鸡腹内，再加入山药块，葱、姜放在鸡上，蒸鸡盆内加入泡虫草后经沉淀的水、鸡清汤、白糖，盖严盆盖。用湿绵纸封好盆口，上笼蒸约1小时，揭开绵纸，放入味精，调好口味，再稍蒸片刻即可食用。

功效分析：汤清质酥烂，鲜香味美，功用为养阴益气，止血化痰，用于肺痨退虚热、气血亏损、热病伤津。

鳝鱼沙参百合汤

用料标准：鳝鱼 2 条（约 250 克），北沙参 10 克，百合 10 克，料酒、葱、姜、盐、味精、高汤各适量。

制作方法：将鳝鱼去头，去内脏、骨，洗净，切成段，葱、姜洗净，葱切末，姜切片。北沙参洗净切片。百合去老瓣，将嫩瓣逐个剥下，撕去表皮膜，放入清水浸泡，1～2小时去苦味后捞出。将高汤烧开后，倒入鳝鱼丝，加入北沙参、百合、葱、姜、料酒、盐，烧开后，加入味精调口味，即可食用。

功效分析：鱼肉柔软鲜嫩，汤汁鲜香，功用为养阴清肺、养神宁心，用于肺痨阴虚肺热，干咳少痰，痰质黏、色白或痰中带血，口燥咽干，体消瘦等症。

糖醋鲤鱼

用料标准：鲤鱼 1 条（重约 1000 克），姜 25 克，淀粉 50 克，盐 5 克，酱油 15 克，葱 25 克，醋 50 克，白糖 100 克，料酒 50 毫升，香油 15 克，香菜 100 克，蒜 25 克，鲜花椒 1 克，植物油 1000 毫升，汤 150 毫升。

制作方法：将鱼宰杀去鳃鳞，开膛去除内脏，洗净，用斜刀法均匀地剞上翻刀花纹，用葱、姜、料酒腌渍 10 分钟。用湿淀粉均匀地将腌好的鱼挂满糊。将葱切段，鲜花椒、蒜、生姜切丝，香菜切末。锅烧热后放入植物油，油七成热时，将鱼尾提在左手中，鱼头朝下，肉翻成梯形，右手舀沸油，浇淋在鱼身上，当表面收缩定形时，放入油锅中炸至酥透捞出。锅内留少许油，放入生姜、蒜略煸出香味，倒入汤、白糖，烧开后勾芡，淋些醋，倒入备好的碗内。锅内放入油，然后倒入糖醋汁，待糖醋汁稠时，放入红椒丝、葱段、香油，浇在鱼上，撒上香菜末即成。

功效分析：鱼色彩金黄，酸甜酥脆。功用为养阴补虚，滋养身体。用于肺结核阴虚肺热、手足心热、面赤颧红、神疲倦怠、口燥咽干、舌尖边红、胸闷隐痛等症。

油白果

用料标准：白果 500 克，菜油 1000 毫升。

制作方法：将锅烧热，放入菜油，油烧沸，待冷却后装入瓶内，倒入白果浸泡。半个月后，去白果壳，服食白果仁，需经常服食。每次 3 ~ 5 粒。

功效分析：本品果仁滑润，香脆可口。功用为养阴清肺。用于退虚热、预防肺结核。

蒜泥拌黄瓜

用料标准：黄瓜 500 克，蒜 40 克，盐、食醋、味精、白糖、花椒面各适量。

制作方法：黄瓜用清水洗后削去两头及青皮，再用刀切成条形，蒜剁成泥。将黄瓜盛于碗内，用盐腌约 10 分钟，入味后，用凉开水洗 1 次，将水沥干，加入盐、白糖、花椒面、蒜泥、醋拌匀即成。

功效分析：本品香、咸、酸、入口清脆、爽口。功用为清热养阴，开胃健脾。用于防治结核病，方便有效。

凉拌鱼腥草根

用料标准：鱼腥草根（即侧耳根）500 克，盐、醋、糖、酱油、香油、味精各适量。

制作方法：将鲜嫩的鱼腥草根洗净，掐成 3 厘米的小段，洒上点儿食盐。1 小时后滤去多余水分，放入醋、酱油、糖、香油、味精，搅拌均匀，即可食用。

功效分析：本品味甜酸，鲜香可口。功用为滋阴清肺，醒脾开胃。用于阴虚肺热，食欲不振、干咳、痰中带血等症。

枇杷海蜇

用料标准：鲜枇杷 1000 克，净海蜇 200 克，猪瘦肉 20 克，水淀粉、胡椒粉、猪油、芝麻油、料酒、食盐、味精、青菜各适量。

制作方法：将枇杷剥皮，去核，剖为两半。锅中放入猪油，待油烧至六七成热时，放入枇杷浸熟，捞出，沥干油，摆在大汤盘中；再在锅中注入适量清水，加入料酒，放入海蜇头，烧沸后加入味精、香油和胡胡椒粉，用水淀粉勾稀芡浇在大汤盘的枇杷上，撒上火腿末和烫好、切碎、拌上佐料的青菜即成。

功效分析：具有清热解毒，化痰止咳，止渴和胃之功效。适用于治疗肺热咳嗽，咳嗽痰多，或痰湿滞胃，呕吐等病症。

川贝母燕窝羹

用料标准：燕窝 4 克，川贝母 10 克，猪瘦肉 150 克，盐、料酒、鸡清汤、味精、姜汁、豆油、胡椒粉各适量。

制作方法：燕窝放入盅内，取开水适量，加入石碱水搅和，倒入燕窝盅内，浸泡至燕窝涨发后取出。拣净绒毛和杂质，后将燕窝放入开水锅滚透后倒出，挤干水分。川贝母洗净，打碎皮包。猪瘦肉洗净，剁细。锅烧热倒入豆油，油至六成热放入猪瘦肉丝煸炒，倒入姜汁、料酒、盐、燕窝、鸡清汤、胡椒粉后烧开，再加入川贝母，再用小火煮开，放入味精调好口味，即可食用。

功效分析：养阴清肺，化痰止咳。用于骨蒸潮热、盗汗、心烦失眠、肺结核、肾阴虚症。

雪梨贝母猪肺汤

用料标准：猪肺 50 克，雪梨 2 只，川贝母 15 克，冰糖适量。

制作方法：雪梨去皮，切成约 1 厘米见方的丁，川贝母洗净，猪肺灌水洗净，挤去泡沫，除净血污，切成2厘米长、1厘米宽的块。将猪肺、川贝母、雪梨放入砂锅内，加冰糖适量，烧沸，改用文火炖2小时，熟烂后即可食用。

功效分析：汤汁稠浓、肺软滑甜润。功用为润肺、祛痰、止咳。用于肺结核咳嗽、肺气肿、喘咳、咳血、老年人无痰热咳等症。

第二十六章
胃病

　　"胃病"是笼统的叫法，临床上常见的胃病有急性胃炎、慢性胃炎、胃溃疡、十二指肠溃疡、胃十二指肠复合溃疡、胃息肉、胃结石、胃的良恶性肿瘤，还有胃黏膜脱垂症、急性胃扩张、幽门梗阻等。

　　那么，胃到底在哪里？它又是什么样的呢？

　　胃界于食管和十二指肠之间，是消化管最膨大的部分，略呈"J"字形。胃的位置大部分位于左肋部，小部分在腹上部和脐部。胃的运动和十二指肠运动相联系，完成对食物的受纳，对固体食物的碾磨，对液体和固体食物的排空，胃也有部分吸收和内分泌功能。胃的形状、大小和位置变化很大，这取决于人的年龄、性别、体位和体型，取决于胃的充盈程度及周围器官的状态和呼吸运动等。矮胖的人，胃的位置常较高，并略呈横位，瘦弱的人则趋向于下垂。

　　胃有前后两个面，也叫前壁和后壁；两个弯，即大弯和小弯；两个口，即贲门（入口）和幽门（出口）。胃可分为4个部分，即胃底部、贲门部、胃体部、幽门部。胃与食管相连处称为贲门。贲门处有贲门腺，分泌黏液。贲门左平面凸向上方的膨大部分称为胃底。胃的中部称为胃体。胃底与胃体有胃底腺和胃体腺，主要由分泌盐酸的壁细胞、胃蛋白酶细胞、黏膜细胞和内分泌细胞组成。胃体与胃底有储存食物的功能。胃与十二指肠连接部分称为幽门，幽门与胃体之间的都分称为胃窦。胃窦主要是幽门腺，由黏液细胞组成，还有少许壁细胞和分泌胃泌素的内分泌细胞。胃体与胃窦上方的连接处，称为胃角。十二指肠与胃连接的第一段，叫十二指肠球部，是十二指肠溃疡最常发生的部位。胃窦、胃角和十二指肠是消化性溃疡好发的部位。

胃在上腹的活动度比较大，发病时可出现上腹疼痛（肚脐以上到剑突下即"心窝"部位）、上腹不适、上腹饱胀、嗳气等症状。除胃以外，上腹部还有很多与胃相邻的重要器官，如十二指肠、胆囊、肝脏、结肠、胰腺等。它们发病时都可能出现上腹疼痛，如十二指肠发病时可出现右上腹或中上腹的疼痛，胆囊发病可出现右上腹疼痛或中上腹疼痛，肝脏发病也常出现右上腹疼痛或中上腹疼痛，胰腺发病也可出现中上腹或左上腹疼痛，结肠的病变也可出现左上腹、中上腹或右上腹疼痛等。因此，单凭上腹疼痛不能判断是哪个器官发病，要结合病人的其他症状、病史和一些特殊的检查才能做出正确的诊断。

胃病是对多种胃部疾病的统称。有时胃病很难与相邻器官的疾病相鉴别，如反流性食管炎、胆囊炎、胆石症等，而须做有关检查，方可诊断。

病因与病机

胃是人体六腑之一，位于膈下，上接食道，下通小肠。胃常常被称为"水谷之海""仓廪之官"，它的生理功能主要是"受纳水谷""主腐熟"，特点是"胃主和降""以降为顺"。

古人常把储藏谷的称为仓，把储藏米的地方称为廪，储藏粮食的地方通称为仓廪。而脾胃的主要生理功能是将饮入的水谷食物储存于胃，并消化成为有用的营养物质以供人体的生命需要，因此古人形象的把胃称为"仓廪之官"。受纳即是接受和容纳的意思，水谷则泛指各种饮食和水分，由于水谷每天不断从口经过食道和贲门，进入胃中，由胃接受和消化，因此"胃主受纳"，胃又被称为"水谷之海"。所谓腐熟，即是对所受纳的水谷进行消化的意思，胃主腐熟就是指胃研磨和消化进入胃内的食物，使之成为食糜，为进入小肠进行进一步消化打下基础。"胃主和降"、"以降为顺"是指胃将受纳的水谷，进行腐熟，形成食糜，不断下传到小肠，保持胃肠的排空、充盈交替，使之虚实更替，维持胃正常的受纳功能，所以，胃气贵在和降通畅。如果胃气通降的功能失常，则不但水谷不能顺序下行，而且会影响到胃的进一步受纳和腐熟功能的进行，从而使消化功能紊乱，产生胃的各种疾病。

其他脏腑的生理功能要正常进行，都依赖于脾胃的消化吸收功能。只有脾胃功能正常，饮食才能化为气血津液营养其他脏腑，也就是说，脾胃为其他脏腑生理功能的正常进行提供了物质基础，所以，胃又被称为"五脏六腑之大源"。胃的这些生理功能又可以通称为"胃气"。此外，按照中医理论胃为燥土，本性喜润恶燥，并具有多气多血的特点。

中医理论认为，引起胃病的原因很多，常见的有感受风寒、饮食生冷、饥饱失常、嗜好烟酒等。

感受风寒

中医把人的体内之气分为"正气"与"邪气"，并认为"风""寒""湿""暑""热"都是致病的邪气，都可以引起胃病，但是最常见的还是风寒邪气。人体感受风寒邪气以后，体内的正气就会受损，使原来的平衡遭到破坏，导致气血凝滞、通行不畅，胃中阳气不能舒展，使肌肉收缩痉挛，产生胃病。胃病患者受到风吹雨淋或饮食生冷食物以后，胃病立即发作，就是这个原因。风寒引起的胃病特点是突然发作的剧烈疼痛，得温痛减，喜欢吃一些温热的食物，这就是民间所说的"喜热不喜冷"。

饮食不节

导致胃病发生的第二个原因是"饮食不节"。中医所说的饮食不节主要包括进食时间没有规律、特别偏嗜某种饮食品、吃了不洁净的食物、暴饮暴食等。胃是一个消化器官，任何一种饮食不正常都可以引起胃的病变。有些人由于工作忙，或因为作息时间没有规律，如经常出差、工厂三班倒等原因，使进食不能按规律安排，饥一餐饱一顿。这样一来，使胃原有的正常运转失常，引起饮食停滞，胃气受阻，食物浊气不能顺畅和降，从而导致胃病的发生。还有一些人特别喜欢吃生冷或辛辣食物，那么寒邪或湿热之邪就会蕴结于脾胃，气机不通畅而致胃病。比方说茶和酒都是人们常用的饮料，适量饮用有益于人体健康，因此历代医家都认为少量饮酒可以疏通血脉。但大部分的酒虽然是水谷粮食制成，性味却属于辛热之类，如果嗜酒过度，湿热阻滞脾胃就会引起胃病，甚至助热动火导致呕血、便血。茶叶性味苦寒，有清热利湿、生津止渴、消食化积等作用。喝茶以清淡适量为宜，如果饮茶过多过浓，清利过度，寒湿凝滞中焦脾胃，也会引起胃病。现代医学科学研究也已经证明，酒和浓茶是可以损伤胃黏膜的，多饮更加有害无益。

情志失调

情志失调是指人的精神对胃脏的影响。其实情志失调不仅对胃，对其他的器官也有一定的影响。我国最早的医籍经典《黄帝内经》中就已经记载了精神因素与胃病的关系。临床实验证明，人们精神过度紧张、焦虑不安、心神不定、忧思悲伤以及气郁恼怒等情志因素都可以引起胃病。这是因为情志因素一方面直接损伤脾胃，降低脾胃的运化功能，另一方面导致肝气郁结，横逆走窜，侵扰脾胃，引起脾胃气机失于和降，因此导致胃病生成。这种胃病中医又称为肝胃气痛，具有胀痛并作、部位不定的特点，常伴随暖气、泛酸、疼痛连及两胁等症状。

素体脾虚

有一部分患有胃病的人是由于平时不注意保养，或者由于久病在身等原因，导致脾胃本身虚弱，脾胃自身失养，从而造成胃病。如果脾胃本身虚弱的病人，又感受了寒邪，或者食用对胃有刺激的食物，或者精神紧张，就更容易引起胃病或使胃病复发。

营养膳食要点

中医学称慢性胃病的胃痛为"胃脘痛"，认为胃脘痛与情志失调和饮食不节密切相关。因此，治疗慢性胃病，除调节情志外，重在调节饮食，注重胃病患者的营养配餐与食疗。急性胃炎伴有腹泻、呕吐症状时，因失水较多，所以应大量补给液体。为使胃部得到休息，要以流质食物为主，辅以少渣、少粗纤维、易消化的饮食，同时可以少量多餐。胃病并发腹泻者，还应在膳食中少用或不用易引起胀气的蔗糖及生菜、水果等粗糙的多纤维食物，禁忌吸烟、饮酒。

胃病的饮食原则主要应从以下几个方面加以注意：

（1）要养成良好的饮食习惯，做到定时进食。古人所谓"起居有常，饮食有节"就是这个道理。胃病患者尤其要注意少吃多餐，吃容易消化的软食，避免吃坚硬、生冷、粗糙、含纤维过多的食物，如韭菜、芹菜、黄豆芽、老菜帮等。

（2）注意多吃富含蛋白质、维生素的食物，如鸡蛋、牛奶、肉类、鱼虾、豆腐、豆浆及绿叶蔬菜，以增加蛋白质和维生素，这样更有利于胃黏膜的恢复。对富含蛋白质的食物加工时应注意加热充分，使之熟烂酥软，这样不仅利于胃黏膜的恢复，而且还易于被人体消化吸收。

（3）为了保护有病的胃黏膜，减少对胃黏膜的损伤，慢性胃病的患者一定要注意吃饭时做到细嚼慢咽，尽可能使食物在口腔内磨碎并与唾液充分混合，这样有助于消化，减轻对胃的负担。因为唾液中含有黏蛋白和内源性碳酸氢盐，前者能在胃肠中起润滑作用，后者可以中和胃酸，有助于缓解和治愈因胃酸过多而导致的胃部溃疡病变。

相反，暴饮暴食可使胃肠负担过重，食物在胃肠中停留时间过长，刺激和损伤胃黏膜、胃液中的盐酸被稀释，无力抵抗病菌的侵袭，容易发生胃肠炎。饱餐使胃窦部过度扩张，使胃酸分泌增多，容易引起消化性溃疡。有时可引起急性胃扩张，甚至胃破裂。既往有慢性消化性溃疡者，可发生穿孔，引起弥漫性腹膜炎。暴饮暴食后肠腔内容物骤然增多，胃肠道分泌物也增多，使因手术或炎症发生粘连而狭窄的肠腔不通，引起急性肠梗阻。肠段内重量增加，剧烈运动也有可能导致肠扭转。

（4）如患慢性萎缩性胃炎胃酸过少，应经常多吃一些酸味食物，如酸牛奶、酸烹菜肴以及酸性水果，如山楂、苹果、橘子、草莓等，以刺激胃液分泌，帮助消化，增进食欲。

（5）如患十二指肠溃疡胃酸过多，则应忌食容易产酸的食物，主要避免进食甜食和富含淀粉类的食品，如蔗糖、甜点、红薯以及刺激胃酸分泌的浓茶、咖啡、酒类、浓肉汤等。同时，为了中和胃酸可经常吃一些碱性食物，如苏打饼干、烤馒头片等。若患者有明显的腹胀现象，应尽可能不吃或少吃容易产生胀气的食物，如土豆、红薯、洋葱、煮黄豆等。伴有贫血的患者，应多吃含铁丰富的动物肝、肾、瘦肉、血与黑木耳、芝麻酱及绿叶蔬菜等。

（6）忌酒、戒烟，要注意避免刺激性太强的食物。食物首先进入的是胃，胃有病变者对食物的刺激较为敏感，摄食时要注意避免刺激性太强的食物，辣椒、生姜、大蒜等有温通理气的作用，有助于止痛，可以适量进食，但同时对胃黏膜的刺激也较强烈，所以不宜多用。胃病患者的菜肴，选料时要避免坚硬、粗糙的食物。烹调上，可采用炖、蒸、煮、焖及滑炒、软炒的方法，使制作的食物柔软润滑，不至于对有病变的胃肠产生过强的刺激，并易于消化，以减轻功能受损的胃肠的负担，便于胃病的缓解或康复；而煎、炸、烤、炙之类方法烹调而成的菜肴由于较难消化，应当少用或不用。主食、菜肴加工烹调时，调味品不要用得过多，尽量注意清淡，过咸、过甜及熏炙过浓的菜肴均不宜食用。同时还应避免长期服用对胃黏膜有刺激的药物。

（7）在遵循上述饮食原则的同时，具体配餐还要根据当时的病情来辨证掌握。急性胃炎者，针对引起发病的因素，要停用与发病有关的食物，如食物已经变质、已有细菌污染等，不宜再吃。宜吃一些有清胃热作用的清淡食品，如马兰头、马齿苋等，会有助于病情的恢复。

另外，还要注意劳逸结合，生活有规律，保持乐观愉快的情绪，避免紧张、焦虑、忧郁，特别是吃饭前或吃饭时不要生气等。如果饭前处于不愉快或生气状态时，应等平静下来后再进食，这对稳定病情、促进康复均有好处。

宜食食物

香菇

香菇又名香信、厚菇、冬菇、花菇，香菇营养丰富，滋味鲜美，具有独特的色香味，是世界上著名食用菌之一。

据分析，每 100 克干香菇中含水分 10.9 ~ 15.25 克、粗蛋白 18.32 克（纯蛋白 12.57 克）、碳水化合物 66.32 克（其中还原糖 54.83 克）、水溶性物质 45.21 克、灰分 3.36 克、钙 124. 毫克、磷 415 毫克、铁 25.3 毫克和维生素 $B_3$18.9 毫克等，还含有丰富的维生素。每 100 克鲜香菇中除含水分 85% ~ 90%，固形物含粗蛋白 19.9%、粗脂肪 4%、可溶性无氮浸出物 67%、粗纤维 7%、灰分 3%。蛋白质中含有 18 种氨基酸，其中 7 种属人体必需氨基酸。

香菇性平味甘，具有理气开胃的功能，所以胃病患者多选吃菇类蔬菜。另外，香菇含多糖成分，还能防止慢性胃病发展成胃癌。

香菇的干制品，烹调前须先用温水浸泡 1 小时左右，然后让其在水盆中旋转，以去除沙粒。鲜品可以直接清洗。去掉菇根后，用于炒、熘、烩、炸、拌、做汤，也可酿、蒸、烧，还可做各种荤素菜肴的配料。

香菜

香菜原名胡荽，又称芫荽、香荽、胡菜、莛葛草，一年生或二年生草本，高 30 ~ 100 厘米，全株无毛，有强烈香气。主根细呈纺锤形，具多数支根。茎直立中空，具细条棱，小叶卵形或扇形。春夏间开花，花白或淡紫色，复伞形花序顶生，或与叶对生。双悬果近球形，光滑有棱。

现代医学研究发现，香菜除含蛋白质、脂肪、糖类、多种维生素、胡萝卜素、钙、磷、铁外，还含胡荽油、正癸醛、芳樟醇、壬醛等成分。经科学分析，本品胡萝卜素的含量为番茄、黄瓜、菜豆的 10 倍以上；钙与铁的含量高于许多叶类蔬菜。芫荽入馔，生熟皆宜，香美可口，既可拌凉菜、炒食、做汤、做火锅配料，又可腌渍食用。能除腥膻气味，因为香菜叶内含有松精及胡荽油等化学物质，一经切碎就散发出来。松精及胡荽油能促进唾液分泌，加快肠胃蠕动，增进食欲，有利于胃病患者的康复。

中医认为，芫荽具有发汗、透疹下气、健胃之功效，宜于小儿麻疹及风疹透发不快、患有流行性感冒以及食欲不振、纳呆腹胀之人食用。芫荽性温味辛，有疏风散寒、行气通窍、开胃健脾的功效，做菜时搭配芫荽可起到调味、去腥、开胃健脾的作用；又能祛风散寒，发汗解表，治风寒感冒。芫荽配生姜、葱根或葱白、红糖，可谓是家庭的好医生，治风寒感冒见效极快。但有中医典籍认为：芫荽虽适宜于胃呆腹胀之人食用，但患有胃溃疡和气虚体弱之人忌食；凡服用补药和中药白术、牡丹皮时，不宜同食芫荽；多食昏目、耗气，久冷者食之脚弱。

番木瓜

番木瓜，又名石瓜、万青果、蓬生果、番瓜、木冬瓜、广西木瓜，是十字花目番木瓜科水果。因它的果实里含有一种乳汁，未成熟者含量尤其多，故又名"乳瓜"。成熟的番木瓜为长圆形，呈金黄色，个头大，长达 30 厘米，最大者能有六七千克重，有多数黑色种子。番木瓜的果实丰满、气味香馥，是夏日的美味珍果。同时，应与另一种属蔷薇科植物的木瓜相区别，后者的果实小如桂圆，味酸涩，不能做水果鲜食，但可做中药材。

番木瓜果实中含有丰富的糖分、有机酸、蛋白质、脂肪和多种维生素，此外还含有番木瓜碱、木瓜蛋白酶、脂肪酶、粗纤维及钙、磷、铁等矿物质。番木瓜药食俱佳，称得上水果中的上品。鲜美的木瓜及其木瓜食品老少皆宜，四季皆适。春、夏季经常食用番木瓜，可以清心润肺，祛暑消炎；秋冬季节经常食用，可以润燥暖胃，益肝补脾，润肺化痰、止咳。

番木瓜味甘、性平，有助消化、利二便、祛风除湿、通乳、驱虫、健脾醒味、消暑消渴、疏肝化郁等诸多功效，可用于治疗消化不良、胃痛、痢疾、二便不畅、风痹、虚热烦闷、肺虚咳嗽、老烂脚、小儿湿疹、绦虫症、蛔虫症等。番木瓜果实的乳汁中含有两种生物酶，一种叫番木瓜蛋白酶，可把蛋白质分解为氨基酸；另一种是脂肪酶，可分解脂肪为脂肪酸，有利于人体对食物的消化吸收。番木瓜产区居民，在烧牛肉或煮老鸡时，放几片番木瓜进去，不仅可增益鲜味，而且使牛肉或老鸡很快烂熟。其乳汁以未成熟果实含量尤多，可用于慢性胃炎及消化不良等。产妇常食用番木瓜烧的菜，可促进乳汁的分泌。番木瓜乳液制品，除作为消化剂外，还有强心及医治湿疹等皮肤病的效用。另外，番木瓜有改善胃肠功能的作用，如果脾胃虚寒及慢性胃炎病人，每天饭后吃一些番木瓜或番木瓜果肉熬成的糯米粥，可大大地改善胃肠功能。

鸡蛋

鸡蛋是鸡生下来的卵，一般有红壳蛋和白壳蛋两种，二者营养价值相差无几。一般认为只要无农药和激素的污染，二者的营养价值相似。鸡蛋蛋白（也叫蛋清）和蛋黄的营养成分有别，胆固醇和卵磷脂主要存在于蛋黄中。

每 100 克白壳鸡蛋含蛋白质 12.7 克，脂肪 9.4 克，碳水化合物 2.3 克，维生素 A 原（胡萝卜素）159 微克，维生素 B_1 0.25 毫克，维生素 B_2 0.45 毫克，维生素 B_3 0.6 毫克，维生素 E 32 毫克，钙 59.3 毫克，磷 218.7 毫克，铁 1.75 毫克，硒 37 微克。另含维生素 B_6、维生素 D 及叶酸、镁、锌、铜、碘等，能量 586.2 千卡。白壳鸡蛋中胆固醇的含量略高于红壳蛋。鸡蛋中的卵磷脂和维生素 B_2 的含量很高，它们对人体的神经系统和身体发育成长大有好处，是青少年和婴幼儿成长期间特别需要的物质。蛋黄中的乙酰胆碱有增强记忆力的作用。鸡蛋中的蛋白质也很好，主要成分为卵白蛋白和卵球蛋白，对婴幼儿的成长也极有好处。

中医认为鸡蛋清性微寒而气清，蛋黄则性温而气浑。鸡蛋清能益精补气、润肺利咽、清热解毒，治伏热、目赤、咽痛音哑、阳痿等症；鸡蛋黄能滋阴润燥、养血熄风，治下痢、吐血、心烦难眠、胎漏下血等症，功同阿胶。现代医学有关专家认为，老年高血压、高血脂和冠心病患者，可以少量食用鸡蛋，这样既可补充优质蛋白质，又不至于增加血脂水平，还有助于延缓衰老。蛋黄中含铁较高，含卵磷脂也较高，对婴幼儿和妇女均极为有用。

鸡蛋是一种最有营养价值的食品，因为一个完整的鸡蛋是一个完整的生命，营养成分搭配得非常合理，完全符合生命活动的需要。现代医学研究表明，蛋黄中的卵磷脂可乳化胆固醇，防止胆固醇沉积在血管壁上，所以不用怕吃了鸡蛋引起动脉硬化。鸡蛋中蛋白质所含氨基酸对人体而言是一种理想的氨基酸，尤其大豆中所缺乏的蛋氨酸的含量也颇多，对于恢复肝脏功能及促进毛发的生长具有一定的效果。此外，鸡蛋中可帮助蛋白质代谢的 B 族维生素的含量比肉类多出三倍。蛋黄中的卵磷脂为脂肪含量的 30% 以上。卵磷脂除了可抑制胆固醇之外，也有使脑部及神经系统的功用趋于活泼的效果。所以对于脑力工作者而言，鸡蛋是不可或缺的重要食品。

对于患有慢性胃病的人来说，消化吸收能力本来就不强，营养素的供应量不足，所以每天的食谱中是离不了鸡蛋的，而且鸡蛋蛋白质有利于胃黏膜的修复。

医学界普遍认为，患有肾炎、胆囊炎和胆高热、腹泻、肝炎、肾炎、胆囊炎和胆结石的人应忌食鸡蛋，或以少食为好。这是因为高蛋白会影响食欲，增加肝脏负担，不利于泌尿系统的新陈代谢。医学界人士还不赞成吃生鸡蛋、老鸡蛋和油炸鸡蛋。多吃生鸡蛋会影响人体对生物素的吸收，引起生物素缺乏，出现精神倦怠、食欲不振、毛发脱落变白和肌肉疼痛等反应；老鸡蛋（煮得太老的鸡蛋）的蛋白结构变硬，难以消化，易在胃中产生气体，使食用者打嗝、烦躁等；吃油炸鸡蛋后也易出现消化不良现象，同时油炸鸡蛋的蛋白质遭受损失较大。

莲子

莲子，又名藕实、水芝丹、莲实、泽芝、莲蓬子，为睡莲科多年水生草本植物莲的果实或成熟的种子。莲子外覆黑色硬壳，去壳后呈红色皮，质地细腻，味道鲜美。

莲子营养丰富，是一种高级食品，素有莲参之称。莲子富含淀粉和多糖，每100克鲜莲子中含蛋白质4.9克，脂肪0.6克，碳水化合物9.2克，钙18毫克，磷54毫克，铁1.2毫克，胡萝卜素0.02毫克，硫胺素0.17毫克，维生素$B_2$0.09毫克，维生素$B_3$1.7毫克，维生素C17毫克。根据现代科学研究，莲子的中还含有多种生物碱，其中氧化黄心树宁碱有抑制鼻咽癌的作用，可以说莲子既是健身抗老、延年益寿的滋补佳品，又是功效显著的治病良药。

莲子味甘甜，性平和，能补益脾胃、养心安神，具有补脾、益肺、养心、益肾、固精、止带等功效，可用于心悸、失眠、体虚、遗精、白带过多、慢性腹泻等症。莲子生可补心脾，熟能厚肠胃，素有"脾果"之美称。它的特点是既能补，又能固，因此可补中止泻，安中固精。

莲子因性补而涩，故中满痞胀及大便燥结者忌食。

板栗

板栗，又称栗子、栗果、凤栗、毛栗等，是壳斗科植物栗子的种仁。

板栗营养丰富，它含有糖及淀粉 60%～70%，还含有蛋白质、脂肪、胡萝卜素、维生素 B_1、维生素 B_2 等多种维生素及钙、磷、铁等矿物质。此外，还含有脂肪酶等。据科学分析，每 100 克栗子肉含蛋白质 4.8 克，脂肪 1.5 克，碳水化合物 44.8 克，磷 91 毫克，钙 15 毫克，铁 1.7 毫克，胡萝卜素 0.24 毫克，维生素 B_1 0.91 毫克，维生素 B_2 0.31 毫克，维生素 B_3 1.2 毫克，维生素 C 36 毫克。

栗子性温，味甘，有养胃健脾、补肾强筋、活血止血、消肿等功效，适用于因肾虚所致的小便频数、腰腿酸软、腹泻、咳嗽、百日咳、便血、呕吐、金疮、折伤肿痛、瘰疬等病症。特别是老年肾虚、大便溏泻者更为适宜，常吃些栗子能强身愈病。现代医学认为，栗子所含的不饱和脂肪酸和多种维生素，能调理肠胃、抗高血压、冠心病、动脉硬化等症，是抗衰老延年益寿的滋补佳品。

栗子生食不易消化，熟食多量容易碍滞脾胃，故一次食量不宜过多。脾虚湿热症者不宜食用。

鲫鱼

鲫鱼属鲤科动物，又称鲋鱼、鲫瓜子、鲫皮子、肚米鱼。

鲫鱼是很好的营养滋补食物。每 100 克鲫鱼含水分 85 克，蛋白质 13 克，脂肪 1.1 克，灰分 0.8 克，碳水化合物 0.1 克；此外尚含钙、铁、核黄素、硫胺素等成分，维生素的含量也很高。

鲫鱼味甘、性平、无毒。我们日常食用鲫鱼可以健脾利温，治脾胃衰弱、不思饮食、痢疾、消肿、溃疡等病。其主要作用：补虚损强身体，用于劳倦所伤引起的身体瘦弱、倦怠乏力、抵抗力低下的补养。温补脾胃，用于食欲不振、消化不良、呕吐、乳少、子宫脱垂、四肢无力等病症的调补和治疗。去湿利尿，是治疗脾虚水肿的佳品。另外，鲫鱼对慢性肾小球肾炎水肿和营养不良性水肿效果颇佳。

注意事项：鲫鱼与鸡肉、羊肉、狗肉、鹿肉同食易生热，气虚和阳虚的人食之则相宜；阳盛的体质和素有内热者食之则不宜，易生热而生疮疡。

粟米

粟米为禾本科草本植物粟的成熟种仁，又名小米、谷子、粟谷、籼粟、硬粟。粟米喜湿润环境，对土质要求不高，能耐寒，易种植，粟米高 60 ~ 150 厘米，杆直立，粗壮；叶片披针形或线状披针形；顶生圆锥花序穗状，通常下垂，穗轴密被细毛，小穗椭圆形，基部有刚毛，通常褐色或浅紫色，少见绿色；谷粒卵状或圆球状，色淡黄。花期 6 ~ 8 月，果期 10 月，秋季采收成熟的种子，晒干去壳备用。发芽的颖果及陈粟均入药用。

粟米含蛋白质、脂肪、淀粉、钙、磷、铁，维生素 B_1、维生素 B_2、维生素 B_3 等，其中蛋白质中含谷氨酸、脯氨酸、丙氨酸、蛋氨酸。现代研究证明，粟米每 100 克中含水分 12.1 克，蛋白质 8.1 克，脂肪 3.3 克，碳水化合物 69.6 克，胡萝卜素 40 微克，维生素 B_1 0.26 毫克，维生素 B_2 0.26 毫克，维生素 E 3.8 毫克，维生素 B_3 0.6 毫克，钾 249 毫克，铁 3.2 毫克，钠 2.3 毫克，钙 22 毫克，磷 196 毫克，铜 0.35 毫克，硒 2.49 微克。

粟米味甘、咸，性微寒，归脾、胃、肾经，具有补益脾胃、养阴清热的功效。适用于以下诸症：脾胃气虚，证见纳食减少、大便溏泄、四肢乏力等，多见于慢性肝炎、慢性肠炎、小儿消化不良、病后体虚、妇女产后等；胃阴亏虚，证见口渴多饮、善饥多食、反胃呕吐等，多见于糖尿病、慢性咽炎、热病后期、慢性胃炎、消化性溃疡、胃神经官能症等。另外，粟米除了含上述营养物质等外，它还是极少数的碱性谷物食品之一。胃酸过多引起的胃病患者不能食用酸性谷物如小麦等，服用粟米非但没有任何不适，而且会有一定的帮助。

注意事项：粟米不能与杏仁同食，否则会引起吐泻。霉变的粟米不能食用。

薏苡仁

薏苡仁又名苡仁、薏仁、米仁，为禾本科多年生草本植物薏苡的种仁。成熟的种仁呈广卵形或椭圆形，基部较宽平，顶端钝圆；长 5 ~ 8 毫米，宽 3 ~ 6 毫米；表面乳白色，平滑，有时残留未除尽的红棕色种皮；背面圆凸，腹面有纵沟，基部圆形凹入，内有棕黑色半环状痕及淡棕色点状种脐；质坚实，断面粉性。药材是以粒大、饱满、色白、无破碎者为佳。

本品最富有营养，为易于消化的谷类，是健脾胃的良药。现代研究表明，薏苡仁含蛋白质 14% ~ 18%，粗脂肪 9.5% ~ 11.5%，可溶性糖 6.38% ~ 8.35%，B 族维生素、维生素 E 微量，并含有多种氨基酸、薏苡素、三萜化合物、薏苡仁酯、亮氨酸、赖氨酸、精氨酸、酪氨酸等。

薏苡仁性味甘、淡，微寒，入脾、胃、肺、大肠经。本品能升能降，升少降多，上行清肺热，以使水之上源清净；下行理脾湿，渗利肠胃之湿，用于治疗肺痈、胃炎诸症。薏苡仁虽寒而不伤胃，健脾而不滋腻，是食疗药膳中健脾胃的重要组成部分。脾胃不好的人常常感到食欲不振、消化能力减退，中医认为，薏苡仁具有健脾、补肺、清热、利湿的作用，而且特别容易消化吸收，是很好的食疗食物，适合脾胃虚弱者食用。

饮食禁忌

忌辛辣食物

辣椒不但营养丰富还有健胃、助消化的药用功能。吃饭不香、饭量减少时，在菜里放上一些辣椒，就能改善食欲，增加饭量。用辣椒和生姜熬汤喝，又能治疗风寒感冒，对于兼有消化不良的病人尤为适宜。但是，过多的辣椒素会剧烈刺激胃肠黏膜，使其产生充血、水肿，甚至糜烂溃疡、蠕动加快、胃液过多的分泌，从而引起胃疼、腹痛、腹泻并使肛门烧灼刺疼、诱发胃肠疾病。辛辣调味品对于胃肠道的利弊双重作用与辣椒基本相同。辛辣食物刺激胃黏膜，还会加重胃炎、胃溃疡的病情，引起胃灼热、泛酸等；辛辣食物还会使大肠吸收水分的作用增强，以致粪便过于干硬，引起便秘，并促使痔疮出血。所以说，辛辣食品不能过多地食用，尤其是食管疾病、胃部疾病、习惯性便秘、痔疮以及胃肠热证患者更需注意，避免辛辣食物的刺激。

忌多吃冷饮、多喝饮料

正常人的胃肠道有一定的张力，并保持着一定的有节律的蠕动，血液循环也随着其活动的强度而增减。如果突然吃进大量的冷饮，胃肠道表面受到寒冷的刺激，使胃部产生痉挛性收缩，肠道蠕动亢进，导致胃痛、腹痛、恶心和腹泻。同时胃肠道血管也因受寒凉的刺激而收缩，胃肠道血液供应减少，导致胃肠道的分泌、蠕动等生理功能失调，加重了上述症状。

另外，人在吃饭时或者在饭后喝饮料时，大量的饮料充满胃腔，冲淡了胃液，饮料中的二氧化碳还会中和胃酸，导致消化不良。有慢性胃肠道疾病的患者，胃肠道分泌、蠕动本身存在着障碍，胃肠黏膜防御功能低下。因此，这些人不宜吃冷饮、喝饮料。健康人平时也要做到少吃冷饮、少喝饮料。

忌大量饮酒

酒类与人的健康关系密切。健康人适当饮酒，对身体有益，但胃病患者不宜饮酒。长期或过量饮酒，酒精可使食管黏膜受刺激而充血、水肿，形成食管炎；还可破坏胃黏膜的保护层，刺激胃酸分泌、胃蛋白酶增加，引起胃黏膜充血、水肿和糜烂，引起急、慢性胃炎和消化性溃疡。大量饮酒的患者在胃镜下可以看见他们的胃黏膜高度充血发红、水肿、糜烂和出血等现象。患有慢性胃炎、消化性溃疡病的患者，由于胃黏膜本身的自我保护、防御功能就差，即使饮用少量的或低度的酒，也足以破坏其胃黏膜，加重病情。因此，慢性胃病患者需要忌酒。

胃病的食疗

青菜狮子头

用料标准：猪肉（瘦）250克，青菜500克，水发玉兰片30克，香菇30克，淀粉40克，花生油10毫升，食盐、葱、料酒、鸡精、香油各适量。

制作方法：将猪肉（瘦）做成肉糜，加淀粉、食盐、料酒等顺着一个方向搅至黏稠，做成圆球状。将猪肉球放入笼屉，先蒸一下使肉粘紧，备用。青菜切段，玉兰片切片，香菇切丝，备用。锅内放油，烧热，用旺火爆炒青菜，放入肉圆，加水并加入适量的食盐，烧开后加入玉兰片和香菇，小火加热至熟（约2小时），加入鸡精，起锅，淋上少许香油即可。小火加热至熟，时间较长，注意不要干锅。

功效分析：补气健脾。久病体弱，则见食欲不振，虚羸乏力，治宜补气益脾胃，以化生气血。菜中猪瘦肉性味甘平，善于益气养血，补而不滞，含有人体必需的营养及微量元素，较半肥猪瘦肉含脂肪少，而补虚力更胜。香菇又名香蕈，功专益胃健脾。青菜味甘，性平，有清热除烦、通利胃肠的作用，有助于除烦解热，通利肠胃。

党参田鸡

用料标准：田鸡500克，党参60克，淮山药30克，红枣5个，生姜、葱、食盐、料酒、鸡精、香油各适量。

制作方法：田鸡宰杀，去皮、内脏、头，洗净。锅内加油少许，烧至六成热，下姜、葱、蒜炝锅，下田鸡稍煸，烹入料酒，加洗净的党参、红枣（去核）、淮山药，加清水适量，旺火煮沸后，撇去浮沫，小火炖一两个小时，加食盐、鸡精、香油即可。

需要注意的是田鸡要去净内脏，洗净；炖时旺火烧开，撇去浮沫，再改小火炖。

功效分析：补气健脾，益胃消肿。小儿为稚阳之体，古人谓其脾常不足，而肝常行余，如病后失调，或营养不良，每致疳积。本汤调补脾胃，以裕气血生化之源，补脾以利水，益胃以助消化，对老少脾虚者，极为适宜。

百合莲子绿豆粥

用料标准：大米 100 克，百合 50 克，处理好的莲子 50 克，绿豆 50 克，白糖适量，陈皮 1 片。

制作方法：将百合用清水浸泡备用。绿豆、大米淘洗干净，陈皮泡软刮洗干净。锅内倒入适量清水，旺火上烧开，放入莲子、绿豆、大米、陈皮同煮，小火煮至熟透黏稠时，放入百合、白糖调好口味，再烧沸后，即可盛碗食用。

功效分析：补气健脾。脾虚食少、体虚外感，多因病后失调，或后天补养不足而致，治宜健脾以开胃，益气以御风。莲子肉健脾益胃，收敛止泻，补而不燥。百合味甘、微苦，微寒，归心、肺经，养阴润肺，清心安神。此粥甘甜，营养丰富，易于吸收，四季均可服用。适宜脾胃虚弱，症见面色萎黄，神倦乏力。

草莓糯米粥

用料标准：糯米 250 克，草莓 150 克，绿豆 70 克，白糖适量。

制作方法：将绿豆挑去杂质，淘洗干净，用清水浸泡 4 小时。草莓择洗干净备用。将糯米淘洗干净，与泡好的绿豆一并放入锅内，加适量清水，用旺火烧沸后转小火煮至米开花豆烂时，加入草莓、白糖搅匀，稍煮一会儿即成。

功效分析：本粥生津止渴，健脾和胃。粥中草莓性味甘、酸，有生津止渴、增加胃酸、开胃消食的作用。绿豆性凉味甘，内含蛋白质、淀粉，富含铁、磷、钙等微量元素和维生素 C、维生素 B_3 及胡萝卜素等，具有清热解毒，止渴消暑、利尿润肤的功效。糯米性味甘温，质黏腻，具有暖脾肾、补中益气、缩小便之功用。

鸡蛋饼卷豆豉

用料标准：鸡蛋 200 克，柿子椒 100 克，豆豉 100 克，西芹少许，葱 50 克，色拉油 30 毫升，酱油少许，碎芥末少许。（以上原料可做 4 个）

制作方法：将色拉油放入煎锅中，烧热，将鸡蛋打散，将其中的 1/4 倒入锅中，不停地转动煎锅，摊成薄薄的蛋饼。待煎好的鸡蛋饼表面变硬后，将 1/4 的豆豉、柿椒末、葱末、酱油、芥末面调匀，呈细长形摊在蛋饼上，将蛋饼对折后在锅内稍煎，即可装盘，装盘后用西芹进行装饰。

功效分析：滋阴润燥，补脾益气。鸡蛋甘、平，入脾、肺、胃经，鸡蛋蛋白质利于胃黏膜的修复。芹菜所含的纤维素对胃肠蠕动有促进作用，对平时大便不畅或大便偏干者更是有利。豆豉性味苦、寒，无毒，能理气调中、清解肌表、除烦热。

红小豆米粥

用料标准：糯米 300 克，红小豆 200 克，小米 100 克，白糖、咸菜各适量，碱少许。

制作方法：将红小豆洗净倒入锅内，加适量水先煮至快熟时，加入糯米、大米、大量水，放上碱烧沸，转微火煮 30 分钟左右，粥发黏即可。食时将粥盛入大碗内，可加白糖，也可就咸菜。要注意加料顺序；煮时大火煮沸要用微火。

功效分析：补中益气，健脾和胃。糯米补脾胃，温中，治疗泄泻、饮食减少、反胃者。红小豆性味平而甘酸，有利水除湿、活血排脓、消肿解毒之功效。主治小便不利、湿热黄疸、热毒痈肿等病症。小米味甘、咸，凉，陈小米味苦，寒。小米入肾、脾、胃经，具有和中、益胃、除热解毒之功效，适用于脾胃虚热、反胃呕吐、消渴、泄泻等疾患；小米止痢，解烦闷，适宜痢疾、心烦不安者食之，煎汤或煮粥皆可。

紫菜鸡

用料标准：鸡肉 300 克，紫菜 50 克，葱 30 克，面粉、鸡蛋、酱油、食盐、香油、淀粉、糖各适量。

制作方法：鸡肉切成片，放入酱油、食盐、淀粉拌匀。将紫菜切成长宽条，包入腌好的鸡肉片，蘸上面粉、鸡蛋调的糊，放入热油中炸熟后捞出，沥干油，备用。用油爆香葱段，倒入酱油、糖、水及香油，煮开后将炸好的紫菜鸡肉片倒入，拌匀即可食用。需要注意的是包鸡肉要包紧，并用湿淀粉粘好口；炸时要掌握好油温。

功效分析：本汤补脾益气，助消化。慢性病或肿瘤顽疾，每暗耗元气，当体虚形瘦、消化欠佳时，资于饮食，配以药疗。本汤补虚开胃。鸡肉补气健脾，适应脾胃虚弱，消化不良，症见面色萎黄，饮食减少，或食入不化，体虚形瘦，乏力气短，舌淡苔白，脉弱。用于配合治疗胃溃疡、十二指肠溃疡、慢性胃炎、神经衰弱、食道癌、肠癌等。紫菜性味为甘咸寒，能化痰软坚、清热利尿、补肾养心。

莲藕牛坑腩汤

用料标准：牛坑腩1500克，莲藕750克，红小豆45克，蜜枣6个，食盐、姜、葱、料酒、鸡精、香油各适量。

制作方法：选鲜牛坑腩，洗净，切大块，割去肥油，放入开水锅内焯过，取出后再用水过冷，漂洗干净，控干水。莲藕洗净，刮皮、去节，切成大块，红小豆、蜜枣洗净，与牛坑腩、姜、葱一起放入锅内，旺火煮沸后，撇去浮沫，小火炖3小时，加食盐、鸡精、香油各适量，即可。需要注意的是牛坑腩一定要清洗干净，割去肥油；炖时先旺火烧开，撇去浮沫，再小火炖即可。

功效分析：健脾开胃，益气补血。本菜为保健强身之汤品，对诸虚不足，尤其脾虚、气血不足者，极为适宜，故久病、产后多用之。本汤有益气开胃之功。汤中选用上好的牛坑腩，其功同牛肉而较牛肉嫩滑，功能补脾益气，养血强身，营养丰富。配伍莲藕旺血生津，以增强本汤补虚之效；红小豆健脾养血，生姜和胃除膻，蜜枣甘润，既可缓和燥性，又能润燥养津。合而为汤，调补脾胃，益气养血，且汤浓鲜，温和可口，老少、产后、久病者均宜。适应久病脾虚，气血不足，或产后虚赢，症见面色萎黄，神疲气短，头晕眼花，四肢乏力，饮食减少，舌淡苔白，脉虚弱。亦用于贫血、营养不良属气血不足者。

鱼生粥

用料标准：粳米 250 克，鲫鱼肉 250 克，海蜇皮 75 克，炸花生米 50 克，油条 2 根，香油 6 克，食盐 5 克，酱油 25 克，黄酒 8 克，鸡精 8 克，胡椒粉 5 克，香菜 5 克，葱姜末各 8 克。

制作方法：将粳米淘洗干净，放入锅内，加清水 2 升，用旺火煮开，小火煮 40 分钟，加入食盐、鸡精、香油即成咸味粥。将切好的薄鱼片放入锅内稍煮至熟。将海蜇皮洗净，切成丝，油条切片，香菜切成碎末备用。将海蜇丝、油条片、葱姜末放入大碗内，盛入大米粥，吃时加入胡椒粉、炸花生米、香菜末拌匀即成。需要注意的是加料顺序；大火煮沸要转小火熬。

功效分析：补气养血，健脾开胃。《脾胃论》说"百病皆由脾胃衰而生也"。如病后失调，脾胃损伤，或营养不良，则见神疲乏力，饮食减少诸症，治宜补益气血。本汤以鲫鱼为主，鲫鱼味甘，性平，无毒，鱼味鲜可口，有较好的营养补益作用，功能补脾益胃，古人多用于脾胃虚弱、气血不足等症。海蜇性平，味咸，具有清热解毒、化痰软坚、降压、祛风、除湿、消积、润肠等多种功效，海蜇皮、头，无论熟食或生食都很可口。目前大多数家庭或一些酒席上，常将海蜇用作冷盘或凉拌菜，由于不易消化，故脾胃寒弱者和容易发生腹泻的人不宜多食。所以，将海蜇炖化，或添加调味料煮烂的吃法反倒科学些。粳米，俗称大米，性味甘平，具有健脾养胃、止渴除烦、固肠止泻钙的功效。常做粥食熬成后，浮在上面的米油或粥油，具滋阴强身之功。

淮山薏米牛肚汤

用料标准：牛肚（或猪肚）600 克，淮山药 30 克，薏米 30 克，芡实 30 克，白果 6 个，蜜枣 5 个，生姜、葱、食盐、料酒、鸡精、香油各适量。

制作方法：先把牛肚（或猪肚）洗净，用盐揉擦后，放入水中冲洗，翻过来用淀粉、盐擦一次，冲洗干净，放入沸水中拖过，除净黑膜。白果（去壳）、蜜枣（去核）、薏米、淮山药、芡实等洗净，一起放入锅内，加清水适量，旺火煮沸后，撇去浮沫，小火炖 3 小时，加食盐、料酒、鸡精、香油各适量，即可。需要注意的是牛肚（或猪肚）一定要清洗干净；炖时先旺火烧开，撇去浮沫，再小火炖即可。

功效分析：补脾健胃。病后体弱之食欲不振，或妇人湿重带下，每由脾虚不运、水湿内停而致，治宜健脾开胃，去湿收敛。汤中牛肚即牛胃，甘温补虚，益脾开胃，主治病后虚羸，配用淮山药、薏米、芡实等健脾之品，其效更佳。其中薏米、芡实，又能补脾止泻，去湿止带。白果又名银杏，功能除湿止带、去除白浊，是治湿重带下之良药。合而为汤，不温不燥，平补脾胃，开胃去湿，收敛止带，故带下及食欲不振者均宜。适应老人或儿童病后失调，脾胃虚弱，症见食欲不振，消化不良，或消瘦便溏，甚或泄泻；亦治妇女脾虚湿重带下清稀，无色无臭，神疲乏力。

注意事项：牛肚用猪肚代之，其功用略同。白果有小毒，大量生食易引起中毒。

玉米牛肉汤

用料标准：鲜玉米（带须及皮）2 个，牛腿部带筋腱的瘦肉 500 克，红枣 10 个，生姜、葱、食盐、料酒、鸡精、香油各适量。

制作方法：牛腿部带筋腱的瘦肉洗净，放入开水锅中焯几分钟，捞出。鲜玉米（带须及皮）、红枣去核洗净。经过处理的牛腿部带筋腱的瘦肉、鲜玉米（带须及皮）、红枣、生姜、葱一起放入锅内，旺火煮沸后，撇去浮小沫，小火炖 3 ~ 4 小时，加食盐、料酒、鸡精、香油各适量，调味即可。需要注意的是炖时先旺火烧开，撇去浮沫，再小火炖即可。

功效分析：养脾胃，止渴饮。本菜泄胃热、养脾胃而止渴。玉米性味甘平，能健脾胃和中焦；玉米须性味淡平，能利湿泄热；

玉米皮和玉米心还能消食滞而助运化。玉米含有丰富的蛋白质、碳水化合物、脂肪、矿物质、植物纤维、淀粉、维生素 B_3 等，玉米须含有维生素、皂苷、生物碱等。牛腿部带筋腱的瘦肉性味甘平，能补脾胃、益气血。生姜健胃，并能去牛腿部带筋腱的瘦肉的腥味。合而为汤，有泄胃热、益胃气、健脾补虚、生津止渴之效。本菜不寒不热，还可作为糖尿病食疗之用。适应胃热津伤，胃津不足，渴欲饮水或糖尿病者。

胡椒炖老鸭

用料标准：瘦老鸭 1 只（约 750 克），猪腿部带筋腱的瘦肉 500 克，火腿 30 克，胡椒 10 克，色拉油、生姜、葱、食盐、料酒、鸡精、香油各适量。

制作方法：将鸭宰杀，去毛、内脏，切去鸭尾，去掉肥油，洗净，控净水。把胡椒洗净，放入鸭肚内，用线缝合。猪腿部带筋腱的瘦肉洗净，与鸭、火腿一起放入盅内；锅内加油少许，烧至六成热，下姜、葱炝锅，加清水烧开，倒入盅内，炖盅加盖；拿出放入加水的锅内，旺火煮沸后，小火隔水炖 5 小时，加鸡精、香油各适量，即可。需要注意的是鸭一定要清洗干净；锅内的水要加足；隔水炖时先旺火烧开，再小火炖即可。

功效分析：温中散寒，健脾开胃。本汤治症是由脾胃虚寒而致，治宜温中散寒，调补脾胃。本汤选用瘦老鸭配胡椒，寓温胃于饮食中，其中老鸭营养丰富，含有蛋白质、碳水化合物、钙、磷、铁、维生素，能够补中、益气、消食。胡椒长于温中止痛，是治胃寒痛的要药，又可健脾止呕。猪腿部带筋腱的瘦肉，功能补脾益胃，以助老鸭补虚健胃，又可使汤味更加鲜美。火腿味浓香滑，功同猪肉。姜和胃止呕，辟除鸭之膻味。合而为汤，温补散寒，和胃止呕。本汤汤味鲜美可口，而略带微辣，食后暖胃散寒，是适时补品。适应脾胃虚寒，症见口淡泛清涎，胃脘隐隐冷痛，胃纳欠佳，或胃寒之呕吐、反胃。

注意事项：脾胃湿热、胃热呕吐、素体阴亏者不宜用本汤。

春砂乳鸽

用料标准：乳鸽1只，淮山药30克，春砂仁15克，胡椒10克，色拉油、生姜、葱、食盐、料酒、鸡精、香油各适量。

制作方法：将乳鸽宰杀，去毛、内脏，洗净，抹干血水。锅内加油少许，烧至六成热，下姜、葱炝锅，加适量清水，将洗净的淮山药、胡椒、乳鸽一起放入锅内。旺火煮沸后，撇去浮沫，小火炖2小时，然后下春砂仁（打碎），加食盐、料酒，再炖15分钟，加鸡精、香油各适量，即可。需要注意的是乳鸽一定要清洗干净；炖时先旺火烧开，撇去浮沫，再小火炖即可。

功效分析：温中健脾，行气止呕。劳倦过度，或饮食不节，或久病脾胃受损等，均能引起脾阳不足，中焦虚寒，治宜温中健脾，行气止痛。本汤选用胡椒、砂仁等，均为治胃寒气滞疼痛之要药。胡椒性味辛热，善于温中散寒；砂仁气香，功能行气止痛，温中止呕，并能醒脾和胃，消化水谷，温暖脾胃；两药相配，其功效相得益彰。淮山药健脾益气，生姜和胃止呕。乳鸽为补虚佳品，性平和而益脾胃，凡诸虚之症，食之有益。合而为汤，共奏温中健脾、行气止痛、止呕之功。用于脾胃虚寒，症见胃脘隐隐作痛，嗳气腹胀，反胃，口淡，时泛清涎，舌淡而胖，苔白滑，脉虚弱。亦可用于慢性胃炎、胃溃疡等有上述症状者。

注意事项：砂仁为姜科植物春砂之果实，含有挥发油，不宜久煎，以免影响其功效。

乌豆胡子鲶鱼汤

用料标准：胡子鲶鱼1尾（约500克），黑豆60克，红枣5个，色拉油、食盐、料酒、香油、鸡精、姜、葱、蒜各适量。

制作方法：红枣去核，洗净；黑豆洗净；将鲶鱼去内脏，洗净切块。锅内下油烧至八成热，下鱼块炸至微黄，捞出。锅内加油少许，烧至六成热，下姜、葱、蒜炝锅，加清水，然后下鱼块、黑豆，用旺火烧开，撇去浮沫，小火炖1～2小时，加食盐、料酒、鸡精稍煮，淋上香油即可。需要注意的是鱼要洗净；炸鱼时油温要保持在八成热；炖时要旺火烧开后用文火炖。

功效分析：胡子鲶鱼补脾、益血、催乳、利尿。黑豆补肾益阴，健脾利湿，养血乌发。黑豆含有蛋白质、脂肪、糖类、磷、铁等成分。该菜补气健脾，养血利水，适宜于脾胃气虚，气血不足，症见体倦食少等症。

注意事项：胡子鲶鱼鱼卵有一定毒性，不宜食用。黑豆生用偏寒，炒用性温，本汤宜炒用，但用量不宜过，以免难以消化。

胡椒根炖鸡

用料标准：嫩鸡 1 只（约 500 克），胡椒根 30 克，党参 30 克，红枣 5 个，生姜、葱、食盐、料酒、鸡精、香油各适量。

制作方法：嫩鸡宰杀，去毛、内脏，洗净，切块。胡椒根、党参、红枣（去核）洗净，拍生姜、葱段，以上与鸡块一起放入盅内，加清水适量，加食盐、料酒、胡椒粉。将盅加盖，放入加水的锅内，旺火煮沸后，小火隔水炖 3 小时，拿出盅加鸡精、香油各适量，即可。注意：鸡一定要清洗干净；锅内的水要加足；隔水炖时先旺火烧开，再小火炖即可。

功效分析：温中补虚，散寒止痛。饮食不节，嗜好生冷，或胃脘受寒，内客于胃，每致胃寒疼痛，治以温胃散寒为主，辅以补气健脾。汤中胡椒根辛热温散，功专温胃散寒、止痛，又具有温通经络、祛除风湿之功。党参补益脾胃、扶正去邪，又防寒邪伤及胃气，且其味甘又能制约胡椒根的辛燥。红枣助党参补中，又增强其甘缓之性。鸡肉营养丰富，功能健脾补中，益气养血。与上诸药同用，补而不腻滞，使脾胃功能健旺，有利于去散寒邪，温暖胃气。合而为汤，共奏补虚、温胃止痛之功。适用于胃寒疼痛，症见胃痛暴作，常喜热阴，得温则痛减，遇寒加剧，口和不渴，时泛清涎。亦用于风寒脾湿之关节疼痛。

注意事项：胡椒根为胡椒科植物胡椒的根，如治胃痛，无胡椒根时，亦可用胡椒代之，但治风湿痹症则以胡椒根为宜。湿热内蕴、风湿热痹者不宜用本汤。

第二十七章

肝炎

    肝脏是人体最大的实质性脏器，一般重 1200 ~ 1600 克，成年人肝脏的重量为体重的 1/40 ~ 1/50，小儿肝脏的重量约占体重的 1/20。正常肝脏外观呈红褐色，质软而脆。人的肝脏大部分位于腹腔右上部，小部分在左上部，肝上界与膈穹的位置一致，约在右侧第五肋间（相当于叩诊的相对浊音界），肝脏有一定的活动度，可随体位的改变和呼吸而上下移动。肝下界一般不超出肋弓。正常情况下在肋缘下摸不到肝脏，而小儿多可在肋缘下触及。肝脏被镰状韧带分为左、右两叶，右叶大而厚，左叶小而薄。按新的分叶方法将肝脏分为：左内叶，左外叶，右前叶，右后叶及尾状叶。肝脏下面有连成 H 形的曲条纵行沟和一条横行沟。横行沟为肝门，是门静脉、肝动脉和肝管以及神经、淋巴管的出入处；右纵行沟前方为胆囊，后方为下腔静脉；左纵行沟前方为圆韧带，后方为静脉韧带及静脉导管的遗迹。肝脏表面有薄层致密的结缔组织构成的薄膜。

    肝脏是维持生命不可缺少的器官，它担负着重要而复杂的生理功能，无数物质在肝内贮存、合成、分解、转化、解毒、分泌和排泄。肝脏参与糖、蛋白质、脂肪、维生素、激素、酶系统、水和电解质等方面的代谢。肝脏将从消化道吸收的营养物质和体内贮存的其他物质进行加工合成，形成各种人体生理需要的物质，以供应给身体的各部分，如血液中的葡萄糖、血浆蛋白、脂质、维生素、凝血因子等，都有赖于肝脏的直接供给。肝脏能分泌胆汁，帮助脂肪消化以及脂溶性维生素 A、维生素 D、维生素 K、维生素 E 的吸收。肝脏还能将在代谢过程中产生的废物或外来的毒物，通过分解、氧化和结合等方式，转变为无毒或毒性活性较低的水溶性物质，从胆道或肾脏排出。所以，人们把肝脏比喻为人体最大的综合性化工厂和仓库，它对人体的新陈代谢特别重要，是人体物质代谢的中枢。

肝炎，顾名思义就是指肝脏发炎。有许多原因都可以引起肝脏发炎，各种毒物（如砒霜）、毒素（包括细菌的内外毒素）和某些药物（如异烟肼、苯巴比妥、吲哚美辛等）的中毒，都可以引起肝脏发炎，这称之为"中毒性肝炎"。如由药物中毒引起的，也可称为"药物性肝炎"或"药物中毒性肝炎"。病原微生物（如细菌、滤过性病毒、霉菌、立电次体、螺旋体、原虫、寄生虫等），也可以引起肝脏发炎。由细菌引起的，称为"细菌性肝炎"：由原虫阿米巴引起的，称为"阿米巴肝炎"；由滤过性病毒引起的，就称"病毒性肝炎"。目前常说的"肝炎"，主要是指"病毒性肝炎"。病毒性肝炎是指由肝炎病毒引起的以肝脏病变为主的全身性传染病。根据病毒型别的不同，肝炎可分为甲型、乙型、丙型、丁型、戊型、己型、庚型七种类型，其中乙肝是流行最广泛、危害最严重的一种传染肝炎。根据临床表现的不同，病毒性肝炎可分为：①急性肝炎：又分为黄疸型及无黄疸型肝炎。②慢性肝炎：新方案取消了慢活肝与慢迁肝的诊断。③重型肝炎：又分为急性重型（常称暴发型）、亚急性重型及慢性重型肝炎。④瘀胆型肝炎：又分为急性瘀胆型肝炎及慢性瘀胆型肝炎，⑤肝硬化：可分为活动性与静止性肝硬化。

病因与病机

近几十年来，中医、中西医结合对肝炎的研究逐步趋于系统化，认识统一化，对肝炎的病因、病机、辨证施治诸方面具备完整的理论体系和丰富的临床经验。本节主要从病因、病机方面做一简述。

病因

1. 疫毒

疫毒是肝炎的根本病因。疫毒又称"瘟疫""疬气""戾气""异气""乖戾之气",是一类具有强烈流行、传染性强或极强的致病邪气。其特点是发病急骤,病情重笃,症状相似,传染性强。疫疬之气是中医学对各种传染性疾病病因的共同认识,对肝炎的病因认识也是基于这一点。无论是甲型、戊型,还是乙型、丙型、庚型肝炎,从临床表现、流行特点,均符合疫毒的特点,特别是黄疸型甲型肝炎、戊型肝炎,临床表现十分相似,发病急骤,传染性极强;乙型肝炎的垂直感染,往往一家人皆相染易,严重者见"乃至灭门"的悲惨景象。这些均足以说明肝炎属于疫疬之气致病,病因为疫毒或疫疬之气。

2. 湿邪

湿邪是肝炎病因,这是疫毒的性质和特点。湿邪有外感与内生的不同,而肝炎中的湿邪为外感而来。汉代张仲景将外感病的主因归之于寒邪,是伤寒病的病因和病性;清代叶天士《温疫论》将另一类传染病的性质归之于"热邪"。因此,中医学将肝炎的病因疫毒性质主要归之于湿邪。

中医学将肝炎的病因——疫疬之气与湿邪相结合为湿毒,两者合二为一,是认识的升华和理论的形成,是实践经验的概括。疫疬的流行,除受自然界和社会的因素之外,与个人自身的因素有关,故湿毒进入人体,根据平素个人自身因素,"胃家实"则从热化,湿热为患;虚则寒化,寒湿相并。如黄疸型甲型肝炎、戊型肝炎多见湿热的阳黄证,其他各型肝炎出现黄疸者有湿热的阳黄和寒湿的阴黄。另外,湿邪的性质黏滞,故病程多缠绵难愈,病程长,乙型、丙型肝炎的慢性化是湿邪性质的表现,疾病的进一步发展,出现肝硬化腹水、水肿,证多阳虚,是湿邪易伤阳气,病程日久的表现。以上这些均说明肝炎的病因为湿毒疫气这一观点。

湿从热化，湿热相合，蕴结胃肠，熏蒸肝胆，肝失疏泄，胆汁外溢，浸于肌肤，下流膀胱，使面目小便俱黄；若湿热毒盛，伤及营血则为急黄，见于各种黄疸性肝炎及急性肝衰竭和慢性重症肝炎。湿从寒化，寒湿瘀滞中焦，胆液被阻，溢于肌肤而为阴黄。无论是阳黄还是阴黄，总不离湿；无论是哪型肝炎出现黄疸，遵循阳黄或阴黄辨证治疗，均可使黄疸消退，治病求因，湿去黄消。总之，湿邪为肝炎的主要病因，其性质决定了湿邪易伤阳气，损伤机体阳气，影响多脏腑的气化功能，使湿邪更加难以消除，导致疾病的慢性化。

3. 饮食

民以食为天，人不可一日不食，但饮食必须有节。饥饱失常，饮食不洁，饮食偏嗜皆可致病。饮食不洁，与肝炎的发病有着密切关系，特别是甲型肝炎与戊型肝炎。从现代医学传染途径来看，饮食不洁（被甲型肝炎病毒、戊型肝炎病毒污染）是甲肝与戊肝发病的罪魁祸首。

饮食过饱是诱发肝病加重原因之一。一方面饮食过饱，损伤脾胃，运化不健，可使湿从内生，外感与内湿相合，使邪气更甚，加重肝病的发展。在肝病恢复期，饮食肥甘油腻，可使病情反复或者诱发脂肪肝。在较重肝炎，特别是急、慢性重症肝炎，过饱的饮食诱发胃肠损害，导致消化道出血者并不少见。肝硬化患者消化道出血，大多与饮食有关。过饥对肝炎的治疗也十分有害，特别是慢性肝炎，患者自己禁忌过多，或者听信游医之言，饮食过于限制种类和成分，导致摄入不足，营养不良，加重病情的发展。

饮食偏嗜也是诱发和导致肝炎加重或发展的因素之一。如过度饮酒，从中医角度讲为内生湿热，使致病因素加强；从现代医学角度看，乙醇直接损伤肝细胞。饮食偏嗜造成营养成分缺乏，特别是食物中缺少蛋白质、维生素，对肝炎的治疗和康复都十分不利。因此，病从口入，为嘴伤心，为嘴伤身，不无道理。

4. 情志

情志是指喜、怒、忧、思、悲、恐、惊七情之总称。正常情况下，是人体对客观事物的不同反应，属正常精神活动范围，并不致病。只有突然、强烈或持久的情志刺激，才能影响人的生理，使脏腑气血功能紊乱，导致疾病的发生。在肝病中，情志变化是其加重的因素之一。首先是因病致郁。由于肝炎特别是乙型、丙型肝炎不易治愈，传染性强，加之患者认识不足，受周围人的不正确态度的影响，一旦患之，忧心忡忡，惊恐万分，出现一系列神经精神症状，进一步扰乱脏腑功能，影响人体的免疫功能，使肝病加重。从中医病机角度看，气滞则血瘀，肝郁则伤脾，如此往复，肝炎难愈，变证百出。其次是因郁而病。长期的压抑，情志的变化，会影响内分泌功能，影响人体的免疫力、抗病力，也可使肝炎病毒乘虚而入，"邪之所凑，其气必虚"，正是这个道理。

因此，情志致病在肝病中十分重要，它可使病毒乘虚而入，也使已病加重，甚则威胁到肝病患者的生命。故在肝病治疗中，既要治疗有形的肝炎，也要治疗无形的"心病"。

5. 劳逸

劳逸是指过劳或过逸。劳倦过度使人疲倦懈怠，耗伤气血，损伤筋骨，累及脏腑，惮散心神。无论是形劳还是心劳，对肝炎的治疗均不利，临床常见劳倦后肝病加重，转氨酶升高的例证频多。中医学对房劳也十分重视。这些均可扰乱人体功能，病邪乘袭，也可加重病情。过分安逸也可使气血不畅，筋骨不健，病邪侵袭。在肝病恢复期，病情稳定阶段，肝功转氨酶正常，适当活动，可减少脂肪肝的发生。故劳逸结合，气血流畅，肌肉筋骨强健，病无所生。

6. 虫兽外伤

虫兽所伤在肝炎中无重大意义，但虫兽外伤造成肌肤不固，病邪从此而入，如外科、妇科、五官科医生，如果外伤处接触到乙肝、丙肝患者的血液或代谢产物，也是感染的重要途径。预防虫兽外伤，是预防乙肝、丙肝、庚肝的必要环节。

7. 痰饮、瘀血

痰饮和瘀血，既是病因，也是病理产物。在肝炎的病程中痰饮与瘀血较为常见，特别是瘀血。痰饮是脏腑功能失调的病理产物，停蓄于体内又会引起各种疾病的发生，"痰生百病"就是这个道理。如重症肝炎所见的肝性脑病，临床辨证属痰蒙清窍、痰热（火）扰心者十分多见。而瘀血是指血液运行不畅，或体内离散之血未能消散，都可形成瘀血；瘀血反过来又能影响气血的运行，导致脏腑功能失调，引起疾病的发生。瘀血在慢性肝炎发展中占有重要地位，如肝纤维化的发生，肝内微循环障碍等，都与瘀血有关。慢性肝炎所见的肝掌、蜘蛛痣，也是血瘀的见证。从活血化瘀治疗，可使肿大的脾脏缩小，间隙毛细血管化改善，也是血瘀的证明。

病机

疾病的发生、发展与变化，与患病机体的体质强弱和致病因素的性质极为有关。病邪作用于人体，正气奋起抗邪，邪正斗争，破坏了人体的阴阳平衡，使脏腑气机升降失调，气血功能紊乱，阴阳失去平衡，从而产生一系列病理变化。所以，疾病的错综复杂，千变万化，在肝炎中更加纷乱，概括如下。

1. 肝失疏泄，气机失常

肝主疏泄，调畅气机，五行属木，性喜条达。肝的疏泄功能，无论是情志方面，还是消化功能，血液的正常运行，三焦水道的疏利都与之密切相关。肝炎的病因为湿邪，具疫疠之气性质，湿性黏滞，属于阴邪，易阻遏气机，损伤阳气，使肝失疏泄，气机不畅，血行不利，瘀血内生；肝失疏泄，木不疏土，脾运不健，湿从内生，内外呼应，邪势倍增；三焦不利，水道不畅，升降失司。故临床表现在急性肝炎中，脾胃升降失常，脘腹胀满，恶心呕吐，纳差便溏；慢性肝炎中胁痛不适，食纳不振，抑郁或烦躁，大便不调，或见肝掌、蜘蛛痣等瘀血证候。另一方面，患者对肝炎，特别是乙肝、丙肝，认识不足，忧思惊恐，加之受他人的不正确态度的影响，使肝郁更甚，进一步加重病情。

在肝病中，肝失疏泄有太过与不及之分。不及则表现情绪抑郁，心志低沉，不欲饮食，怠懈少动。疏泄太过则表现烦躁易怒，右胁胀痛，肠鸣便溏等。总之，大多数学者均认为肝炎病位在肝，无论是初起还是慢性阶段，始终存在肝失疏泄这一病机。肝失疏泄，胆汁外溢而黄疸；肝郁脾虚而胁痛、纳差、乏力、便溏；肝脾血瘀见肝掌、蜘蛛痣、肝脾肿大；肝肾阴虚见胁肋隐痛，腰膝酸软等。

2. 病及多脏，首当脾胃

肝炎，病毒随血液遍布全身，有肝外的众多表现，特别是慢性活动性肝炎，累及的脏腑更多，如相关性肾炎，胆囊继发性改变，内分泌功能紊乱，免疫功能紊乱，骨髓造血功能异常，重症肝炎的脑抑制昏迷、关节炎、皮肤损害等。中医学也是这样认识的，如临床分为肝胆湿热证、肝胃不和证、肝郁脾虚证、肝肾阴虚证、肝脾血瘀证，心肝火旺证等。肝胆互为表里，生理上密切联系，病理上互相影响，病则同病。肝属木，脾属土，肝病传脾，是木乘土。肾属水，肝病及肾，是子病及母；肝病影响心，为母病及子。但脾胃首当其冲，是肝炎首先影响，或者首先传变的脏腑。

3. 虚实错杂、正虚邪实

急性肝炎以实证属多，少有虚证。虽然说"邪气所凑，其气必虚"，但肝炎作为疫疠之气的一种，特点为致病强，故正气充实之人完全可患之，只是发展趋势不同，是有自愈和治之也不愈的原因。慢性肝炎，正虚邪实多见，因为湿邪黏滞，病情迁延难愈，日久损伤人体正气，特别是脾胃首当其冲，脾胃为后天之本，气血化生之源，脾胃损伤，意味着"本"的损伤。虽然到了慢性肝炎阶段，肝炎的性质仍在（湿毒继续为患，或见湿热，或见气滞、血瘀瘀凝等实邪）。故虚实错杂，有脾胃损伤、肝肾损伤等，混杂出现，故治疗也强调，祛邪勿伤正，扶正勿忘邪，权衡轻重缓急，温而不燥，凉而不寒，补而不腻，使邪无所藏，势单力薄，束手待擒。

4. 瘀血常见，贯彻始终

瘀血是肝炎病程中的病理产物。为什么说瘀血常见，是从肝炎病邪的性质即湿邪，与肝脏的生理特性及功能方面而言。湿伤阳气，阻遏气机，故血失温煦推动之力；肝失疏泄，气机不畅，血运无力，均可使血行不畅，瘀血不行。现代医学同样重视改善肝脏血流，特别是微循环功能，降低肝脏微循环阻力，恢复肝功能。从急性黄疸肝炎看，黄虽产生于肝胆，但行于血中，治黄必治血。慢性肝炎出现肝脾肿大、肝掌、蜘蛛痣等均归之于血瘀，只是兼症不同，或湿瘀互结，或瘀热互结罢了。到了肝炎向肝硬化发展，脾大坚硬，积证见形，更是瘀血之征。故瘀血常见，且贯穿于肝炎病程之始终。

5. 传变多端，易致危证

由于肝炎致病因子的特殊性，病机的复杂多样性，疾病过程中传变也多，亦快，出现多种危险证候，有人称之为"坏症"。《伤寒论》《温病条辨》等将疫病出现的传变称为"传经"，或"合并出现"。现代医学称之"重症肝炎"，起病急骤，变化迅速，病情危重，死亡率高，与中医之瘟黄、急黄相吻合，是危证的表现，也是坏症。肝炎累及多脏腑，也是由浅入深、由轻及重的传变过程。

所以，中医对肝炎病机的认识，以脾胃受邪，肝失疏泄，累及多脏，传变迅速，多致危证而概括。分清主次，辨明虚实，察之所传，才能掌握病机，治多无失。

营养膳食要点

人体要维持日常的各项生理活动，适当的营养必不可少，不论是健康的人，还是患有肝炎的患者都一样。我们知道，肝脏是人体中最大的消化器官，蛋白质、脂肪以及碳水化合物在进入人体内后，都要先经肠道吸收进入肝脏，然后在肝内经过新陈代谢，合成营养物质后，才能被人体所吸收和利用。但在这一过程中，如果进食了过多的高蛋白营养食品，如各类动物蛋白，可能会增加肝脏负担，而且其中间的代谢产物还可能会对肝细胞产生毒性作用。

然而，肝脏出现病变后，又非常需要补充营养丰富的物质，以满足修复的需要。它也类似我们人类，如果身体缺乏了营养，肯定会出现营养不良、免疫功能下降、易患病等症状。肝脏也是一样。因此如果肝脏不慎"生病"了，也要适当合理地给它补充相当的营养，也就是说，平时的饮食应该合理而有营养，并且要调配得当，便于肝脏消化吸收。

少食多餐，定时定量

肝脏是人体最大的消化器官，所以肝脏一旦患病，肯定会影响我们日常对食物的消化和吸收，如果饮食不当。比如一次食量过多，或者时常暴饮暴食，又时常过饥过饱，都容易给肝脏带来负担，影响肝脏恢复健康，因此，在日常饮食上，最好能够做到少食多餐，每次吃饭以七八分饱为度，每天可以进餐 4～5 次，以免一次吃得过饱加重肝脏负担，甚至还可能加重胃肠道恶心、腹胀等。

同时，定时就餐很重要。患者可以根据自己的身体情况以及病情的恢复状况制订自己的进餐时间，比如早晨 7 点钟吃早餐，中午可以选在 11 点半左右进食午餐，下午 4 点左右如果您觉得饿，可以适当补充些食物，但要少吃，以免影响晚餐的正常进食。晚餐一般可以选在下午 6 点半左右，不要太晚，否则会影响肝脏的消化以及睡眠。这样制订个适合自己的饮食时间，可以帮助协调胃肠功能，养成规律的生物钟，有利于肝脏功能的恢复。

最后，不要养成挑食偏食的习惯，看见自己爱吃的，就猛吃一通，不爱吃的看都不看一眼，这是不科学的。每种食物都有它不同的营养，可以满足身体不同的需要，经常调换食物品种，会提高胃肠道对营养的吸收率，对肝脏很有好处。

多吃容易消化的食物

消化器官肝脏出了毛病，如果还投己所好，吃一些不易消化的食物，或不利于健康的食物，这无疑是雪上加霜。那么从现在开始，就要提醒自己了，对于一些不容易消化、对肝脏没好处的食物，要狠心地将它们"抛弃"了。而对一些易消化、易于肝脏恢复健康的食物，就要学着去"喜欢"它们了，即使有一些难度，也要想办法克服。

首先，富含维生素的食物，要多吃些。维生素是我们人体所必需的元素，不论是健康也好，患病也好，维生素都是必不可少的。富含维生素的食物在人体的物质代谢、转化以及合成过程中可作为辅基、辅酶，补充人体所需的能量，并且还能够提供肝脏吸收和消化食物所需的酶等物质。所以每天补充一定量的维生素，对肝病的康复很有帮助。

含维生素的食物比较多，如一些新鲜的蔬菜和水果，都含有大量的维生素，而且这类食物比较容易消化，不会对肝脏产生太大的负担。蔬菜和水果的种类在食用的时候，一般没有太多的限制，人们可以根据自己的爱好适当地多吃些。另外，人体每天所需的米、面以及谷类，也要适当多吃些。这些食品可以提供身体所需要的热量，是人体活动的基本能量。但是在吃的时候，最好不要做成过于坚硬的食品，而做成流质食物比较好，这样更易于消化和吸收，如做成粥、面条或汤食等，既补充了身体所需，又利于肝脏的消化。

我们知道，人体所需的元素以全面最佳，所以其他一些蛋白类食品、脂肪或纤维素等，也都是不可缺少的。但是这类食品般都不容易消化，进食过多容易给肝脏造成负担，但又不能不吃。

所以您在选择吃这类食品的时候，要适当少吃。比如一些含有高蛋白的食物如鸡鸭鱼等，吃得过多不仅会加重肝脏负担，还会使黄疸加深，而且在蛋白质的代谢过程中会产生许多有害的毒素，会加重肝损伤或使旧病复发。

此外一些辛辣的、有刺激性的食品或一些腌制、油炸的食品，尽量少吃或不吃。这类食品不仅不易消化，而且还会对肠胃和肝脏产生强烈的刺激作用，损害肠胃和肝组织，比如辣椒、酱肉、烤串、油条等。饮食并不需要过分的精细，主食可以粗细杂粮搭配为主，多用蔬菜、水果和藻类，以保证摄入足够数量的食物纤维。

尽量营养全面

现在高蛋白质、充足热量、高维生素的饮食，成为肝病病人饮食营养治疗的基本原则。因为经过医学实验发现，这类食品对肝病的康复有着非常明显的促进作用，并且这类食品对于肝硬化患者来说，还能够降低肝硬化病人的死亡率。之所以如此，是因为这类食物能够提高肝脏的代谢功能，促进肝细胞的修复、再生和肝脏功能的恢复，从而使病情得到改善。当然，这一原则也必须根据自己的病情适当调整，也不必过于拘泥于原则。

对于急性肝炎患者来说，严重的时候，食欲不振现象特别多见。所以在这时候，有必要在饮食上多加注意。比如在黄疸高峰期的前1～2周，患者往往由于胃灼热、呕吐，几乎没有任何食欲。此时，可以适当选择食用一些鱼肉、鸡蛋、脂肪少的鸡肉、容易消化的面包、面条、粥类或新鲜的水果、蔬菜等。而当黄疸非常高，并且大便发白的时候，就应该减少脂肪的摄入量。因为此时胆汁流入肠道不畅，脂肪的消化不能充分地进行，会加重肝脏的负担。如果患者处于慢性肝炎期，基本上可以多摄入些高蛋白质、高热量和高维生素的食物，它们可以帮助肝脏提高新陈代谢功能。如果是肝性脑病，那么蛋白质是肝脏病的饮食疗法中必须限制食用的。因为此时蛋白质只能加重病情，对疾病的康复一点儿好处都没有。

其实不管是进食蛋白质还是其他食物，最重要的，还是要保持身体的营养均衡。大可不必因为蛋白质、脂肪或维生素对肝脏有好处就光吃这类食物，而对其他食物一概不吃，也不必因为听说这些食物有一定的副作用就避免食用。实际上身体缺了哪类元素都不会健康，如果能够达到身体所需的全面营养，吃"满汉全席"和吃糠喝粥，其实都是没什么区别的。

补充水分

在养肝、护肝过程中，清晨起来喝杯水非常好。因为经过一夜的睡眠后，体内会消耗很多的水分，如果此时能够喝杯温开水，可以补充细胞内的脱水，2小时后，细胞内外的水分基本就可达到平衡。并且在饮水的 30 ~ 60 分钟后，人体的尿量会增多，这对排出毒素、降低黄疸、恢复肝功能非常有好处。而一些在肝病中出现腹水或浮肿患者，每天则更应该多补充水分，这样可以帮助机体将毒性物质及胆红素排出体外，帮助肝组织恢复健康。

每天身体所需要的水分，可以通过很多方式来补给，除了直接饮用的以外，还可以多吃一些流质的主食、菜肴中的菜汤，或者些对身体有好处的饮料，如茶、果汁等，以及新鲜的水果、蔬菜，都可以提供给身体充足的水分。

宜食食物

泥鳅

泥鳅为鳅科动物。其肉质细嫩，营养丰富，是一种高蛋白、低脂肪的高档水产品，多在天然水域自繁自长。

泥鳅性味甘平，具有补中气，祛湿邪之功，既可制作佳肴，也可做药，补中有清，是一滋阴清热，祛湿解毒之辅助食疗佳品。现代研究论泥鳅含蛋白质、脂肪、糖类、钙、磷、铁、胡萝卜素、维生素 B_1、维生素 B_2、维生素 B_3 等。药理证明，泥鳅有利胆作用，其滑涎具有强力的抗菌消炎作用，临床应用将泥鳅烘干制粉，治疗急性、亚急性、迁延性肝炎有显著疗效，对肝脏有一定的保护作用，并能较快地促进黄疸消退及转氨酶下降，泥鳅在治疗肝病方面显示出了良好的应用前景。

动物肝脏

肝部出现了问题，适当地进食一些动物的肝脏，能够起到补肝益肝的功能。因为一些动物的肝脏都含有大量的蛋白质、脂肪、糖类以及多种维生素及矿物质。我们知道，患者在患病期间，都需要补充适量的蛋白质、脂肪等高热量的物质，以提供给身体所需，而动物的肝脏恰好可以达到这要求。

我们都熟知的猪肝，每100克中就含有丰富的蛋白质、脂肪、糖类，并含有多种维生素、矿物质以及各类微量元素，含热量548千焦。此外，牛肝、羊肝以及鸡肝等，也都属于高蛋白、低脂肪、低热量食品，而且也含有相当丰富的维生素、矿物质及微量元素，特别是维生素 A 的含量比较高。一块重 100 克的羊肝内，维生素 A 的含量可以达到 75000 国际单位，牛肝可达 5400 国际单位，鸡肝含 1300 国际单位。一般我们成人对维生素 A 的用量为 3000 国际单位，但是实际上我们身体的需要量远远超过这个数值。所以多吃一些肝类食品，可以帮助我们补充身体所需的维生素，同时也是帮助肝细胞恢复的最佳食品。

带鱼

带鱼属带鱼科动吻，亦称鞭鱼、刀鱼、牙鱼、海刀鱼、牙带。中医认为带鱼味甘、咸，性微温，入肝、脾经。养肝补血，和中开胃。据现代医学分析，带鱼中含蛋白质、脂肪、钙、磷、铁、碘、维生素 B_1、维生素 B_2、维生素 B_3。鱼肉中蛋白质占 l8.1%。其油补而不腻，养肝排毒，确有助益。

带鱼用于脾胃虚寒、饮食减少、消化不良。用本品去内脏，切块，先煮豆豉，调入生姜、陈皮、胡椒，沸后下鱼，煮熟食用。可用于产后乳汁缺少。用本品加生木瓜切成块状，加清水适量煎汤，调味服食。可用于迁延性肝炎、慢性肝炎。用本品加女贞子蒸热，连汤带鱼肉同吃。可用于气虚所致脱肛、胃下垂。用本品配伍黄芪、炒枳壳，水煎，去药后食肉饮汤。

黑鱼

黑鱼，又称乌鳢、乌鱼、蛇皮鱼、食人鱼、火头，财鱼，为淡水鱼。黑鱼，性凶猛，幼小时以水生昆虫和小虫为食，长大后则捕食小鱼。因此，黑鱼的蛋白质很高，并且为优质鱼蛋白，含有人体必需的氨基酸，易被人体吸收。此外，还含有丰富的钙、磷、铁及维生素等，具有很高的营养价值。

中医认为黑鱼味甘、性寒，有补脾去湿、利水消肿的功效，"乃益脾除水之要药"。故常被用于辅助治疗多种原因引起的水肿。在肝硬化失代偿期，往往出现腹水和水肿，因此很多病人用黑鱼进补，以利水消肿。但需要注意的是，一些肝硬化肝功能严重失代偿病人因肝功能很差，在进食黑鱼，甚至喝了黑鱼汤后会诱发肝昏迷。这可能是由于鱼肉在体内分解产生氨，使血氨升高引起的。我们在临床上曾遇到过数例这样的病人。所以对肝功能极差，有肝昏迷史或倾向的病人，进补黑鱼应慎重。

刀豆

刀豆属豆科植物，因荚形似刀，故名。性温，味甘，无毒。

刀豆含有丰富的蛋白质、钙、磷、铁和维生素等。现已从刀豆中提出一种称为尿素酶的物质，应用于肝昏迷病人有一定疗效。给病人注射这种尿素酶，可使其体内产生一种尿素酶的抗体，尿素酶是唯一能使尿素水解成氨和二氧化碳的酶，抗尿素酶抗体因能抑制尿素酶，因此氨的生成便会减少，肝昏迷就有可能好转。肝昏迷，目前在医学上来说是一种相当棘手难治的疾患，刀豆在这方面的作用，无疑具有重要的价值。

刀豆中还含有一些生物活性很强的物质，如尿素酶、细胞凝集素、刀豆氨酸等。洋刀豆中的细胞凝集素是植物血凝素中的一种，现认为它有相当好的活化淋巴细胞、增强免疫的作用。动物试验发现，洋刀豆细胞凝集素对用病毒或化学致癌剂处理后变性细胞的作用大于正常细胞。另外，研究中还发现这种物质有将肿瘤细胞逆转为正常细胞的作用。

尽管直到目前为止，还不能证实食用刀豆的抗肝昏迷、抗肝癌作用，但肝病患者选用刀豆作为经常性菜蔬应该是有益的。

平菇

平菇又称糙皮侧耳，北风菌，是侧耳属的统称。

平菇营养丰富，含有丰富的蛋白质、氨基酸、维生素和矿物质等，特别是其所含氨基酸的数量与比例和人体的需要十分一致。据研究，平菇中含有人体必需的 8 种氨基酸，是人类理想的氨基酸补给来源。平菇除含有人体所需的维生素 A、维生素 B_1、维生素 B_2、维生素 B_6、维生素 C、维生素 D 及维生素 B_3 外，还含有与人体需要基本吻合的钾、磷、铜、钙、镁、铁、钴、硒、硅、氯等矿物质，并且是人体理想的蛋白质来源。

平菇味甘，性微温，补脾除湿，缓和痉挛。研究证明，其所含蛋白质在人体的消化利用率可达 80%。同时，它还具有促进和提高人体免疫功能的作用。此外，其所含碳水化合物有一种特殊的功能，如目前已了解的菌体细胞液有干扰素样的诱生作用；能促进淋巴细胞转化率，增强、调整免疫功能，使机体能对乙肝病毒进行免疫清除。另外，平菇中所含的不饱和脂肪酸还具有降血脂的作用，对防治脂肪肝所含成分中提炼出有用部分并进行药品开发，如灵芝多糖、猪苓多糖等药物目前已广泛地应用于临床。因此，肝病患者不但能吃平菇，而且多吃平菇对疾病的痊愈和机体的康复十分有利。

饮食禁忌

有适合肝炎患者吃的食品，就一定也有不适合的，下面这些食品，最好少吃或不吃。

忌大蒜

大蒜是我们日常生活中非常常见的一种食品。大蒜性温和，味辛辣，具有行滞气、暖脾胃、解毒杀菌等多种功效。中医上甚至还将大蒜列为药品，并常利用它来治疗泄泻、痢疾、百日咳、痈疽肿毒、白秃癣疮等病症，甚至还经常利用大蒜的杀菌、抗菌功效，来治疗菌痢、阿米巴痢疾、流行性脑脊髓膜炎等疾病。

正因为大蒜具有比较强的杀菌功效，于是很多人也认为大蒜可以杀死肝炎病毒，能够预防和治疗肝炎，其实这种想法是没有什么科学依据的。相反，大蒜里含的某些成分，对胃肠道还会产生强烈的刺激作用，抑制胃消化酶的分泌，影响食欲和食物的消化吸收。并且大蒜中的挥发油还可使血液中的红细胞、血红蛋白减少，严重时还很有可能会引起贫血，这不利于肝炎患者的治疗和康复。因此，肝病患者在患病期间最好少食用大蒜。

忌过量的甜食

甜食吃得太多对身体是不利的，尤其是肝炎患者更是如此。过多的糖类很容易使胃肠道的酶分泌发生障碍，影响食欲，并且糖很容易发酵，发酵后会加重胃肠胀气，容易转化为脂肪，加速肝脏对脂肪的贮存，促进脂肪肝的发生。

肝炎患者饮食中不能缺糖，糖类可以促进肝脏组织的康复，但不是说糖对肝脏康复有好处，就吃得越多越好，多多益善。其实过量吃糖对肝炎患者不仅无益，反而还有害。

糖类可以满足身体热能的需要，是人体不可缺少的营养物质之一，同时它是肝炎患者日常必须补充的物质之一。但是过多的糖类在体内就会转变为磷酸丙糖，并在肝内合成低密度脂类物质，使血中的脂肪物质增多，造成血流减慢及血黏度增加，因而微血管中红细胞和血小板就可能发生聚集和阻塞现象，严重的甚至还可继发出血，使心、脑、肝及肾对氧气的利用减少，造成器质性病变。

另外我们一直强调肝炎患者多注意休息，既然休息了，体力活动肯定就比较少。而过多的糖类补充，会导致营养过剩，使体内脂肪沉积，身体发胖，甚至引起高血脂和脂肪肝，并可能使原有肝炎病变加重，迁延不愈。

忌酒

在肝炎患者中，很大一部分患者患的是酒精性肝炎、酒精性肝纤维症、脂肪肝，甚至肝硬化。这些患者在接受治疗时，无一不是从禁酒开始的。在禁酒后，通过合理的治疗，患者的一些症状才会逐渐消失，病情才会慢慢好转。但是如果继续喝酒，肝脏就会出现纤维化，甚至可能诱发肝癌，一旦到了这种情况，可能连神仙也救不了您了。

忌油炸、腌制、高盐类食品

中国的传统早餐大多都是油条、豆浆和鸡蛋，可谓老祖宗这样吃了几百年延续下来的传统了，并且也没有人对此提出过什么疑问。但是近些年，医学上证明，过多地吃油炸类食品对身体非常不利，甚至可以导致癌的发生。的确如此，油炸类食品含有相当高的脂肪，进食过多后，很容易造成消化不良。正常人尚且如此，更何况是肝炎患者了。另外，油炸食品所含的热量也很高，经常吃这类食品会使体内热能过剩，导致肥胖。

各种腌制食品也不适合肝炎患者食用，这类食品大多含盐分太高，肝病患者吃多了会影响水和钠代谢。同时它的维生素含量也非常低，不能补充身体所需要的大量维生素。加之操作不规范的食品，很容易被病原微生物污染，进食后容易引起肠胃及肝脏的疾患。所以这类食品还是少吃为妙。

此外还有其他的高盐类食品，如咸蛋、酱菜、火腿、熏鹅、肥猪肉、酱牛肉等，都要尽量少吃或不吃，不仅含盐量超标，还过于油腻。

其他忌食食品

除了上面提到的几种食物以外，葵花子也是一种患者不宜多吃的食品，因葵花子中含有大量的不饱和脂肪酸，多吃会消耗体内大量的胆碱，使脂肪过多地积聚在肝脏内，影响肝细胞的正常功能。松花蛋中含有一定量的铅，铅在人体内能取代钙质，经常食用松花蛋会使钙质缺乏和骨质疏松，还会引起铅中毒，对肝脏康复不利。此外，方便面、香肠和罐头等食品中，含有对人体不利的食品色素与防腐剂等，经常食用也会增加肝脏的代谢和解毒方面的负担。

肝炎的食疗

茵陈炖海带

用料标准：茵陈 20 克，海带 250 克，姜 5 克，葱 50 克，料酒 10 毫升，盐 2 克，鸡精 2 克，鸡油适量。

制作方法：将茵陈洗净，切 2 厘米长的段；海带漂洗干净，切成细丝；姜切成片，葱切成段。将茵陈、海带、姜、葱、料酒同放烧锅内，加水 1200 毫升。置武火烧沸，再用文火炖 45 分钟，加入盐、鸡精、鸡油即成。

功效分析：清热利湿，利胆退黄，降低血脂。茵陈为菊科植物茵陈蒿地上部分。性微寒、味苦、辛。入肝、脾、膀胱经。茵陈中含有较多药理活性物质，主要为香豆精类、有机酸类、色原酮类和黄酮类物质，此外尚含挥发油。功能为清热、利湿、退黄疸。主治：湿热黄疸、小便不利、风痒疮疥。现代研究表明该药具有利胆、保肝作用，可用于黄疸型肝炎、胆囊炎等。还有解热、镇痛、消炎作用，抗病原微生物作用，心血管系统作用以及抗肿瘤作用等。海带含粗纤维、蛋白质、脂肪、大叶藻素等。海带所含的岩藻多糖具有肝素的活性，可防止红细胞凝集，改善血液黏稠度；从多糖中提取的褐藻淀粉硫酸脂则具有降胆固醇作用，对脂类积聚与脑血管硬化都有抑制作用。所以此菜适用于黄疸肝炎、甲状腺炎，高血脂等症。

茵陈车前瘦肉汤

用料标准：猪瘦肉90克，茵陈、车前草、金钱草各30克，食盐、味精各适量。

制作方法：将茵陈、车前草、金钱草洗净，切段。将猪瘦肉洗净，切块。把全部用料一齐放入砂锅内，加适量清水，大火煮沸后，用小火煮1小时，加味精、食盐，再煮沸即成。

功效分析：清热解毒，利水退黄。金钱草又叫大金钱草、过路黄、路边黄，含黄酮类、挥发油、氨基酸等，有明显的利胆作用，能增加肝脏肝汁的分泌，利于胆汁的排出。车前草又叫牛舌草、蛤蟆草、田菠草、医马草。车前草性味甘，寒。功能清热，解毒，消炎，止血，利水，祛痰。多用于下焦湿热的热痢血淋等证，亦可用于治疗淋浊带下、尿血、水肿、小便不通、泄泻、鼻衄、疮疖肿毒等。茵陈与车前草、金钱草同用，加强了其清热利湿退黄的作用，对于湿热蕴结型肝炎有较好的疗效。方中用少量的猪瘦肉，既可以补充营养，又可以制约药性苦寒，以调理脾胃。本药膳方适用于湿热较盛、黄疸明显的病人。

注意事项：脾胃虚寒者不宜饮用本汤。

赤小豆牛肉花汤

用料标准：牛肉200克，赤小豆200克，花生仁100克，大蒜50克。

制作方法：先把赤小豆、花生仁挑洗干净，然后将牛肉洗净切成小方丁，大蒜瓣洗干净；把砂锅置火上，注入适量的清水，放入牛肉丁，旺火烧沸，除去锅中的浮沫，用小火煮牛肉至八成熟，放入赤小豆、花生仁、大蒜一同煮至熟烂。

功效分析：牛肉为优质蛋白质的良好来源，有补脾气、益气血、强筋骨作用。小豆含蛋白质、脂肪、糖类、磷、钙、铁，维生素 B_1、维生素 B_2、维生素 B_3、皂苷等成分，有增强利尿退黄疸的功效。花生中丰富的亚油酸、油酸可起到降压、降低胆固醇的作用，可改善心、脑血管功能。大蒜温中行滞，解毒。花生中的卵磷脂为神经组织构成的重要物质，可起到益智健脑作用。常服可延缓衰老、增强记忆力。此菜适合慢性肝炎有胁痛腹胀、神疲乏力、厌油腻等症的肝郁脾虚型患者的辅助治疗。

清肝聪耳李实脯

用料标准：罗布麻叶 10 克，李子（果实 1000 克），蜂蜜 8 克。

制作方法：将李子果实用沸水烫软，剥皮去核，将果肉放砂锅中，加入事先已煎煮去渣的罗布麻煎液，文火熬至汤汁将尽时，加蜂蜜，继续煎煮，随时搅拌翻动，冷却后即可服食。

功效分析：罗布麻叶为夹竹桃科植物罗布麻的干燥叶，性味苦、甘、凉；归肝经；能平肝安神、清热利水、清肝抗衰。李子中含糖类、蛋白质、钙、磷、铁、维生素、胡萝卜素和维生素 B_3，并含天门冬素、谷酰胺、丝氨酸、甘氨酸、脯氨酸、苏氨酸、丙氨酸等，可泻肝化瘀。蜂蜜益气聪耳。本方补泻并举，起补虚清肝聪耳之效。肝病恢复期，迁慢肝病患者血压偏高，经常头痛、眩晕、面红耳赤、易怒急躁、肝阳上亢者，最宜服用。对中老年肝病患者尚有预防听力减退之功效。

首乌炒肝片

用料标准：猪肝 200 克，何首乌 10 克，木耳 50 克，油菜 40 克，生姜、葱各 5 克，植物油、酱油、料酒、味精、食盐、水、淀粉适量。

制作方法：将猪肝洗净切成片，用开水稍微焯一下，捞出来控干水。何首乌切成片，把油菜心洗净切成段，用水煎之，提取浓汁 10 毫升。木耳发好后择洗干净，炒勺放上油，旺火烧热，投入葱花、姜末炒出香味，放入猪肝翻炒，片刻加油菜、木耳、酱油、料酒、食盐、味精、何首乌汁，待猪肝油菜入味，汤开时，用湿淀粉勾芡淋上明油即成。

功效分析：何首乌含淀粉、卵磷脂、铁、钙、锌及多种蒽醌类物质，能补益肝肾。猪肝的营养价值极高，富含蛋白质、胡萝卜素、维生素 B_1、维生素 B_2、维生素 B_3、叶酸、钾、磷、硒等营养素，有补肝、养血、明目作用。木耳和油菜均可为机体提供多种维生素，与猪肝进行荤素搭配，全面均衡提供人体需要的营养物质。本品是慢性肝炎肝肾亏虚、精血不足者的佳品。

决明烧茄子

用料标准：草决明 30 克，茄子 500 克，豆油 250 毫升，调料适量。

制作方法：决明子捣碎加水适量，煎 30 分钟，去渣浓缩至 2 汤匙待用。茄子洗净切滚刀块，放热油锅中炸至两面焦黄，捞出控油。将锅内余油留下 3 克放火上，用蒜片炝锅后把炸好的茄片入锅，把姜、葱等和用草决明汁调匀的淀粉倒入锅内翻炒，点几滴明油，颠翻。1 日 2 次，佐餐食之。

功效分析：清肝降逆，润肠通便，降脂。决明子为豆科植物决明的成熟种子，性甘、味苦、微寒，归肝、大肠经，可降泄肝经郁热，有较好的清肝明目作用，为眼科常用药物，适用于肝热或肝经风热所致的目赤肿痛、畏光多泪等。本品质润多脂，又可润肠通便，适用于热结便秘或肠燥便秘。决明子含大黄酚、大黄素、芦荟大黄素、大黄酸及各种蒽醌类，以及黏液质、蛋白质、脂肪油、色素及胡萝卜素等，水浸剂有降压、抗真菌及泻下作用。此菜适用于脂肪肝、慢性肝炎日久患者渐有发胖趋势而抵抗力却下降的症情。亦可用于高血压、冠心病及妇女更年期综合征。

平菇炖猪肉

用料标准：猪瘦肉 300 克，平菇 100 克，葱、生姜各 10 克，食盐、味精各少许。

制作方法：将猪瘦肉切成 3 厘米的块状，平菇用温水泡发好，去蒂择洗干净，撕成小块。把炒锅置火上，加入底油，待油热时，放入葱段、姜片，炸出香味，再放入猪瘦肉块煸炒变色，加入平菇，添上汤，用慢火煮至肉烂，加入食盐、味精调味即成。

营养与功效：平菇味道鲜美，营养丰富，补脾除湿，缓和拘挛，急、慢性肝炎者宜常食用。猪瘦肉为常吃的滋补佳肴；可补肾养血，滋阴润燥。猪肉熟食，有补肾益精、滋肝养血的作用。肾虚精亏、病后体弱、产后血虚者皆可食之。猪瘦肉煮汤，去浮油凉饮，能治温热病后津液大伤。也可用于液干血枯、难产不下、消渴、干咳、便秘等。此菜有养肝健脾之功，用于急、慢性肝炎，属肝脾不和的胁痛、腹胀等症。

第二十八章

胆囊炎

　　胆囊俗称"苦胆"，是人体消化器官的一部分，胆汁就储存在胆囊中。胆囊与胆管共同构成人的胆管系统，是胆汁流经的通道。胆囊炎指发生在胆囊黏膜的炎性病变，又称胆道炎，可分为急性胆囊炎和慢性胆囊炎。

　　急性胆囊炎常以油腻饮食为诱发因素，其典型表现是右上腹疼痛，可伴有恶心、呕吐、发热等。当然，不同程度的病变表现也各有差别。轻型病例仅有低热、倦怠、消化不良等症状及右上腹部中等疼痛及压痛。疼痛开始时大多为持续性胀痛，位于右上腹部较深处，这是由于胆囊管梗阻，膨胀的胆囊管收缩所引起。待胆囊炎向深度发展，胆囊底部与膈肌边缘腹膜相接，刺激腹膜而产生疼痛。此时疼痛局限于胆囊区表面并伴有局部的明显压痛和反跳痛，腹肌强直且出现右肩胛下区放射性疼痛，按压局部有压痛。一般病程不长，持续一至数日，当某些病例由于胆结石被压回胆囊或排出，或蛔虫退出胆管，梗阻排除，症状可很快解除或消失。感染严重者可有中度以上发热，甚至出现恶心、呕吐等症状，检查血象可见白细胞增多。

　　急性化脓型胆囊炎是重型的急性胆囊炎。由于炎症的加剧可造成胆囊壁明显增厚，并有炎症反应，有时还有青紫色的坏死区，因此全身及局部症状均较严重。发病时多有高热、畏寒和寒战，并常常并发恶心和呕吐，上腹气胀，膨满感较严重。右上腹或右下胸部痛觉敏感，压痛及反跳痛均很明显，伴腹肌强直，有时可扪及膨大而有压痛的胆囊。检查血象可见白细胞总数及分类中性明显升高。如果恶心呕吐不止，常见于胆结石或蛔虫阻塞胆总管，此时多伴有黄疸。如果病情进一步发展，可造成胆囊穿孔。胆囊穿孔是急性胆囊炎的严重并发症，如不及时抢救和手术治疗将造成弥漫性腹膜炎，常可危及患者生命，也是急性胆囊炎造成死亡的主要原因之一。患者常表现为右上腹部疼痛、压痛、反跳痛及腹肌强直的持续性加重、毫无缓解，且向腹部其他区域甚至全腹扩延，造成腹痛敏感区及压痛反跳痛扩大，腹肌强直加重，甚至造成全腹肌强直形成板状腹，患者面呈死灰色伴虚脱现象。

慢性胆囊炎是胆囊的一种慢性炎症的改变，大部分也由于结石引起。我们把它分为四种类型。①无症状型。这种患者没有任何症状，但在体检时却发现胆囊已经发炎了。②消化不良型。这种患者常在饭后出现右上腹饱胀感，并伴有嗳气、呃逆。这是因为此时胆囊的功能已经减退，不能顺利将胆汁排入胃肠道。我们进食后，食物中的脂肪消化不良，自然会觉得胃部不舒服。这种症状常被误认为是胃病，其实是表现在胃，病根却在胆囊。③隐痛型。这种表现为持续的或间断的右上腹疼痛，有时是右背及右肩隐痛。④急性发作型。这种患者发作时与急性胆囊炎症状相同，可以持续几小时，也可以持续几天。这样看来，慢性胆囊炎的症状比较复杂，诊断起来也就比较困难，常被误诊为胃炎、肝炎、十二指肠溃疡等疾病。

病因与病机

急性胆囊炎的病因

（一）梗阻因素

胆囊似梨形，胆囊管一般较细长，盘曲。在正常情况下，胆囊管保持了一个"光滑"的流出道，可以保持胆囊的正常排空和肝内分泌出的胆汁进入胆囊，加以浓缩、贮存。在胆道造影中可以看到，当吃高脂食物时，胆囊收缩，胆汁排出达35%左右。一方面说明胆汁排出通畅，高浓度胆汁不会潴留于胆囊内，即不会引起胆固醇、卵磷脂、胆盐等的沉积；另一方面可使肝脏分泌的胆汁重新进入胆囊内，如此周而复始地进行着一个正常的循环。

当结石堵塞胆囊管或胆囊管扭曲成角时，均易造成梗阻。梗阻后胆汁潴留于胆囊内，则高浓度的胆盐刺激胆囊熟膜，熟膜损伤后，在此基础上当细菌感染时，则引起不同程度的胆囊炎。由于胆囊管的梗阻，胆囊内压力增大，胆囊壁血循环受到影响，更加重了胆囊炎症的发展。

（二）血管因素

胆囊的营养血管仅 1 ~ 2 支，在有慢性血管疾病的基础上，当急性血容量不足时则易造成胆囊急性缺血。所谓缺血性胆囊炎是指胆囊无结石，又无胆管梗阻因素的急性胆囊炎。

（三）细菌因素

由于胆囊管梗阻，胆汁潴留或胆囊血管不同程度的阻塞，胆囊黏膜以至肌层将发生不同程度的炎症改变。在此基础上，细菌入侵则造成胆囊炎。

细菌入侵的途径：细菌可直接经淋巴管侵入胆囊壁，少有自胃肠道由胆总管上升到胆囊（有胆总管结石或蛔虫者例外）；胃肠道的细菌由门静脉进入肝脏，然后随分泌的胆汁进入胆囊；在败血症时，细菌则经胆动脉进入胆囊。

血行性感染引起的胆囊炎较为少见，有时见于伤寒杆菌感染。而通过胆道抵达胆囊的细菌，是急性胆囊炎的主要途径。急性胆囊炎时，细菌感染多为肠道菌属，大肠杆菌最为多见，其次是链球菌、控状芽孢杆菌、产气杆菌、沙门菌、肺炎球菌等。因为胆囊炎常产气合并厌氧菌的感染，因此有时在 X 线平片上可以看到胆囊及其周围有积气现象，故临床称之为气肿性胆囊炎。

（四）化学刺激

化学刺激是导致急性胆囊炎的又一相关因素。由于胆汁潴留，胆盐浓度增高，再加上细菌的作用，使结合胆汁酸盐对胆囊壁的刺激更强，而导致胆囊鼓膜损伤。有时胆液反流至胆囊内亦可引起急性胆囊炎。

慢性胆囊炎的病因

（一）急性结石性胆囊炎急性炎症期对胆囊黏膜造成损害。

（二）胆囊结石堵塞，致使胆汁排空不畅，浓缩胆汁刺激胆囊黏膜，久而久之，以上不利因素使胆囊发生病理改变，如增厚、萎缩，便发生慢性结石性胆囊炎。

（三）也有一部分病人，原无胆囊结石，与急性非结石性胆囊炎的发生一样，但其感染程度不严重，转入慢性炎症状态，或因胞囊收缩功能不佳，或因胆汁排空不畅，引起胆汁代谢紊乱，最后出现结石的形成。

营养膳食要点

急性胆囊炎的饮食

急性胆囊炎患者的胆囊处在急性炎症期，消化功能较差。所以急性胆囊炎患者的饮食既要清淡，忌肥甘易消化，又要营养丰富。病情轻者可给半流质或流质饮食，病情重者则应完全禁食，完全依靠静脉补液维持营养。

慢性胆囊炎饮食调养

慢性胆囊炎饮食调养最重要的是要做好脂肪、蛋白质、糖类三大营养物质的搭配。

（1）脂肪：脂肪类饮食可使胆汁分泌、排泄，引起胆囊收缩。而胆囊有慢性炎症时，分泌和排泄胆汁的功能就会差，如果脂肪摄入过多，弄不好会引起急性胆囊炎发作。所以慢性胆囊炎患者一日食物的脂肪量应限制在 20 ~ 30 克（包括主、副食中的脂肪），并将脂肪分散在各餐中，不可集中于一餐。植物油脂有利胆作用，一般不必严格限制。

（2）蛋白质：胆囊发炎时，不仅胆囊组织本身受损害，而所产生的毒素可通过胆囊反流到肝脏，损害肝脏组织。因此，胆囊炎患者的饮食需含足量的蛋白质，以利于肝脏组织的修复。蛋白质的摄入量一般每千克体重 1 克左右，每日 50 ~ 70 克。值得注意的是，过多蛋白质也会刺激胆汁分泌，引起胆囊收缩，疼痛加剧。故必须选用含必需氨基酸的优质蛋白，以减少蛋白质的摄入量，又有利于及时修补肝脏、胆囊中被破坏的组织。

（3）糖类：人体需要有丰富的糖类来维持正常的总热量，这不仅因为含糖类的食物易消化，利用率高，而且还可增加肝糖原的形成，对肝脏组织有保护作用。但过分肥胖的患者则应适当限制糖类的摄入，以利于减轻体重。

除了这三大营养物质外，慢性胆囊炎患者宜多饮水，以促进胆汁分泌，减轻炎症对机体的不良影响，如每日能饮用 1000 ~ 1500 毫升果汁，还可稀释胆汁，对病情康复有利。

总的来说，慢性胆囊炎应少食多餐，可刺激胆汁分泌。膳食保持低脂肪、低胆固醇，食物中应有易消化的优质蛋白，如鸡蛋清、豆腐、豆浆等；可适量进食含糖类饮食；忌食动物内脏、蛋黄及油炸食物，忌食肥肉，忌食刺激性食物和辛辣调味品及浓茶、浓咖啡等，忌饮酒。

慢性胆囊炎急性发作期的饮食

慢性胆囊炎急性发作期，宜进食高糖类、低脂肪的流质饮食，如稠米粥、藕粉、豆浆、软面条、莲子红枣粥等。忌食动物性脂肪。胆囊炎患者对于糖类、蛋白质等均不必限制，可按正常需要量供给。患者可选一些谷类食物，如米、面、玉米等，以供给足够能量。蛋白质可选择一些含脂肪量少的食物，如牛肉、羊肉、猪瘦肉、鸡、鱼、豆类及豆制品等。充足的蛋白质供给可维持氮平衡，增强机体免疫力。另外，可以多食一些蔬菜，如芹菜、菠菜、青菜、黄瓜、番茄、土豆、山药及水果、果汁等，以保证维生素和无机盐的供给。

宜食食物

苦菜

苦菜又名茶草、游冬、野苦马、紫苦菜、苦苣、苦荬菜、滇苦菜、苦马菜等，为菊科植物苦苣菜的全草。苦菜为一年或二生草本，高50～100厘米，茎中空直立，具有乳汁。叶互生，长椭圆形广披针形，边缘具有不整齐的刺状尖齿。头状花序数枚，舌状黄色花。据《本草纲目》载，苦菜性味苦寒，可去五脏邪气，调十二经脉。久食有安心益气、强力、明目等功效。

现代医学研究发现，苦菜含有多种维生素和钙、铁、镁、锌、铜，以及赖氯酸、色氯酸、天门冬氨酸等17种氨基酸，其中包括8种人体必需的氨基酸，还含甘露醇、生物碱、苷类、苦味素等成分。所含铁元素是形成血红素的主要成分，铜元素是促进血红素形成与细胞成熟的重要因素，两者协同，含量充足，能提高某些生物学效价，预防治疗缺铁性贫血。所含锌能促进幼儿生长发育，促进男子精子活力，有助于伤口愈合。苦菜消炎解毒作用很强，用苦菜与等量蒲公英水煎饮服，治疗胆囊炎、胆道感染，有通便、消炎、止痛作用。

鱼腥草

鱼腥草又名蕺菜、侧耳根、菹菜、芩草、野花麦、重药、秋打尾、臭菜、臭腥草、肺形草等，为三白草科植物蕺菜的带根全草。鱼腥草为多年生草本，茎高15～50厘米，茎下部伏地，节上生根。叶互生呈卵状心形，微带鱼腥味。初夏开白色小花、穗状花序。生长在阴湿地或水边。

鱼腥草因"其叶腥气，故名鱼腥草"，但这种腥气，若用沸水焯一下，再加佐料凉拌，就会完全消除，变得清香爽口。吃的方法多样，可凉拌，可热炒、可炖肉，可做汤，还可以腌渍咸菜。

本品含鱼腥草素、挥发油、蕺菜碱、槲皮甙、氯化钾等。鱼腥草素对金黄葡萄球菌、肺炎双球菌、甲型链球菌、流感杆菌、卡他球菌、伤寒杆菌以及结核杆菌等多种革兰氏阳性与阴性细菌，均有不同程度的抑制作用。并能增强白细胞吞噬能力，提高机体免疫力，适宜慢性胆囊炎发作或伴有黄疸者食用。所含槲皮素及钾盐，能扩张肾动脉，增加肾动脉血流量，故有较强的利尿作用。此外，鱼腥草还有镇痛、止咳的作用。

玉米

常食玉米，能刺激脑细胞，增强人的脑力，有益于健康。价格远比面粉面包昂贵。此外，玉米富含镁元素，能加强肠蠕动，促进机体排出废物，不仅能防止便秘、痔疮，和吃红薯一样，也能预防结肠癌和促进已患肠癌的好转和吸收。所以，在世界上玉米被称为"黄金食品"。它对胆囊炎、胆结石、黄疸型肝炎等有辅助食疗作用，故慢性胆囊疾病患者宜常食之。

另外，玉米须为常用中药，能利尿，有降压，促进胆汁分泌，减低胆汁黏稠性、比重及胆红素含量之功效。故医生常用玉米须配茵陈治胆囊炎、胆石、黄疸型肝炎；配西瓜和赤小豆，治急慢性肾炎；单用重剂，亦可治尿路结石。

山楂

山楂为蔷薇科木本植物山楂树的果实，又名红果、山里红、胭脂红、棠球子等。

山楂的性味酸甘，微温、无毒。现代成分研究表明，山楂中除含有一般营养成分如蛋白质、脂肪、鞣质、果糖外，还含有大量有机酸，包括酒石酸、柠檬酸、山楂酸、咖啡酸、绿原酸、熊果酸、齐墩果酸等，还有黄酮类、内脂苷类、胆碱、乙酰胆碱、谷甾醇、维生素 A、B 族维生素、胡萝卜素、铁、钙、磷等。山楂的现代药理研究和临床治疗表明，有扩张血管、降低血压、降低血脂、降低胆固醇含量和强心作用，患有胆囊疾病者，食之颇宜。

山楂中含有三萜类苷和多种黄酮苷，以及复杂的多聚黄烷和二聚黄烷类。多聚黄烷类毒性低，具有明显的降压作用。所含黄酮和黄烷衍生物能扩张冠状动脉，并有明显的镇静作用。新鲜的山楂和叶中含二聚黄烷花青素前体，水解后能生成茶酸及花青素离子，能增强心肌收缩力，增大心室及心房的运动振幅，增大冠状动脉的血流量，可防止由于电解质不平衡而引起的心率紊乱。同时有降压、利尿、镇静作用。山楂所含黄酮类化合物有一种称为牡荆素，具有抗癌作用。另一类黄酮化合物是槲皮黄、金丝桃苷，具有扩张气管、促进气管纤毛运动、祛痰平喘等作用，能治疗气管炎。山楂能抑制多种致病杆菌，如福氏痢疾杆菌、宋内痢疾杆菌、变形杆菌、绿脓杆菌和金黄色葡萄球菌。

山楂的另一个显著的功效是降血脂和减肥。其原理是山楂的三萜类和黄酮成分有软化血管、降血脂和降血压的效能。用山楂制成"哌克苷林"，对降低血中的胆固醇有功效，总有效率为90%。山楂的降脂作用，是对脂质的消除，能改善血管粥样硬变。有的地方用山楂、荷叶代茶叶煮水喝，对冠心病和高脂血症效果好。用山楂和麦芽制成的"脉安冲剂"，也有类似的功效。山楂能促进脂肪代谢，对单纯性脂肪沉积和由内分泌紊乱而引起的肥胖病人也有一定的治疗作用。对于妇女闭经和产后瘀血作痛，可用山楂加红糖服之有效。

洋葱

洋葱又名玉葱、葱头、圆葱、球葱，为百科植物洋葱的鳞茎。洋葱为多年生草本。鳞茎大，球形或扁球形，外包赤红色皮膜。叶圆柱形，中空，有白粉。花葶长，圆柱形；伞状花序，球形，色粉红或近于白色。

据现代研究，洋葱所含纤维素对人体有保健作用，肠道内的胆固醇和胆汁酸遇到洋葱中的纤维素容易被吸收，这样既可减少血液中的胆固醇，也减少了胆汁酸的肝肠循环，使胆囊炎的发病率降低。因此，胆囊炎患者宜食之。

洋葱除含蛋白质、粗纤维、糖类外，还含有丰富的维生素 A、维生素 B_1、维生素 B_2、维生素 C 和钙、磷、铁，以及较多硒元素、多种氨基酸、咖啡酸、柠檬酸、槲皮素、苹果酸、环蒜氨酸、硫氨基酸及降前列腺素糖物质等。其所含的环蒜氨酸和硫氨基酸等化合物，能溶解血栓，抑制高脂饮食引起的血胆固醇升高，改善动脉粥样硬化。所含降低血糖物质，对肾上腺性高血糖有明显降糖作用。所含前列腺素 A，能降低人体外周血管阻力，降低血压，并使血压长期稳定，对脆性的血管有软化作用。

蚌肉

蚌肉为蚌科动物背角无齿蚌或褶纹冠蚌、三角帆蚌等蚌类的肉。蚌类古代简称为蚌，又称蜃，又名河蚌、河歪、河蛤蜊。

蚌肉含蛋白质、脂肪、糖类、钙、磷、铁、维生素 A、维生素 B_1、维生素 B_2 等。据科学测定，每 100 克蚌肉中，含水分 80.8 克，蛋白质 15 克，脂肪 0.9 克，碳水化合物 0.8 克，维生素 A 283 微克，维生素 B_1 0.01 毫克，维生素 B_2 0.22 毫克，维生素 B_3 0.4 毫克，钾 6 毫克，钠 6.1 毫克，钙 190 毫克，镁 22 毫克，铁 50 毫克，锰 82.5 克，锌 8.5 毫克，铜 0.15 毫克，磷 300 毫克。

蚌肉味甘、咸，性寒，归肝、肾经。滋阴养肝，清热明目。适用于肝肾阴虚：证见腰膝酸软、眼目昏花、眼干、耳鸣眩晕等。多见于高血压病、眩晕症、经前紧张综合征、青光眼、白内障、视神经萎缩等；阴虚内热：证见烦热引饮、消谷善饥、多尿、月经过多、白带、痔瘘、目赤等。多见于糖尿病、功能失调性子宫出血、宫颈炎等；用于胆囊炎、胆石症、泌尿系结石、泌尿系感染、急性肝炎、急慢性肾炎等病症，出现湿热证候者。

饮食禁忌

少吃油腻食物

胆汁是用来帮助消化脂肪的，所以吃了油腻的食物，就会促使胆汁分泌，胆囊收缩。如果已有胆囊结石，胆囊收缩会使结石向胆囊颈移动，结石易嵌在胆囊颈部，导致胆绞痛、急性胆囊炎发作。所以胆囊炎患者应少吃油腻食物，但也不能完全禁止，以免出现必需脂肪酸缺乏。

不宜多喝牛奶

据营养学家研究，牛奶中含的蛋白质绝大部分都是不易消化的酪蛋白，牛奶的脂肪球大，除不易被消化外，它所含的低价挥发性脂肪酸较多，对肠道有一定的刺激作用。而且，牛奶中的脂肪消化需要胆汁，所以饮用牛奶会加重胆囊负担，使病情加重。当然也不是说胆囊炎患者绝对不能喝牛奶，在急性发作期最好不饮用，平时不宜多喝或可饮用一些低脂奶粉为好。

忌辛辣刺激食物

忌油腻、节五辛是胆病患者的禁忌原则之一。中医学认为：胆囊炎、胆结石多属湿热所致，油腻、辛辣食物可以助湿生热，故当忌。常见的辛辣刺激性食物有：辣椒、辣椒油、五香粉、咖喱粉、花椒粉等。

不要长期大量饮酒

长期饮酒会导致胆囊炎的发作。原因有三种：一是酒精会影响和损害肝脏中的胆红素酶，使胆汁中胆红素增多；二是过量的酒精被吸收到胆汁中也使胆汁中胆红素增多；三是长期饮酒，从胃中吸收入血的酒精增多加速了红细胞破坏。破坏的红细胞产生胆红素，这样血中胆红素增多，而肝脏无法处理这么多胆红素，造成胆汁中胆红素含量过高，从而变为结石形成的物质基础。那么常饮啤酒是否会造成胆囊炎呢？其实啤酒本身与胆囊炎症无明显关系，只是较长时间饮啤酒易使人发胖，随着脂肪增多，引起血脂增高。血中胆固醇增高，肥胖患者又多伴有胆固醇调节障碍，于是有了胆结石形成的基本条件。当结石堵塞胆囊管或胆囊管扭曲成角时，均易引起胆囊炎。所以长期饮啤酒与胆囊结石胆囊炎形成之间仅有一个间接关系。不过即使是间接关系，我们也应注意预防，凡事要适度，不要过量。

不要多吃巧克力

巧克力中含的脂肪可高达 40% ~ 50%，糖的比例也不少。常吃巧克力，脂肪摄入过多，使体内堆积大量脂肪，引起肥胖。而脂肪摄入过多，人的脂质代谢紊乱，血脂增高。而肥胖、胆固醇过高是导致胆囊炎发生的因素。另外，过多的糖进入体内，大量堆积储备，转化为脂肪，也会引起肥胖。

不要多吃滋补药

许多人生病后，家属及亲友会送来许多补药，认为大病一场必定元气大伤，需要大补。其实"药补不如食补"。大量的补药反而会滋腻碍胃适得其反，所以不如用食补，当然食补也应适当不宜过量。胆病患者切忌盲目追求滋补药物。

减少胆固醇的摄入

我们知道 80% 的胆囊炎症为胆结石引起的。胆汁中胆固醇含量过高，导致胆固醇呈过饱和状态，沉积下来就会形成结石。正常人每日摄取胆固醇以 0.3 ~ 1 克为宜。如果胆固醇摄入量增至 2 克，三周后胆汁中的胆固醇就会处于过饱和状态。所以，已有胆囊炎的患者不能过多摄入胆固醇，否则结石会增多，已形成的胆结石会继续增大，引起胆囊炎。

我们把食物按胆固醇含量多少分类如下。

含量最高：蛋黄、猪脑、牛脑、羊肝、鳗鱼、全鸡蛋、鱼肝油、猪肝、猪腰、牛腰、蛤蜊。

含量中等：鸡鸭肉、牛羊肉、牛心、牛油、羊油、猪油、甲鱼、青鱼、鳜鱼、草鱼、虾、蟹。

胆囊炎的食疗

糖醋萝卜

用料标准：萝卜500克，青蒜适量，调料各适量。

制作方法：将萝卜洗净，切除两头，再切成3厘米长的小条块。青蒜除去根须，洗净，切成3厘米长的段。取锅烧热，入油适量，待油热时放入萝卜，煸炒片刻，加入青蒜、水、糖、醋，加盖焖烧至熟，再用湿淀粉勾芡，淋上麻油，即可。

功效分析：萝卜可防治肝胆病，萝卜所含的维生素C比梨和苹果高8～10倍，所含的芥子油和酶能促进胃肠蠕动，增进食欲，帮助消化。中医认为，萝卜有顺气消食、清热生津、散瘀解毒作用，胆囊炎患者服用，能促进胆汁分泌，帮助消化。

香菜炒肚丝

用料标准：猪肚半只，香菜段100克，鸡蛋清1个，调料各适量。

制作方法：将猪肚里外洗净，剔去表面浮油，切成约5厘米长、1厘米粗的丝（在切丝过程中不可沾水），放入碗内，加入蛋清、黄酒、盐、湿淀粉，拌匀，放入冰箱内片刻（这样炒时不易脱浆）。先取小碗放入黄酒、味精、湿淀粉，调成卤汁备用；取锅烧热，放入适量油，待油烧至六成热时，将肚丝下锅，用手勺迅速滑开，至熟倒出；原锅内放入香菜、卤汁，烧至汁稠厚时倒入肚丝，颠翻炒匀，取出装盘即可。

功效分析：香菜，药名芫荽，有芳香健胃、促进血液循环的作用，配伍专补脾胃的猪肚，来帮助因患肝胆病食欲不振者开胃。

番茄炒蛋

用料标准：番茄 250 克，鸡蛋 3 个，调料适量。

制作方法：将番茄洗净，剥去皮，用刀切成小块。鸡蛋磕破后倒入碗内，抽打均匀。锅内入油适量，烧热后倒入鸡蛋浆，用手勺划散，再放入番茄块、盐、味精，炒片刻后即可。

功效分析：番茄的营养非常丰富，含有蛋白质、维生素及多种微量元素，其中维生素 B_3 的含量是果蔬中的第一名，维生素 C 的含量很高，并且能耐高温煎煮而不被破坏。经计算，每人每日吃 2 ~ 3 个番茄，便可满足 1 天对维生素和矿物质的需求。

酱爆南瓜

用料标准：南瓜 300 克，豆瓣酱 30 克，植物油、大蒜、味精各适量。

制作方法：将南瓜去瓤籽，洗净，切成薄片。大蒜拍成泥。取锅烧热，入油烧至七成热时，放入南瓜片，煸炒片刻，加入豆瓣酱、水，合上锅盖焖一会儿，待南瓜熟时，加入蒜泥、味精，起锅装盘即可。

功效分析：南瓜味甘适口，既可当菜，又可代粮，含有较高的糖、淀粉及多种氨基酸、维生素，能补中益气，消炎解毒。

凉拌荠菜

用料标准：荠菜 500 克，豆腐干 2 块，调料各适量。

制作方法：将荠菜摘去根，洗净，放入开水锅中焯一下，捞出，沥去水分，切成细末。豆腐干切成细粒。荠菜与豆腐干拌匀，加入食盐、味精，淋上麻油，再搅拌均匀即可。

功效分析：荠菜具有良好的清热解毒、止血作用，它所含的荠菜酸、黄酮苷有兴奋神经、降低血压、促进呼吸和止血功能，故民间常用于辅助治疗肝炎、胆囊炎等病。

莴笋三丁

用料标准：莴笋 250 克，豆腐干 2 块，花生米 50 克，调料各适量。

制作方法：将莴笋削去皮，洗净。莴笋、豆腐干均切成1厘米见方的丁。取锅烧热，入油适量，待油热时先下花生米，翻炒片刻，再下莴笋丁、豆腐干丁，煸炒几下，加水、豆瓣酱，焖烧至花生熟，加味精调味，即可。

功效分析：莴笋含钙、磷、铁较丰富，亦含多种维生素，能调五脏，通经脉，开胸膈，坚筋骨，利小便，解热毒。配伍花生、豆腐干，营养价值更高，且又能降低血脂。

香菇拌蒿菜

用料标准：蒿菜250克，香菇30克，调料各适量。

制作方法：将蒿菜洗净，放沸水中焯一下，捞出沥干，剁成细末。香菇加水浸发后洗净，切成细丁。炒锅放旺火上，烧热后放油适量，烧至七成热，放入蒿菜炒几下，再倒入香菇丁一起煸炒至熟，加入盐、味精调味，装盘即可。

功效分析：蒿菜含有丝氨酸、天门冬素、苏氨酸、丙氨酸、谷氨酸胺、亮氨酸、脯氨酸、丁氨酸、苯丙氨酸等，并含有碳水化合物、维生素C、钙、磷等。有明显的利尿降压、促进胆汁分泌、加强凝血酶原的作用，故可用于肝炎、胆囊炎的治疗。

雪梨炒鸡片

用料标准：鸡脯肉150克，雪花梨（去皮）1个，水发香菇10克，调料各适量。

制作方法：将鸡脯肉切成长5厘米、宽3厘米的薄片。雪花梨也切成上述薄片。香菇切小块。取锅烧热，入油适量烧热，下鸡片，武火速炒变色，加入香菇、盐、味精，翻炒至鸡肉熟透，加入雪花梨片，再用湿淀粉勾芡至熟，淋上麻油即可。

功效分析：梨性味甘寒，能养阴生津，清热降火，养血生肌和解酒毒等。现代医学研究表明，梨含有丰富的糖和各种维生素，有保肝和帮助消化的作用，所以对胆囊炎、肝炎、肝硬化患者来说，该菜肴既清脆爽口，又有治疗作用。

蒜泥蕹菜

用料标准：蕹菜 300 克，大蒜适量，调料各适量。

制作方法：将蕹菜择洗干净，切段。大蒜剥皮，拍成泥。锅内加水适量，烧开后放入蕹菜，烫熟后捞起，沥干水分，放入碗内，加入蒜泥、食盐、味精、麻油搅拌均匀即可。

功效分析：蕹菜，俗名空心菜，能清热解毒，利尿退黄。蕹菜嫩叶中含有蛋白质、碳水化合物、维生素及微量元素铁、钙、磷等，各种营养素含量之高，成分之全面，在蔬菜中确实堪为出类拔萃者。

蘑菇银耳豆腐

用料标准：鲜蘑菇 250 克，银耳 20 克，豆腐 2 块（500 克），调料各适量。

制作方法：将鲜蘑菇洗净，切块。银耳加水浸开洗净，切小朵。豆腐切成小块。将锅烧热，入油适量，放入豆腐块，用油煎至微黄，加入清水少许，再下入蘑菇、银耳，用文火慢炖至熟，加入食盐、味精调味即可。

功效分析：豆腐色泽晶莹，富含植物蛋白，蘑菇与银耳均为真菌类食物，营养十分丰富，三者同用，能为胆囊炎患者提供能量。

青蟹烩腐衣

用料标准：活青蟹 500 克，豆腐衣 25 克，鸡汤 200 毫升，调料各适量。

制作方法：将青蟹洗净，上笼蒸熟后取出，剔出蟹肉。豆腐衣用热水泡透后，撕去硬边，切成小块，挤干水分。烧热锅，放入适量油，下葱、姜煸炒几下捞出，然后倒入鸡汤，加入料酒、食盐、味精，放入豆腐衣略烩一下，用水淀粉勾芡，后放入青蟹肉推匀，起锅装盘即可。

功效分析：青蟹肉厚黄多，味道鲜美，含蛋白质及钙、磷、铁、维生素等，有清热养阴、破瘀消积之功。豆腐衣又称豆腐皮，为豆浆上结的外皮，功能补虚清火、化痰通淋。二者合用，对急、慢性胆囊炎均为适宜。

青豆烩鸭羹

用料标准：鸭脯肉100克，鲜菇50克，青豆150克，猪骨汤500毫升，调料适量。

制作方法：将鸭脯肉入锅煮熟，捞出沥干水分，切成丁。鲜菇洗净，切成丁。先用开水将青豆和鲜菇丁焯过，倒在漏勺里；另起炒锅，加入猪骨汤，放入青豆、鲜菇丁、鸭肉丁，待滚片刻，加入食盐、味精，用水淀粉勾芡，倒入汤盆内即可。

功效分析：青豆，即大豆未成熟的种子，俗称毛豆，其所含的人体必需氨基酸较全，尤其含有的皂草苷，具有减少体内胆固醇的作用，还能利水下气、活血解毒，配伍鲜菇、鸭肉更增强其祛湿益气的作用，故适宜于胆囊炎患者。

第二十九章
结石

结石是指生物体内产生的坚硬度和形态结构类似于骨质的病理性沉积物。因其结构和质地与石头相似，沉结于机体内而得名。

根据所生成结石的形态分为硬性结石、软性结石、泥沙样结石。按其所在组织和器官不同又有骨石、肌肉间结石、关节内结石、脑结石、牙结石、食管结石、胃结石、肝内结石、胆囊结石、胆管结石、肠结石、肾结石、输尿管结石、膀胱结石、尿道结石、椎管内结石、动脉和静脉结石等之分。按结石的X线片可见性可分为显性结石和隐性结石（即所谓透光结石与非透光结石）。按结石的理化成分可分为细菌性、蛔虫卵性、血吸虫性、食物残渣性、胆固醇性、胆色素性、碱性、酸性结石等。

在大多数情况下，人体内生成的结石对身体不产生严重的病理性的损害，如不检查大多也不会被发现，伴随着人体体质的改变，自生自灭。甚至即使有较大的结石，也不产生明显的不舒适感觉或临床症状。而当结石顺着其排出的通路走行时，因移行磨损伤局部管道，或卡在某些狭窄的地方，并阻塞了相应的生理、病理代谢产生，如尿、胆汁和血液等的排出时，才会引起身体的不适感觉，形成结石病。临床常见的结石病有胆结石、膀胱结石、输尿管结石、胰导管结石、唾液腺导管结石、阑尾粪石、胃石、包皮石和牙石等。

尿石症是肾、输尿管、膀胱及尿道等部位结石的统称，是泌尿系统的常见疾病之一。尿石是由尿液中所含的晶体和胶体成分组成。决定结石晶体的成分除体内代谢异常所致的某些晶体的成分过量以外，还受细菌感染、尿酸和尿的酸碱度的影响，故含单一成分的纯结石少见，多数是以一种成分为主的混合性结石。

尿路结石的症状主要由结石本身所致的局部刺激、尿流梗阻、继发感染和肾功能障碍所致。上尿路结石以血尿、腰痛和肾绞痛为主要症状。血尿可为肉眼血尿或镜下血尿，约 20% 的病人无血尿。肾结石多为腰部钝痛，多数发生在患侧，也有个别病例患侧无疼痛，而对侧有反射痛。有的肾结石很大，也无疼痛或其他不适。肾结石约有 40% 出现肾绞痛，这是由于肾盂和输尿管梗阻或平滑肌痉挛所致。疼痛剧烈，如刀割样，病人常辗转反侧，呻吟不止。男性病人疼痛常放射至阴囊和睾丸，女性可放射至大腿内侧和阴唇，绞痛发作时病人面色苍白、大汗淋漓、脉搏快速细弱，血压可下降，体温正常或稍高，常伴有恶心、呕吐和腹胀，少数病人可能主要为消化道症状，疼痛持续几分钟、数小时、甚至更长。梗阻和痉挛一旦解除，绞痛可突然缓解，疼痛缓解后病人常筋疲力尽，并常有多尿。如结石并发感染，可出现寒战、发热、腰痛，以及尿频、尿急和尿痛等排尿刺激症状，有时仅表现为急、慢性泌尿系感染。部分病人尿液中有砂石和小结石排出史。另一少见但极为严重的上尿路结石并发症是急性尿闭，也可能是某些尿结石病人的首发症状，大多为上尿路完全梗阻所造成。有以下几种情况：两侧上尿路完全梗阻；孤立肾或唯一有功能肾的上尿路梗阻；一侧上尿路梗阻而另一侧正常肾脏发生反射性尿闭，但大多数学者认为发生反射性尿闭的"正常肾脏"也有潜在性病变，梗阻的上尿路可造成肾积水和进行性肾脏损害，严重时发展为尿毒症。输尿管结石血尿的发生率与肾结石无明显差异，但绞痛的比例高于肾结石，约为 60%，近膀胱的输尿管结石可有尿急、尿频和尿痛等膀胱刺激症状。

病因与病机

泌尿系结石病因是错综复杂的，造成该疾病的因素往往不是单一的，与自然环境、社会条件、全身性代谢紊乱及泌尿系统本身的疾患有密切关系。

全身因素

全身因素如一些代谢性疾病能引起钙、磷等代谢及酸碱平衡紊乱，从而引起尿液中晶体成分增加处于过饱和状态而析出结晶。

（一）高血钙与高尿钙

1. 甲状旁腺功能亢进（简称甲旁亢）

甲状旁腺腺瘤、增生或腺癌，可至甲状旁腺激素分泌增加，导致骨细胞裂解增加，使血钙增加，同时促进肠钙吸收，使尿磷排出增加。血钙增加，尿中排出钙亦增加，易形成含钙结石。

2. 维生素D中毒及代谢紊乱

维生素D能促进肠道钙的吸收，长期服用维生素D可导致高血钙及高尿钙症，促使肾钙化或肾结石的形成。儿童病人中可见到一种原发性高血钙症，就是一种维生素D代谢紊乱。

3. 髓质海绵肾

据资料统计约有50%髓质海绵肾患者合并高钙尿。中年多发病，男多于女，约65%的病人合并尿结石。

4. 特发性高尿钙

据资料统计70%～80%泌尿系结石病因不明，其中约60%有特发性高尿钙，临床上以吸收性高尿钙引起的肾结石较为常见。

5. 长期卧床

骨折或截瘫病人长期卧床常引起骨质脱钙，使尿钙增高，同时由于长期卧床不利于尿液引流，尿液滞留，并发感染容易形成结石。

此外，骨髓肿瘤、甲亢、柯兴综合征等均可造成高血钙和高尿钙促进尿石形成。

（二）黄嘌呤及胱氨酸、尿酸代谢异常

1. 黄嘌呤尿

黄嘌呤尿是一种常染色体隐性遗传的嘌呤代谢紊乱。次黄嘌

呤在黄嘌呤氧化酶的作用下变为黄嘌呤，黄嘌呤在黄嘌呤氧化酶的作用下变为尿酸，当体内黄嘌呤氧化酶缺少或活性减低时黄嘌呤不能转化为尿酸，从而使血内及尿内黄嘌呤及次黄嘌呤增加，以致形成黄嘌呤结石。

2. 胱氨酸尿

在胱氨酸代谢异常时体内蛋白质分解成胱氨酸后不能再继续分解致血中胱氨酸增加、尿中胱氨酸增多，在肾近曲小管对胱氨酸重吸收不良时，形成胱氨酸尿，进而可形成胱氨酸结石，占所有肾结石的 1% ~ 3%。

3. 高尿酸尿

在体内嘌呤代谢紊乱时，可形成高尿酸血症、痛风、高尿酸尿症，据统计 12% ~ 17% 痛风病人有排出尿酸结石的病史。

（三）晶体聚合抑制物质的影响

实验证明，镁离子、枸橼酸、焦磷酸盐、尿素等能使尿内钙呈过饱和状态，阻止钙的沉积。

（四）尿的酸碱度对结石形成的影响

不同结晶物质由于尿酸碱度的变化，其溶解度亦不同，尿酸盐结晶、草酸盐结晶、磺胺结晶等，在酸性尿中溶解度降低，在碱性尿中溶解度增加；相反，磷酸盐结晶、碳酸盐结晶等在酸性尿中溶解度增加，在碱性尿中溶解度降低。

（五）营养因素

医学家认为饮食结构是决定任何社会中结石发病率的一条基线，而其他因素则是在其基础上起着促进或抑制的影响。现已证实，儿童断乳过早，进低蛋白食物，造成营养不良，可促使自身组织分解，使尿酸化，尿中出现大量尿酸及草酸盐，而且有抑制成石作用的枸橼酸及磷酸盐含量很低，膀胱内贮存尿液，为晶体聚集形成结石提供了有利条件。随着人们生活水平的提高，下尿路结石的发病率逐渐下降，上尿路结石的发病率逐渐增加。上尿路结石与营养过剩有密切关系，结石成分多为草酸钙和磷酸钙。

若能注意饮食调节，即能有效的纠正尿液生化异常，预防结石形成和防止结石复发。

（六）药物因素

有的药物在体内代谢后，其代谢产物经肾脏排出时，溶解度降低，结晶析出而形成结石。如磺胺类药物的代谢产物、乙酰衍化物，由肾脏排出时，在酸性尿中溶解度低，其结晶易析出而形成结石。

据报道，服用吡醇羟乙酯可导致代谢性肾结石，此药是一种冠状动脉扩张剂，其主要成分为乙醛酸和维生素 B_6，前者可降低心肌氧耗量，后者预防乙醛酸在体内生成过多草酸。

局部因素

（一）尿滞留

各种原因引起的尿流不畅或梗阻，均可引起尿滞留，在尿生化异常、酸碱度改变、并发感染的情况下使尿晶体沉淀可导致结石形成。

（1）机械性梗阻、肾盂输尿管交界处狭窄引起肾积水，尿道开口狭窄、前列腺肥大等形成尿潴留。

（2）长期卧床尿液引流不畅，长期卧床骨质脱钙，尿钙增高，晶体易沉淀析出形成结石。

（3）尿路动力学改变，如神经性膀胱功能障碍，引起尿滞留。

（二）感染

（1）在感染的基础上，无论细菌或脓块均可作为结石的核，有利晶体和胶体物质的沉积而形成结石。

（2）某些微生物，如变形杆菌、克雷白氏杆菌等产生尿酶，使尿素分解，一是降低了对胶体的保护性作用，二是使尿液碱性化，尿中磷酸盐及尿酸铵在碱性条件下处于过饱和状态，易发生沉淀形成所谓的感染石。

（3）由于感染产生了大量的有机物质，破坏了晶体与胶体的相对平衡，有利于晶体与胶体的沉淀、析出而形成结石。

（三）异物

尿路中的异物可成为结石形成的核心，尿中晶体物质逐渐沉着而形成结石。一般为患者或他人经尿道放入膀胱的异物，常见：发卡、塑料丝、草茎、丝绒结等。

（四）其他因素

种族、遗传、职业、年龄、地理等因素对泌尿系结石发病率都有一定的关系，这里不再赘述。

营养膳食要点

尿石症好发于青壮年，近年来老年人群也渐增。专家研究认为，饮食营养与结石形成有密切关系。

为什么摄入动物蛋白、糖和脂肪量增加，会使尿结石发病率增高呢？大多数尿路结石都是含钙结石，其酸性成分多为草酸和尿酸，与钙结合后形成盐类。这些盐类正常时呈溶解状态，而在人体代谢失常等情况下沉淀下来形成结石。人在摄入了大量动物蛋白和糖以后，在体内生成较多的草酸与尿酸，并对肠道吸收钙有促进作用，摄入过多的脂肪则可增加尿中的草酸盐。可见，摄入过多的高糖、高蛋白、高脂肪会促进结石的形成。有学者指出，对含钙结石影响最大的因素有尿量、酸碱度、尿中草酸钙、尿酸和酸性黏多糖等，它们是形成尿结石的"危险因子"。

由于尿结石和饮食的关系如此密切，因此，为预防尿结石的发生，在饮食调治上应注意以下几点：

首先，应限制超额营养。

蛋白质和嘌呤在体内代谢后，均可产生尿酸，所以宜采用低蛋白膳食。牛奶和鸡蛋因含嘌呤少，可作为膳食优质蛋白的主要来源。动物内脏、肉类、某些鱼类以及花生、栗子、菠菜、芹菜等含嘌呤较多，应尽量少吃或用开水焯过，去除部分嘌呤后再行烹调食用。不要大吃大喝，因为大吃大喝多为高蛋白、高脂肪和高糖膳食，这样就会增加形成结石的危险性。此外，要适当吃些粗粮。

其次，应限制外源性草酸的摄入。

尽量不吃或少吃富含草酸的菠菜、苋菜、竹笋及可可等，而多吃些薯类、苹果、梨、李子及各种水果皮浸汁或葡萄叶煎汁等，后者有促进草酸从体内排出的作用。维生素 C 代谢后可生成草酸，因而亦不要额外增加。

第三，养成多饮水的习惯。

多饮水可增加尿量，对已形成的小结石也可及早地把它从尿中冲刷出来。每日饮水量应在 750 毫升以上，维持尿色清淡，饮水间隔要均匀。

宜食食物

阳桃

阳桃，又叫杨桃、三棱子、五敛子、三敛子、木踏子、酸五棱、三帘、羊桃、洋桃、凤鼓、鬼桃等。阳桃属于副热带、热带水果，果实外观呈 5 ~ 6 棱（或瓣），横切面呈星星状。水分多甜度高，味道清凉爽口。

阳桃所含水分占九成以上，此外，还含有草酸、柠檬酸、苹果酸、蔗糖、果糖、葡萄糖和脂肪。每 100 克阳桃含水分 91 克，蛋白质 0.6 克，脂肪 0.3 克，碳水化合物 6.8 克，粗纤维 1.4 克，热量 134 千焦，钙 5 毫克，磷 15 毫克，铁 0.7 毫克，钾 17 毫克，钠 30 毫克，镁 99.4 毫克，胡萝卜素 0.03 毫克，维生素 $B_1$0.01 毫克，维生素 $B_2$0.02 毫克，维生素 C18 毫克，维生素 $B_3$0.4 毫克。

阳桃性寒，味甘、酸，有清热、生津、解毒、祛风热、利小便、下气和中等诸多功效，适用于外感风热，咳嗽烦渴，咽喉疼痛，口腔溃疡，牙痛，温热蕴结，下焦，结石，血淋，小便涩热，痔疮出血，骨节风痛等症状。阳桃含充分的水、纤维素，能解内脏积热，清燥润肠通大便。

蛤蚧

蛤蚧，又名大壁虎，为壁虎科动物蛤蚧除去内脏的干燥体。

蛤蚧味咸，性平，归肺、肾经，益肾补肺，定喘止嗽，主治肺肾两虚、气喘咳嗽、虚劳咳嗽、咯血、肾虚阳痿、遗精、消渴、小便频数。蛤蚧为中医临床比较常用的名贵药材，最早见于南北朝时期的《雷公炮炙论》。唐代的《日华子本草》以及南宋初期的《开宝本草》等也均有其药用记载。李时珍所著的《本草纲目》中收载更为详细：补肺气，益精血，定喘止嗽，疗肺痈消渴，助阳道。根据古代医家经验，患有泌尿系结石的人宜食。

苜蓿

苜蓿别名长命草、五行草、酸米菜、马蛇子菜、瓜子菜等，为豆科植物紫苜蓿或南苜蓿的全草，原产于西域大宛，汉代张骞出使西域，将种子带回。苜蓿一般用作牛马的饲料，其鲜嫩时人可食用。

紫苜蓿为多年生宿根草本植物，根茎发达，主根长达 2～5 米，茎高 100 厘米，直立或匍匐，光滑，多分枝。小叶片倒卵状长圆形，上部尖端有锯齿，花冠紫色。

苜蓿含有蛋白质、糖类、胡萝卜素、维生素 A、维生素 C 维生素 E、维生素 K 及维生素 B 族和多种矿物质，此外，还含有苜蓿酚、苜蓿素、瓜氨酸、刀豆酸、果胶酸等。所含苜蓿素有轻度的抗氧化作用，可防止肾上腺素的氧化，并有轻度雌激素样作用。全草提取物能抑制结核杆菌的生长。花中挥发油的主要成分有芳樟醇、月桂烯、柠檬烯区等。苜蓿可做馅，或焯后凉拌，也可做汤和炒食。

苜蓿对膀胱结石有治疗作用，尤其是尿酸性膀胱结石的患者宜食。不仅如此，苜蓿根也适宜泌尿系结石患者食用，它能清热、利小便。治尿路结石可用鲜苜蓿根，捣汁温服，每次半茶杯，日服 2 次。

中国居民膳食指南大全

茭白

茭白别名茭瓜、茭笋、菰首等。茭白是禾本科菰属中以变态肉质嫩茎供食用的多年生宿根水生草本植物，由同种植物菰演变而来。

茭白根据季节可分为一熟茭和两熟茭，一熟茭为短日照植物，主要在南方种植，两熟茭可在南、北方种植。茭白一般夏季生长，秋季上市。购买茭白时，应选择茭体饱满，肉质茎洁白，无黑斑的为好。购买后的茭白应立即食用，或放在冰箱内贮存。

茭白每百克鲜品中含水分 92.1 克、碳水化合物 4.6 克、蛋白质 1.5 克、脂肪 0.1 克、胡萝卜素微量、维生素 C3 毫克，以及钙、铁等营养物质。茭白以炒食为主，也可焯后凉拌或做汤。

茭白中含水分较多，有清热解毒、消渴利尿的功效，对胆囊炎、胆结石症合并黄疸的患者尤其适宜。茭白同盐与醋共食，有利于祛除五脏邪气，还可防治红脸酒糟鼻、白癜、红眼热毒等病症。

荸荠

荸荠别名地栗、马蹄、乌芋、水芋、凫茈等。荸荠是莎草科荸荠属中以地下球茎供食用的多年生浅水性草本植物。

荸荠夏季生长，秋冬季上市。选购荸荠时，以球茎圆整，个头大，色红亮而坚挺，含水分多，无腐烂，未抽芽的为好。购买后的荸荠应放在湿度较大的地方，或装在塑料袋中放冰箱贮存。

荸荠每百克鲜品中含水分 74.5 克、碳水化合物 21.8 克、蛋白质 1.5 克、脂肪 0.1 克、胡萝卜素 0.01 毫克、维生素 C3 毫克，以及钙、铁等营养物质。荸荠中淀粉的含量较多，是制作淀粉的好原料。另外，荸荠中还含有较多的不耐热的抗菌及防痛的有效成分，有益人体健康。荸荠既可作水果生食，亦可作蔬菜炒熟吃，还可做粮食代用品。

荸荠甘寒，能清肺热，同时因其富含黏液质，还具有润肺化痰、生津止渴的作用，可治疗肺热咳嗽、咯吐黄黏浓痰，以及热病津伤等病症。此外，对糖尿病也有一定的辅助治疗作用。荸荠含有较多的粗蛋白、淀粉，食用后能促进大肠蠕动，起到助消化、通大便的作用。荸荠水煎汤汁能利尿排淋、杀菌，对于小便淋沥涩痛有一定的治疗作用，可作为尿路感染患者的食疗佳品。适宜结石患者食用，尤其是伴有黄疸时最为适宜。

柠檬

柠檬，又叫宜母子、宜母果等，属柑橘类，果实为椭圆形，两头稍尖，果皮较一般柑橘类厚且紧贴果肉。未成熟时果皮呈深绿色，成熟后变成黄带绿色，味道奇酸无比，但却芬芳异常。一般不宜生食，多用它制作饮料和香料。

柠檬是一种优质的酸果，营养十分丰富。它含有糖类、维生素 B_1、维生素 B_2、维生素 C、维生素 B_3、柠檬酸、苹果酸、枸橼酸、奎宁酸、橙皮苷、柚皮苷、香豆精类、挥发油以及铁、钙、磷等对人体十分有益的营养物质。柠檬中所含的有机酸居各种水果之首，特别是柠檬酸的含量。柠檬酸是世界上公认的最优质的果酸，它能制作柠檬饮料和一些风味食品。柠檬是一种很好的调味品，做菜时滴入一些柠檬汁，能使菜肴味道更加鲜美，香气四溢。

柠檬汁能防治肾结石，并可以使一部分慢性肾结石患者排出结石。这是由于柠檬酸可与钙离子形成络合物，从而降低尿中的含钙量，防止结石形成。因此，患有泌尿系结石的患者宜经常食用。

现代药理研究证明，柠檬汁具有很强的杀菌作用。另外，柠檬汁能中和乙醇，减少乙醇在体内的含量，从而有利于解酒。柠檬又是上好的美容佳品，这是因为柠檬中含有大量的枸橼酸。枸橼酸能与皮肤表面的碱中和，还可以防止色素粒子积聚在皮下，所以，经常用柠檬酸洗脸、洗头发，或者常常饮用柠檬饮料，能使人皮肤白嫩，头发柔软光泽。

中国居民膳食指南大全

葡萄

葡萄，又名草龙珠、水晶明珠、蒲陶、李桃、山葫芦。葡萄果实呈圆形或长椭圆形。依品种不同，其颜色或绿或黑紫，大小也有很大差异。葡萄品种众多，市场上常见的有：玫瑰香葡萄、牛奶葡萄、龙眼葡萄、巨峰、鸡心葡萄、无核葡萄等优良品种。从颜色看，又可分为红葡萄、白葡萄、白牛奶葡萄、玫瑰葡萄、绿葡萄等。不过，就整个市场而言，仍以巨峰葡萄为大宗。

葡萄中所含的营养成分，以葡萄糖、果糖为主，其含量为10%～25%，高者可达30%以上。另外，还含有蛋白质、脂肪、维生素以及多种矿物质。根据科学分析资料，每100克葡萄中，含蛋白质0.5克，纤维素0.4克，维生素 B_1 0.04毫克，维生素 B_2 0.02毫克，维生素 B_3 0.2毫克，维生素 C 25毫克，维生素 E 0.7毫克，钙5毫克，磷13毫克，以及有机酸、卵磷脂、游离氨基酸等营养物质。葡萄干的各种营养物质含量成数倍增加，含糖69%，每100克中含钙57毫克，磷140毫克，铁3.8毫克。

葡萄味甘、酸、性平，有补气血、强筋骨、消除疲劳、增强体力、养血等功能，可用于治疗气血虚弱、肺虚咳嗽、风湿骨痛、心悸盗汗、小便不利等症状，泌尿系统结石患者宜食。

青椒

青椒俗称"番椒""大椒""辣子"等，青椒为茄科，一年生草本。单叶，互生，叶片卵圆形，无缺裂。浆果，未完全成熟时为绿色，成熟后一般为红或橙黄色，根据其辣味的有无可分为甜椒和辣椒两类。其性温，富含大量的营养成分。据分析，青椒含水分93%、蛋白质3.2克、糖18克、热量86千卡、钙25毫克、磷137毫克、铁1.8毫克、胡萝卜素5.61毫克、维生素 C 378毫克，其含量为蔬菜之冠。此外，它还含有硫胺素、维生素 B_2 、维生素 B_3 等，是人们最理想的蔬菜营养食品。

医学研究发现，喜吃青椒的人很少患胆结石。青椒中含有丰富的维生素，主要是水溶性维生素 C，这一类维生素可以使体内多余的胆固醇转变为胆汁酸，而胆结石的主要成分就是胆固醇，将胆固醇转变为胆汁酸，就失去了胆结石的原料，也就不能形成胆结石了。

黑木耳

黑木耳为木耳科植物木耳的子实体，又名云耳、黑菜、木耳等。

黑木耳含甾醇、麦角甾醇、胶质、葡萄糖、木糖、戊糖、甲基戊糖、葡萄糖醛酸、甘露糖、甘露聚糖、卵磷脂、脑磷脂、鞘磷脂、胡萝卜素、维生素 B_1、维生素 B_2、维生素 B_3、维生素 C、蛋白质、铁、钙、磷等成分。黑木耳可用来凉拌、素炒、荤做、入汤，皆入口滑嫩爽口、风味独特。用黑木耳制作的佳肴很多，如酸辣木耳豆腐羹、炒木须肉片、黑木耳炖老鸭，等等。

对于体内初有结石者，坚持每天吃上 1 ~ 2 次黑木耳，一般疼痛、呕吐、恶心等症状可在 2 ~ 4 天内缓解，结石能在 10 天左右消失。因为黑木耳含有生物碱等，能促进消化道与泌尿道各种腺体分泌，并协助这些分泌物质催化结石，润滑管道，使结石排出。黑木耳还含有多种矿物质，也能对各种结石产生强烈的化学反应，剥脱、分化、侵蚀结石，使结石不断脱屑缩小，然后经管道排出。

饮食禁忌

饮食与结石形成关系最为密切，因此，结石患者在饮食上要格外注意忌口。但是忌口要有针对性，必须确诊结石的性质，是属钙盐、草酸盐、尿酸盐还是磷酸盐，然后针对性地忌口，如果结石是混合型的，还需要综合地考虑忌口。

钙盐结石患者忌食高钙食物，如牛奶、干酪、虾皮、芝麻酱、肉骨头汤、豆、豆制品、海带、龙须菜、蛋壳粉、鱼松、骨粉等。由于钙盐易溶于酸性物质中，故可吃些低钙的食物，或吃些酸性食物，如肉、蛋、鱼等。

草酸盐结石患者忌食富含草酸的食物，如苋菜、蕹菜、草莓、土豆、胡椒、辣椒、菠菜、竹笋、甜菜、红茶、果仁、可可等。其中菠菜含草酸最多。另外，由于维生素C的代谢产物是草酸盐，所以还要少吃富含维生素C的食物，如豌豆、白萝卜、芥菜头、藕、油菜、圆白菜、雪里蕻、空心菜、苦瓜、荠菜、菜花、青椒、柚、大枣等。每天尿中排出的草酸盐，一部分来自食物，如果食物中草酸盐摄入量过多，尿中的草酸钙又处于过饱的状态，多余的草酸钙晶体就可能从尿中析出而形成结石，无疑就增加了形成和发展尿路结石的因素。应多吃一些能促进草酸从体内排出的食物，如芹菜、苹果、李及水果皮浸汁等。

尿酸盐结石患者禁食含嘌呤较高的食物，如动物心、肝、肾、脑等。猪肉、牛肉、羊肉、鸭肉、沙丁鱼、比目鱼、梭鱼、蟹、贝壳及各种肉汤含嘌呤也较多，应限制食用。此外，还要忌食动物性多蛋白食物，如虾米、虾皮、鹌鹑肉、蛤蜊肉、鲤鱼、鲨鱼、野鸡肉、兔肉、鸡肉等。因为动物性蛋白质在体内分解后可生成尿酸，尿酸在碱性环境中容易溶解，故应吃些碱性食物，如卷心菜、梅子浸膏、芋头、粗茶、萝卜、白菜、黄瓜、南瓜、桃、梨、杏、香蕉等。

磷酸盐结石患者要限食富含钙食物；也要限富含镁食物，如豆类、豆制品、粉丝、紫菜、海带、琼脂、芝麻酱、青豆芽、鲢鱼等；富含磷的食物，如蚌、乌贼、绿豆、花生、笋干、毛豆、蚕豆芽等也要限食。

盐的摄入也要限制。因盐与钙有协同作用，盐的摄入多的话可以增高人体内钙的水平，但是和治疗结石的药物有干扰作用。

忌多吃糖。尿路结石病人吃糖过多，不但有碍疾病的治疗，而且会促进尿结石的进一步形成。因为吃糖后，尿中的钙、草酸钙及尿液的酸度均增加。钙与草酸钙在酸性尿液中易于沉淀而形成结石，或使已存在的结石增大。因此，尿路结石病人应忌多吃糖，尤其是食用钙质丰富的食物时，应忌吃糖。

结石症的食疗

金针饮

用料标准：金针菜 30 克，红糖适量。

制作方法：将金针菜加水煮汁，加入红糖，拌匀后饮用。

功效分析：利尿止血。适用于尿路结石。

三金排石汤

用料标准：金钱草 50 克，海金沙 15 克，鸡内金 5 克。

制作方法：将上述 3 物同入砂锅中，加水适量，煎煮取汁即成。饮用。

功效分析：清热化积，利尿通淋。适用于泌尿道结石及尿路感染。

荷叶滑石茶

用料标准：鲜荷叶 1 张，滑石 30 克。

制作方法：将鲜荷叶四等分，包滑石煎汤即成。夏天当茶饮用。

功效分析：清热利湿，通淋化石。适用于老年人草酸钙结石。

凉拌芦笋

用料标准：新鲜芦笋及白糖、醋、食盐适量。

制作方法：将芦笋削去表皮，切成细丝，加白糖、醋、食盐少许，拌匀即成。佐餐食用。

功效分析：适用于老年人尿路结石。

炒草头

用料标准：草头 500 克，白酒和各种调料适量。

制作方法：将草头洗净切碎后入热油锅煸炒，烹入白酒，加盐、味精等调料后即成。佐餐当菜，随意服用。

功效分析：适用于老年人输尿管结石。

核桃餐

用料标准：核桃仁、冰糖、香油各适量。

制作方法：取核桃仁、冰糖、香油各适量，先将香油烧开，加核桃仁炸至棕色时捞起，研末，移入已溶化的冰糖面汤中熬成糊即成。凉后服用，每天 1 剂，早晚分服。

功效分析：补肾纳气，润肺滑肠。适用于老年人尿路结石。

芥菜冬瓜茶

用料标准：芥菜 200 克，冬瓜 200 克。

制作方法：将上述 2 物洗净切制，同入砂锅中，加水适量，煎煮取汁即成。当茶饮用。

功效分析：利尿滑窍。适用于尿路结石。

芝麻核桃羹

用料标准：芝麻 100 克，核桃仁 100 克，白糖 30 克，藕粉 100 克。

制作方法：将核桃仁、芝麻炒香，研成细粉，同藕粉、白糖拌匀，备用。在锅中放入 500 毫升清水，用中火烧沸，然后徐徐将芝麻、核桃仁、藕粉放入，调匀，煮沸成羹即可。每日 2 次，早晚各服 1 次。

功效分析：补益肺肾，清热排石。适用于尿路结石、肾亏腰痛、小便淋漓等症。

冬瓜鱼头粥

用料标准：鲤鱼头 1 个，新鲜连皮冬瓜 100 克，粳米适量，调料适量。

制作方法：先将鲤鱼头洗净去鳃，冬瓜皮洗净，切成小块，然后一同煮水，取汁去渣，与洗净的粳米煮为稀粥，放入调味品即可。每日 1 次，5 ~ 7 日为 1 疗程，经常食用效果较好。

功效分析：利小便、消水肿、清热毒、止烦渴。适用于水肿胀满、小便不利、尿路结石等症。

白菜苡仁粥

用料标准：小白菜 500 克，薏苡仁 60 克，盐适量。

制作方法：先将薏苡仁煮成稀粥，再加入洗净、切好的小白菜，煮 2 ~ 3 沸，待小白菜熟即成，不可久煮。食用时不加或少加食盐。每日服食 2 次。

功效分析：健脾祛湿、清热利尿。适用于尿路结石症。

赤豆茅根粥

用料标准：赤小豆、粳米、茅根各 100 克，白糖适量。

制作方法：先将茅根加水 1200 克，煎半小时，去渣留汁于锅中，再加入赤小豆、粳米，小火慢熬成粥，下白糖，调匀。每日 3 ~ 4 次，连服 4 ~ 5 日。

功效分析：利水消炎、益肾养血。适用于急性肾炎血尿、小便赤短、尿路结石等症。

苦瓜鳝鱼汤

用料标准：苦瓜 250 克，鳝鱼 150 克。

制作方法：将苦瓜去籽，洗净切片，鳝鱼洗净，切段，加水 400 克，不加盐，煮熟。分 2 次趁热食用。

功效分析：利水消炎。适用于急性肾炎、尿路结石等症。

菊芋消肿汤

用料标准：菊芋 100 克。

制作方法：将菊芋洗净后切成片，放入砂锅中，注入清水 500 克，煎至 200 克。分 2 次连渣服用。

功效分析：利水消肿。适用于尿路结石、小便不利、浮肿等症。

黄瓜蚕豆汤

用料标准：蚕豆 20 克，黄瓜 100 克，紫菜 15 克，食盐、味精、麻油各适量。

制作方法：将蚕豆洗净，加水 300 毫升，入锅内大火烧开，再将黄瓜洗净切片，紫菜洗净泥沙后放入，转用小火煮熟，加入食盐，味精、淋麻油调味即可。食瓜喝汤，1 ~ 2 次服完。

功效分析：清热解毒、止渴利尿。适用于肾炎水肿、尿路结石等症。

葫芦双皮汤

用料标准：葫芦壳 50 克，冬瓜皮、西瓜皮各 30 克，红枣 10 克。

制作方法：将葫芦壳、冬瓜皮、西瓜皮、红枣加水 400 毫升，煎至约 150 毫升，去渣饮汤。每日 1 剂，至浮肿消退为度。

功效分析：清热利水。适用于尿路结石者。

冬瓜鲤鱼汤

用料标准：冬瓜 500 克，鲤鱼 300 克，姜片适量。

制作方法：将冬瓜连皮洗净去籽，切成小块。鲤鱼去鳃不刮鳞，剖腹去内脏。姜去皮洗净。同放于砂锅中，注入清水 600 毫升，大火烧开，小火炖至酥烂，不加油、盐，分 2～3 次趁热服用。

功效分析：健脾补虚、利尿消肿。适用于慢性肾炎、尿路结石等症。

冬瓜赤豆汤

用料标准：带皮冬瓜 250 克，赤小豆 50 克。

制作方法：将带皮冬瓜、赤小豆一起入锅，加水 600 毫升，大火烧开，小火炖至酥烂，不加盐或糖，1～2 次服完，连服 3 日。

功效分析：清热解毒、利尿消肿。适用于尿路结石、肝硬化轻度腹水等症。

西瓜茅根饮

用料标准：西瓜皮 60 克，白茅根（鲜品）90 克。

制作方法：将西瓜皮、白茅根二味同煎，取汁。随量饮用，每日 3 次。

功效分析：清热、凉血、利尿。适用于慢性肾炎血尿、蛋白尿、管型尿、尿路结石等症。

车前草汁

用料标准：车前草 15 克。

制作方法：将车前草加水 500 克水煎，煎至一半，分三次服。

功效分析：利水清浊。适用于尿路结石患者。

枸杞茯苓茶

用料标准：枸杞子50克，茯苓、红茶各100克。

制作方法：将枸杞子与茯苓共研为粗末，每次取5～10克，加红茶6克，用开水冲泡即可。每日2次，代茶饮用。

功效分析：健脾益肾、利尿通淋。适用于尿路结石、少尿、尿痛、尿道炎等症。

葱白琥珀饮

用料标准：葱白100克，琥珀末1.5克。

制作方法：将葱白洗净，切细煎汤，冲服琥珀末。每日2次。

功效分析：利尿消石。适用于泌尿系统结石者。

第三十章

肾炎

肾脏属于实质性器官，位于腹膜后脊柱的两侧，左右各一个，其形状好似蚕豆。外缘隆起，内缘中间呈凹陷状，是肾脏血管、淋巴管、神经和输尿管出入的部位，称为肾门。左肾门约平第1腰椎，右肾门约平第2腰椎，距后正中线5厘米。肾贴于腹后壁，前面有腹膜遮盖，属于腹膜外器官。肾长轴向外下倾向，呈"八"字形分列于后腰部两侧。肾脏的位置有一定的个体差异，一般而论，女性略低于男性，儿童低于成人，新生儿肾脏下端有时可达髂嵴附近。双侧肾脏后上1/3借横膈与胸膜腔的肋膈隐窝相隔，后下2/3与腹横肌、腰方肌和腰大肌外缘相邻。双肾前面邻接的器官则左右不同，右肾内侧接十二指肠降部，外接肝右叶和结肠右曲；左肾由上向下分别与胃、胰和空肠相邻接，外缘上半接脾，下半接结肠左曲。两肾上方接肾上腺。

肾脏是人体重要的排泄器官。它借生成和排泄尿液的过程来调节人体内环境（包括水、电解质及酸碱平衡）。完成这重要功能的基本结构是肾单位。每侧肾脏约100万个肾单位，每个肾单位由肾小球和肾小管组成。血液流经肾小球时，一部分成分滤出，生成原尿（120毫升／分钟），原尿流经肾小管时，大部分水分和许多有用的物质，如蛋白质、氨基酸、葡萄糖、钠等被重新吸收；而许多物质被分泌入肾小管，如氨、氢等，最终形成人们常见的尿。

肾脏的另一个重要功能是内分泌功能。肾不仅可以产生多种分泌激素，同时是很多激素作用的靶器官，还是众多激素降解和代谢的重要场所。肾脏可以产生肾素即血管紧张素、前列腺素、缓激肽等参与身体血压调节；也可产生促红细胞生成素，参与刺激骨髓造血；更可产生活性维生素，参与身体钙、磷代谢和骨代谢。胰岛素、胃泌素等多种激素在肾脏降解。因而，当肾脏发生病变时，不仅可以引起尿液生成异常，出现水、电解质及酸碱平衡失调；也可以出现多种内分泌功能障碍，如高血压、贫血、骨病及糖代谢紊乱等。

肾炎是一种免疫性行疾病，是免疫介导的炎性反应，是不同的抗原微生物感染人体后，产生不同的抗体，结合成不同的免疫复合物，沉积在肾脏的不同部位，造成的病理损伤，形成不同的肾炎类型。肾炎有很多种类，如果按照时间来划分，可分为急性肾炎与慢性肾炎；如果根据最初发病的原因则可分为原发性肾小球肾炎与继发性肾小球肾炎。急性肾炎、慢性肾炎、肾病综合征、IgA 肾炎等属于原发性肾炎；紫癜性肾炎、狼疮性肾炎、糖尿病肾病、高血压肾病等则属于继发性肾炎。

病因与病机

肾炎类属于祖国医学的"淋证""腰痛""虚劳"等病症范畴。古代文献对此有大量记载，归纳起来，肾炎的病因与病机有以下几个方面：

肝郁气滞

情志失调，或忧思，或所愿不遂，曲意难伸，肝气郁滞，失其条达，气机不畅；或郁怒伤肝，肝郁化火，气火郁于下焦，使膀胱气化不利；或膀胱湿热，影响气机宣畅，均可形成肝郁气滞之淋证。

肝胆郁热

肝主疏泄，喜条达恶抑郁，与胆互为表里。情志不畅，肝气郁滞，肝失条达，疏泄不利，胆腑不通，湿热内蕴，下注膀胱；

或湿热久滞下焦膀胱之腑，阻滞气机，肝胆不利，反致膀胱湿热胶结难去，发为肝胆郁热之淋证。

膀胱湿热

湿热多来自外感，亦可从内而生。外阴不洁，秽浊之邪侵犯膀胱，酿湿生热；或饮食不洁，过食肥甘厚味、醇酒乳酪，导致脾失健运，湿浊内生，积湿生热；或外感湿热，下阻于小肠，使分清泌浊功能紊乱，湿热传之于膀胱；或感受外邪，入里化热，热壅湿滞，湿热积于膀胱，甚至传之于肾，发为湿热淋证。

湿郁三焦

三焦主持诸气，司全身的气机气化，为水液运行之道路。三焦气化正常，则津液布达，水湿不生。若冒雨涉水，或久处湿地，水湿之邪侵犯机体，留滞于内；或久病不愈，脏腑功能减退，水液代谢紊乱，湿邪内生，弥漫于上下，形成湿郁三焦、膀胱气化失常之淋证。

下焦血瘀

情志不遂，恼怒伤肝，肝气郁结，气机不利；或湿热久蕴，阻遏气机，血行受阻，脉络瘀阻；或跌打损伤，恶血内停；或气虚运血无力，血瘀于下焦；或气滞日久，气停血瘀。此时感受外邪，则血瘀更甚，膀胱气化不利，发为下焦血瘀之淋证。

肝肾阴虚

肝肾同源，肝肾之阴相互滋生。若先天禀赋不足，或纵欲过度，房劳伤精；或过食辛辣；或过用寒凉，损伤正气，助湿生热，湿热久稽；或渗利太过，损及肾阴，而致肝阴不足，肝肾阴虚，虚热内生，湿热乘虚而入，留注下焦，留而不去，虚火与湿邪交结于膀胱，膀胱气化不利，形成肝肾阴虚之淋证。

气阴两虚

肾乃先天之本，内寄元阴元阳，为水火之宅。若湿热久恋不解；或攻伐太过，势必损及肾阴，阴虚日久，阴不化气而气失化源，继而伤气；或久病气虚，脏腑功能减退，致使肾之气阴两虚；或房事不节，劳倦过度；或妇女妊娠、产后气阴受损，加之湿热留恋不解，使膀胱气化不利，发为气阴两虚之淋证。

脾肾气虚

脾为后天之本，肾为先天之本，二者互为生养。若因先天畸形，禀赋不足，肾气虚弱，或因房事不节、多产、年迈、妊娠、产后等肾气不足，日久脾失所助，脾气必虚；若饮食不节，或劳倦过度、思虑伤脾，或素体脾虚，或过食肥甘，或醇酒辛辣，均可伤脾，脾气不足，脾失健运，糟无以生，气无以化，使肾开阖失司，膀胱气化不利，形成脾肾气虚之淋证。

脾肾阳虚

脾主运化，生精微以滋肾，肾主温煦气化以运脾。湿热之邪困遏脾阳，或过服寒凉之品，损伤脾胃之阳，则不能化生精微以养肾，或水湿内停，影响肾阳蒸腾气化水液的功能，皆可致肾阳不足；久病不愈，年迈体弱，肾阳不足，或湿热久蕴，阴损及阳，肾阳不足，不能温煦脾阳，或肾虚水泛，亦能损伤脾阳，终致脾肾阳虚，膀胱失约，小便失其所主发为淋证。

阴阳两虚

肾为阴阳之根，而阴阳互生互用，一荣俱荣，一损皆损。先天禀赋不足，复因病发日久，过度劳累，房事不节，损及肾精，肾阴不足，津液亏乏，失其滋养，则无以化阳；命门火衰，失其温煦，则无以化阴，导致肾阴阳两虚，膀胱气化失常，发为阴阳两虚之淋证。

营养膳食要点

肾炎的治疗除了合理的中西药物外，饮食治疗也是一个有益的方面，尤其是某些肾脏疾病，目前尚无特效药物治疗，饮食调理就更显得重要。肾炎病人饮食调理的总原则是合理补充营养，科学选膳进食，以维持或调节人体内的水和电解质平衡，保障正常生理功能，促进疾病康复。具体来讲有以下几点：

因病而异、因人而异、因时而异

肾炎有许多类型，不同类型的肾炎其饮食疗法的原则也有较大的差异。如急性肾炎主要是以水肿为主时，饮食疗法主要是限制钠盐的食入，一般低盐饮食为主，不必限制蛋白质的食入，有时还须适当补充蛋白质；而慢性肾炎以血尿为主，则不必过分限制钠盐的食入，蛋白质的摄入量也没必要过分强调。每个人的体重年龄等是不同的，因此在采用饮食疗法时，应该根据每个人的具体情况进行计算。同时即使是同一个人，在肾功能正常阶段与异常阶段、急性发作时期与稳定时期等不同时候，其所适用的饮食疗法又是不同的。以上这些在选用饮食疗法时都应当掌握。

缺什么补什么，多什么限什么

缺什么是由于对某一种物质的丢失过多，如蛋白尿，就是由于蛋白质的丢失过多，从而出现低蛋白血症，因此应当予以适当补充。而水肿是由于水、钠的排出受到影响而滞留体内的结果，故而应当适当地限制钠、水的食入。不过这个原则要视情况而定。如肾炎肾功能不全时，同样有低蛋白血症，但反而要适当控制蛋白质的食入；而水肿明显时虽有低钠血症，反而要适当控制钠的食入。

辨证施食

辨证施食是指结合每个人的体质，选用具有不同功效的食物进行治疗的原则。如同样是蛋白质，但从中医角度去考察，其药用功效是不同的，有的偏温，有的偏凉，如果用得恰当，不但可以达到缺什么补什么的原则，还能达到更好的治疗作用。

多食一些含钾丰富的水果

含钾丰富的水果主要有橘子、苹果等，其中橘子的含钾量比其他水果多。对这类水果的食用要把握好时机，合理的食用。如果肾炎患者尿少而又有高钾血症时，应当以少食为准。但是在使用利尿剂，尤其是使用呋塞米的时候，往往会出现低血钾，即钾离子在血液里含量偏低，这时候就应多吃一些此类食物，以补充钾离子。适当的吃水果可以补充人体必需的维生素、无机盐等物质，对于纠正电解质的紊乱、肾炎的治疗很有帮助。

适当进食低蛋白食物

饮食优质低蛋白食物对肾功能不好的病人非常重要，它主要是考虑到粗蛋白中含有的非必需氨基酸，不利于肾功能不全病人，能加重肾功能的损害。同时肾炎患者在肾功能不全时，由于需要控制饮食，蛋白质的食入量需要减少到人体需要量的最低限度。为了保证人体的正常功能代谢，就要考虑以人体的"必需"而不是可有可无的优质低蛋白食物。肾炎病人在没有发展到肾功能不全时，不管蛋白尿的程度怎样，都应该在一定程度上补充蛋白质，如果不补充，反而会因低蛋白血症对肾脏功能造成不利。在补充蛋白质时，最好进食优质蛋白质食物，也就是动物蛋白为主的食物，当然也可以进食一些含非必需氨基酸的低蛋白食物。

宜食食物

肾炎有许多类型，不同类型的肾炎其饮食疗法的原则也有较大的差异。急性肾炎急性期或慢性肾炎肾功能减退者，要多吃富含碳水化合物而蛋白质少的食物，如红薯、藕粉、土豆、粉皮、粉丝、麦淀粉及糖等。水肿患者宜吃一些健脾补肾、利小便的食物，如扁豆、芡实、薏米、鳝鱼、赤小豆、莲子、萝卜、鸭肉、猪肉等。有高钾血症的肾炎患者，尽量避免吃如橘子、土豆、油菜、香蕉、菠菜、菜花等含钾丰富的食物；宜食含钾低的食物，如鸡蛋、葡萄、皮蛋、苹果、南瓜、西瓜等。当肾炎患者血浆蛋白低于正常时，可适当选择高蛋白食物如鲤鱼、鲫鱼、豆腐、豆浆、乳类、鸡蛋等；如果肾炎患者血中非蛋白氮增高，应尽量选择低蛋白食物如荞麦、小米、薯类、冬瓜、菠菜、胡萝卜、茼蒿菜、芹菜、香菜、苋菜、油菜、马齿苋、茭白等。慢性肾炎饮食应选择营养丰富、含有多种维生素的食物，宜选择含植物性蛋白质的食物，如谷类、核桃、豆类、芝麻、嫩海带、竹笋等，避免食用大量含钾的食品和肉类。下面我们简单介绍几个可针对某种类型肾炎进行防治的有宜食物。

芋头

芋头又名芋、芋艿、毛芋；味甘、辛，性平滑，有宽肠胃、疗烦热、消瘀血、消炎镇痛、补气益肾的功效。芋头品种很多，主要有青芋、白芋、野芋等。同时，又分茎用芋和叶用芋两种。

芋头每百克鲜品中含水分 78.8 克、碳水化合物 17.5 克、蛋白质 2.2 克、脂肪 0.1 克、胡萝卜素 0.02 毫克、维生素 C 4 毫克以及钙、铁等营养物质。芋头以蒸食为主，也可炒食和加工。

芋头含有一种黏蛋白，被人体吸收后能产生免疫球蛋白，亦称抗体球蛋白，可提高人体的抵抗力，对癌毒有抑制消解作用，可用于防治肿瘤及淋巴结结核等病症。芋头为碱性食品，能中和体内积存的酸性物质，调节人体的酸碱平衡，达到美容养颜、润发乌发的作用，还可用来防治胃酸过多症。芋头能增进食欲，帮助消化，故芋头可补益中气。芋头属于低钠、无盐食品，含有丰富的维生素和矿物质，是治疗急、慢性肾炎的有益食品。

葫芦

葫芦别名瓠子、甘瓠、甜瓠、净街槌、龙蜜瓜、天瓜、长瓠、扁蒲等，为葫芦科植物瓠子的果实。该植物为一年生攀缘草本，具软毛；卷须有分枝。叶互生，叶片心状卵圆形至肾状卵圆形，长10～40厘米，宽与长略相等，稍有角裂或浅裂，先端短尖或钝圆，边缘具短齿，基部心形；叶柄长5～30厘米，顶端具腺齿2枚。花单生，夕开早萎；果实倒卵状长椭圆形或长圆棒形，嫩时略柔软，绿色，老熟后外皮变硬，呈白色或黄色。种子多数，白色，倒卵状长椭圆形，先端平截或有2角。花期6月，果期7月。全国大部分地区均有栽培。

葫芦入药始载于南朝梁代《本草经集注》，中医认为其性平，微寒，味淡，无毒，入肺、脾、肾三经。能利尿通淋，除烦润肺，清热解毒，为水肿、鼓胀、黄疸之要药。现代医学研究发现：葫芦含胡萝卜素和丰富的B族维生素、维生素C以及葡萄糖、矿物质，还含有多种微量元素等。果实成熟时木质素含量增多，而莽草酸含量减少。因而葫芦具有明显的利尿通淋作用，有利于肾炎的康复。

茴香

茴香又名小茴香、谷茴香、土茴香、野茴香、大茴香、香子、小香等，为伞形科植物茴香的果实。茴香为多年生草本，有强烈香气。茎直立，圆柱形，高0.5～1.5米，上部分枝，灰绿色，表面有细纵纹。茎生叶互生，叶柄长3.5～4.5厘米，由下而上渐短，近基部呈鞘状，宽大抱茎。复伞形花序顶生，金黄色小花，无花萼。结籽大如麦粒，轻而有细棱。

茴香是古老的蔬菜之一，除食用外，主要作为香料和药物使用。茴香的茎叶即茴香菜却是百姓常用的馅用蔬菜，用其包饺子、包子味道鲜美。茴香是调味佳品，用其烧鱼、煮肉可涤腥去膻，增加菜肴的鲜香。

现代研究：茴香果实含挥发油，油中主要成分为茴香脑、小茴香酮等，尚含 a- 蒎烯、a- 小芹烯、莰烯、二戊烯、茴香醛、茴香酸、爱草脑、顺式茴香脑、对聚伞花素等。茴香油可做驱风剂，在腹气胀时排出气体，减轻疼痛。茴香脑有抗菌作用。中医认为，茴香味辛性温，入肾、膀胱、胃经。温肾散寒，和胃理气。治寒疝，小腹冷痛，肾虚腰痛，胃痛，呕吐，湿脚气。茴香对治疗慢性肾炎大有裨益。

蚕豆

蚕豆别名胡豆、佛豆、寒豆、罗汉豆，是一年生或越年生的半寒性作物，主要是供蔬菜用豆类，因其豆类的形状像蚕，故名蚕豆。

据《食疗本草》记载，蚕豆能"快胃、和脏腑"。《本草从新》记载，蚕豆能"和中益气，涩精实肠。"据《湖南药物志》记载，蚕豆能"健脾、止血、利尿"。

蚕豆富含营养，尤其蛋白质、脂肪、糖类及磷、维生素 B_1、维生素 B_2、维生素 C 及维生素 B_3 都很丰富，且含多种氨基酸、葫芦巴碱，所以是营养丰富的常用豆类，常吃既可健身，还可防病。

蚕豆味甘微辛，有和脏腑的功能，蚕豆加籼米制成蚕豆粥，能健脾开胃、利湿消肿，对慢性肾炎、水肿、膈食等症有疗效，对于虚弱及维生素 B_3 缺乏症（易患糙皮病）患者尤有益处。蚕豆还可水浸泡后去壳晒干，磨粉，制成蚕豆散，每 30 ~ 60 克加红糖开水冲服有健脾胃作用，适用于脾胃弱、消化不良。陈蚕豆加红糖小火煮成蚕豆红糖汤，能健脾利尿，适用于脾虚水肿及慢性肾炎；也可用生蚕豆煎汤或配冬瓜皮煎汤服用也有效果。

少数人食蚕豆后可发生"蚕豆病"。此病多见于生食者和小孩，或家族有发病史者，主要表现为食后 1 ~ 4 天出现发烧、头痛、腹痛、呕吐、小便茶色或血尿，随之皮肤发黄，全身乏力，如救治不及可导致死亡。这是因为蚕豆中含有一种巢菜碱苷的物质，这种物质若被那些血细胞缺乏葡萄糖 -6- 磷酸脱氢酶的人吸收，即可发生过敏反应，出现急性溶血性贫血。所以对有家族发病史及以前曾有过发病史的人，应禁止食用蚕豆。为避免发生此病，食用新鲜蚕豆时一定要煮熟，以破坏巢菜碱苷。

冬瓜

冬瓜又名白瓜、水芝、白冬瓜、地芝、濮瓜、东瓜、枕瓜等，为葫芦科植物冬瓜的果实。冬瓜为一年生攀援草本，果实呈圆、扁圆、长圆筒形。嫩瓜绿色或间有淡绿花斑，密生刺毛，老熟时刺毛脱落，表面有一层白色蜡质的粉末，肉质白色肥厚。夏末秋初果实成熟时采摘。其茎、叶、皮、瓤、子亦可入药。

冬瓜是夏秋两季的家常瓜蔬，正如李时珍所说："其肉可煮为茹，可蜜为果"，"盖兼蔬、果之用"。冬瓜入药始见于汉代的《神农本草经》，并被视为上品。

冬瓜味甘淡，性微寒，无毒。入肺、大小肠、膀胱经。清热解毒、利水消痰。主治水肿胀满、咳喘痰鸣、脚气、淋病、暑热烦闷、消渴、泻痢、痈肿、痔瘘，并解鱼毒、酒毒。现代研究：冬瓜的果实除含大量水分外，还含有蛋白质、糖类、粗纤维、钙、磷、铁、胡萝卜素、维生素 B_1 和维生素 B_2、维生素 B_3 等物质。冬瓜含钠量较低，对动脉粥样硬化、冠心病、高血压、肾炎水肿等疾病有良好疗效。冬瓜皮主要含有胆甾醇类化合物、三萜类化合物及挥发性成分，此外尚含维生素 C、半纤维素、纤维素、木脂素、树脂类物质及硒、铬等微量元素。冬瓜子含皂苷、脂肪、尿素、瓜氨酸等。

鲤鱼

鲤鱼称鲤拐子、朱砂鲤、毛子、朝仔、红鱼、花鱼、拐子、黄河鲤鱼，在一般湖泊、江河中均有生长，菜场中常可买到。

鲤鱼这一常见的水产品，在《本草纲目》《食疗本草》等医学书中均有记载。概括其作用为健脾胃、利水肿、通乳汁，并能治咳喘、口眼歪斜、疮痈等。

现代研究发现，鲤鱼含有丰富的谷氨酸、甘氨酸、组氨酸及蛋白质、脂肪等，多用于治疗慢性肾炎水肿及肝硬化腹水等。咳嗽气喘的，可用鲤鱼头1个，加生姜、大蒜、醋作配料，烧煮食用。脾胃虚弱、食欲不振者，可用鲤鱼煮汤食用。如兼有胃脘冷痛不适的，可加胡椒、生姜同用。口眼歪斜、丹毒、疮痈，可取鲤鱼血外涂，有助于早日痊愈。

饮食禁忌

肾炎患者应该根据所患的肾炎类型、肾功能的情况、体质来决定不宜吃什么，不可能一概而论。比如：肾炎患者在肾功能不全的时候，一般不宜吃含粗蛋白如豆类、粗制米面类食品，也不宜多吃含蛋白质过高的食物。对原发性肾炎患者而言，如果曾经对某种特定的食品过敏，或者容易过敏，就不要再吃；那些没有吃过，或很少吃过的食物，尤其是含蛋白质较高的肉类食物，更不要轻易去吃。下面我们就介绍几种比较常见的忌食食品。

不宜选择豆类及其制品

豆制品主要是大豆、黄豆、蚕豆、赤豆、绿豆等为原料加工成的豆腐、豆腐皮、素鸡、豆腐干、面筋、烤麸等食品。这类食品营养丰富，脂肪含量比较低，且又不含胆固醇，是高脂血症、老年人、动脉硬化者的理想菜肴。豆制品中所含的蛋白质比羊肉还要高，而且为植物蛋白。但是，对于肾功能减退的患者来说，大量饮食豆制品可增加尿蛋白的排泄，加重肾功能的损害，因此最好忌食。

忌浓茶、咖啡

茶叶中含有咖啡因等活性物质，会增高血压，使心跳加快。而绿茶中的咖啡因含量比较少，而且含有较多的茶多酚，茶多酚有消除咖啡因的作用，并且有利尿的功效。因此肾炎患者可以适当饮茶，绿茶较为合适，但一定要忌浓。咖啡不但可以使血压升高，而且还能升高胆固醇，会加重动脉硬化，对肾炎疾病很是不利，要尽量避免饮用。

忌高盐、高钠食品

应避免吃一切含盐多的食品，当出现严重水肿、少尿及严重高血压、高血压脑病或心力衰竭时应忌盐类食品，如酱豆腐、咸菜、咸鸭蛋、腌肉、咸鱼、咸面包等。这是因为急性肾炎时，肾脏功能受到损害，水、钠调节失衡，若钠盐摄入过多，可导致高血钠、高血容量，会加重水肿、高血压及心力衰竭，使病情加重。无盐膳食要用糖、醋、芝麻酱、番茄酱来调味。低钠膳食要禁止含钠高的蔬菜和食品，如用碱制作的馒头、方便面、糕点、饼干、油条等，每天膳食中含钠量应在 500 毫克内。

少吃动物内脏

大部分动物内脏如肝、肾等都是含胆固醇较高的食物，而且所含的嘌呤也比较高。高胆固醇饮食会对肾脏具有损害作用，会导致肾脏的硬化，因此肾炎患者应尽量少吃动物内脏。

忌酒

肾炎病人应该忌酒的原因主要有以下三条：①喝酒可以影响到肾脏的血流量，由于酒精对血管有扩张的作用，血管扩张会引起血流重新分布，导致肾脏的供血量减少，加重对肾脏的损害。②酒精是必须要通过肾脏排泄的，会加重肾脏的负担。③长期饮酒，会造成营养不良，如果能量供应不足，人体将会分解蛋白以提供能量，这样就会产生负氮平衡，血液中的氮质代谢产物增多，肾脏的负担加重，从而加重肾脏的损害。

肾炎的食疗

蚕豆牛肉饭

用料标准：鲜蚕豆瓣 250 克，熟牛肉 50 克，大米饭 300 克，食盐、味精、葱花、姜末、料酒、素油、牛肉汤各适量。

制作方法：将蚕豆瓣放入油锅中炸一下，捞出沥油；牛肉切小排。油锅内留底油，下葱、姜煸香，放入牛肉煸香，放入料酒、食盐煸炒，放入牛肉汤、蚕豆瓣、味精，烧至入味，倒入大米饭炒匀即成。

功效分析：蚕豆含有蛋白质、脂肪、碳水化合物、维生素、矿物质等多种营养成分，具有健脾、利湿的功效，可治肾炎水肿消化不良、小便不利、脚气等病症。大米能补脾和胃。牛肉补脾益气。此饭营养丰富，具有健脾和胃、利水化湿的功效，适宜慢性肾炎水肿、腰膝酸软、小便不利等病症患者食用。蚕豆病家族史和溶血病家族史者不宜食。

淮山茯苓鹌鹑汤

用料标准：鹌鹑 1 只，淮山 3 克，茯苓 15 克，食盐少许。

制作方法：将淮山、茯苓洗净；鹌鹑宰杀后，去毛，去内脏。洗净。将淮山、茯苓、鹌鹑一起放入锅内，加清水适量，用武火煮沸，后改用文火煮至鹌鹑熟烂，放入食盐调味即可。

功效分析：茯苓味甘、淡，性平。入心、脾、肺经。渗湿利水，健脾止泻，安心安神，益寿延年。主要适用于小便不利、浮肿、水肿腹痛、泄泻、淋浊、停饮、心神不宁、心悸失眠、健忘、中风不语、脚心转筋，并能抗肿瘤。鹌鹑含多种维生素、微量元素及蛋白质、脂肪等，可治营养不良、体虚乏力、肾脏浮肿等症。其性味甘、平，功能补五脏，益中气，清利湿热。淮山性味甘平，功能健脾益肾。此汤菜有滋阴清热作用。适宜急性肾炎阴虚湿热者，症见水肿消退，肉眼可见血尿消失，病情进入恢复期，身体怠倦乏力、腰背酸胀、面红烦热、口干咽痛、小便色黄、舌红、脉细数。

玉米蝉衣汤

用料标准：玉米 20 粒，玉米须 6 克，蝉衣 3 个，蛇蜕 1 条。

制作方法：将玉米粒、玉米须、蝉衣、蛇蜕均洗净，放入砂锅内，加水适量，放置火上煎煮为汤。汤略有甘咸味。

功效分析：玉米含有大量 B 族维生素，能健脾胃、利尿排石、降脂降压，可治水肿、小便不利、高血压等症。玉米须清热利尿。蝉衣味甘、性寒，功能疏风散热，透疹止痒，明目退翳。蛇蜕性味甘、咸、平，功能疏风定惊、止痒、退翳。此汤有疏风解毒、利水消肿、补胃益脾的功效，适宜辅治急性肾炎和肾盂肾炎。每日可饮服 2 次，可饮 1 个月。

荠菜鸡蛋汤

用料标准：鲜荠菜 250 克，鸡蛋 1 个，食盐、香油各少许。

制作方法：荠菜择洗干净；鸡蛋磕入碗内，搅打成蛋液。锅上火，加入适量清水，下入芹菜，煮段时间，加入鸡蛋液，煮沸，加少许食盐，香油调味即成。此汤色艳，味鲜。

功效分析：荠菜含有多种维生素及钙、磷、铁、蛋白质、脂肪等，是防癌、抗高血压的保健食品。《滇南本草》说它："性平，味微甘，清热解毒，利尿止血，软坚散结。"鸡蛋含有优质蛋白质、脂肪、糖、各种维生素、矿物质。此菜有清热止血、消肿利尿的作用，适宜急性肾炎水肿消退之后，血压逐渐下降，血尿和蛋白质减少患者食用。

鲤鱼汁粥

用料标准：鲤鱼 1 条（500 克左右），糯米 100 克，葱白、豆豉适量。

制作方法：将鲤鱼去鳞、鳃及内脏，放入锅内，加入葱白、豆豉、水适量，用武火烧沸，再用文火煮熟，滗汁备用。将糯米淘洗干净，放入锅内，加入鱼汁及水适量，用武火烧沸，再用文火煮成粥。味鲜美，粥稀稠。

功效分析：鲤鱼性味平、甘，功能利水消肿，开胃健脾等。糯米功能健脾扶正。两者合用，为人体提供了多量淀粉、维生素、蛋白质、脂肪、糖类、铁、钙、磷等营养成分，加强了利水消肿作用。不会伤脾胃，且补中有利。可治急性肾炎水湿浸渍者，症见全身水肿，按之没指、小便短少、身体困重、胸闷、纳呆等。

车前叶粥

用料标准：鲜车前叶 30～60 克，葱白 1 茎，粳米 50～100 克。

制作方法：将车前叶洗净，切碎；粳米淘洗干净。将鲜车前叶、葱白放入锅内，加水适量，煎煮，取汁去渣，然后放入粳米，旺火烧沸，文火煮至成粥。粥稠，味清淡。

功效分析：利尿、明目、祛痰。车前草味甘性寒，具有利水通淋、清热明目、清肺化痰、凉血止血的功效，适于小便不利、暑热泄泻、目红肿痛、血热出血等症。车前苷可治疗肺热咳嗽、痰多等症。车前子中的腺膘呤的磷酸盐，可治疗白细胞减少症。所含琉璃酸对金黄色葡萄球菌、卡他球菌、绿脓杆菌、变形杆菌、伤寒、痢疾杆菌有抑制作用，还有抑制胃液分泌和抗溃疡作用，还有抗肿瘤作用。车前叶搭配粳米，有利尿、清热、明目、祛痰的功效，适于急性肾炎水肿、尿血、小便不利者食用。每日 2～3次，可食 5～7 日。

茅根赤豆粥

用料标准：鲜茅根 200 克，赤小豆 200 克，粳米 100 克。

制作方法：先将鲜茅根洗净后切碎放入砂锅内，加清水适量，煎汁去渣；粳米、赤小豆淘洗干净。砂锅上火，放入药汁，下入粳米、赤小豆，先用旺火烧开，再转用文火熬煮成稀粥。

功效分析：茅根又名白茅草、茅草、白茅根，属禾本科茅根属多年生草本植物。茅根中含多量的钾盐、葡萄糖、果糖、蔗糖、柠檬酸、草酸、苹果酸等。茅根性寒、味甘，长于清热利小便，使湿热下泄而有利胆退黄功效，又善清肺胃之热，凉血止血，用于治各种血热出血症，并能利尿消肿、降低血压，近年用于治疗急慢性肾炎取得了良好效果。赤小豆性味甘、酸、平，有利水除湿、消肿解毒的功效。此粥能清热解毒，利水消肿，适用于急性肾炎小便不利、水肿等症的治疗。

加味小蓟饮

用料标准：小蓟 15 克，竹叶 10 克，藕节 15 克，梨汁、西瓜汁各适量。

制作方法：将小蓟、竹叶、藕节洗净，放入砂锅内，加水适量，煎煮，取汁去渣，然后兑入梨汁、西瓜汁适量即成。

制作方法：小蓟性凉，味甘、苦，具有凉血止血、解毒消痈、降压利尿的作用，近年来临床用于治疗高血压、肾炎尿血等。竹叶又名淡竹叶，为禾本科植物淡竹的叶，可随时采鲜者入药。其性寒、味甘而淡，具有清热除烦，生津利尿的作用，善治心经实热，如烦热口渴、痰热喘咳、小便短赤诸症。竹叶粥适用于心火炽盛的患者，尤以治疗小儿口疮、小便短赤疗效显著。藕节有收敛止血的作用。梨汁有生津止渴滋阴降火降压等功效。西瓜有清热解暑、除烦止渴、通利小便、降压、抗肾炎的作用。此汤有清热利尿止血的功效，适用于急性肾炎尿血。可每日饮 2 次，连饮 5 ~ 7 日。

绿豆冬瓜汤

用料标准：冬瓜 500 克，绿豆 60 克，白糖少许。

制作方法：绿豆洗净；冬瓜洗净，切块。砂锅上火，加清水适量，放入冬瓜、绿豆，用文火煲 2 小时，加白糖调味即可。

功效分析：绿豆含磷质、多种维生素、糖类、钙、铁等，其味甘，性寒，有祛热解暑、降压明目、利尿消肿等功效，此汤有清热利水、解毒消肿的功效，适宜急性肾炎早期。症见血尿、眼睑水肿较明显、尿蛋白和高血压等症患者食用。

绿豆葫芦汤

用料标准：绿豆 50 克，葫芦壳 50 克，通草 50 克，冬瓜皮 50 克，西瓜皮 50 克。

制作方法：将绿豆去杂质，洗净；通草、葫芦壳洗净；西瓜皮、冬瓜皮洗净，切成小块备用。锅上火，加水适量，下绿豆先煮30分钟，再放入西瓜皮、冬瓜皮、通草、葫芦壳一起煎熬，20分钟后捞出通草、葫芦壳即成。

功效分析：通草味甘、淡，性寒，具清热利尿，通气下乳功能，常用于治疗水肿、小便不利、尿痛、乳汁较少或不下等症。通草根、花蕾、花粉亦供药用。通草根又叫通花根，味甘，性寒平，无毒。具行气、利水、消食、下乳之功效，用于水肿、淋病、食积饱胀、乳汁不通的治疗；通草的花蕾用于治疗男子因阴囊下坠，经常不收，而花粉（又叫通脱木花上粉）则可用于治疗虫瘘恶疮、痔疾等。西瓜皮又称西瓜翠衣，性味甘寒，能解暑清热，止烦渴，化湿利尿，可治疗肾炎浮肿等症。葫芦壳、冬瓜皮均为利水渗湿药。此汤有最好的清热解毒、利水消肿的功效，可治疗急性肾炎、水肿、小便不利等症。

青菜蚕豆瓣

用料标准：鲜蚕豆瓣200克，青菜500克，食盐、味精、葱花、花生油各适量。

制作方法：将青菜去杂洗净，切段；蚕豆瓣去杂洗净。锅上火，放花生油烧热，下葱花煸香，放入蚕豆煸炒，再投入青菜，加入食盐炒至入味，点入味精，出锅即成。

功效分析：青菜含维生素较丰富，具有清热、利水、养胃的功效。与健脾、利湿的蚕豆相配成菜，具有健脾养胃、利水化湿的功效。适宜慢性肾炎患者食用，症见食欲不振、水肿、口渴、小便不利等。

核桃肉鸭

用料标准：鸭1只（约500克），核桃肉150克，鲜马蹄200克，鸡蛋1只，淀粉、食盐、姜片、葱段、花生油各适量。

制作方法：将鸭子去毛、内脏、头、爪，洗净，入沸水烫后捞出，放入盆中，加姜片、葱段、食盐，上笼蒸熟。鸭子蒸熟后取出，切两半剔骨，用蛋清、淀粉、食盐调成糊状，涂在鸭腹肉上。锅上火，放花生油烧热，下入鸭肉炸透，捞出装盘。核桃肉用温水浸泡去衣，放入油锅内炸成金黄色，捞出切碎末；马蹄去皮，洗净，切碎末。最后将马蹄末、核桃肉末撒在鸭肉上即可食用。此菜鸭肉酥嫩，马蹄甘甜爽口，核桃肉末香酥。

功效分析：马蹄含丰富的淀粉及荸荠英、蛋白质、脂肪、多种维生素、铁、钙等。其性味甘、寒，有清热凉肝、生津止渴、补中益气的功效。鸭肉能滋阴补虚。核桃肉有壮腰补肾之功。此菜营养丰富，具有补肾益肺的作用，可辅治肺肾亏虚型慢性肾炎，症见面浮肢肿、面色萎黄、少气懒言、四肢乏力、腰背酸痛等。

熟地山药蜜

用料标准：熟地 60 克，淮山药 60 克，蜂蜜 500 克。

制作方法：将熟地、淮山药快速洗净，放入砂锅内，加清水适量，小火煎煮约 40 分钟，滤出头汁半碗。再加清水 1 大碗，煎 30 分钟，至药液半碗时，滤出取汁去渣。将头汁、二汁、蜂蜜调匀，倒入瓷盆内，加盖，不让水蒸气进入，隔水用旺火蒸 2 小时，离火，冷却，装瓶，盖紧。每次 1 匙，饭后温开水送服，每日 2 次。

功效分析：熟地为玄参科植物地黄的干燥块茎加酒等辅料或不加辅料蒸晒而成。其性味甘、微苦。熟地含梓醇、地黄素、氨基酸类、糖类、维生素、甘露醇、生物碱、脂肪酸等。药理研究证明，熟地有降低血糖作用；有强心、利尿、升压等作用；能保护肝脏、防止肝糖原减少，促进血液凝固；对免疫功能有增强作用，对胃癌、食管癌、宫颈癌等均有抑制癌细胞活性的作用。淮山药补脾补气。两物相配，和以蜂蜜，有很好的滋肾补脾功效。脾肾得补生化有源，气血渐生，能促使肾炎逐步好转。此蜜膏对肝肾阴亏、气血不足、体质虚弱、未见浮肿或水肿不重的慢性肾炎有调养作用。

怀山枸杞煲鸽

用料标准：怀山药 25 克，枸杞 25 克，光瘦鸽 2 只。桂圆肉 1

汤匙，生姜1片，食盐少许。

制作方法：将光瘦鸽清洗干净；山药、枸杞洗净。锅内放适量清水，旺火烧沸后，放入瘦鸽、怀山药、枸杞、姜片、桂圆肉烧开，然后用小火煲3小时，下食盐调味，即可食肉。

功效分析：鸽肉富含蛋白质及丰富的B族维生素、铁、钙等，而脂肪含量较低。中医认为鸽肉有滋阴壮阳、养血补气、清热解毒的功能。枸杞富含维生素，其味甘，性平，有补肾益精、养肝明目、润肺止咳的功效。山药能补气健脾、养阴益肺、补肾固精。桂圆有补益心脾、养心安神的作用。此菜富含蛋白质、多种维生素、铁等，有健脾补肾的功效，可辅治慢性肾炎、消瘦无力、腰部疼痛、食欲缺乏等症。

第三十一章

糖尿病

血糖指的是我们血液中所含的葡萄糖。它主要来自饮食中碳水化合物的消化与吸收，也有部分由空腹状态下肝内储存的糖原分解及体内脂肪或蛋白质转化而来。正常情况下，这3条途径产生的葡萄糖的量是相对恒定的，只有当机体存在某些问题时，某条途径产生的葡萄糖的比例就会上升。我们体内的血糖水平是在一定范围内波动的，这是由于我们体内有调节血糖的机制，控制着血糖的来源和去路。当胰岛素绝对或相对缺乏时，那么我们机体吸收的糖就难以被利用或者难以转化为糖原，导致血糖的升高。此时，血液中血糖的浓度超过肾糖阈（指的是肾脏能够允许血糖浓度水平的范围。就像我们茶杯杯口的高低是允许杯中能放多少水的关键一样，当杯中之水超过杯口，水就会从杯口溢出），糖分便从尿中排出，形成尿糖。当我们机体因一时的大量消耗而导致对糖分利用增加时，或者当我们饥饿等情况时，血糖浓度就会下降。此时，机体便会自动进行调节，通过其他途径产生糖分，以保持血糖维持在一定水平。

糖尿病是一种因胰岛素分泌和或作用缺陷引起，以糖代谢发生紊乱，并以血中葡萄糖水平增高为特征的综合性、全身性的代谢性慢性疾病群。当某些原因导致胰岛素的相对或绝对不足时，就会引发糖、脂肪、蛋白质、水及电解质代谢的紊乱，并对全身各脏器和神经系统造成伤害，并发心、脑、眼、肾、神经、皮肤等多系统的疾病。这种以高血糖为特征、多种并发症并存、终身需要治疗的疾病，我们称之为糖尿病。

根据世界卫生组织及国际糖尿病联盟专家组的建议，糖尿病可以分为Ⅰ型、Ⅱ型、妊娠期糖尿病和其他特殊类型四种。前三种糖尿病类型是主要的。Ⅰ型糖尿病是胰岛素依赖型糖尿病。由于此型糖尿病常见于儿童和青年期，故以前被称为儿童型糖尿病或青年型糖尿病。Ⅱ型糖尿病是胰岛素非依赖型糖尿病，多见于成年人，尤其是中老年者居多。妊娠期是糖尿病的高发时期，这阶段发病率远超出人们的预计，对母子的健康造成严重威胁。

病因与病机

糖尿病的发生是多种致病因素共同作用的结果，它是一种以遗传因素为基础，以肥胖、饮食习惯、妊娠、创伤、病毒感染及情绪波动等为诱因的疾病。Ⅰ型和Ⅱ型糖尿病是最常见的两型糖尿病。已知的Ⅰ型糖尿病的常见病因有：①遗传易感性；②免疫失调；③药物或化学品等。Ⅱ型糖尿病的常见病因有：①遗传易感性；②环境和生活方式；③年龄；④某些药物或应激等。妊娠糖尿病发生率占孕妇的1%～3%。其发病原因是因妊娠期间，特别是妊娠中期以后，胎盘分泌多种对抗胰岛素的激素，加之妊娠期间机体组织又对胰岛素的敏感性减低，因此胰岛素显得相对不足。对于妊娠糖尿病，应积极控制血糖，以避免高血糖对胎儿造成不良影响。产后多数妊娠糖尿病患者血糖恢复正常，一部分患者糖耐量异常，少数患者可转变为Ⅱ型糖尿病，仅个别患者转变为Ⅰ型糖尿病。

糖尿病确切致病原因目前仍然不十分清楚，但以下几个原因在发病过程中起着非常重要的作用：

遗传因素

有25%～50%糖尿病患者有家族病史，孪生兄弟姐妹双双同患Ⅰ型糖尿病的概率为30%～50%，同患Ⅱ型糖尿病的概率约为

91%。调查表明，糖尿病患者家属发生糖尿病的机会明显高于一般人群，当然易患并不等于就一定会得糖尿病，需要有外在诱因存在才会发病。据流行病学研究证实，Ⅰ型和Ⅱ型糖尿病是有一定遗传倾向性的。具有糖尿病遗传基因的人比没有这种遗传基因的人更容易患糖尿病。比如Ⅰ型糖尿病遗传的是胰岛容易受到病毒侵害而发生 β 细胞自身免疫性破坏的基因。对于Ⅱ型糖尿病而言，遗传的是容易肥胖、产生胰岛素抵抗和胰岛素分泌不足等的基因。Ⅱ型糖尿病是一种涉及多基因的遗传性疾病。但有一点要必须明白，带有糖尿病遗传基因的人比没有这种遗传基因的人更容易患糖尿病，而并不是说必然会患糖尿病。患糖尿病的父母并没有把糖尿病直接遗传给后代，而是把容易得糖尿病的遗传基因遗传给了下一代，使他们在同等的生活和环境条件下比没有这种遗传基因的人更容易患糖尿病。

免疫失调

Ⅰ型糖尿病属于一种自身免疫性疾病，我们发现在病人血清中有多种自身免疫性抗体。它导致出现糖尿病的机制是当病毒等抗原物质进入机体后，使机体内部的免疫系统功能出现了紊乱，并产生了一系列针对胰岛 β - 细胞的抗体物质。这些抗体物质，可以直接损害胰岛 β - 细胞，进而导致胰岛素分泌缺乏，引发了糖尿病。

环境和生活方式

在Ⅱ型糖尿病的发病原因中，社会环境因素和个人的生活方式是非常重要的一个原因。据资料显示，超过正常体重 10%，其糖尿病发病率为正常体重的 1.5 ～ 2 倍，超过 20% 为 3 倍，超过 25% 为 3.8 倍，并且，肥胖患者的心、脑、肾并发症率和死亡率也明显高于体重正常患者。可这也并不代表可以无节制的"减肥"，通常认为，把体重控制在正常范围内，使身体处于一个相对协调的状态，最为合适。从某种意义上讲，Ⅱ型糖尿病是一种不良生活方式引起的疾病，这些不良生活方式包括脂肪摄入过多、酗酒、吸烟、心理压力过大等。总之，Ⅱ型糖尿病是一种多因素所致的疾病，其中遗传和环境因素是两个最主要的因素，其中环境因素的致病作用更为明显。

年龄

年龄越大，患病率越高，即糖尿病的患病率会随年龄的增长而升高。糖尿病病人是以中老年人为多，此病已经成为威胁老年人健康的重要疾病。Ⅰ型糖尿病患病率高峰为 10 ~ 13 岁。

其他因素

精神的紧张、情绪的激动、心理的压力会引起某些应激激素分泌大量增加，而这些激素都是升血糖的激素，也是与胰岛素对抗的激素。这些激素长期大量地释放，势必造成内分泌代谢调节紊乱，引起高血糖，导致糖尿病。某些病毒感染，例如脑炎、腮腺炎病毒等；某些化学毒物，例如四氧嘧啶、链脲佐菌素等；妊娠、精神刺激、创伤等因素都有诱发糖尿病的可能。

营养膳食要点

祖国医学认为："药食同源"，食物也是药物，它除了向人体提供能量及必需的营养物质外，有些食物还具有调节人体内部环境的特殊功能。唐代大医学家孙思邈在他的传世名著《千金方》中提出了"凡欲治病，先以食疗，既食疗不愈，后乃药尔"的食疗理论，尤其对糖尿病患者来说，食疗在康复过程中起着至关重要的作用，是任何治疗手段的基石。

在进行糖尿病饮食治疗的同时，应注意以下几点原则：

（一）控制全日总热量，使体重保持在正常标准范围内。摄入总热量应视病情和患者体重与标准体重之间的差距而定，如病情越重、体态越胖，越应严格控制饮食；而消瘦型患者要提高全日饮食的总热量。饮食成分力求做到"二低、一高、二适量"，即低脂肪、低盐；高纤维；适量的蛋白和碳水化合物。但须注意，饮食疗法绝不是"饥饿疗法"。

（二）在总热量的限制下，碳水化合物、蛋白质与脂肪之间应有适当比例，儿童、孕妇、乳妇、消瘦或者消耗性疾病者，蛋白质比例可适当增加；消瘦者脂肪可适当增高。

（三）养成良好的饮食习惯。合理科学的饮食调养及良好的饮食习惯，不但可以迅速控制糖尿病的发展，对轻型糖尿病患者而言，比药物控制病情更为重要，还能达到扶正祛邪、保持自身免疫功能、增强抗病能力和预防并发症发生的目的。良好的饮食习惯有：

（1）糖尿病患者，每次进餐不宜吃得太饱，要带三分饥。少量进餐胜过丰盛的三餐，宁可少食多餐也不要一餐吃得太多。力求在病情无波动的情况下，定时定量进食，以免血糖波动。这样的饮食习惯，既可减轻胰岛功能的负担，又可防止肥胖和其他并发症的发生。

（2）进食应注意多样化，才能保证"营养平衡"。饮食中的营养成分要全面，比例要适当，数量要充足，使患者乐于接受，又要提供足够的营养以满足生长发育及生活劳动的需要，还要减轻胰岛 β 细胞的负担。忌偏食、挑食，不吃零食，不专门吃高营养食品，饮食合理搭配，取长补短，才能提高各种营养素的利用率，使营养丰富，从而防止因常吃单调食物而引起的营养不良。

（3）进餐时，应保持愉快心情，在饭桌上不要生气、恼怒，不议论使人不悦之事，养成良好的进食情绪。

（4）高纤维饮食。高纤维食物进入胃内和主食混在一起，使主食不易和胃壁接触，减慢胃排空及小肠对主食的消化吸收。由于排空慢，就有饱胀感。另外还有通便作用，能降低体重。

（5）饮食宜清淡。低脂少油，不吃甜、少吃盐，有利于对体重、血糖、血压、血脂和血黏度的控制。

（6）细嚼慢咽。进食慢，餐后血糖不会升得太高，胰岛素也不会分泌过多，不易产生饥饿感。

（四）适时灵活加餐。适时加餐，对防止糖尿病患者的低血糖反应很重要。尤其是皮下注射胰岛素后，有可能出现血糖大幅度的回落，一般在上午9～10时，下午3～4时，晚上睡前加餐。有些糖尿病患者，病情不稳定，常有心悸、手抖、多汗、饥饿等低血糖反应。此时，应立即吃1块糖或50克馒头，以缓解低血糖发作。生活不规律，吃饭不定时（如出差、外出开会）易引起血糖变化。此时，可随手携带一些方便食品，如奶粉、方便面、饼干等，以便随时灵活加餐。

（五）根据病情选择水果。新鲜的水果含有丰富的维生素C、水分、无机盐和纤维素，而且还含有很多的果糖和葡萄糖，因而应根据糖尿病患者的具体情况和水果含糖量的高低来选择。如果病情还没有得到控制，血糖、尿糖均高时，最好不要吃水果；重症患者，应少吃水果，以免引起病情的恶化；如果患者平素喜食水果，且病情比较稳定时，可以吃适量的水果。吃水果的最佳时间是在餐前1小时，因为水果中的果糖可起到缓冲饮食的作用。如果一次吃水果量较多，就相应地减少主食量；应该以含糖量较低的水果为佳，尽量不要吃含糖量在14%以上的水果（如柿子、杨梅、鲜桂圆等）。

宜食食物

南瓜

南瓜又称麦瓜、番南瓜、番瓜、伏瓜、饭瓜、金瓜、倭瓜、倭瓜、北瓜、番蒲等，为葫芦科植物南瓜的果实，南瓜为一年生蔓生藤本。茎长10余米，全体被刚毛，茎中空，节略膨大。单叶互生呈阔卵形，叶两面均被稍硬茸毛。花单性，腋生，雌雄同株，黄色。瓜果大型，呈扁圆、长圆或卵形不等。种子数多，扁平，椭圆状卵形，淡黄色。南瓜根、茎、须、叶、花、蒂、瓤及子亦可入药。

南瓜味甘，性温，入脾、胃二经；润肺益气，化痰排脓，驱虫解毒，可用于治疗咳嗽，哮喘，降血糖、肺痈，便秘等病症。南瓜果肉中营养成分全面而又丰富，不仅含有蛋白质、脂肪、葡萄糖及淀粉这三大人体营养素，而且还含有 8 种人体必需的氨基酸、可溶性食物纤维及丰富的人体必需微量元素如钙、磷、钾、镁、锌等。

南瓜可中和食物中某些农药及亚硝酸盐等有害物质，对肝肾功能减弱者能增强细胞再生能力。用南瓜及其制品如南瓜粉治疗糖尿病有肯定疗效，尤其以吃青嫩南瓜为宜。基础医学研究证明：人体缺乏微量元素钴是糖尿病发病的原因之一，因为钴是胰岛细胞维持其正常功能所必需的微量元素。而南瓜中含有丰富的钴，每千克南瓜中含钴量高达 126 毫克，居各类粮食、蔬菜之冠。所以，经常食用南瓜能增加体内胰岛素的释放，促使糖尿病患者胰岛素分泌趋于正常化，从而使血糖降低。有学者认为，南瓜的这一独特药理作用，正是其防治糖尿病的关键所在。另外，南瓜中还含有丰富的果胶，果胶在肠道内可形成一种凝胶状物质，延缓了肠道对糖及脂质的吸收，从而可控制餐后血糖升高；另一方面果胶有极好的吸附性，当与淀粉类食物混食时，能提高胃内容物的黏度，从而减慢糖类物质的吸收，并且推迟胃内食物排空，从而降低血糖。

麸皮

麸皮即小麦麸，为小麦磨取面粉后筛下的种皮，即外面的皮。性味甘凉，可收敛汗液。麸皮是最理想、最经济、最方便的高纤维食品。麸皮含食物纤维 18％左右，还含有丰富的蛋白质、维生素、无机盐等各种营养素。但因其口感差，味道不佳，习惯上不作食用。近年来许多营养学专家指出，进食粗粮比细粮益处多。

富含食物纤维的麦麸食品可影响血糖水平，减少糖尿病患者对胰岛素和药物的依赖性，并能防止热能过剩及有控制肥胖的作用。因为高食物纤维食品可延缓胃排空时间，增加饱腹感，使摄入的食物和热能减少，有利于控制糖尿病病情，所以，提倡糖尿病患者定期进食麦麸。

荞麦

荞麦又名乌麦，为蓼科植物荞麦的种子。

荞麦既为粮，又可作药用。中医认为，荞麦味甘，性凉，入脾、胃、大肠经，具有开胃消积、下气利肠、止汗消炎、止带浊、消瘰疬之功效，适用于肠胃积滞、腹痛泄泻、湿热痢疾等症。

荞麦在营养价值方面是粮食作物中的佼佼者。它含有的蛋白质不仅不低于大米和白面，而且其中的赖氨酸的含量还超过米面，这是人体（尤其是儿童）不可缺少的必需氨基酸。荞麦含有脂肪 2% ~ 3%，其中对人体有益的油酸、亚油酸含量很高，这两种脂肪酸在人体内起着降低血脂的作用，也是一种前列腺素的重要组成部分。同时，荞麦面中含有的维生素 B_1 不比小麦面粉少，而维生素 B_2 和维生素 B_3 含量则明显地高于小麦面粉，可防治糖尿病性高血压、糖尿病性冠心病等疾病。荞麦面中还含有其他粮食中很少具有的维生素 P 成分。维生素 B_3 和维生素 P 具有降低血脂和胆固醇以及保护血管的重要作用，是治疗心血管病、脑溢血的良药。荞麦中还含有较多的矿物质，特别是磷、铁和镁，这些物质对维持人体心血管系统和造血系统的正常生理功能具有重要意义，常食可预防糖尿病性脑血栓形成，对外伤出血也有止血作用。荞麦面虽然色泽不佳，但是做成扒糕和面条，佐以麻酱或羊肉汤，则别有一番风味。

荞麦的茎和叶有止血作用，适用于高血压、毛细血管脆性出血者，可防治中风、视网膜出血、肺出血和紫癜等症。

本品脾胃虚寒者忌食，肿瘤患者忌食，不可与平胃散及矾同食；一次不可吃得太多，否则会造成消化不良。

柚子

柚子为芸香科乔木植物柚及其变种文旦柚等多种柚的成熟果实，又名柚、香栾、气柑。

柚子含有脂肪油、黄柏酮、黄柏内酯、糖类、维生素 B_1、维生素 B_2、维生素 C、维生素 P、胡萝卜素、磷、钾、柚皮苷、枸橼酸、新橙皮苷等。柚子的营养丰富，每 100 克柚子肉中，含水分 84.8 克、蛋白质 0.7 克、磷 43 毫克、碳水化合物 12.2 克、粗纤维 0.8 克、钙 41 毫克、铁 0.9 毫克、脂肪 0.6 克、胡萝卜素 0.12 毫克、硫酸素 0.07 毫克、维生素 $B_2$0.02 毫克、维生素 $B_3$0.5 毫克、抗坏血酸 41 毫克。

柚子味甘、酸，性凉，归胃、肺经，具有生津止渴、开胃下气、化痰止咳的功效。经现代研究证实，柚子中的柚皮苷具有抗炎、抗病毒感染的作用。枳属苷能降低血小板的凝聚，增进血液浮悬的稳定性及增快血流，有解痉作用。并且，柚新鲜果汁中含胰岛素样成分，可降低血糖。因此，柚子特别适合于糖尿病的人食用。

黄鳝

黄鳝古称长鱼、罗鳝、田鳝、无鳞公子等。由于鱼腹黄，故世称黄鳝，现已沿用此名定为中文的学名。黄鳝体圆而细长，无鳞，体表黏滑，无胸、背、臀鳍。黄鳝肉质细嫩，味道鲜美，肉多刺少，是一种低脂肪、高蛋白的滋补佳品，一直被列为鱼中上品。目前黄鳝畅销于国内外市场，供不应求。

黄鳝营养丰富，含有丰富的 DHA 和卵磷脂，它是构成人体各器官组织细胞膜的主要成分，而且是脑细胞不可缺少的营养。每 100 克黄鳝肉中蛋白质含量达 17.2 ~ 18.8 克，脂肪 0.9 ~ 1.2 克，钙质 38 毫克，磷 150 毫克，铁 1.6 毫克；此外还含有硫胺素、维生素 B_2、维生素 B_3、维生素 C 等多种营养成分，具有补气血、除风湿等功能。

黄鳝体内含有两种能显著降低血糖的物质——黄鳝素 A 和黄鳝素 B，可以治疗糖尿病。研究表明，补硒对胰岛 B 细胞有保护作用。而黄鳝肉中含硒量非常丰富，据测定每 100 克黄鳝肉中含硒量高达 35.56 微克。所以，对糖尿病患者来说，经常适量食用黄鳝及其药膳，有助于降低血糖和改善临床症状。

罗汉果

罗汉果泡的茶不仅是著名饮料，而且有清热润肺、化痰止咳、解暑生津、清肝明目、润肠舒胃等功效，可治呼吸系统、消化系统和循环系统的多种疾病，尤其对支气管炎、急慢性咽喉炎、哮喘、高血压有显著疗效。罗汉果的根叶可治顽癣、痈肿和疮疖，果实上的茸毛可作刀伤药。近年来，有研究报道，罗汉果所含食物纤维（属可溶性食物纤维）能改善糖代谢，有利于糖尿病患者控制血糖。另外，膳食中增加食物纤维的患者，可逐步减少胰岛素用量，乃至最后完全停用。罗汉果对老年燥热伤肺型轻症糖尿病患者有较好的防治效果。

黄瓜

黄瓜又名胡瓜、王瓜、刺瓜，为葫芦科植物黄瓜的果实。黄瓜为一年生攀援状草本，基蔓生有刚毛，卷须不分歧。叶五角状，两面均有粗毛，绿色具锯齿。花冠黄色，椭圆状披针形。瓜果柱形，幼嫩者青绿色，表皮疏生短刺，刺基有突起；老则变黄。全国各地均有栽培。7～8 月间采取果实，鲜用或干用。除果实外，根、茎、叶亦可入药。

黄瓜味甘，性凉，入脾、胃、大肠经，生津止渴，解暑除烦，利水消肿。

现代研究：黄瓜具有丰富营养物质，含蛋白质、脂肪、糖类、多种维生素、纤维素以及钙、磷、铁、钾、钠、镁等成分。其所含的丙醇二酸，可抑制糖类物质转变为脂肪，有减肥和预防冠心病的功能。所含葡萄糖苷、甘露醇、果糖、木糖不参与通常糖代谢，故糖尿病患者以此代粮充饥，非但不升高血糖，甚至还能使之降低。所含的精氨酸，为制造人体骨髓细胞和生殖细胞的重要原料，可使因肥胖而致性功能减退者得到改善。所含维生素 E，可抗过氧化，起抗衰老的作用。黄瓜中的黄瓜酶还能促进机体新陈代谢，起到美容的效果。另外黄瓜还可抗癌、抑制艾滋病毒。如黄瓜头部含的葫芦素 C，能激发人体免疫功能，对原发性肝癌病可以起到缓解作用，黄瓜根含有的蛋白质能够辨认和攻击被艾滋病病毒感染的人体免疫系统的两种细胞，既能杀死被艾滋病病毒感染的细胞，又不损伤正常细胞。

水芹

水芹又名水英、楚葵、水芹菜、野芹菜，为伞形科植物水芹的全草。水芹为多年生湿生或水生草本。全体光滑无毛，具匍匐茎，茎圆柱形，上部多分枝，常伸出水面，下部每节略膨大，易生白色根须。羽状复叶，卵圆至菱状披针形，边缘有不整齐尖齿或圆锯齿。夏季开白花，复伞形花序。

水芹味甘辛，性凉。入肺、胃经。清热利尿、凉血止血、平肝健胃，治暴热烦渴、黄疸、水肿、热淋、尿浊、白带、瘰疬、疟腮等症。现代研究：水芹含蛋白质、糖类、胡萝卜素、维生素 C、氨基酸、咖啡酸、芸香苷、芹菜素、挥发油、酞酸二乙酯等。其所含挥发油能兴奋中枢神经，促进胃液分泌，增进食欲，并有祛痰作用，做局部外擦，促进血液循环，可祛瘀消肿。所含芹菜素及水芹素甲醚可降压。水芹还含有抑杀结核杆菌抗生素，可提高机体免疫力和抗病能力，可使结核杆菌逐渐消失。水芹中含有的芹菜碱有降压安神作用。芹菜还有加速脂肪分解的作用。水芹有一种能促使脂肪加速分解的化学物质，经常吃芹菜，不仅有助于降低血糖，而且可防治其并发症，如高血压病、肥胖症、冠心病、高脂血症等。

蚕蛹

蚕蛹，俗名小蜂儿，为蚕蛾科昆虫家蚕的蛹。属高蛋白营养品，含丰富的蛋白质、脂肪，其中主要成分是不饱和脂肪酸、甘油酸及少量卵磷脂、甾醇、脂溶性维生素等。

蚕蛹（包括僵蛹）性味甘辛咸，归肺、肝二经，有化痰散结、祛风泻火、补虚损、壮阳事、止消渴等功效。蚕蛹含有丰富的蛋白质和多种氨基酸，是体弱、病后、老人及妇女产后的高级营养补品。蚕蛹能产生具有药理学活性的物质，可有效提高人体内白细胞水平，从而提高人体免疫功能，延缓人体机能衰老。蚕蛹油可以降血脂、降胆固醇，对治疗高胆固醇血症和改善肝功能有显著作用。临床药理研究观察，蚕蛹还有降低血糖作用。单味蚕蛹或僵蛹应用于糖尿病治疗均有效。

蚕蛹中虽然含有丰富的营养物质，也是一种难得的滋补佳品。但是有些蚕蛹患有微粒子病，或在蚕卵、蚕粪中有变形虫传播的蚕病，人吃了这种蚕蛹会中毒。此外，蚕蛹处理不当，放置过久，会使蚕蛹含毒，发黑变质。人吃后会出现眩晕、呕吐、眼斜视等症状，严重者还会发生昏迷。因此，蚕蛹应适当处理，如疑有污染或变质的，应弃之不吃。

猪胰

猪胰为猪科动物的胰脏，又名肾脂。生于猪的两肾中间，似脂非脂，似肉非肉。

祖国医学认为，猪胰性平，味甘，具有滋阴润燥、益肺补脾的功用。适用于因胃阴亏虚导致的糖尿病，证见烦渴多饮、口干咽燥、多食善饥等。研究表明，多肽中的 c 肽和胰岛素原均是胰岛素的前体物质，可直接参与调节胰岛素水平以及血糖、脂质代谢，而胰脏则是含有这种有效成分的主要原料。临床所用的胰岛素制剂，大多是从包括猪、牛、羊等动物胰脏中提取加工的。从医学角度讲，牛、羊等动物胰脏具有同等功效，极适合糖尿病患者服食。日常可单选采用炖、焖、煲汤等法制作，选配生地、黄芪、淡菜、玉米须等药物、食物合烹，食疗效果尤显突出。

饮食禁忌

饮食是糖尿病治疗中的最重要、最关键的部分，糖尿病饮食总的原则是选择血糖指数较低的食物食用。如果不掌握好糖尿病饮食禁忌，可能会使饮食治疗糖尿病起到适得其反的作用。因此，对于糖尿病患者来说，必须要严格控制饮食，知道哪些食物可以吃，哪些食物必须忌食。

少食或忌食高胆固醇食物

胆固醇不是营养必需物质，也不是体内供能的物质，但是它却有非常重要的生物功能，它参与了许多生物膜的组成，用来维护各种膜的结构与功能。但是血清胆固醇过高对人体是非常不利的，可导致动脉粥样硬化从而引起心血管疾病。糖尿病人在病情控制不好时常伴有高胆固醇血症，若过食富含胆固醇食物如蛋黄、肺、肝、脑、肾等，会使血清胆固醇更高，促使动脉硬化及心血管疾病的发生和发展。因此，糖尿病人应该限制饮食中胆固醇的摄入量，而且要限制总热量和饱和脂肪酸的摄入量，用来降低血清胆固醇。所以糖尿病人应少食或忌食富含胆固醇的食物。

忌食盐过量

医生们通常是把限制饮食，尤其是限制食用含糖高的食品，作为重要的防治方法来指导糖尿病患者。但是对限制盐的摄入量则很少引起注意。现代医学研究表明，过多盐量的摄入，可增强淀粉酶活性而促进淀粉消化和促进小肠吸收游离葡萄糖，从而引起血糖浓度增高而加重病情。因此，糖尿病患者不宜多吃盐。

忌多吃甜食和含糖量高的水果

对于糖尿病患者而言，一切糖类，如白糖、奶糖、红糖、冰糖、葡萄糖、麦芽糖、巧克力、水果糖、蜜糖，包括加糖的食物或饮料，如汽水、糖水、蛋糕、果汁、果酱、冰激凌、甜饮料、甜饼干、甜面包、果酱、蜂蜜及糖制甜食等，皆应不吃或少吃，因为以上食品含糖量很高，食用易出现高血糖。那些糖分较高的水果，如枣、红果，特别是干枣、蜜枣、柿饼、葡萄干、杏干、桂圆等，则禁忌食用。

忌饮咖啡因

医学研究指出，咖啡因会干扰人体对血糖的控制能力，从而使糖尿病恶化。医学实验发现，糖尿病患者体内的葡萄糖以及胰岛素含量提高与进餐时咖啡因的摄入量有着很密切的关系。医生们因此便有了足够的理由去说服那些糖尿病患者，从他们的食谱中减少或删除咖啡因的摄入。

对糖尿病的临床治疗实际上就是为了保持人体血液内葡萄糖含量的低下。而咖啡因则削弱了机体对食物的新陈代谢功能。因此，它是糖尿病患者应坚决拒绝摄入的食物。

忌饮酒

饮酒对糖尿病人的损害不容忽视，这是因为大量饮酒可引起胰腺炎，进一步损害胰岛功能，加重糖尿病。大量饮酒，暴饮暴食，常是导致糖尿病酮症酸中毒的诱因之一。白酒中的有毒成分是甲醇，它可直接损害末梢神经，也可加重糖尿病神经病变程度。酒精中的主要成分是乙醇，主要在肝脏分解代谢，长期饮酒则加重肝脏负担，损害肝功能，且可诱发脂肪蓄积，形成脂肪肝。此外，酒精可抑制糖原分解，其结果是产生低血糖反应。因此，糖尿病人必须禁止饮酒，甚至连啤酒、果酒也应戒掉，切不可为一时痛快而造成终身遗憾。

糖尿病的食疗

凤爪豆腐

用料标准：嫩豆腐 5 块（约重 750 克），鸡爪 1000 克，海米 200 克，葱、姜、盐、料酒、胡椒面、花椒、油、玉米粉各适量，鸡汤 1000 毫升。

制作方法：将豆腐切成骨牌块，放入小锅中用水煮 10 分钟，捞入凉水盆内凉透。鸡爪子放入不锈钢锅中，加盐、花椒、葱、姜、料酒和水，煮 40 分钟，捞出去皮、去骨，也放入凉水中洗一下。炒锅烧热，加少许油，下胡椒面炝锅，入洗净的海米、鸡爪煸炒，再入料酒和鸡汤，用小火炖煮 30 分钟，再倒入豆腐块，加盐，用玉米粉勾芡即成。

功效分析：豆腐含人体必需的多种氨基酸、胆碱、大豆黄酮苷、胡萝卜素、维生素 B_3、叶酸、泛酸、蛋白质、维生素、脂肪、粗纤维、铁、磷、钙等多种营养成分，也含糖类，但不多。鸡爪含有丰富的蛋白质、脂肪、维生素、铁、钙、磷、钠、钾等营养成分。海米也含有丰富的蛋白质、脂肪、铁、钙、磷和多种维生素，能提高人体血浆中二磷酸腺苷浓度，有营养强壮等作用。此菜不仅营养丰富，有利人体健康，按祖国医学理论分析，能益气和中，生津润燥，清热解毒，对糖尿病患者比较有益。

冬瓜香橙汁蒸鸭

用料标准：小冬瓜，鸭子 1 只，橙汁 750 毫升，葱、姜、料酒、盐、鸡蛋、玉米粉、胡椒面、食用油各适量。

制作方法：鸭子去骨洗净剁成小块，加入盐、胡椒面、料酒、鸡蛋、玉米粉、食油抓匀，用温油滑熟。不锈钢锅一个，倒入橙汁和滑油熟的鸭块，加入葱、姜、料酒、盐和适量水煮 90 分钟。小冬瓜去皮，去瓤，洗净，装入煮好的鸭块，灌上橙汁，再上蒸锅蒸 30 分钟即成。此蒸鸭可每天配 2 ~ 3 个小冬瓜，常吃。

功效分析：冬瓜含丙醇二酸、胡萝卜素、B族维生素、蛋白质、粗纤维、钙、磷、铁，含糖、维生素量很少，不含脂肪。丙醇二酸能阻止人体内脂肪的堆积，有利于减肥。中国医学认为，冬瓜味甘、淡，性微寒，有清热解毒、利尿消肿、止渴除烦等功效。由于冬瓜有减肥作用，含粗纤维，低糖、低脂肪，对辅助治疗糖尿病很有功效。此菜还可生津，止渴，祛燥热、暑热，因而还能治疗高血压、高胆固醇、心肌梗死、动脉硬化、冠心病等糖尿病的并发症。

虾子炮笋条

用料标准：莴笋 400 克，鸡油 20 克，虾子 10 克，料酒、盐、葱末各适量，糖少许，鸡汤 200 毫升。

制作方法：将莴笋去皮、去根、去头，切成 4 厘米长、0.5 厘米宽、厚的长方形小条，并将切好的笋条入开水锅中焯一下，去其生笋味。炒锅内放入鸡汤烧开，放入笋条共煮 5 分钟，捞出，上面撒上葱末、盐、料酒拌匀。再用一小勺，放入鸡油、虾子，上火烧热冒烟时，立即倒入笋条上即成。

功效分析：莴笋属低糖、低脂肪蔬菜，其所含维生素、矿物质较丰富。鲜嫩翠绿的莴苣叶，其营养成分比茎还要高，如蛋白质是茎的 2 倍、铁是茎的 2.7 倍，胡萝卜素是茎的 4 倍，所以吃莴苣不可只吃茎而弃叶。莴笋的茎和叶都是辅助治疗糖尿病的理想食品，因其低糖、低脂肪对糖的控制有益。此菜有利五脏、通经脉、开胸膈、利气、坚筋骨等功效，对治贫血、补肾壮阳、通乳、解毒也有一定疗效。

猪胰煮山药

用料标准：猪胰子 1 个，山药适量，盐少许。

制作方法：

制法一：猪胰用淡盐水浸泡 1 昼夜后，用瓦片焙干，研成细末，用山药煎汤送下。每次服一汤匙（约 5 克），1 日服 3 次。

制法二：猪胰与山药 50 克一同用水煮，熟后用食盐调味服用。一日分 2 次食完，经常服用。

功效分析：动物脏器能补充人体脏器某些方面的不足。猪胰益肺补脾润燥；山药性甘平，能够健脾益气，主要成分为糖蛋白、大量淀粉、蛋白质及氧化酶、维生素 C 等，其功效主治脾虚泄泻、消渴、小便频数等症。故二者合用能促进消化、降低血糖，改善糖尿病患者症状。

油焖香菇

用料标准：干香菇 15 朵，花生油、食盐、味精、酱油、水淀粉各适量。

制作方法：将香菇用水浸泡，洗净，去根蒂。起热锅，倒入花生油，烧至六成热时加入香菇，爆香后加入盐、酱油，再下入 1 小碗泡过香菇的水，加盖，改用文火焖至水分将干时，用水、淀粉勾芡，加味精，混匀，起锅即成。此菜色香味俱佳，可经常佐餐食用。

功效分析：香菇营养丰富，是糖尿病患者适合吃的保健食品，且对高血压、癌症也有一定疗效。主要是香菇中含有一种核酸类物质，可抑制血清和肝脏中的胆固醇增加，有阻止血管硬化和降低血压的作用及降血糖的功效。

药芹炒活蚌

用料标准：芹菜梗 100 克，活蚌 500 克，黄酒、姜汁、盐、葱、植物油、姜片各适量。

制作方法：从活蚌中取出蚌肉，在蚌壳四周用木槌轻敲数下，加上黄酒、姜汁浸渍 20 分钟；将芹菜梗洗净切成段，用沸水过一下。锅置火上，放油、盐、烧至七成热时，加入姜片爆香，放入蚌肉，再加上芹菜梗，倒入蚌壳中的黄酒、姜汁，放入葱花、盐调味，再煮沸即成。

功效分析：芹菜营养丰富，含粗纤维，有利减肥和防治糖尿病并发症、心脑血管疾病。蚌肉含蛋白质、脂肪、钙、磷、铁、维生素 A、维生素 B_1、维生素 C 等成分，味甘、咸，性寒，清热滋阴，明目解毒，主治消渴、血崩、带下、目赤、高血压等症。

如用蚌肉 200 克、玉米须 100 克同煮汤食用，对高血压、糖尿病等症治疗效果更佳。

煸洋葱

用料标准：洋葱（或用豇豆）250 克，豆油 25 克，酱油、盐、味精各适量。

制作方法：洋葱洗净，去老皮，切成丝。勺内放豆油，烧热，倒入洋葱（或豇豆）、酱油，煸炒至熟后，加入盐、味精颠翻炒勺，出锅装盘即成。此菜可一日三餐食用，也可以常吃。

功效分析：洋葱含蛋白质、碳水化合物、纤维素、磷、铁较高。洋葱含葱蒜辣素，能刺激管道壁分泌，有利消化。元葱还含有杀菌素，能杀害、抑制有害细菌。洋葱还可降低血压。洋葱对四氧嘧啶及肾上腺素性高血糖具有抗糖尿病作用。如用豇豆也可。豇豆甘平，健脾补肾消渴，成分中含有淀粉、蛋白质、脂肪油、营养丰富。此菜主料是蔬菜，有利补充糖尿病人蛋白质供给不足和调整糖类。

米醋煮蚕蛹

用料标准：蚕蛹 15 个（活的），米醋 30 毫升，豆油适量，葱、盐各少许。

制作方法：取蚕蛹、米醋加水 100 毫升，放入锅内上火同煮，煮至 30 毫升汁时，取出汁服用，一次服完，再加水、酒煮，再取汁服。1 日服用 2 次。炒勺内放豆油，烧热，将葱花、煮过的蚕蛹放入，加盐调味，用旺火煸炒，熟时取出。蚕蛹可佐餐食用，用量不定。

功效分析：蚕蛹是高蛋白营养品，还含有脂肪油及卵磷脂、甾醇、B 族维生素等。其性味甘、温、咸，能够补虚益肾止渴，能降低血清胆甾醇，对脂肪肝和糖尿病患者具有一定的降低血清胆醇和改善肝功能的作用，是糖尿病患者理想食品。

桃仁炒鸡肉

用料标准：鸡肉 200 克，嫩笋片 20 克，核桃仁 50 克，火腿

20 克，豆油、盐、葱花、酱油、料酒、淀粉各适量。

制作方法：鸡肉洗净切丁，用淀粉抓匀；笋、火腿也切成小块；核桃仁下入豆油锅中，炸成金黄色。锅内留底油，烧熟，下入鸡丁滑至八成熟，滗去油，放葱花、笋块、火腿块及料酒、盐、酱油、核桃仁，用水淀粉勾薄芡，出锅即成。

功效分析：鸡肉蛋白质丰富，脂肪很低。《本草纲目》说核桃仁"补气养血，润燥化痰，益命门，利三焦，温肺润肠，治虚寒喘嗽、腰部重痛、心腹疝痛、血痢肠风"。此菜可增强糖尿病患者的体质，以利康复。

烧素什锦

用料标准：鲜蘑 20 克，香菇 20 克，马蹄 50 克，胡萝卜 150 克，腐竹 50 克，黄瓜 150 克，木耳 10 克，冬笋 50 克，盐 5 克，白糖 1 克，香油 20 克，姜 5 克，味精 1 克，料酒 10 毫升，淀粉 10 克，鸡汤 500 毫升。

制作方法：将腐竹用温水烫泡，煮软，切成 4 厘米长的段；黄瓜去蒂，洗净，切成菱形片；马蹄洗净，切成圆片；冬笋、胡萝卜洗净，去根，切片。各种原材料鲜蘑、香菇、马蹄、胡萝卜、冬笋分别用开水烫一下，捞出码在盘内。锅内加入鸡汤，将码在盘内的原料轻轻放入锅内，加调料白糖、姜、料酒，见开后去浮沫，用文火煨，入味后收汁，淋芡汁，加味精，点香油即成。

功效分析：鲜蘑、香菇、马蹄、胡萝卜、冬笋、黄瓜、腐竹、木耳等多种原料，组成此菜，营养全面丰富。两种菇补气益胃，马蹄清热生津，冬笋和中润肠，腐竹补脾益气，木耳补气健身，黄瓜清热利水。全菜清淡不腻，适合老年人及心血管、糖尿病患者加强营养食用。

马蹄蕹菜汤

用料标准：鲜蕹菜 250 克，荸荠 250 克，食盐 3 克，味精 2 克，葱末 10 克，熟猪油 15 克，肉汤适量。

制作方法：将蕹菜去杂洗净，切成 4 厘米长的段；荸荠去皮洗净。锅内加猪油烧热，放入葱末煸香，放蕹菜、盐、味精煸炒一会，注入肉汤，放进荸荠同煮至熟，调味即可装碗食用。此汤菜以蔬菜为主料，可作为佐餐汤用。

功效分析：荸荠、马蹄营养丰富，含有蛋白质、脂肪、碳水化合物、粗纤维、钙、磷、铁、维生素 B_3 等营养物质，对人体有补充营养作用，且很少含脂肪，碳水化合物也较低，很适合糖尿病患者食用。蕹菜也称空心菜，其营养成分全面，营养价值高，含有蛋白质、脂肪、碳水化合物、粗纤维以及钙、磷、铁和各种维生素。祖国医学认为，蕹菜性味甘寒，能清热解毒，可凉血利尿，可治消渴、热痢及高血压诸症。现代医学认为，空心菜粗纤维多，淀粉不多，且有大量维生素和胰岛素成分，对糖尿病患者有一定治疗作用。有临床证明，糖尿病患者每天吃一些空心菜，有明显的辅助治疗作用。

第三十二章
便秘

便秘是指排便不能顺利进行的状态，一般指排便次数少或排便量少的状态。一般成人排便次数为每日 1 ~ 2 次，不过也有的人两日 1 次或三日 1 次，只要没有障碍，对这个人来说就是生理上的正常状态。因此，不能依据排便次数就一概而论为便秘。按照生理规律，食物的排出要在进食后 24 ~ 72 小时，所以一般仍认为 3 日以上不排便的状态为便秘。

便秘可分为好几类，而每类的成因皆不同。便秘主要可以分为"功能性便秘"与"器质性便秘"两大类。功能性便秘是指由于生活改变、情绪抑郁、饮食因素、排便习惯不良、药物作用等因素所致的便秘。器质性便秘是指由于脏器的器质性病变（如消化道疾病、内分泌代谢疾病、药物及化学物质中毒、神经系统疾病等）所致的便秘。除分为以上两类外，还可分为症候性便秘和药物性便秘。

病因与病机

人类的排便过程实际上是一个由多个系统参与、受很多因素影响的生理过程。其中结肠的结构、功能、肠壁神经丛（肠脑）、容积等可直接影响结肠蠕动，任何造成结肠蠕动变慢的因素均会导致便秘发生，即为慢传输型便秘。进入直肠的粪便达到一定容量后，通过排便感受器引发排便反射，使内括约肌张力下降、耻骨直肠肌松弛、直肠角开大、盆底肌和外括约肌放松，盆底下降呈漏斗状，排便通道变直变短，同时腹腔压力增加，粪便得以顺利排出。其中任何排便反射环节发生障碍即会引起出口阻塞型便秘。此外，如排便规律性的建立、饮食量及所含的纤维素适当，有足够水分摄入、胃肠道无阻塞，消化、吸收、蠕动正常、腹肌及膈肌有足够力量协助排便等均是正常排便的必需条件。根据以上分析可知，造成便秘的原因有：

不良的生活习惯

饮食量太少或饮食太精细、纤维素过少的食物，这样就不能有效地刺激胃肠道，胃结肠的反射减弱以及肠内压不足，则致使排便的反射随之减弱；如果脂肪摄入量过少，也会造成便秘，因为脂肪可以润滑大便，脂肪酸可以加快刺激肠的蠕动。

饮水太少或饮食辛辣的食物、嗜酒等，体液不足，肠液的分泌也会减少，导致粪便干硬从而引起便秘；慢性酒精中毒者的胃和小肠会出现运输减慢的现象，这与平滑肌中毒有关。

运动量不足，这会减少流向肠道的血液循环，减弱了肠蠕动。

不良的排便习惯，比如忽视早晨起床后的便意反射，或厕所、旅行等环境因素造成意识性排便抑制，都会导致排便反射减弱或消失从而引发便秘。

消化道本身的原因

结肠狭窄：肠道内肿瘤、扭转、肠套叠、吻合口狭窄、寄生虫病、炎性增生、粘连、性病、性肉芽肿等，使胃肠道内容物不能正常通过，滞留在肠道内而发生便秘。

结肠神经肌肉病变：先天性巨结肠者由于先天肠间肌神经节和黏膜下神经节的缺损，导致缺乏排便反射，输送障碍而产生便秘。此外如结肠无力、假性肠阻塞、憩室病、肠道激惹综合征、肠结核等均可导致排便反射缺乏或肠道平滑肌痉挛而发生便秘。

肛门直肠病变：肛门周围病变如痔疮、肛窦炎、肛周脓肿、肛裂等，因疼痛造成排便抑制，使便意感觉阈上升，渐渐地排便越来越困难而造成便秘；直肠前突、直肠内套叠、内括约肌失弛缓、盆底痉挛、会阴下降、耻骨直肠肌肥厚等，因出口阻塞导致排便反射功能异常而发生便秘。

全身性疾病原因

内分泌与代谢性疾病：如高血钙、低血钾、甲状腺功能低下、糖尿病、甲状旁腺功能亢进、尿崩症脱水、垂体功能减退、嗜铬细胞瘤、铅中毒、卟啉病等造成肠道平滑肌功能异常，表现为肠道平滑肌运动弛缓或痉挛而致便秘。

长期慢性消耗性疾病所造成的恶病质、瘦弱、营养不良、慢性肺气肿、膈肌麻痹等引起膈肌衰弱，肥胖、妊娠、长期卧床、巨大腹内肿瘤、腹水等引起腹肌衰弱，妇女多产、产伤、手术损伤导致盆底肌衰弱，以及肠道平滑肌的收缩无力，这些都会产生弛缓性便秘。

神经性疾病：如帕金森氏病、脑肿瘤、脑血管障碍、脑炎等中枢神经系统疾病；马尾神经瘤、脊髓痨、多发性硬化、脊髓炎等脊髓肿瘤或损伤；腰及骶神经损伤或缺乏；末梢神经损伤如盆神经切除、多发性神经根炎等，均可造成感觉冲动的传入障碍，即排便反射弧的阻断而发生便秘。

精神因素和精神性疾病：精神紧张可使肛压升高，内括约肌反射活动增强。长期情绪不舒或精神压力大可导致肛门内括约肌失弛缓，从而发生功能性便秘。精神抑郁、个性忧虑、疑病症、癔症、神经性厌食、精神病等使自主神经系统失去平衡，交感神经兴奋性增强，抑制肠道运动和分泌，使排便反射受抑制，而产生便秘。

腹腔内疾病：肠道外压迫性阻塞，如腹腔内肿瘤、子宫肌瘤、盆底疝、卵巢囊肿、腹水等压迫肠道；腹腔炎症，如胆囊炎、胰腺炎、阑尾炎、腹膜炎；内脏疼痛性疾病，如胆结石、肾结石、内脏下垂等，均可使肠道运动受到反射性抑制而出现便秘。

医源性原因

药物：麻醉剂及麻醉辅助剂会使肌肉松弛，肠道的蠕动受到抑制导致便秘；应用抗惊厥药、铁剂、抗抑郁药、可待因、抗胆碱类药物致肠道平滑肌功能异常导致便秘。此外，止痛药、利尿剂、硫酸钡、降血压药、铋剂、神经节阻滞剂、抗酸药、单胺氧化酶、化学品中毒（含砷、铅、汞、磷等）、神经毒性化疗药、鸦片类等都有一定程度的致便秘作用。

住院期间卧床，使用便盆，因卧床排便所需的腹压增高，易导致排便困难。

营养膳食要点

"药食同源"，日常生活中的很多食物如蔬菜、水果、五谷杂粮等，既是富含营养和纤维素的食物，又是防治便秘的良药。当然使用的前提是在中医理论的指导下，辨证论治，分别运用于便秘的防治。

以中医理论为指导，辨证配食

食物有寒热温凉之性，或补或攻的不同功能。故在进行食疗时，要充分利用中医的整体观念，辨证论治。在中医理论指导下，根据便秘特点，遵循辨证配食的原则，即在辨证基础上立法、选食、配方、制膳，以满足食疗、食补、营养的不同要求。具体地说，脾胃气虚者，应选食具有补气健脾作用的食物；阴液不足者，应选食滋阴润肠的食物；气滞便秘者，可选食具有理气通降作用的食物；血虚便秘者，应选食具有补血润肠作用的食物。

合理选择饮食疗法方案

能调治便秘的食疗方案很多，如果、蔬、肉、谷、粥、饮、茶、汤、酒、膏、煎等，均可制成调治便秘的食疗方。有些饮食类别本身对脾胃有影响，如酒可损伤胃腑，故在选择食疗方案时要慎之又慎。比如老年及体虚便秘者，宜选用粥方调治，因粥既可养脾胃又可用来治病。

根据要求精心配制，药食兼备

根据需要选择药物，并按要求在精选药料、食物的基础上，按照炮制规程进行严格处理。与此同时，注意配方中药物之间以及药物与食物之间的配伍宜忌，严格按配方制作的工艺进行烹饪，使配方药物和食物既不失自然之色、香、味、形，又有治疗功能，具有药食兼备的特点。

避免偏食

早在《内经》时代就特别强调五味调和的重要性，如《素问·生气通天论》说："是故谨和五味，骨正筋柔，气血以流，腠理以密，如是则骨气以精。谨道如法，长有天命。"长期饮食偏嗜则可引起机体营养的失调，甚至诱发便秘，如辛辣刺激之物、收敛之物及温补助阳之物容易引起便秘。食物也具有寒热温凉的性味，如果食用过量或偏食，则易伤脾胃。久而久之，或化热，或化火……酿成疾患。所以，食疗也要讲究疗程，不宜长时间食用同一种食物，要防止食疗过程中的偏食。

饮食富含纤维和 B 族维生素的食物

纤维在肠道内不容易被吸收，要形成足量的大便，应该多吃一些富含纤维的食物，比如水果、蔬菜等。有的人每天的进食量也不少，但大便还是秘结，从食物原因上讲，可能吃得过于精细。过于精细的食物，经吸收水分和营养物质后，余下的渣滓偏少，不利于形成大便，常是导致便秘的原因之一。含 B 族维生素丰富的食品如瘦肉、粗粮、麦麸等食物，含维生素 B_1 丰富，维生素 B_1 能够调节胃肠自主神经功能，有利于便秘的治疗。

摄入足量的水分

水是人每天都要补充的物质，对有便秘患者而言，摄入足量的水分更为重要。水分可以润滑肠道，还可参与大便的形成，并使大便软化，以利于排出。正常情况下粪便中水分占70%左右，饮水不足本身就可以引起大便干结。水能滋润肠道，又能促进大肠的运动，每天饮用适量的水有利于大便的形成，促使大便通畅，因而我们一定记得每天摄入足够的水。

宜食食物

茼蒿

茼蒿又名同蒿、蓬蒿、同蒿菜、蓬蒿菜、蒿菜、菊花菜，为菊科植物茼蒿的茎叶。茼蒿为一年生草本，高可达1米。茎直立光滑柔软，肉质丰富。叶互生无柄，椭圆形，淡绿色，边缘有不规则深齿裂。头状花序单生于枝顶，色黄或黄白，状似菊花。

现代研究：茼蒿营养丰富，除含有蛋白质、脂肪、糖类、粗纤维、胡萝卜素、钙、磷、铁外，还含有丝氨酸、天门冬氨酸、苏氨酸、丙氨酸、谷氨酰胺、亮氨酸、脯氨酸、酪氨酸、谷氨酸、苯丙氨酸等多种氨基酸和挥发油等成分。

茼蒿早在唐代孙思邈的《千金方》就有记载。中医认为，茼蒿性平，味微甘，无毒，入脾胃经，和脾胃，利二便，消痰饮。凡脾胃虚弱，气胀食滞，口臭痰多，二便不畅者，均可食用。一般作蔬菜煮食，煎汤、凉拌或炒食均可。用于热证宜生用。熟食也不可加热过久。脾胃虚寒，大便稀溏或腹泻者不宜。

乌塌菜

乌塌菜又名塌棵菜、盘菜、黑菜、太古菜等。乌塌菜是十字花科芸薹属中以墨绿色叶供食用的二年生草本植物。

乌塌菜也被称为"维生素"菜，每百克中主要含水分、蛋白质、还原糖、脂肪、纤维素、维生素 B_1、胡萝卜素，以及钾、钠、钙、磷、铜、锰、硒、铁、锌、锶等营养物质。乌塌菜味甘，性平，能滑肠、疏肝、利五脏。乌塌菜的含水量相当高，并且含有多种维生素和丰富的纤维素，有利于加速排便，减少粪便在肠道中的停留时间。乌塌菜含有多种维生素和矿物质，具有调节神经系统功能的作用。乌塌菜可炒食、焯后凉拌和做汤等。炒乌塌菜不宜使用酱油。

猪血

猪血即猪科动物猪的鲜血。猪血的营养十分丰富，富含蛋白质、维生素 B_2、维生素 C、维生素 B_3 等营养成分，另外，猪血中所含人体必需的无机盐，如钙、磷、钾、钠等，以及微量元素如铁、锌、铜、锰也较多，且含有的脂肪量少，属于低热量、低脂肪、高蛋白食品。猪血的蛋白质含量高于牛肉和猪瘦肉，并且容易消化吸收。

猪血味甘、苦，性温，具有解毒清肠、补血美容的功效。祖国医学记载，猪血"性味咸平，治头痛眩晕、中腹胀满、肠胃嘈杂、宫颈糜烂"，具有多种食疗用途。猪血中含有一定量的卵磷脂，能够抑制低密度脂蛋白的有害作用，有利于防治动脉粥样硬化，对冠心病、高脂血症及脑血管病有很好的治疗作用。猪血中的血浆蛋白被人体内的胃酸分解后，可产生一种解毒、清肠的分解物，能够与侵入人体内的粉尘、有害金属微粒发生化合反应，容易把毒素排出体外。便秘患者和长期接触有毒有害粉尘的人，尤其是每日驾驶车辆的司机，应该多吃猪血。猪血富含铁，对贫血而面色苍白者有很好的改善作用，是排毒养颜的理想食物。医学研究证明，猪血所含的锌、铜等微量元素，具有提高免疫功能及抗衰老的作用。老年人常吃猪血，可延缓机体衰老，耳聪目明。女性常吃猪血，可有效地补充体内消耗的铁质，防止缺铁性贫血的发生。另外，猪血有利于防治老年痴呆、多梦、失眠、记忆力减退、健忘等症状。

豌豆

豌豆又名回回豆、麦豆、淮豆、金豆、青斑豆等，是豆科豌豆属中以豆粒供食用的一年生草本植物。豌豆按用途可分为粮用和菜用两种。菜用豌豆又分为硬荚和软荚两种。硬荚的荚壁成熟时干燥硬化，以食用鲜嫩种子为主，种子有圆粒和皱粒两种，皱粒种成熟时糖分和水分较多，品质较好；软荚种的果荚薄壁组织发达，荚、粒均能食用，荷兰豆就是软荚种的。

中医认为，豌豆味甘，性平，有止吐、止泻痢、益中平气、下乳汁的作用。现代研究证明，每百克豌豆嫩荚中含水分 78.3 克、碳水化合物 12 克、蛋白质 7.2 克、脂肪 0.3 克、胡萝卜素 0.33 毫克等营养物质，还含有人体必需的多种氨基酸。特别是豌豆苗中含有的氨基酸更多。豌豆中含有人体需要的多种营养成分，特别是富含氨基酸和蛋白质，经常食用可提高人体抗病防病的能力。豌豆中含有较丰富的维生素，食用后可以减少致癌物质的合成，降低人体癌症的发病率。豌豆中含有较多的粗纤维，食用后能促进大肠蠕动，保持大便通畅，起到排毒的作用。

食荚豌豆（荷兰豆）以炒食为主，也可作为汤面的配菜。豌豆粒主要以炒食为主，或制作沙拉等凉菜。豌豆苗的食用以爆炒、凉拌和做汤为主。

苤蓝

苤蓝又名球茎甘蓝、擘蓝、玉蔓菁等。是十字花科芸薹属中以肉质茎供食用的二年生草本植物。

中医认为，苤蓝味甘，性平，有益肾、通便、利脏腑、利关节、解菇毒的功效。

现代研究证明，苤蓝每百克鲜品中含水分 93.7 克、碳水化合物 2.7 克、蛋白质 1.6 克、维生素 C 41 毫克，以及钙、铁、胡萝卜素等营养物质。苤蓝的维生素含量十分丰富，尤其是其鲜品的汁液，服用后对胃病有一定的治疗作用。其所含的抗坏血酸等营养成分，能促进胃及十二指肠溃疡面的愈合。苤蓝含有大量水分和植物纤维，可增加胃肠消化功能，促进肠蠕动，使大便顺利排出。苤蓝所含的抗坏血酸和维生素 E，都有增强人体免疫的功能，能抑制亚硝胺的合成，因而具有一定的防癌抗癌作用。

酸奶

酸奶是以鲜奶为原料，经乳酸杆菌的发酵而成。酸奶不仅酸度适中，清香宜人，而且营养丰富，长期饮用对人体有着良好的保健作用，有助于长寿。

酸牛奶中乳酸使蛋白形成微细的凝乳，使蛋白质变得易于消化，特别有利于老年人胃肠道的消化吸收。乳酸能刺激胃肠壁蠕动，促进胃液分泌，使消化功能增强。乳酸可与钙、磷、铁等矿物质形成乳酸盐，可提高钙、磷、铁的利用率。此外，乳酸可使肠道内趋于酸性，而酸性环境有益于细菌繁殖，同时对腐败细菌有抑制作用，从而使其免受或减轻有毒物质的侵害。乳酸还可预防某些癌症。

酸奶中的乳酸菌产生乳酸等有机酸，这种有机酸可降低酸碱度。酸奶中的乳酸菌生长繁殖过程中，还能产生一种抗生素，这种抗生素能抑制和消灭肠道内的很多种病原菌，如伤寒杆菌、痢疾杆菌和葡萄球菌等病菌，从而提高人体的抗病能力。

酸牛奶中游离氨基酸总含量为鲜牛奶的 4 倍，可以增强胃肠消化功能，因而可以治愈老年性习惯性便秘、婴幼儿消化不良性腹泻。

酸奶含有少量的钙，婴儿正在生长发育，需要大量钙，而且酸奶中由乳酸菌生成抗生素，虽能抑制和消灭很多病原体微生物，但同时也破坏了对人体有益菌的生长环境光，同时也影响了正常消化功能，更不利于肠胃炎的婴儿和早产儿。酸奶中的活性乳酸菌，如经加热或开水稀释，便会大量死亡，营养损失严重，因而酸奶不要加热。

金针菇

金针菇是世界上著名的食用菌之一，在国际市场上是仅次于蘑菇、香菇的一种菌类。

金针菇质地脆嫩，软润滑爽，因其含有一种著名的增鲜剂：乌苷 –S– 磷酸，故做出的菜肴风味极佳，既清香扑鼻，又滑润脆口，令人百食不厌。用鲜金针菇作配料煮汤做菜，汤之鲜味之美，是任何食用菌都无法相比的。金针菇所含人体必需 8 种氨基酸总量为 44.5%，高于一般菌类，而赖氨酸和精氨酸含量特别丰富，有促进儿童健康成长和智力发育的作用，因此国外称之为"增智菇"。金针菇中含有一种分子量为 24000 的碱性蛋白"朴菇素"具有明显地抗癌功能，所以金针菇被认为是儿童增智助长、成年人增强记忆力、老年人延年益寿的必需食品和"超级食品"。金针菇子实体中含有酸性和中性的植物纤维，能调节胆固醇代谢，降低人体内胆固醇含量。金针菇的纤维可以促进胃肠的蠕动，防止便秘等消化系统疾病。

杨梅

杨梅为杨梅科植物杨梅的果实，核果球形，密生多数囊状体，此即可食用的果肉。果核坚硬。因其形如水杨子、味似梅，故名杨梅，又称朱红、树梅、圣生梅、白蒂梅。果实未成熟时绿色，成熟后呈紫黑的称"乌梅"，红色的称"红梅"，纯白色或乳白色带绿晕的称"白梅"，向阳面淡红而另一面为泼黄色或白色的称"粉红梅"。于初夏果实成熟时采收。

杨梅含丰富的维生素 C、葡萄糖、果糖、柠檬酸、苹果酸、草酸、乳酸和蜡质等，又含花包素的单葡萄糖甙和少量双葡萄糖苷等，其果实中钙、磷、铁含量要高出其他水果 10 多倍。杨梅对机体有营养作用，并且可增加胃中酸度，增进食欲。近有研究表明，其对大肠杆菌、痢疾杆菌等细菌有抑制作用，还有收敛消炎功能。杨梅味甘而酸，性温。具有生津解渴、和胃消食、止呕止泻等功效。适用于津少口渴、食积腹胀、吐泻腹痛及便秘等症。还可外用于外伤出血、水火烫伤等症。

杨梅除鲜食外，又可制成杨梅干、蜜饯、果酱、果汁等。其浸酒制成的杨梅酒，酒色红艳，滋味清甜，炎夏之时，喝上几口，既清凉消暑，又治痢消痧，食用与药用兼备，亦为人们所喜爱。由于杨梅性温味酸，不宜多食，多食则令人发热，发疮致痰。

饮食禁忌

忌食胀气和难消化食物

洋葱、乳制品、甜食等胀气和难消化食物不易消化，产气多，容易增加肠胃黏膜分泌的刺激，不利大便的正常排出。专家建议应多吃新鲜的水果、蔬菜、糙米等富含膳食纤维和维生素多的食物，这样会有利于保持大便的通畅。一些食物可能会造成有些人便秘，但对其他人则毫无影响或恰好相反，例如牛奶可能使一些人严重便秘，但却使少数人下痢。如果患者是由结肠痉挛引起的便秘，就应该忌食易造成排气的食物，如白花椰菜、豆类、甘蓝菜等。

忌过于精细食品和偏食

饮食过于精细则食量减少，减少了肠内的容物，则减少了对肠壁的刺激，难以维持正常的大便习惯。偏食则会造成营养缺乏，出现消化功能紊乱的现象，进而引起大便无规律性，逐渐导致便秘。

忌饮食过少或过多

食物摄入过少，没有一定的摄入量，何以形成足够的粪便以充盈刺激肠蠕动呢？吃得太少，粪便自然少，排便次数相应也会减少。食物残渣少，就难以形成较大的粪便团块促使肠道运动，肠蠕动缓慢就不能及时将食物残渣推向直肠，大便在肠内停留时间延长，水分被过多吸收而使粪便干燥，进入直肠后的粪便残渣因为量少，不能形成足够的压力去排出，从而造成便秘。同样，食物摄入过多，存积于结肠和直肠的粪便就多；形成过大的粪便团块难以排出，出现吃得进、拉不出的结果，加重了便秘。

少食或忌食含钙质和蛋白质多的食物

便秘患者应该少食或忌食含钙质和蛋白质多的食物，如咸蛋、豆类、海带、松花蛋、鱼类、紫菜等。因为进食的钙质太多，食物不易在肠内吸收，反而会增加肠胃的负担；蛋白质过多则在体内代谢后容易产生大量的气体及废物，造成腹胀不适等症状。

忌食过多的纯植物油

当你食用过多的纯植物油时，例如大豆油、菜籽油或橄榄油等，这些油会在胃内形成一薄膜，会使碳水化合物及蛋白质难以在胃内和小肠内消化，延迟了胃肠的消化作用，食物易出现腐败、气体、毒素等，并存积于结肠和直肠中，不利于便秘的治疗。

忌辛辣刺激性食物

长期便秘的患者应该忌食咖啡、辣椒、烈酒、浓茶、葱蒜等刺激性的食品。因为这些刺激性食品属于温性食物，多吃容易生火，会使肠道燥热蕴结，灼津伤液，粪便干燥，导致便秘。

便秘的食疗

土豆丝炒韭菜

用料标准：土豆 200 克，韭菜 200 克，酱油 15 毫升，花生油 50 毫升，食盐 2 克，花椒 15 粒，香油 5 毫升，味精 2 克。

制作方法：将韭菜摘去老叶，剥去茎衣，洗净后沥干水分，切成等长的段；土豆去皮，洗净，后切成细丝，再用清水洗一下备用。炒锅置旺火上，加入花生油，烧至四成热时，投入花椒，炸出香味，将炸焦的花椒捞出不要，再放入土豆丝煽炒，炒至断生时，加入食盐、酱油，炒匀后再放入韭菜，用旺火快速翻炒，见韭菜色变深绿且油光发亮时，加入味精，淋入香油，颠翻几下，出锅装盘即成。

功效分析：韭菜含纤维素丰富，促进排便功效显著。土豆含有淀粉、糖、纤维素，有和胃调中，健脾益气，消炎通便的作用。此菜是防治便秘的理想食品。

花生仁拌芹菜

用料标准：芹菜 300 克，花生米 200 克，植物油 200 毫升，酱油、味精、花椒油、食盐各适量。

制作方法：将芹菜去根、叶、洗净，切成 3 厘米长的段，放入沸水中焯一下，捞出，用凉开水过凉，控去水分。锅上火，放入植物油，烧热，放入花生米炸至酥熟，将花生米捞出，去掉内衣。把芹菜成圆状均匀地摆在盘子边上，再把花生米，堆放在芹菜圈内盘子中央。将酱油、食盐、味精、花椒油放在一小碗内调好，成调料，浇在盘内芹菜上，吃时调拌均匀即可。

功效分析：芹菜含有丰富的纤维素和 B 族维生素。花生富含 B 族维生素和油脂。此菜可以有效防治便秘。

芹菜梗拌蜇皮

用料标准：嫩芹菜梗 150 克，海蜇皮 25 克，酱油、食盐、香油、白糖各适量，味精少许。

制作方法：将芹菜梗洗净，沥去水分，切成 3 厘米长的细丝，撒上食盐腌 20 分钟备用。海蜇皮预先放入清凉水中浸泡 12 小时，捞出清洗干净，再放入沸水中烫一下，捞出切成细丝，放在菜盘中。将腌好的芹菜梗丝挤去咸水，放在海蜇丝盘内，加入酱油、香油、白糖、味精拌匀，即可食用。

功效分析：芹菜富含纤维素和 B 族维生素。海蜇含有蛋白质、

维生素 B_1、维生素 B_2 等，具有清热解毒和消积润肠的功效，对大便秘结及肛门溃疡有一定治疗作用。此菜有防治便秘的功效。

菠菜鸡蛋汤

用料标准：菠菜 150 克，鸡蛋 2 个，木耳 5 克，熟猪肉丝 25 克，韭菜、酱油、食盐、水淀粉、味精、香油各适量。

制作方法：将鸡蛋液打在碗内，用筷子搅匀；木耳、菠菜择洗干净，直刀切成 2 厘米长片；韭菜洗净，切成 2 厘米长的段。将锅置火上，倒入清汤或水，用旺水烧沸，依次放入木耳、菠菜片和熟肉丝，加入酱油、食盐，用水淀粉勾流水芡，将汤烧沸后甩入鸡蛋液，投入韭菜和味精，滴入几滴香油，出锅盛入碗内即成。

功效分析：菠菜主要含有较多的蛋白质、多种维生素和矿物质铁，含纤维素丰富。中医学认为，菠菜性寒，能清热解火，可清理肠胃之热毒。菠菜的纤维素比较软滑，易在肠壁的蠕动中顺利排出，有利通便。菠菜对便秘大便不通、痔疮便疼均有治疗效果，尤其对肠胃积热引起的便秘和痔疮，治疗效果明显。此汤菜中的韭菜含有较多的纤维素，猪肉富含维生素 B，木耳滋阴润肺，养胃润肠。此为汤菜，又含有较多的水分。此品中的纤维素、维生素 B、香油、水、铁都有利于通便。

八宝菠菜

用料标准：菠菜 500 克，熟咸猪肉皮 20 克，炒花生米 30 克，熟牛肉 30 克，五香豆腐干 20 克，净虾皮 20 克，食盐、味精、醋、生姜丝各适量，香油少许。

制作方法：将菠菜择洗干净，连根投入沸水锅内焯 2～3 分钟捞出，沥水，稍冷后，理齐切成碎末，稍挤去水后，放入盘内。将炒花生米去红衣，碾成小粒；生姜、咸猪肉皮、牛肉、五香豆腐干切成碎末，和净虾皮一起放在盘中菠菜末上，放入食盐、味精，淋入香油，浇上食醋，调拌均匀即成。

功效分析：菠菜、虾皮含纤维素和 B 族维生素丰富，花生米、豆腐干也富含 B 族维生素。牛肉营养丰富，补脾胃、益气血、强筋骨。此菜可作为便秘者防治便秘和恢复身体的保健食品。

凉拌空心菜

用料标准：空心菜 300 克，食盐、白糖、葱段、白醋、味精、植物油各适量，蒜泥、五香粉各少许。

制作方法：将空心菜洗净，摘去老茎，入沸水中略焯一下，捞出用冷开水浸凉，盛入盘中。锅上火，放入植物油，放入葱段煸出香味，拣出葱段，将锅中的葱油倒入碗内，冷却后放入盐、糖、白醋、味精、蒜泥、五香粉拌匀，淋浇在盘中空心菜上即成。

功效分析：空心菜也叫蕹菜，含有蛋白质、脂肪、粗纤维以及钙、磷、铁和各种维生素等，其粗纤维含量是番茄的 2.5 倍。中医认为，空心菜性甘寒，能清热解毒，可凉血利尿。《中药大辞典》记有空心菜可治鼻衄、便秘、淋浊、便血、痔疮、痈肿、跌伤、蛇虫咬伤等症。

肉片蕹菜汤

用料标准：猪肉 100 克，蕹菜 300 克，鸡蛋 2 个，食盐 15 克，味精 5 克，淀粉、姜末、葱花、香油各少许，植物油适量。

制作方法：猪肉洗净切薄片，用蛋清、盐、淀粉拌匀水浆；蕹菜洗净，沥干水。锅置火上，放入植物油，烧至四成热时，放入姜末、盐、清水适量，烧沸，倒入蕹菜，煮熟后捞出，盛入汤盆中。将煮蕹菜的汤烧沸，迅速将猪肉片均匀地投入锅中，再烧沸后，搅拌一下，倒入盛蕹菜的汤盆中，淋点儿香油，撒上味精、葱花即可食用。

功效分析：蕹菜、猪肉均有益促进肠蠕动，推动排便。加之此为汤菜，可为人体提供大量水分，有效防治便秘。

马蹄蕹菜汤

用料标准：鲜蕹菜 300 克，荸荠 10 枚，食盐、味精、葱末、猪油、肉汤各适量。

制作方法：将蕹菜去杂洗净，切成 4 厘米长的段；荸荠剥去外皮，洗净，切片。锅上火烧热，下入猪油，放入葱末煸香，放蕹菜段、盐、味精，煸炒一会，注入肉汤，放进荸荠片同煮至熟，再调好味，即可出锅喝汤吃菜。

功效分析：蕹菜富含纤维素，性味甘平，具有清热解毒、凉血、利尿、通便等多种食疗功效。荸荠含 B 族维生素和粗纤维丰富，味甘性寒，清热生津，开胃消食。此为汤菜，含水量大，加之两物对便秘都有治疗功效，是便秘患者的理想保健食品。

煨冬笋

用料标准：新鲜冬笋 500 克，豌豆苗 150 克，鸡汤 500 毫升，白糖、葱、姜、料酒、水淀粉、味精、鸡油、食盐、花生油各适量。

制作方法：将冬笋剥去老根、老皮，去净笋衣、嫩皮，放入开水锅中煮透，切成劈刀块；豌豆苗摘去老叶留尖，洗净备用；葱、姜切末。锅内放入花生油烧至五六成热，放入冬笋块滑片刻，捞出将油沥去。锅内留油少许，下入葱、姜末炝锅，速下冬笋、料酒、白糖、食盐、鸡汤、味精，用小火煨四五分钟，用水淀粉勾薄芡，淋入鸡油，盛入盘中，撒上豌豆苗即成。

功效分析：竹笋分为冬笋和春笋，含有蛋白质、脂肪、糖类、钙、磷、铁以及胡萝卜素和维生素 B_1、维生素 B_2、维生素 C 等，其含量比白菜高 1 倍以上。竹笋有多纤维的特点，多食用竹笋可以促进肠蠕动，帮助消化，去积食，防便秘。凡胃肠运化受阻，二便不利，食用竹笋即可缓解。豌豆苗清凉去火，有利防治便秘。